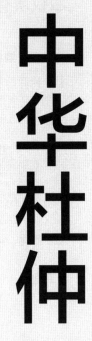

中华杜仲

主　编　张水寒　欧阳冬生　梁雪娟

副主编　陈露露　金　剑　谢　景　周融融　严　谨

编　者（按姓氏首字母拼音排序）

陈露露　方晓洋　何　丹　胡　凯　黄　琪

黄卫华　黄小龙　金　剑　李晓晖　李振宇

梁雪娟　刘　浩　刘　韶　刘雪辉　欧阳冬生

秦　优　沈冰冰　谭志荣　涂　慧　王俊杰

吴卫华　向大雄　谢　景　严　谨　杨丰庆

张水寒　镇兰萍　钟　灿　周融融

人民卫生出版社

·北京·

图书在版编目（CIP）数据

中华杜仲 / 张水寒，欧阳冬生，梁雪娟主编 . —北京：人民卫生出版社，2024.6
ISBN 978-7-117-36232-0

Ⅰ. ①中… Ⅱ. ①张…②欧…②梁… Ⅲ. ①杜仲 —研究 Ⅳ. ①R282.71

中国国家版本馆 CIP 数据核字（2024）第 083219 号

| 人卫智网 | www.ipmph.com | 医学教育、学术、考试、健康，购书智慧智能综合服务平台 |
| 人卫官网 | www.pmph.com | 人卫官方资讯发布平台 |

中 华 杜 仲
Zhonghua Duzhong

主　　编：张水寒　欧阳冬生　梁雪娟
出版发行：人民卫生出版社（中继线 010-59780011）
地　　址：北京市朝阳区潘家园南里 19 号
邮　　编：100021
E - mail：pmph @ pmph.com
购书热线：010-59787592　010-59787584　010-65264830
印　　刷：北京华联印刷有限公司
经　　销：新华书店
开　　本：787×1092　1/16　印张：22　插页：4
字　　数：439 千字
版　　次：2024 年 6 月第 1 版
印　　次：2024 年 8 月第 1 次印刷
标准书号：ISBN 978-7-117-36232-0
定　　价：98.00 元

打击盗版举报电话：**010-59787491**　E-mail：**WQ @ pmph.com**
质量问题联系电话：**010-59787234**　E-mail：**zhiliang @ pmph.com**
数字融合服务电话：**4001118166**　E-mail：**zengzhi @ pmph.com**

序　言

　　杜仲树为我国特有植物,作为药用已有两千余年的历史。《神农本草经》将杜仲列为上品药,称其"主腰脊痛,补中,益精气,坚筋骨,强志,除阴下痒湿,小便余沥"。其树皮、叶、果实皆可入药,嫩叶可作蔬菜。现代医学研究与实践表明,杜仲有利于防治心脑血管疾病,此外,还有抗衰老、增强免疫功能等作用。

　　杜仲树原分布于世界各地,但在地球进入第四纪冰期时,只在中国中部的杜仲树有存活,故为地球第三纪孑遗植物,极为珍贵。杜仲树是中国特有的名贵经济树种,国家二级重点保护野生药材物种。

　　杜仲的树皮、叶、果均富含胶质,为制备海底电缆用橡胶特有原料。早在1955年以前,苏联科学家利用杜仲植物容易发生不定芽的特性,将杜仲由乔木性改造成灌木性,使其年年发生多枝条,以供制取杜仲胶作为特种橡胶的原料。苏联还制备杜仲酊剂,在医疗上广泛用于各种类型高血压。杜仲在中国贵州、四川、云南、湖北多见,现作为经济树种,扩植到全国各地。中国杜仲在19世纪末引种到法国、英国、日本、俄国、美国、韩国、朝鲜等国。

　　余从事中国药材学、天然药物化学教学半生,曾阅读过几本杜仲相关书籍,各有特点。今喜读《中华杜仲》,认为内容翔实,新意处处。著作者从杜仲各方面深入研究讨论、系统归纳总结,有时代特色,堪称"杜仲全书"。愿为之序,介绍给广大读者,共享杜仲的丰富成果。

中国著名天然药物化学家、中草药学家、药学教育家　赵守训

2017年12月

3

前　言

杜仲 *Eucommia ulmoides* Oliv. 为我国特有的杜仲科单属单种植物。我国杜仲资源丰富,占据全球总资源的 95% 以上。杜仲作为传统中药材,始载于《神农本草经》,被列为上品,具有补肝肾、强筋骨、安胎的功效。随着研究深入,其应用已经从单一的药用用途,扩展到农林、食品、化工等多个领域。在我国,杜仲产业是面广、链长的复合型产业,在维护国家生态安全、满足民生健康需求、带动山区经济发展等方面具有多重意义。作为中华瑰宝,书名"中华杜仲"也由此而来,当之无愧。

本书结合编者多年从事杜仲研究的经验,参考国内外杜仲研究的最新进展,系统、全面地总结了有关杜仲的研究成果,涵盖种植农林业、医药产业、杜仲胶产业等。本书共计 8 章,内容包括杜仲的植物学特征、栽培工程学研究、化学成分研究、生药学研究、药理学研究、临床应用、杜仲胶,以及其他应用等内容,以期为杜仲相关的科学研究及产业发展提供参考和依据,并供广大杜仲工作者查阅。

本书的编写工作得到了国家科技支撑计划课题"杜仲规范化种植基地及其综合开发利用研究"(2011BA101B08)、国家自然科学基金重点项目"杜仲降压成分的分离及降压机制研究"(90209047)、国家自然科学基金项目"基于'菌-质'相应的杜仲药材品质评价及高品质形成机理研究"(81903746)、湖南省自然科学基金项目"基于'菌-质'相应的杜仲叶品质评价方法研究"(2020JJ5326)的支持。此外,在编写过程中,谷娟、邓晓兰、李玲、王珍珊、李慧、景贤、冯晗、吕佩瑜、曾祥昌等同志在素材提供和图片制作等方面给予大力协助,在此一并献上诚挚谢意。

本书从下决心编撰到成书历时 8 年,其中艰辛不足为外人道,然在杜仲研究全领域,成书寥寥无几,望本书作为引玉之砖。由于编者水平有限,若有错漏之处,希望广大读者不吝赐教。

张水寒　欧阳冬生　梁雪娟

2023 年 5 月

目　录

文末彩图

第一章
杜仲的植物学特征

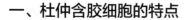

第一节　杜仲植物细胞的特点

一、杜仲含胶细胞的特点

在杜仲的各个部位,如根、树皮、叶与果实中均含有大量的橡胶,折断后可拉出多数细丝,这是杜仲重要的鉴别特征。杜仲的橡胶主要存在于乳汁细胞中,因含橡胶故又称含胶细胞。杜仲的树皮与叶子中分布了大量含胶细胞,是提取杜仲胶丝的重要原料。

(一) 含胶细胞形态特征

周莉英等根据杜仲茎、叶的离析法及纵横切片法观察发现,杜仲的大多数含胶细胞形态特征基本相同,是一种细长的丝状分泌单细胞,两端膨大呈椭圆状(文末彩图1)。还有一些含胶细胞中部出现一个或多个小突起或盲端,这些小突起在含胶细胞上发生的部位不完全相同。当其发生在含胶细胞的端部时,含胶细胞端部膨大部分出现另一个向外凸出的端部,形成2个并列端部。有时同一个端部的2个突起向外生长,形成分枝。发生在含胶细胞中部的小突起继续生长,就出现了具膨大端部的较小分枝。如小分枝继续发育,含胶细胞就出现明显分枝。这说明有少量含胶细胞是有分枝的。崔跃华等认为杜仲含胶细胞的分枝比较常见,大多为二叉分枝,罕见三叉分枝。其中二叉分枝的含胶细胞又可分为基部分叉、中间分叉和顶端分叉三种类型。采用扫描电镜技术,周莉英等发现一年生小枝中的杜仲含胶细胞主要分布于皮层薄壁组织和初生韧皮部中,其横断面多为圆形、椭圆形,少数为卵状三角形、三角形、半圆形或不规则形。杜仲叶片中脉含胶细胞的端部膨大,其表面有条纹状纹饰。

(二) 杜仲含胶细胞发生与发育

田兰馨等研究发现,含胶细胞的原始细胞由皮层基本分生组织的某些细胞通过三种分裂方式产生:①纵向均等分裂产生两个子细胞,它们同时或其中之一为原始细胞;②纵向不均等分裂成为大小不同的两个子细胞,其小细胞为原始细胞;③通过多次横向分裂产生一纵列细胞,其顶端细胞为原始细胞。在皮层基本分生组织停止分裂前,原始细胞可继续产生,其发生的位置无明显的规律性。此种原始细胞具有长宽比大、细胞核呈椭圆形和细胞质浓厚等特征,有别于周围细胞。在发育过程中,细胞质内逐渐合成和积累橡胶颗粒,随着橡胶颗粒增加,其细胞器逐渐退化。在成熟的含胶细胞中,细胞腔内充满橡胶颗粒、细胞核及其他细胞器解体,但其外仍有细胞壁。

(三) 杜仲含胶细胞的分布

胡正海等人研究发现,在杜仲幼嫩茎中,含胶细胞主要分布在初生韧皮部内侧并靠近形成层的部位,也存在于皮层的薄壁细胞组织中,髓部极少。老茎中含胶细胞常成群分布于次生韧皮部。在杜仲的幼根与老根中,含胶细胞都分布在韧皮部。在幼嫩的叶片中,含胶细胞随着维管组织的分化而出现,并沿着叶脉方向排列生长,在脉梢部分含胶细胞末端游离并开放于脉间区。在成熟的叶片内,含胶细胞存在于各级叶脉的韧皮部及主脉上下的薄壁组织中。在芽鳞片中,含胶细胞也存在于各级叶脉的韧皮部中。杜仲全叶的含胶细胞形成了一个各部分相互连接且末端开放的整体,是叶脉网络体系的一部分(文末彩图2)。叶柄中含胶细胞的分布规律类似茎的初生结构,存在于维管束的韧皮部以及薄壁细胞中。在雄蕊中,含胶细胞存在于花丝及药隔维管束的韧皮部。在雌蕊中,含胶细胞仅存在于子房壁内的韧皮部中,胚珠内未发现含胶细胞。在果实中,含胶细胞只存在于果皮维管束韧皮部中。种子中只有在真叶和子叶的维管束分化完成时,在其韧皮部才出现含胶细胞。含胶细胞在杜仲果皮中密度最大。

二、杜仲石细胞的特点

石细胞是一类细胞壁明显增厚且木质化,并渐次死亡的细胞,在许多植物体内具有重要的鉴定意义。在杜仲树皮的韧皮部有较多石细胞群,是鉴别杜仲树皮真伪的重要依据。石细胞群呈环带(文末彩图3)排列,5~6条不等,并随着杜仲生长年限增长而增多。每一条石细胞环带厚4~6层细胞,石细胞(文末彩图4)壁极厚,呈不规则长方形、多角形或类圆形,细胞腔明显,直径32~80μm,长至180μm,壁厚6~28μm,大多数厚薄不匀,有的分枝,胞腔内含橡胶团块(文末彩图5)。稀有石细胞略呈梭形,两端钝圆,直径约20μm,长约190μm,状如纤维。

三、杜仲的花粉细胞发育

王丙武等人对杜仲花粉母细胞进行细胞分裂研究发现,整个减数分裂过程持续3~4天,减数分裂过程中,同源染色体的配对和分离是正常的。减数分裂完成后,经历4~5天,单核小孢子陆续开始进行首次有丝分裂。分裂是不同步的,在同一花药中可同时见到单核、分裂核和二核的小孢子。在分裂中期的细胞中,常可见到单倍数的染色体($n=17$)。成熟花粉为二核花粉。传粉后,生殖核在花粉管中分裂而形成两个雄配子。梁静南等人运用透射电镜对杜仲花粉发育进程进行了观察研究。结果显示,杜仲小孢子的第一次分裂为不等分裂,形成小的生殖细胞和大的营养细胞。分裂开始前小孢子的营养极形成许多小液泡,建立细胞极性;然后随着核膜的解体,核周围的细胞器逐渐向纺锤体区靠近,围绕在纺锤体周围。花粉第一次有丝分裂完成后,生殖细胞所获得的细胞器开始分布在细胞的两侧,后来移向生殖细胞的营养极,而紧贴花粉壁的生殖极无细胞器分布。

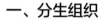

第二节 杜仲的植物特征组织

一、分生组织

分生组织是在植物体的一定部位,具有持续或周期性分裂能力的细胞群。杜仲的分生组织可根据存在位置分为顶端分生组织与侧生分生组织。在杜仲的根与茎的顶端分布有顶端分生组织即生长锥部分,使根与茎得以伸长。细胞小,排列紧密,细胞壁薄,多边形,细胞核较大,细胞质浓厚。杜仲的侧生分生组织主要包括维管形成层与木栓形成层,成熟的根与茎的维管形成层呈环状,多由1~2层排列紧密的细胞组成,位于木质部与韧皮部之间,具有分生能力,使根与茎得以增粗,分生能力随季节的变化具有周期性,如杜仲茎年轮的形成。随着根与茎的不断增粗,在根与茎的表面最初的表皮细胞被逐渐破坏,位于皮层外侧的2~3列细胞往往产生分生能力,形成木栓形成层,向外分生木栓层,向内分生栓内层。木栓形成层细胞扁平、较小,排列紧密整齐、无细胞间隙,细胞核明显,排列成环状。杜仲的树皮剥去以后会重新愈合,其原理也是木质部射线重新恢复分生能力或未成熟的木质部细胞恢复分裂能力,逐步形成木栓形成层与维管形成层。

二、基本组织

基本组织在植物体内占有很大体积,在植物的根、茎、叶、花、果实与种子中均有这种组织,主要起代谢与营养作用,因其由薄壁细胞组成,故又称薄壁组织。构成杜仲基本组织的薄壁细胞形态多样,功能不同,分布于植物的各个部位,如在茎的髓部以及根、茎、叶的皮层部位等,起填充、输导、吸收、储藏等作用。树皮的皮层薄壁细胞呈切向延长,靠近韧皮部处内含石细胞群,含有大量胶丝。在叶的薄壁组织中同样含有大量的胶丝,有的薄壁细胞内含棕色物质。

三、保护组织

保护组织分布于植物的体表,对植物体起保护作用,依其来源的不同,主要分为表皮与周皮,一般木本植物的叶终生具有表皮,而根与茎的表皮仅见于幼嫩时期,以后的茎与根的保护组织是周皮。杜仲叶的上表皮细胞1列,排列紧密,类方形,外被角质层,未见气孔(文末彩图6);下表皮细胞类方形,外被少量单细胞非腺毛,长108~360μm,直径11~31μm,具有不定式气孔,副卫细胞4~8个,角质层纹理明显(文末彩图7)。叶柄表皮细胞1列,类方形,排列紧密,外被角质层。杜仲成熟茎的保护组织为周皮,包括木栓层与木栓形成层,木栓层为数列扁平细胞(文末彩图8),其内壁特别增厚,且木质化,外有较厚的落皮层;木栓形成层位于木栓层之下,为2~3列扁平且较小的细胞,排列整齐,细胞核明显。

四、分泌组织

杜仲的分泌组织主要由乳汁细胞构成,因其乳汁细胞含有橡胶,故又称含胶细胞。在杜仲的根、树皮、叶及果实中均含有大量的含胶细胞(文末彩图9)。成熟的含胶细胞单个或三五个成群分布在皮层细胞间,其长轴与器官的长轴平行,成为细长、两端膨大、内部充满橡胶颗粒的丝状单细胞,直径3.5~6μm,约为周围皮层薄壁细胞直径的五分之一,长度800~2 500μm。两端膨大部分多数呈水滴状椭圆形,大小不一,而且其形状也有多种变化,呈圆形、长圆形和不规则形。细胞腔内充满黄棕色的球状或卵圆形橡胶颗粒,但细胞核、质体及其他细胞器均已退化解体,细胞失去生活能力而成为专门储存硬橡胶颗粒的场所。

五、机械组织

机械组织是细胞壁明显增厚的一群细胞,可分为厚角组织与厚壁组织,其中厚壁组织根据细胞形状不同分为纤维与石细胞。杜仲叶片的上下表皮的厚角组织为6~7列。叶柄的厚角组织为6~8列。在茎与根中含有细长的纤维。其中树皮中的纤维较少而短,而树皮中含有大量的石细胞,在韧皮部中有石细胞环带5~6条,每一条石细胞环带厚4~6层细胞,石细胞壁极厚,呈不规则长方形、多角形或类圆形,细胞腔明显,有的分枝。稀有石细胞略呈梭形,两端钝圆,状如纤维。叶中含有少量的纤维,多成束,细长,直径7~18μm,微木化,孔沟较稀。

六、输导组织

输导组织是植物体中输送水分、无机盐和营养物质的组织,杜仲的输导组织主要包括导管、筛管与伴胞。其中导管主要存在木质部中,筛管与伴胞主要分布于韧皮部中。在植物幼嫩的器官,如嫩叶、幼茎、根尖等处,导管类型多是环纹或者螺纹,随着植物的生长,导管不断地增粗、加厚,成熟杜仲的根与茎的导管类型多为梯纹、网纹及孔纹。杜仲成熟叶导管类型主要为螺纹、网纹及梯纹,直径7~45μm。筛管分子端壁复筛板的筛域呈椭圆形,较大;侧壁上的筛域较小,呈类圆形。

七、维管束组织

杜仲为双子叶木本植物,其维管束类型均是无限外韧型。在杜仲的成熟根、茎与叶中,维管束包括外围的韧皮部,维管形成层,以及其内的木质部。其中木质部主要由导管(成熟杜仲根与茎的导管主要是梯纹、网纹导管及孔纹导管）、管胞、木纤维、薄壁细胞等组成。有研究发现组成杜仲次生木质部的各类细胞最终都走向死亡；韧皮部主要由筛管、伴胞、韧皮纤维、石细胞以及韧皮射线组成，其中杜仲树皮韧皮部含有较多的石细胞群。杜仲形成层在3月下旬，芽开始绽开时恢复活动，同时产生木质部和韧皮部。7月底形成层细胞停止分裂，同时停止产生韧皮部，8月中旬停止产生木质部。12月新形成的未成熟韧皮部和木质部细胞继续分化、成熟。

第三节　杜仲的植物学分类

杜仲（*Eucommia ulmoides* Oliv.）为杜仲科杜仲属单种植物（文末彩图10）。

一、杜仲的根

杜仲的根为直根系，颜色为浅黄色至暗灰色。杜仲的须根十分发达，根冠呈龙爪状，根系先端白色发亮；随着树龄的增大，根的颜色由浅变暗。1年生实生苗须根20~30条，根幅20~40cm，2年生嫁接苗根幅达50cm以上，移栽2年后须根达300条以上，根幅可达1.2m。

二、杜仲的茎

杜仲的树干通直，枝条斜上，髓心具片状分隔，冠形多样，但以卵圆形或圆头形居多，树冠密集。幼树树皮颜色灰色或浅棕色，而成年树树皮灰白色至暗灰色，有深纵裂、浅纵裂、龟裂或光滑，像白杨树皮。1~2年生苗的横生椭圆形皮孔遍及全身。不同单株皮孔密度差别较大。光皮类型和浅纵裂类型成年树干的横生皮孔明显，似眼状，其他类型成年树的皮孔不明显或不可见（文末彩图11、文末彩图12）。树皮内含有大量胶丝，折断后可拉出多数细丝。

三、杜仲的叶

杜仲单叶互生，叶片椭圆形、卵形或矩圆形，薄革质，长6.2~23.6cm，宽3.0~12.5cm，嫁接苗叶片长可达30~36cm，宽12~18cm，厚0.15~0.30mm；基部圆形或阔楔形，先端渐尖；上表面绿色至暗绿色；具侧脉6~9对，叶脉凹陷呈网状皱纹，边缘有锯齿；叶背粗糙，呈浅绿色至暗绿色。背脉凸起，有浅灰色或褐色绒毛。叶柄长1~2cm，上面有槽，被散生长毛。叶柄及靠近叶柄两侧的叶缘内侧有红色不规则腺点（文末彩图13）。叶内含有橡胶丝，折断后可拉出多数细丝（文末彩图14）。

四、杜仲的花

杜仲为单性花,雌雄异株,无花被。花先于叶开放或与新叶同出,着生于当年枝条基部。雄花呈绿色、黄绿色或紫色,在苞腋内簇生,有2~3mm长的短梗,雄蕊5~10枚,长0.8~1.5cm,花药条形,花丝极短;雌花单生于小枝下部,苞片倒卵形,花梗长8mm,子房无毛,1室,先端2裂,子房柄极短,柱头位于裂口内侧,先端反折,倒生胚珠2,并立、下垂。每个柱头基部着生雌花6~14朵。在黄河中下游地区,雄花期为2月下旬至4月上旬,雌花期为3月中旬至4月中旬。

五、杜仲的果实

杜仲果实为翅果,呈长椭圆形,中间果仁凸出,周围具薄翅。果长2.6~5.8cm,宽0.9~1.7cm,先端"V"形缺刻,基部楔形。果实9—10月成熟。当年成熟饱满的果实呈黄褐色、栗褐色或棕色,有光泽(文末彩图15、文末彩图16)。果实折断可拉出多数细丝。

六、杜仲的种子

杜仲种子着生于翅果内,每果实含1粒种子,少数有2粒种子。种子扁平,呈棕黄色或米黄色,长椭圆形(文末彩图17)。子叶乳白色。胚乳米黄色或棕黄色。种子长1.0~1.6cm,宽0.28~0.36cm,厚0.1~0.15cm。

第四节　杜仲的生长环境

一、环境温度与杜仲生长

杜仲在我国分布范围较广,分布区域主要属于温和、温暖湿润气候型。杜仲对气温的适应性很强,在年平均气温9~20℃,极端最高温度不高于44℃,极端最低气温不低于−33℃的温度下,植株均能正常生长发育。杜仲主产区平均温度一般为11~17℃,1月平均气温0~5.5℃,7月平均气温19~29℃,极端最低温度−20~−4℃。有报道称杜仲可耐−40℃低温,但抗寒主要表现在根部,地上部分有可能会被冻死。而到了我国广州、广西等地区,冬季极端低温在0℃以上,杜仲树苗因冬季低温休眠条件得不到满足,生长发育不良,病虫害严重。

从杜仲的根系生长与温度的关系来看,早春,一般地温达到6℃以上根系生长即开始活动,比地上部分生长提早15~20天;初冬地温降至8℃时,根系才停止生长活动。在黄河中下游地区,冬季杜仲根系休眠时间为 50~70 天,而在长江以南多地,杜仲根系几乎不停止生长。

二、光照强度与杜仲生长

杜仲为强喜光植物,对光照要求比较高,耐阴性差。生长环境的光照强弱和时间的长短,对杜仲的生长发育有明显的影响。一般而言,光照时间越长,生长速度越快;就同龄树生长地不同而言,散生木大于林缘木,更大于林内木。据调查,杜仲生长在阳坡、半阳坡光照比较充足的地方,树势强壮,叶厚而呈深绿色。而生长在光照较差的林下或者长年光照差的阴坡,则生长势弱,出现树冠小、自然整枝明显、叶色淡而薄的现象。据测定,光照条件好的树冠上部或者外围叶片的单叶厚为 0.22mm,而树冠下部的叶片厚仅 0.12mm。光照不足也是影响雌株产果量的主要因素之一,因杜仲开花结实受植株所处立地条件等因素影响较大,接受充足阳光照射的树枝发育正常,结实良好,而光照条件差的,结实量少,并且种子不饱满。

三、水分、土壤与杜仲生长

杜仲的正常生长发育与水分的多少有着密切的关系,年降水量 1 000mm 的地区最适宜杜仲生长。而我国杜仲产区大部分在丘陵、山区等地,水分的供应主要是自然降水。全国杜仲主产区年降水量为 450~1 500mm,其中 4—10 月杜仲生长发育时期,降水量占全年的80%。在新疆等地年降水量只有 88mm 的情况下杜仲仍能生长,说明杜仲具有极强的耐干旱特性;而在江西九连山年降水量达到 1 800mm 以上,20 年生杜仲胸径达到 30cm 以上,说明杜仲有耐水湿的特性。但南方降雨量过大会造成严重病虫害。

杜仲对土壤的适应性很强。据调查分析,杜仲在酸性土、中性土、微碱性土和钙质土中都能成活生长。但不同的土壤对杜仲生长发育影响不同,影响杜仲生长的土壤条件主要是土壤质地、土层厚度、肥力及酸碱度。杜仲为直根系,喜土层深厚而肥沃的土壤。而对土壤酸碱度的要求为 pH 值 5.0~8.4。土壤过酸,肥力过低,杜仲会逐渐死亡。所以综合判断,杜仲适宜生长在土层深厚、肥沃、湿润、排水良好、pH 值 5.0~8.4、土质疏松的沙质壤土、壤土或砾质壤土。

四、地势环境与杜仲生长

杜仲对地形有广泛的适应性。我国杜仲主要栽培区的地形多样,有丘陵、平原、盆地、高原等。老产区的杜仲主要分布在低山、中山地貌类型,而新产区的杜仲分布主要以丘陵区域平原区为主。从林木情况来看,平原与丘陵地区表现最好。山地以较平缓的坡脚、沟坳,丘陵区以梯田、堰埂比山地的陡坡、岭脊及阳坡生长好。

五、风对杜仲生长及形态的影响

杜仲大树在生长季节和休眠期,都具有较强的抗风能力。而杜仲幼树在生长季节枝干一般较柔软,遇4~5级大风,树干易弯曲。在南方,风对杜仲的生长发育影响不大,而在北京以北地区,冬季气候寒冷,有风日数多而且风力大,冬季大风常是造成杜仲抽条的主要原因之一。

六、杜仲的生态分布特点

杜仲分布范围广泛,在我国的自然分布范围约北纬25°~35°,东经104°~119°,南北跨10°左右,东西横跨15°左右,垂直海拔约2 500m以下,同时杜仲耐寒耐旱。在我国大多数地区均可以种植。目前报道引种主要指标是≥10℃年积温3 100~4 500℃,≥10℃积温天数160~180天,最高温度43.6℃,最低温度−30℃。杜仲在我国的垂直分布界限一般在30~1 300m之间,个别地区如滇东北最高可达2 500m,中心产区多在50~1 100m之间。总的分布有由东向西随地形升高而逐渐抬高的趋势。一般选择土壤肥沃,排水良好的疏松土壤种植(文末彩图18)。

杜仲作为我国的特有种,早在公元前100多年前就有杜仲皮入药的记载,我国也是现存杜仲资源的唯一原产地。在我国古代,杜仲的主要分布在山西、陕西、四川、河南、湖北等地。中华人民共和国成立以后杜仲得以大量栽培,大体的分布区域在秦岭、黄河以南,五岭以北,黄海以西,云南高原以东,其间基本上是长江中下游流域。从分布的省(自治区、直辖市)来看,北自甘肃、陕西、山西,南至福建、广东、广西;东迄浙江,西抵四川、云南;中经安徽、湖北、湖南、江西、河南、贵州,在这些区域多半不是全境分布,主要集中在山区,其中湖南是我国杜仲中心产区之一,有"杜仲产湖广,湖南者良"的记载。如今经过常年引种栽培,其产区已扩大到河北、山东、北京、天津、辽宁、吉林南部、宁夏、青海、内蒙古南部、新疆南部等地。

第五节　杜仲的群落特点

一、杜仲生长密度与杜仲生存

在我国,天然杜仲林少见,多为次生林与人工林。常见居民区附近或在小片荒地上有杜仲植株单生或小片林地。如今有较多的人工种植林,较为常规的种植密度为株行距2m×3m,肥力好的地段也可至2m×2m。也有研究密植栽培,株行距1m×1m,结果发现杜仲高密度栽培对促进长高十分有利,树木高度超过常规栽培35.2%,而且树干性状也优于常规栽培,干皮可利用率高,是速生、丰产、优质的理想栽培模式。另外,杜仲密植还可以提高土地利用率,缩短郁闭年限。密植栽培的杜仲皮每 $67m^2$ 的产量为 111.0~134.5kg,平均为 122.8kg,常规栽培的产量为每 $67m^2$ 40.9~44.2kg,平均为 42.6kg,密植栽培的平均产量约为常规栽培的 2.9 倍。

二、杜仲群落类型及特点

我国杜仲主要群落类型有散生、天然杜仲混交林、纯人工林、人工混交林。而天然杜仲林少见,多是散生,在居民区附近或小片荒地上可见到杜仲单生或小片成林,其植株生长发育良好,枝叶稠密,结实量大。还有一种普遍在产区见到的群落类型是天然杜仲混交林,即杜仲与其他植物生在同一片区域,以主产区贵州遵义为例,林中上层乔木有红豆杉、枫香、杉木等;第二层是杜仲、板栗等;第三层是棕榈、槐树等;灌木层有野蔷薇、光叶海桐、菝葜、莱蒾属及悬钩子属植物;草本植物有黄精、天门冬、贯众等。这种天然杜仲混交林,多是在交通不便、人烟稀少的山区,或已建成的自然保护区。由于其他植物的影响,杜仲往往生长发育不良,生长势弱,枝叶稀疏,树冠发育畸形,杜仲受到其他优势种的抑制与排挤,长期的光照不足会致使杜仲树林退化,我国野生杜仲多生长于天然混交林中。人工纯林群落类型是人为在一定的区域范围内种植杜仲一种植物,大部分采用实生苗定植,此群落植物长势较为一致,是高产选育的常用方法。还有一种人工混交林类型,即人为种植杜仲与其他植物,如将杜仲与马尾松混交,并认为杜仲、马尾松混交林中杜仲的皮、叶在单株重量和所占比例上,均比纯林杜仲要高。但有学者认为此种人工混交林形成的群落需要明确种植目的,经营目的,设计和调节不同植物的比例,构成合理的林分结构。

第六节 杜仲内生菌

内生菌(endophyte fungi)是指在其生活史中的某一段时期生活在植物组织内,对植物组织没有引起明显病害症状的菌。按照内共生理论,在共生体内一旦在其次级代谢中出现了某种有用的生化途径,它就能被其他生物所利用,表现出相互作用和"协同进化(coevolution)"。共生菌对植物的影响作用突出,这让内生菌这一特殊的生物在植物体内已经构成了一个微环境,成为构成植物内环境的要素。

近年来的研究也表明生活在植物体这一特殊进化环境中的内生菌能产生与宿主相同或相似的具有生理活性的次生代谢产物,包括抗生素、抗肿瘤因子、促植物生长因子、抗氧化活性物质及其他特殊活性物质。其中许多物质具有特殊结构或者新颖的生物活性,是一类筛选新医药、农药活性物质的重要微生物资源,在医药、农业及食品工业中具有很大的应用潜力。通过对杜仲内生菌的分离纯化并探讨其生物多样性,发酵培养筛选其有生物活性的次生代谢产物,以及提高其产生与宿主植物相同的化学成分产率,是目前杜仲内生菌研究的主流方向,这些研究成果为杜仲降压功能性成分的获取提供了新途径。杜仲内生菌是关于杜仲这一经济植物研究中极具前景和开发价值的一条新通路,值得进行更深入的研究探讨。

一、杜仲内生菌的分离

(一) 培养基

在杜仲内生菌的分离研究中,科研工作者通过大量的培养基筛选分离的方式,总结发现杜仲皮内生菌以真菌为主,细菌次之,几乎没有放线菌。杜仲内生菌的分离多针对内生真菌进行,使用常规的真菌、细菌选择性培养基。分离内生真菌一般使用马铃薯葡萄糖琼脂(PDA)培养基,加一定浓度的硫酸链霉素等抗生素抑制细菌的生长。分离细菌一般使用牛肉膏蛋白胨固体培养基。

(二) 分离方法

1. 平板法 取新鲜的杜仲皮(根皮、干皮、枝皮)、叶适量,先用水冲洗外表至干净,滤纸吸干表面的水分。用无菌刀将样品切割成约 3cm × 3cm 或 1cm × 1cm 的小块。采用 75% 乙醇溶液、次氯酸钠溶液、升汞等配合进行表面消毒。

梁雪娟对干皮的表面消毒方法为在 75% 乙醇溶液中浸泡 2min,用无菌水冲洗样品表面 3 次,无菌滤纸吸干;再用 5.5% 的次氯酸钠溶液浸泡 3min 后,用无菌水冲洗样品表面 5 次,无菌滤纸吸干。用镊子及解剖刀刮去栓皮层,取其中心韧皮部约 0.4cm² 的小块,贴于 PDA 培养基的表面,每皿放 2 块材料,于 28℃恒温培养箱内培养 3~10 天。待菌丝从植物组织长出后,及时从边缘挑取菌丝移至新的 PDA 平板上,采用菌丝顶端纯化法对分离出的菌种逐步进行纯化。纯化后的菌种接种于 PDA 斜面试管上,并于 4℃保存。设置漂洗检验对照和组织印记对照:把最后一次漂洗材料的无菌水涂布于 PDA 平板上,作为漂洗检验对照;将上述表面灭菌处理的组织块贴于 PDA 平板上,使其与培养基接触 20min 后,移去植物材料,作为组织印记对照,于相同条件下培养、观察,以确保表面灭菌彻底,分离出的为内生菌。

陈峻青等取杜仲多年生根、茎,刮去外表皮后,剥下根皮、枝皮,用无菌水冲洗后剪成 1cm × 1cm 的小块,置于 75% 乙醇溶液中消毒 2min,再用 2.5% 次氯酸钠溶液消毒 10min,最后用 75% 乙醇溶液消毒 1min,无菌水冲洗 3~4 次,接入 PDA 平板培养基,28℃培养 3~7 天。叶片冲洗后剪为 0.5cm × 0.5cm 的大小,与根皮、茎皮做相同的处理,接至 PDA 平板培养基,于 28℃恒温培养。取切口处新长出的菌丝,及时转接至 PDA 培养基 28℃恒温培养。

马养民等取杜仲健康的根、茎、叶,洗净晾干后在无菌条件下用 75% 乙醇溶液浸泡 3min,无菌水漂洗,再用有效氯含量为 2% 的次氯酸钠溶液漂洗 2~3min,无菌水漂洗 5 次,无菌滤纸吸干水分后备用。将根、茎、叶剪成 1cm 左右的小块,接入新鲜的加有青霉素的 PDA 培养基(每毫升培养基中加 80 单位的青霉素)。置 28℃ 培养箱中培养 3~5 天。待切口处长出菌丝,即转接至新鲜 PDA 培养基,采用菌丝顶端纯化法逐步纯化。

杨明琰等将新鲜植物材料用自来水冲洗外表面直至干净,晾干。用无菌刀将样品切割成 3cm 左右的小段,于 75% 的乙醇溶液中浸泡 6min,用无菌水冲洗样品表面 3~5 次,无菌滤纸吸干;再在 4% 的次氯酸钠溶液中浸泡 3min,用无菌水冲洗样品表面 3~5 次,无菌滤纸吸干。用镊子及解剖刀取其韧皮部,切除两端后切成大约 1cm×0.5cm 的小段,贴于 PDA 培养基的表面,每皿放 3 块材料,于 28℃ 恒温培养箱内培养 5~10 天。待菌丝从植物组织长出后,从边缘挑取菌丝移至另一 PDA 平板上进行纯化。

2. 研磨法 龚凤娟等样品采集后,筛选表面消毒条件,进行表面消毒,采用研磨法将健康的杜仲组织剪碎,置于灭菌的组织匀浆器中研磨,将组织匀浆接种于 50ml 的 PAF 液体培养基,28℃、200r/min 振荡培养 48h,取 1ml 菌液接于新鲜 50ml 的 TSB 液体培养基,28℃,200r/min 振荡培养 24h,取 1ml 菌液接种于 50ml 的 TSB 液体培养基,28℃,200r/min 振荡培养 24h。取上述菌液,按梯度稀释,涂布于 TSB 固体培养基中,28℃,培养 24~48h;然后挑取单菌落,于 TSB 固体培养基上划线,28℃,培养 24~48h;连续划线 3 次,得到细菌的纯培养物。

二、杜仲内生菌的鉴定

(一) 形态鉴定

采用形态学法,根据内生真菌主要的群体形态特点(包括菌落大小、颜色、表面特征、质地)和个体形态特点(包括菌丝子实体和孢子形态),对其进行鉴定和分类。

(二) 分子鉴定

常用 ITS、18S rRNA 鉴定内生菌。先通过真菌常用发酵培养基进行菌丝体发酵,将洗涤后的菌丝体用冻干机冻干后进行 DNA 提取。提取出的 DNA 用真菌 ITS 测序通用引物或 18S rRNA 通用引物进行 PCR 扩增。扩增产物测序后,将测序结果在 GenBank 数据库中进行 BLAST 比对,搜索同源序列,选取同源性较高的菌株序列与所测代表性序列进行多重序列对比,与系统发育关系分析,确定其分类地位。

三、杜仲内生菌的多样性

内生菌的多样性是宿主植物本身与外界环境因素共同选择作用的结果,内生菌具有普遍性和多样性的特点。同一植物不同产地、不同生长季节内生菌的分布均有差异。目前,从杜仲中分离到的内生菌共有十余属,且因地域、采集部位的差异而造成了菌株的多样性。

(一)杜仲内生菌的种类和优势菌群

王丽丽等综合运用形态特征和分子生物学技术从杜仲茎组织中分离到 41 株内生真菌,均为半知菌,属于 6 个属,分别是脉孢菌霉(*Neurospora*)、曲霉属(*Aspergillus*)、白僵菌属(*Beauveria*)、小菌核属(*Sclerotium*)、盾壳霉属(*Coniothyrium*)和离蠕孢属(*Bipolaris*)。杨明琰等采用组织分离法从秦岭药用植物杜仲茎部共分离到内生真菌 38 株,经形态学鉴定分属于 9 属,其中青霉属(*Penicillium*)为优势菌群,拟青霉属(*Paecilomyce* sp.)和链格孢属(*Alternaria* sp.)和无孢群属为常见属。孙奎等从杜仲植物根、茎、叶中分离获得 80 株内生真菌,经形态显微观察,将其分类鉴定为 14 个属,以链格孢属和镰刀菌属(*Fusarium* sp.)为优势种群。马养民等从杜仲根、茎、叶中共分离出 62 株内生真菌,鉴定为 15 属。其中以链格孢属为优势属,占总数的 25.81%;其次是青霉属,占总数的 16.13%。陈峻青等从杜仲的根、茎、叶中分离得到 52 株内生真菌,经形态学观察,分属 10 个属,其中镰刀菌属、链格孢属、茎点霉属(*Phoma* sp.)和刺孢壳属(*Chaetomella* sp.)为优势属。梁雪娟从慈利、略阳和遵义 3 个杜仲产地的杜仲皮组织块中共分离出 152 株内生真菌,经形态和分子手段相结合的方式对分离出的内生真菌进行鉴定,分属于 8 属,其中拟茎点霉(*Phomopsis*)、间座壳属(*Diaporthe*)和链格孢属为 3 个杜仲产地内生真菌共有属,且为优势菌群。王梅霞等对杜仲内生真菌的类群与分布进行了调查,了解杜仲内生真菌的资源情况。杨娟等基于高通量测序及宏基因组分析法对采自贵州遵义枫香镇、湖南慈利县零阳镇、四川旺苍县木门镇 3 个产地的杜仲树皮内生真菌的群落组成及生态功能结构进行分析,发现不同产地杜仲树皮内生真菌香农 - 维纳多样性指数(Shannon-Wiener's diversity index)、辛普森多样性指数(Simpson's diversity index)存在差异,各产地优势属不同:四川旺苍样本(EWP)中优势属为丛赤壳科(Nectriaceae)中的未定属,相对丰度为 55.03%;湖南慈利样本(ECP)中优势属为子囊菌门(Ascomycota)中的未定属,相对丰度为 40.23%;贵州遵义样本(EZP)中优势属为扁孔腔菌属(*Lophiostoma*),其相对丰度为 47.15%。

(二)杜仲不同组织内生菌多样性

健康杜仲组织中内生真菌分布普遍,不同组织中均能不同程度地分离得到内生真菌,特别是在茎和根部中,内生真菌丰富。内生菌具有较高的生物多样性水平,对同一植物而言,从中可分离到的内生真菌通常为数种至数十种,有的多达数百种。

孙奎等研究发现,杜仲根部分布的内生真菌无论从数量还是种属上都占优势,根部分离 33 株,占总菌株的 41.25%。其中,根部不仅存在优势菌群链格孢属、镰刀菌属和茎点霉属,而且拟青霉属、卵形孢霉属(*Oospora* sp.)、瘤座孢属(*Tubercularia* sp.)和尾孢属(*Cercospora* sp.)只在根部分布。杜仲各组织内生真菌的分布有所区别,根部组织分离得到的内生真菌最多,这可能是因为根部组织与土壤直接接触,而土壤中丰富的微生物可能会入侵到根部组织,从而形成内生真菌。同时,植株根部组织内营养丰富,适合内生真菌的生长。这些因素都为内生真菌的生长提供了良好的条件。姜交龙的研究也表明,杜仲根部组织分离出来的内生真菌的数量和种属数都显著高于其他组织。

陈峻青等研究发现,不同部位杜仲内生真菌的分布并不均匀,叶中分离的内生真菌数量大于根,叶中分离出 22 株内生真菌,占总菌株的 42.31%,根中分离出 16 株内生真菌,占总菌株的 30.77%。

(三) 杜仲不同季节内生菌多样性

梁雪娟采用辛普森多样性指数、香农 - 维纳多样性指数和物种均匀度指数对杜仲皮内生真菌种群进行分析,表明不同季节杜仲皮中内生真菌种群结构存有较大差异,多样性不一。秋季为杜仲内生真菌分离的最佳时期,在此季节分离杜仲内生真菌得到的种类和数量较多,而夏季分离得到的种类和数量均较少。这种差异由宿主植物的生长和外部环境的变化共同导致,春季宿主植物生长呈苏醒状态,生长态势逐渐增加,内生真菌在宿主植物体内的种群分布受到抑制,处于复苏阶段;秋季宿主植物生长缓慢,逐渐停滞,利于内生真菌种群在宿主植物体内的生长分布,内生真菌种类丰富,在数量和种类上都达到了高峰。

四、杜仲内生菌的代谢产物及其活性研究

在宿主与内生菌相互作用过程中,内生菌的生长代谢行为会受到宿主的影响,同时,内生菌的代谢行为也影响宿主的生长,如内生菌的固氮作用及其生产的生长调节物质可以促进宿主植物的生长等。研究发现植物内生菌能够产生丰富多样的次级代谢产物,如:萜类、生物碱、黄酮、酚类和多炔类等化合物,且具有多种生物活性。

基于前述杜仲内生菌研究的基础,谢辉等发现一株具有较高抗氧化活性的杜仲内生真菌——球毛壳菌(Chaetomium globosum),其发酵产物在体外有较显著的抗脂质过氧化作用和通过抑制氧化溶血而保护红细胞的作用。杨秀芳等从一株青霉属的杜仲内生真菌 EL09 中分离了 6 个化合物,并筛选出对黄瓜枯萎病菌具有抗菌活性的化合物 1 个。目前针对杜仲内生真菌代谢产物的主要研究热点集中在与宿主相同或相似的有效成分的筛选上,主要有以松脂醇二葡萄糖苷(PDG)为代表的木脂素类,以绿原酸为代表的黄酮类,以及以桃叶珊瑚苷为代表的环烯醚萜类成分。

(一) 杜仲内生真菌产 PDG

李爱华等从杜仲皮中分离出的 122 株内生菌中筛选出了 8 株具有产 PDG 能力的内生菌种,试图利用杜仲内生菌培养法获取 PDG,最高产量可达 13.387mg/L。刘超等从杜仲皮中分离得到 3 株具有生产 PDG 能力的拟茎点霉属内生真菌,其中以菌株 XP-8 的 PDG 产量最高,达 11.65mg/L。Shi 等通过高效液相色谱法(HPLC)检测到从杜仲树皮中分离的产

PDG 的内生真菌。

(二) 杜仲内生真菌产黄酮

霍娟等从杜仲叶片中分离到 1 株刺孢壳菌株 Z18,并发现其发酵代谢产物具有较广谱的抗菌作用和较高的抗氧化活性,TLC 与 HPLC 检测显示其抗氧化活性可能和代谢产物中与芦丁相同或相似的黄酮类化合物有关。沈书庆等从杜仲植株的根、茎、叶分离到内生真菌,分别对各菌株进行液体培养。将培养物适当处理后根据黄酮类化合物所特有的颜色反应进行初筛,TIC 分析和紫外 - 可见光分光光度法测定结果进行复筛,筛选得到的 DZY5 菌株能够产生与其宿主相同或相似的黄酮类化合物,具有潜在的应用价值。Chen 等从四川成都杜仲树皮和叶中分离到 29 株内生真菌,其中一株粪壳菌纲内生真菌的次生代谢产物中含有绿原酸。

(三) 杜仲内生真菌产桃叶珊瑚苷

闫兴民通过高效液相色谱法发现,2 株菌在初代培养中产生绿原酸,经分子鉴定分别为链格孢属、黑孢属,7 个菌株可产生桃叶珊瑚苷,但在随后的培养中却无法检测到绿原酸和桃叶珊瑚苷的存在。有关杜仲内生真菌产绿原酸的次级代谢产物合成机制尚有待进一步研究。

(四) 其他

张弘驰等从杜仲根、茎、叶中分离得到 62 株内生真菌,并从中筛选出 2 株具有高抗菌活性的菌株。对其中一株刀孢蜡蚧菌的代谢产物研究发现,一个新的环五肽化合物对 MCF-7 和 HepG2 系表现出很好的细胞毒活性,IC_{50} 分别为 0.65μmol/L 和 2.42μmol/L;两个 fumiquinazoline 生物碱类化合物对 HepG2 和 A549 肿瘤细胞的增殖有抑制作用。

五、杜仲内生真菌的发酵

从红豆杉内生真菌发酵产物中发现紫杉醇的报道掀起了植物内生菌发酵产物研究的热潮,特别是在中药有效物质基础明确,单体化合物合成困难,天然植物提取成本高、难度大的问题日益显现的情况下,利用宿主植物内生菌发酵,定向筛选和培育高产与宿主相同或相似的有效成分,成为了解决这些难题的途径之一。从杜仲次生代谢产物的研究可知,通过杜仲内生菌的发酵获取宿主中难以获取的低含量的 PDG 和杜仲黄酮槲皮素是当前两大研究方向。

(一) 内生真菌产 PDG 发酵条件优化

李爱华等对产 PDG 内生菌株液体培养基的碳源、氮源及无机盐进行了优化实验,发现麦芽糖和可溶性淀粉最有利于 PDG 的产生,在氮源中 $NaNO_3$ 有利于 PDG 的产生,在无机盐中占优势的是 KH_2PO_4。应用 RSM 进行优化,当麦芽糖 31.43g/L、可溶性淀粉 46.26g/L、

NH_4Cl 2.38g/L、$NaNO_3$ 2.27g/L、$FeSO_4$ 0.14g/L、KH_2PO_4 1.47g/L 时可获得最大的 PDG 的产量，验证实验得出 PDG 的产量为 27.628mg/L。随后，王维等通过中心组合设计、PB 设计、BB 设计和响应面分析，确定出茎点菌属真菌 SP-16F 液体发酵法生产 PDG 的最佳条件为：蔗糖 47.5g/L，$NaNO_3$ 3.0g/L，K_2HPO_4 2.83g/L 组成的发酵培养基；发酵温度 28℃，装液量 100ml，摇床转速 193r/min，接种量 10%，培养基初始 pH 值 8.4。在该条件下液体发酵产生的 PDG 产量可达 30.53mg/L，为用发酵法生产 PDG 提供了实验依据。

（二）内生真菌产槲皮素发酵条件优化

沈书庆等对筛选出的杜仲内生真菌刺茎点菌属真菌 DZ11 菌株进行产槲皮素的发酵条件优化实验，发现在豆芽汁培养基上菌丝生长较快而且菌丝较为浓密。通过对不同液体培养基中 DZ11 的生物量和槲皮素产生量的对比，筛选出适合 DZ11 菌丝生长及产物槲皮素合成的豆芽汁液体培养基。在基本液体培养基的基础上，通过单因素分析试验，确定实验室发酵 DZ11 菌株的条件是蔗糖作碳源，脲作氮源，pH 值 7.0，温度 28℃。通过正交试验，得出适合菌丝生长的培养基为：蔗糖量为 25g/L 的豆芽汁液体培养基，添加脲 2g/L，装量为 20ml/300ml；适合槲皮素积累的培养基为：蔗糖量为 30g/L 的豆芽汁液体培养基，添加脲 2.5g/L，装量为 100ml/300ml。

参考文献 ....

［1］ 周莉英, 黎斌, 苏印泉. 杜仲含胶细胞形态特征的研究 [J]. 西北植物学, 2001, 21 (3): 566-569.
［2］ 崔跃华, 汪矛, 孙克莲. 杜仲含胶细胞的形态学研究 [J]. 植物学报, 1999, 16 (4): 439-443.
［3］ 田兰馨, 卢敏, 胡正海. 杜仲含胶细胞发生和发育的研究 [J]. 植物学报, 1990, 32 (1): 1-6.
［4］ 胡正海. 植物分泌结构解剖学 [M]. 上海: 上海科学技术出版社, 2012.
［5］ 徐国钧. 中药材粉末显微鉴定 [M]. 北京: 人民卫生出版社, 1986.
［6］ 王丙武, 王雅清, 莫华, 等. 杜仲雌雄株细胞学、顶芽及叶含胶量的比较 [J]. 植物学报, 1999, 41 (1): 11-15.
［7］ 梁静南, 刘宁. 杜仲花粉不对称分裂的超微结构观察 [J]. 西北植物学报, 2008, 28 (11): 2202-2207.
［8］ 宋太伟, 周光龙. 杜仲树皮生长理论及剥皮再生技术 [J]. 湖北民族学院学报, 1997, 15 (3): 20-23.
［9］ 罗立新, 崔克明, 李正理. 杜仲形成层活动周期及过氧化物酶和酯酶同工酶的变化 [J]. 北京大学学报, 1999, 35 (2): 210-212.
［10］ 崔克明, 罗立新. 杜仲形成层的活动式样 [J]. 西北林学院学报, 1996, 11 (2): 1-9.
［11］ 杜红岩. 中国杜仲图志 [M]. 北京: 中国林业出版社, 2014.
［12］ 冉懋雄. 名贵中药材绿色栽培技术——杜仲 [M]. 北京: 科学技术文献出版社, 2002.
［13］ 周政贤. 中国杜仲 [M]. 贵州: 贵州科技出版社, 1993.
［14］ 汪俊超. 杜仲栽培技术 [J]. 现代农业科技, 2011, 21: 147-148.
［15］ 郑孝严, 张敏. 杜仲密植与常规栽培对比试验初报 [J]. 湖北林业科技, 2005, 133: 11-12.

［16］田丰登, 曹海英, 郑孝严. 杜仲密植栽培与常规栽培的产量对比分析 [J]. 湖北林业科技, 2009, 156: 37-38.

［17］董志斌. 马尾松、杜仲混交林的根系与生物量研究 [J]. 滁州师专学报, 2000, 2 (4): 95-97.

［18］FINDLAY J A, BUTHELEZI S, LI G, et al. Insect toxins from an endophytic fungus from wintergreen [J]. J Nat Prod, 1997, 60 (11): 1214-1215.

［19］梁雪娟, 张平, 柯健. 不同产地杜仲皮内生真菌种群结构的比较分析 [J]. 中国中药杂志, 2014, 39 (2): 204-208.

［20］陈峻青, 冯成亮, 吉民. 杜仲内生真菌的分离鉴定及其对异甜菊醇的生物转化研究 [J]. 东南大学学报 (医学版), 2011, 30 (6): 861-865.

［21］马养民, 田从丽, 张弘弛. 杜仲内生真菌的分离鉴定及抗菌活性筛选 [J]. 时珍国医国药, 2011, 22 (3): 552-554.

［22］杨明琰, 马瑜, 黄继红. 杜仲内生真菌的分离鉴定及抗菌活性研究 [J]. 西北植物学报, 2012, 32 (1): 193-198.

［23］龚凤娟. 具有 ACC 脱氨酶活性的杜仲和绞股蓝内生细菌及根际细菌的分离鉴定及其植物促生作用 [D]. 吉首: 吉首大学, 2012.

［24］何强, 陈文强, 彭浩, 等. 濒危植物杜仲内生真菌及次生代谢产物活性研究进展 [J]. 江苏农业科学, 2017, 45 (2): 20-23.

［25］姜国银, 杨本寿, 虞泓. 两种植物内生菌分离的影响因素研究 [J]. 云南大学学报 (自然科学版), 2011, 33 (5): 610-614.

［26］王丽丽, 白方文, 张西玉, 等. 杜仲内生真菌的分离鉴定及其抑菌活性研究 [J]. 四川师范大学学报 (自然科学版), 2009, 32 (4): 508-512.

［27］孙奎, 苏印泉. 杜仲内生真菌的分离及其鉴定 [J]. 湖北农业科学, 2011, 50 (4): 731-733.

［28］王梅霞, 张丽, 霍娟, 等. 杜仲内生真菌类群与分布的初步研究 [J]. 菌物研究, 2006, 4 (3): 55-58.

［29］杨娟, 董醇波, 陈万浩, 等. 不同地区杜仲树皮内生真菌群落组成及生态功能结构的差异分析 [J]. 中国中药杂志, 2019, 44 (6): 1126-1134.

［30］谢辉, 陈双林, 姚慧琴, 等. 杜仲内生球毛壳菌发酵产物体外抗脂质过氧化和保护红细胞的研究 [J]. 食品科学, 2009 (21): 355-359.

［31］杨秀芳, 田从丽, 张弘弛, 等. 杜仲内生真菌 EL09 次生代谢产物的研究 [J]. 中成药, 2012, 34 (6): 1115-1118.

［32］李爱华. 产 PDG 杜仲内生菌的分离、筛选及优化培养 [D]. 咸阳: 西北农林科技大学, 2007.

［33］刘超, 师俊玲, 周小娟, 等. 产 PDG 杜仲内生菌的分离筛选和分类鉴定及生长条件研究 [J]. 西北农林科技大学学报 (自然科学版), 2011, 39 (1): 203-209.

［34］霍娟, 陈双林. 杜仲内生真菌抗氧化活性 [J]. 南昌大学学报 (理科版), 2004, 28 (3): 270-272.

［35］沈书庆. 濒危药用植物杜仲产活性成分内生真菌的研究 [D]. 西安: 西北大学, 2008.

［36］CHEN X M, SANG X X, LI S H, et al. Studies on a chlorogenic acid-producing endophytic fungi isolated from *Eucommia ulmoides* Oliver [J]. Journal of Industrial Microbiology&Biotechnology, 2010, 37 (5): 447-454.

［37］闫兴民. 杜仲内生真菌的分离与拮抗菌株的筛选 [D]. 郑州: 河南大学, 2015.

［38］张弘弛. 两种药用植物内生真菌次生代谢产物及其生物活性的研究 [D]. 西安: 陕西科技大学, 2012.

［39］王维. 茎点菌属 SP-16F 产松脂醇二葡萄糖苷的液体培养条件研究 [D]. 咸阳: 西北农林科技大学, 2008.

第二章

杜仲的栽培工程学研究

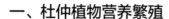

第一节　杜仲的苗木繁育

一、杜仲植物营养繁殖

(一)扦插繁育

扦插繁育是杜仲常用的繁殖方式,就是将植物的根、茎、叶等部分营养器官剪下,插入沙或其他基质中,使其成为新的植株,又称为扦插繁殖。扦插又分为枝(芽)插、叶插、根插。枝插按插条的木质化程度不同,可分为软枝扦插、嫩枝扦插(也称半硬枝扦插)及硬枝扦插。杜仲一般用嫩枝扦插繁殖。

下面主要介绍两种扦插方法:嫩枝扦插,硬枝扦插。

1. 嫩枝扦插　扦插繁殖于6—7月进行,选用当年生、发育充实、木质化程度低的枝条作为插穗。为了使插穗多积累养分,在剪取插穗前5天,将被选为插穗的枝条剪去顶芽,促使枝条生长粗壮,扦插后容易生根。插穗应剪成8~10cm长,最少带3个节,剪口要平,上剪口距芽1~1.5cm处剪平,下剪口在侧芽基部或节处平剪,一般离节处2~3mm,剪口要平滑。每条插穗留3~4片叶,为了减少蒸发,叶片要剪去1/2。插穗的长度,下切口的形状与留叶多少,是插穗切割处理的三要点,千万不可忽视。为了促使生根,可用50mg/L的吲哚丁酸或萘乙酸浸泡插穗24h,可将杜仲嫩枝扦插的成活率提高至70%。此外,可将插穗的下口在0.01%生根剂中蘸一下,然后再扦插,可以促进生根。

插床基质用河沙或蛭石都可以,插床要整平,避免积水。具体操作方法是:先用比插穗粗的树枝或小竹棍,直径5~6mm,按扦插株行距3~5cm垂直打孔,孔深约2cm,再把准备好的插穗放入孔中,然后用喷壶浇透水,插床基质就会与插穗紧实地相接在一起了。为了充分利用空间,插床上扦插的密度都比较大。一个插床可以插几种插穗,最好一次把插床的空间插满,以利于统一管理。扦插结束后,再盖上塑料布做成的圆拱形的棚,塑料布的周围要压实密封,以利插床的保温和保湿。插床内的温度要保持在25℃左右,湿度要基本饱和,高湿和适宜温度的扦插环境能维持枝条水分代谢的平衡,提高嫩枝扦插的生根率。植物扦插后的管理工作十分重要。杜仲嫩枝扦插后管理工作的重点是水分管理和温度控制。每天喷水1次,保持叶面新鲜,如气温过高,可喷水2次,保持插床湿润。同时用苇棚或塑料布遮阴,使插穗接受部分日光,减少蒸腾。插床内温度接近30℃时,要每日中午将塑料布揭开一角通风降温,下午4时以后再把塑料布盖严密,40天以后可以生根。插穗生根后,在插床内养护大约1个月,其管理方法同前。待到根系生长旺盛时,可以把塑料布逐步揭开进行驯化,让成活的扦插苗逐渐适应外界环境,然后移栽到栽植园中。

2. 硬枝扦插 硬枝扦插是在杜仲落叶后剪取硬枝进行扦插。在秋冬季杜仲树进入休眠期,或春季芽萌发之前,即入冬后的 11 月到翌年 2—3 月进行。落叶后选取成熟、节间短而粗壮的 1 年生枝条作为插穗,插穗的切割剪取方法基本同嫩枝扦插。由于插穗枝条上的芽冬季和早春时节处于休眠状态,因此插穗枝条必须通过一段时间的低温才能萌发,同时低温贮存还能使抑制物转化,促进生根。具体做法是:挖 40cm 的深坑,坑底先铺 2cm 厚的稻秸,再并排放杜仲树插穗约 12cm 厚,在其上面铺 2cm 厚的稻秸和 10cm 厚的土,然后上面再重复排放一层稻秸,一层插穗,一层稻秸和土。最后在上面培土踏紧,周围修好排水沟,以防雨水浸入。从 11 月贮存到翌年 3 月,取出扦插。如果插穗量少,还可以直接贮存在 4℃ 的冰箱中,但是注意将插穗用塑料袋包好,以防缺水。

(二) 压条繁育

压条繁育是把植物的枝条埋入湿润的土中,或用其他保水物质(如苔藓)包裹枝条,创造黑暗和湿润的生根条件,待其生根后与母株割离,而成为新的植株。多用于扦插难以生根的植物,或一些根蘖较多的木本植物。

由于压条是一种不脱离母体的繁殖方法,所以压条的时间也比较长,在整个生长期中都可以进行,但在 4 月下旬气温回升、稳定后进行比较适宜,可以一直延续到 7—8 月。常用的压条方法有:单枝压条、波状压条及高空压条等。因为杜仲的萌蘖力很强,利用这一特点,可进行单枝压条。

在母树周围,依靠萌蘖力长成的 1~2 年生蘖枝,可以作为压条的材料。将所压部位枝条的节下予以刻伤,或环状剥皮,然后弯曲枝条压入土中,枝条顶端露出地面,以 V 形钩或砖石将埋入土中的部位固定,以免枝条弹出。覆土 10~20cm,把土压紧压实,待生根。压条第 2 年根系较为发达时,即可与母体切离,挖出移栽,成为新的植株。

(三) 根蘖繁育

杜仲树根蘖力很强,所以生产上可利用根蘖来繁育苗木。

杜仲树根蘖能力的大小,与树株年龄及立地条件有关,一般树龄在 15~40 年生期间根蘖能力较强,立地条件好、水肥管理充足的树株根蘖能力强,故生产上应选择立地条件好、生长旺盛的 15~30 年树株进行根蘖育苗。

早春土壤解冻以后,先在树干基部周围 1~2m 的范围内撒施土杂肥,然后用铁镐辐射状疏松土壤,深度 10~20cm,使树木根系受到轻微创伤,以刺激生根。最后在树冠下灌一次透水。经过刺激的浅层根系会萌发许多的根蘖苗,但是这些根蘖苗的生长情况有差异,有的健壮有的弱小。5 月中旬的时候按照去密留稀的原则,将弱小的根蘖苗疏除,留下健壮的优质的苗木,以保证苗木足够的生长空间和营养,利于培育壮苗,提高苗木移栽成活率。

根蘖苗的移栽一般选择在秋末或翌年春天杜仲树发芽之前,将根蘖苗逐棵刨出,刨苗断根时需带一小片母根的根皮,并将根蘖苗所生根系全部刨出。如苗木基部生根很少,可对基部进行刻伤,促其生根,第2年再将其刨出移栽。刨苗后应重新盖土,并施肥浇水,第2年仍可长出许多根蘖苗。如连续多年用同一树株繁育根蘖苗,往往会因过多损伤母树根系而影响母树生长发育。生产上有时采取带根埋条法繁育苗木,效果也较好。

(四)嫁接育苗

用良种植株的枝条或芽作接穗,实生苗作砧木,可以大量繁育遗传品质好的良种苗木,是实现杜仲栽培良种化的必由之路。

1. 接穗(芽)的选择、采集及保存

(1)接穗(芽)的选择:用于嫁接的接穗(芽),必须从良种植株上采集。良种的类型要依所发展杜仲丰产林的经营目的而定,即不同的经营目的,要选择相对应的良种。一般应采取幼龄树或壮龄树上生长健壮、芽体饱满、无病虫害的直立1年生枝条作接穗。如营造良种种子丰产园,则应从已开始结果的树株上采取接穗,以利于提前结果。

(2)接穗(芽)的采集:采集接穗应在每天早晨或傍晚进行,避开炎热的中午,以防接条采下后大量失水。如夏、秋进行嫩枝嫁接,应随采随接,采下后应立即用湿布包好,或随时把接穗基部浸在水桶清水中,并放在阴凉处,以防失水。如春季嫁接,可在树木发芽前15天左右采条。采下条后应妥善保存。

(3)接穗(芽)的保存:接穗采下后3天内不能嫁接,应将接穗妥善保存。生产上多采取以下3种方法进行临时保存。①水井悬挂保存法:将接穗捆成捆,用湿布包好(露出两头),放在筐内,用绳子捆好,放入井内水面以上。此方法可安全保存5~10天。②沙埋法:春天将接穗放在室内通风处,上用湿河沙埋好,让接穗与湿沙充分接触,并保持河沙湿度。此法可安全保存6~10天。③冰箱或冷库保管法:把捆好的接穗放入冰箱或冷库进行低温保管,温度控制在3~5℃,一般可安全保存15~20天。

2. 嫁接方法

(1)芽接:芽接又包括T形芽接、嵌芽接等方式。生产上最常用的为T形芽接,其方法简单,速度快,节约接穗,成活率高。具体步骤是:砧木削盾状切面,另削盾状接芽,贴靠,绑扎。嫁接后7~10天,如触芽下叶柄而脱落,芽呈鲜绿色,则说明嫁接成活。成活后15~20天需解除绑扎物,待接芽萌发抽枝后,可在接芽上方将砧木枝条剪除,以促进嫁接芽的生长。如未成活,可重新嫁接。

(2)枝接:枝接多采用劈接,操作方法简单,易操作,成活率高。劈接的步骤:距地面2~3cm处将砧木横切,从切口中央下劈一刀,深3cm左右。取2个长5~6cm、带有2~3个芽的接穗削成双面楔形,将2个楔形接穗插入砧木两侧,用麻片或塑料带绑扎,用接蜡或黄泥封好接口。培土至接条以上。在嫁接成活后接穗芽萌发时将培土扒除,根据需要将2个接穗上多余的萌发枝条除去。同时及时剪除砧木上的萌枝。除劈接外,还常用切接、皮下枝接等。嫁接时间以下午、傍晚较好,应避开雨天,以防降水进入接口影响愈合。大田嫁接采用同砧不同接穗时,应及时标明所接品种,并做好书面记录,严防品种混淆。

3. 影响嫁接成活的主要因素

(1)接穗和砧木双方亲和力:双方亲和力即指双方愈合能力。双方在植物学分类上科、属亲缘关系越近,亲和力越强;亲缘关系越远,亲和力越弱,嫁接后越难成活。故嫁接务必考虑两者亲缘关系的远近。

(2)接穗及砧木在嫁接时的生理状态:一般在砧木已开始萌动,接穗尚未萌动时为嫁接适宜时间。如果接穗已开始萌动,砧木不能供应水分和养分,则难以嫁接成活。故生产上需低温贮存接穗,防止接穗提前萌发而影响嫁接成活率。

杜仲还可以利用离体快繁等方法进行繁殖,当然不同的繁殖方法具有不同的特点,应该根据杜仲繁殖的用途等选择适宜的繁殖方法,具体参见表 2-1。

表 2-1　杜仲营养繁殖方法及特点

营养繁殖方法	特点
扦插繁育	繁殖方法操作简便,可保持良种的优良性状和特性,适宜规模生产
压条繁育	成活率高,繁育周期长,且繁殖速度慢,不适宜大规模生产
根蘖繁育	繁育条件要求和技术要求高,成活率高,苗木生长迅速,但繁殖数量有限,不适宜大规模生产
嫁接育苗	技术要求高,成活率低,能很好保持良种性状,生长周期短,适宜优良品种的繁育和保存

二、杜仲植物种子繁殖

(一) 育苗地的选择

杜仲育苗地以地势平坦、光照充足、排水及灌溉方便为最佳,不宜选在水涝、易积水之处,地下水位宜在 5m 以上。土壤最好为富含有机质的壤土或砂壤土,而黏土的通气、透水性差,结构坚实,不利于杜仲发芽后子叶出土,故应避开土壤质地黏重的黏土及重黏土。沙土虽通气透水有利于幼苗出土,但保肥、保水能力差,土壤综合肥力低,不利于培育壮苗。沙土可以通过改良,使用有机肥,拌入黑土和腐殖质等提高沙土肥力的方法来育苗。杜仲耐碱性能力强于耐酸性能力,土壤酸碱度以 pH 值 6~8.5 为宜,南方育苗时应避开结构不良的酸性土壤。

育苗地前茬不宜为蔬菜、西瓜、地瓜、花生及牡丹等病虫害严重的植物,尤其是前茬为栽种牡丹的地块,金龟子往往对杜仲苗木产生严重危害。一般育苗地前茬作物宜为玉米、小麦、谷子、大豆等。育苗地不宜重茬,实行轮作制度。重茬地育苗会明显降低种子发芽率,降低苗木树高及地径生长量,并明显提高苗木根腐病的发病率。

(二)种子的选择

杜仲种子属于短命种子,在常温下只能贮存半年,超过 1 年即会丧失发芽能力。因此杜仲种子宜趁鲜播种。

基地自行留种应选取生长健壮、无病虫害和未剥皮利用的 10 年以上杜仲树作留种母株。10—11 月间,当果实呈灰褐色或黄褐色时,将结得饱满有光泽的果实采收作种用。

在市场上购买一定要对其外观品质进行严格鉴别,下面将不同品质的种子的外观特征简要介绍,在购买种子时可以参考。一般优质的种子种皮新鲜,有光泽,颜色为棕黄色或者棕褐色,种仁饱满、充实,在种皮上可以看到明显的突起,剥出的胚乳为米黄色。劣质种子卷曲,种翅褶皱,种皮无光泽,褐色或者黑色,种仁瘪。未成熟的种子,种皮青绿色或者青黄色,色浅,种子瘪,种仁小,剥出的胚乳与子叶色浅,且分化不完全。陈旧的种子,种皮无光泽,褐色或者黑色,种翅不坚韧,易碎,胚乳为褐色或者黑色。除了外观鉴别以外,购买种子时一定要选择正规的、有信誉的商家,种子包装袋上面产地、生产日期、品种、发芽率等标识明确,以免造成不必要的损失。

(三)播前处理

种子的萌发需要良好的条件,自身条件包括完整且活力强的胚、有足够的营养,外界条件包括充足的水分、适宜的温度、足够的氧气等。但是很多种子由于果实、种皮或胚乳中存在抑制发芽的物质如氰酸、氮、植物碱、有机酸、乙醛等,阻碍胚的萌发;或是种皮太厚、太硬或有蜡质,透水、透气性能差,影响种子萌发。杜仲种子的种皮含有丰富的杜仲胶,阻碍种子对水分的吸收,未经处理的杜仲种子直播发芽率很低,甚至不发芽。因此,播种前必须对种子进行催芽处理,以提高种子的发芽率。目前常用的催芽方式有混湿沙层积催芽法,温水浸种、混沙增温催芽法,赤霉素处理催芽法,剪截种翅法,温水浸种、混湿沙冻藏法 5 种方法,具体如下:

1. 混湿沙层积催芽法 12 月初,种子收获后,阴干八九成,将种子与湿沙按 1∶3 的比例混合、拌匀,或者分层放置,即一层种子一层湿沙,注意种子要铺得均匀,不要重叠,湿沙的厚度适中,也可按照种子厚度的 3 倍铺湿沙,促使其发芽。选择室外地势较高、平坦的地方挖长方形坑,宽度和深度各 0.6~1.0m,长度视种子数量而定。为了防止积水或者湿度过大影响杜仲种子的发芽情况,先在坑底部铺 10cm 厚的石粒排水,再铺 10cm 厚的沙,填入 30cm 厚的湿润种沙(沙湿度为手握成团不滴水、一触即散为宜),最后覆盖一层沙子,堆成圆拱形。如果种子数量多,应每隔 0.5m 竖一通气草把(或秸秆)。沟的四周适当用土堆高,可防止雨水或雪水进入沟内。

2. 温水浸种、混沙增温催芽法　如果采收后没能及时处理,可以在 2 月临近播种时,先用 40~50℃温水浸泡种子 3~4 天,除去水面漂浮的劣质种子,并注意每天换水;然后将种子与湿沙按 1∶3 的比例混合、拌匀,在室外堆成厚度为 30~40cm 的平堆,并覆盖透光性能好的新塑料薄膜,利用太阳辐射增温,每天翻动 2 次,翻动时检查其湿度情况,喷水保持种子和湿沙的湿度,保证种子的发芽条件,并观察种子的发芽情况,待种子 30% 左右露白时,即可播种。

3. 赤霉素处理催芽法　赤霉素能快速催芽,对诸多药用植物的种子都有很好的效果。具体操作方法:在播种前,用 40~50℃温水中浸泡杜仲种子 20~30min,注意保持水温并不断搅拌,随时除去漂浮的劣质种子,然后将种子捞出,滤干水。然后配制浓度为 0.2mg/g 的赤霉素溶液,1g 的赤霉素用少量乙醇溶液充分溶解(赤霉素不易溶于水),再倒入 10L 水中,即成(赤霉素溶液在 5℃以上容易分解,应该注意随配随用)。把温水处理过的杜仲种子浸泡在 0.2mg/g 的赤霉素溶液中 48h,其间每隔 3~5h 搅拌 1 次,使种子充分吸收溶液。最后将种子捞出,滤尽水,即可播种。

4. 剪截种翅法　杜仲的种翅含有杜仲胶和纤维组织,会阻碍种子吸水和萌发,因此在播种时,破坏种翅有利于提高种子的吸水能力,能一定程度提高种子的萌发率。但是剪截或者破坏种翅人工操作,比较费时费工,因此仅在良种繁育或者自家繁育,或用种量较少时,可以采用此种方法。具体操作方法:将风干的种子的种翅剪除,以不损伤胚根和子叶为原则,用 20℃温水浸种 24h,捞出后在 18~20℃条件下保湿催芽 6~8 天。此法能有效除去种子本身的抑制剂,发芽率可达 70% 以上,且发芽速度快。

5. 温水浸种、混湿沙冻藏法　此法的原理是利用温度变化的物理作用打破种子休眠,并利用结冰破坏种皮纤维及杜仲胶组织对胚的束缚作用。具体操作方法:12 月中下旬—1 月上旬,选取当年收获的饱满、成熟种子,用 50℃左右的温水浸泡,时间为 3 天,并每天用同样温度的水换水一次,加水时为了防止种子烫伤,要边加边搅拌,浸泡过程中清除劣质种子。浸泡好的种子与湿沙按照 1∶3 的比例混匀,拌好后装入编织袋或麻袋内,北方寒冷地区可以放在室外阴凉处,南方气温达不到零下时,可将其放入冷库中,使其结冻。冷冻期间随时翻开袋子进行检查,防止种子失水干燥,定期补充水分。冷冻 30 天左右以后(时间不宜过长,否则影响种子的播种和出土),将其解冻,并经常泼水保湿,当露白种子达 30% 时,即应开始播种。此法还可以结合赤霉素一起使用,提高发芽率。

杜仲种子发芽要比其他植物种子困难得多,一般经催芽后可提高发芽率,以上各种催芽方法各有优缺点。混湿沙层积催芽法与温水浸种、混沙增温催芽法方法简单,便于操作,但需要较长时间,且发芽慢,发芽率低;赤霉素处理方法简便易行,发芽率高,但药剂配制浓度不易掌握;剪截种翅法可提高发芽率,但操作费工费时,故生产上难以推广;温水浸种、混湿沙冻藏法更适合北方寒冷地区,南方需要解决冷冻条件。各地可以根据生产需要、育种目的和育种数量等来选种子的处理方法,也可以将上述方法进行综合使用,提高杜仲种子的萌发率,培育健壮的种苗。

(四) 播种时间

杜仲的播种时间分为春季播种及秋季播种,南方部分地区还可以采用冬季播种。但是由于春季播种气温缓慢上升,播种有利于种苗出苗,能大大提高发芽率,且播种后便于田间管理,因此杜仲播种以春季播种为主。春季播种在气温稳定在10℃左右进行。一般长江流域播种时间以2月上中旬为宜,黄河流域3月上中旬为宜,北方寒冷地区3月下旬至4月上旬为宜。杜仲种子的出苗在低温条件受影响较小,温度太高反而会导致种子在土壤中霉烂,降低出苗率,且温度高会滋生各种病菌和虫害,危害幼苗,因此杜仲播种宜早不宜迟。在杜仲的主产区,如长江流域地区,为了省去种子的催芽工作,一般选择秋季随采随播或者冬季播种,但是这样种子萌发率不一致,造成出苗不整齐,不利于培育壮苗,特别是进行良种繁育时不能在此时播种。

(五) 播种方法

杜仲大田播种方法分为点播、条播和撒播3种。

1. 点播　点播前在整好的苗床内先灌一次透水,挑选均已经发芽、露白的种子在畦面按照行距25~30cm,株距3~5cm播种,因此每催芽一批就播种一批。种子以立放最好,种柄向上,如种子平放,则发芽、露白的一面向下为宜。种子安放完后,撒掉拉绳,从邻畦取疏松的表土覆土,覆土的土壤质地应为壤土或砂壤土,不可用黏土,如土质偏黏,则应客土覆盖,否则幼苗难以出土,覆土厚度2cm左右。覆土时可沿播种行进行,行间不覆土。覆完土后需用木板将覆土轻轻压实,不可重压或者重拍。点播比较费时费工,但是节约种子,且可保障出苗整齐,出苗后当年不需再行移栽,所以生产上采用较多,是育苗生产中最常用的播种方法,尤其在种子和土地紧缺的情况下更为适宜。

2. 条播　在畦内按25~30cm行距开沟,根据墒情顺沟溜水,水渗下后,将经过催芽的种子按照株距2~3cm撒入沟内。然后覆土,轻轻压实。由于该方法是种子在沟内撒播,不须逐个安放。条播省工省时,在我国杜仲主产区不少地方得到较为广泛的采用,但是出苗不均匀,密的地方间苗,过稀的地方适当补苗。该方法适宜于春季降水多且种子充足的地区,土壤质地为壤土或砂壤土。土壤质地黏重的地块不可采取条播的方法。

3. 撒播　撒播又分为畦面撒播和深沟撒播。畦面撒播是在整好的畦内先灌一次透水,水刚刚渗下随即往畦内撒种,撒种要均匀,大体控制在种子之间的距离为3cm左右,每平方米撒种1 000粒左右。撒完后随即覆土,覆土厚度以2cm左右为宜。最后用木板将畦内覆土刮平,并稍微压实。该方法的优点是省工省时,便于对幼苗集中管理。缺点是浪费种子,且幼苗长出2对真叶时需进行移栽。该方法适合于种子充足且播种当时暂无空闲育苗地时采用。深沟撒播多用于西北干旱多风的地区,为提高播种后幼苗根际土壤保水能力,提高苗木存活率,常在播种时开12~15cm深的深沟,将沟底用脚踏实,沟内浇水,待水渗下后随即在沟底撒种,然后覆土2~3cm。待苗木出土后逐渐将沟填平。

(六) 播种量

杜仲种子大小和播种方式不同,播种量差异很大。一般情况下,点播用种量6~8kg/亩,开沟条播用种量10~12kg/亩,畦面撒播用种量30~40kg/亩,播种后待长出2对真叶时再进行移栽。

(七) 田间管理

杜仲种子的萌发和出土与一般植物不同,先是胚根从种子内萌发长出,向下伸长,随后胚茎及子叶逐渐伸出,当2个子叶从种子内完全抽出后,则幼茎将2个细长的子叶挺出地面,以后2个子叶之间的胚芽逐渐向上生长,并长出真叶,从而形成一株幼苗(文末彩图19)。

1. 排灌　杜仲1年生苗喜湿又怕涝,土壤过分干旱和过分潮湿都会影响生长,甚至生长停滞。在春季干旱的北方应及时浇水,而在春天多雨的南方应及时排水。苗木移植时要浇一次定根水,且要浇透。浇水的时间宜在早晨或傍晚进行,尽量避开天气炎热的中午,如利用地上水灌溉则全天均可进行。

2. 施肥　6月中旬在苗木速生期到来之前,应对苗木追施肥料一次,施肥品种以硝酸铵、硫酸铵或尿素为宜。行间开沟,将肥料撒入沟内,覆土后浇透水一次;施肥量以每公顷施150~225kg为宜,尿素应数量减半。如土壤基肥不足,于8月中旬应再追施化肥一次。9月以后不可再追施肥料,通过控制水、肥来控制苗木后期旺长,以便促进苗木木质化,防止苗梢冬季受冻而抽干。杜仲1年生苗除采用地下施肥外,还适合进行叶面施肥。

3. 中耕除草　育苗地应始终保持疏松,以保证土壤内有足够的空气供地下苗木根系呼吸,才能保证苗木的旺盛生长。同时中耕松土还具有抗旱保墒的作用,可有效地减少灌溉次数。每次灌溉及降雨之后,均应及时结合除草进行中耕。

4. 去顶　9月中旬以后,应把苗木顶芽抹去,控制高生长,促进粗生长。如此后萌发侧枝,应及时将侧枝顶芽抹去。去顶在苗木密度大的情况下更为重要,以有利于培养壮苗。

5. 防寒　杜仲本身是一个抗寒树种,但1~2年生苗木在我国北方寒冷地区则经常遭受冻害,苗干上部抽梢严重,严重影响来年生长。北京地区在冬季来临之前,于11月中旬采取1年生苗埋土的办法进行防寒,取得良好的效果。具体方法是,在11月中旬苗木落叶之后,将1年生苗木顺行朝同一方向压倒,随即用行间的土进行掩埋,一般埋土高度为35~40cm;以将苗木能完全埋入土内为原则,次年3月初将埋土撤除,并将苗木扶正,随后浇灌透水一次。

三、杜仲育种研究与良种繁育

(一) 杜仲育种研究

我国系统开展杜仲遗传育种工作始于20世纪80年代,在杜仲常规育种、生物技术育种方面做了大量研究,并取得了突破性成果。

1. 常规育种

(1)种质资源区划和保存:由于杜仲皮药用价值较高,20世纪80年代初非法商贩在川陕等地大量收购杜仲皮,导致野生杜仲资源遭到严重破坏,直至杜仲被列为国家二级重点保护野生药材物种后育种工作者才开始开展杜仲资源的收集和保护工作。人们根据杜仲生物学特性和栽培现状,对全国杜仲栽培资源进行区划,划分出中心栽培区、主要栽培区、边缘区、引种区。20世纪90年代末从自然地理特点、经济性状、形态特点上的差异,划分出杜仲7个主要分布区:秦巴山区,大娄山区,鄂西山区,武陵山区,伏牛山-桐柏山-大别山区,浙、赣、皖交界山区和南岭山区。此后四川、贵州、河南、湖南、河北等省(区、市)对当地杜仲种质资源分别进行了调查和收集。21世纪初我国初步建立了世界上最大的杜仲种质资源库,共收集保存了600余份杜仲优良基因资源。武汉植物园发现了1株指纹图谱与栽培杜仲差异很大的200多年树龄雄性古树,被认为是野生杜仲灭绝后发现的重要野生种质资源。这些都为我国杜仲育种工作提供了宝贵的基因资源。

(2)引种:杜仲为我国特有树种,仅在我国部分地区有野生资源,其他国家的杜仲资源均引种自我国。1890年杜仲首次被引入欧洲,先被引入法国,几年后被引入英国,1906年被传入俄国,1899年被引入日本,1907年被引入美国。除上述国家外,先后从我国引种杜仲的国家还有韩国、德国、匈牙利、印度、朝鲜、加拿大等。目前杜仲已在欧洲、美洲、亚洲的十余个国家和地区安家落户。

由于杜仲适应性强,在我国亚热带、暖温带的大部分地区均能正常生长发育。杜仲除在与其主要栽培区邻近、气候土壤条件相似的江西、广西、福建、广东等地得到较大发展外,距主要栽培区较远的甘肃、宁夏、北京、河北、天津、山东、辽宁、陕北、吉林、新疆、云南、上海等地的部分地区,也先后引种获得成功。目前除海南、台湾、黑龙江、西藏等地外均有杜仲种植。

(3)良种选育:我国通过培育同龄苗、无性系苗期测定、多点造林测定、区域试验,选育出我国首批杜仲优良品种华仲1~5号,填补了我国杜仲良种的空白,对杜仲生产逐步实现良种化具有积极引导和推动作用。此后,研究者从树皮特征,枝条变异特点,叶片、果实特征等方面将杜仲划分为不同类型,并总结其形态特征和经济价值等,为挖掘优良杜仲基因资源和杜仲遗传改良研究提供材料。在此基础上,针对不同育种目标分别选育出适于营建杜仲良种果园、生产杜仲胶和杜仲亚麻酸油的华仲 6~9 号。同时还选育出具有特异性状的杜仲良种红叶杜仲和密叶杜仲，目前已审定杜仲良种 5 个，认定杜仲良种 1 个。西北农林科技大学通过有效成分分析，选出杜仲优良种源区和优良类型；在此基础上选择优树，建立了无性系测定林；然后以有效成分为首选指标，结合生长量、抗性等指标，选出 14 个优良无性系；最后通过优良无性系区域栽培试验，选育出有效成分含量高且性状稳定的优良品种秦仲 1~4 号，其产量和品质较野生杜仲均有一定程度提高。

(4)杂交选育：杂交育种是培育新品种的传统方法之一，近年来关于杜仲杂交育种的研究也在进行中。研究者选择性状差异较大的 12 个杜仲优良品种（无性系）各 1 株作为杂交亲本，按析因交配设计组成 35 个杂交组合进行人工杂交，得到 7 个较大的 F1 全同胞家系；测定了这些 2 年生杜仲杂种苗苗期表型性状，并对苗高、地径、叶面积等性状的遗传参数进行了分析；结果表明杜仲杂交子代的苗期表型性状差异显著，可以进行家系间和家系内的初步选择，其中 5 个家系各性状的特殊配合力相对较高，可用于进一步杂交选育杜仲良种。

(5)多倍体育种：人工诱导多倍体是获得植物新类型或新种质的重要途径之一。20 世纪 90 年代初就有了杜仲三倍体诱导成功的报道，此后我国对杜仲多倍体诱导进行了大量研究。研究者先后利用 ^{60}Co 辐射处理萌动种子和秋水仙素处理杜仲幼苗顶端生长点，成功诱导出形态变异的单株，但诱导后染色体数目是否发生变化尚不明确；并使用秋水仙素对杜仲种子和花粉染色体进行人工诱导加倍，经植物形态学和染色体数检测，诱导后的材料具有明显的多倍体特征。采用秋水仙素溶液处理生长点的诱变方法对杜仲籽苗进行诱导，对获得的 148 个变异株进行染色体数检测及 DNA 相对含量测定后，鉴定出 47 株为四倍体，而且这些四倍体植株明显表现出多倍体的特征。随后对其主要药用成分、杜仲胶等进行了测定，从中筛选出生长快、抗性强、有效成分含量高的优良四倍体植株。

2. 生物技术育种

(1)组织培养：组织培养技术可以大大缩短育种周期，而且可以提高品质。杜仲组织培养从 20 世纪 80 年代就已经开始，经过 30 年研究，技术已经逐渐趋于成熟。目前除子叶外，叶片、叶柄、腋芽、胚轴、带芽茎段、茎尖、子叶等外植体在不同再生体系中均获得了再生植株。由于杜仲的体细胞胚发生还未能突破，所以杜仲苗的工厂化生产在一定程度上受到限制。

(2)遗传多样性研究：近年来随着分子生物学的高速发展，有关先进技术在杜仲育种研究中也得以应用。杜仲随机扩增多态 DNA（randomly amplified polymorphic DNA，RAPD）、扩增片段长度多态性（amplified fragment length polymorphism，AFLP）、简单重复序列间扩增（inter-simple sequence repeat，ISSR）、简单重复序列（simple sequence repeat，SSR）等分子标记反应体系相继被建立，为分子水平上的杜仲育种研究提供了技术支持。王媛琦等以 20 年树龄栽培杜仲的 16 个群体共 260 个个体为研究对象,利用 RAPD 分子标记技术对其遗传多样性和居群遗传结构进行了研究。结果表明,杜仲种内具有丰富的遗传多样性,各群体内部的遗传多样性较低,由此认为杜仲群体间已发生了高度的遗传分化,在此基础上提出了"尽可能保护更多的种群"的保护策略。武汉植物园在上述研究基础上扩大了研究样本量,以 15~30 年生的 9 个栽培群体和 1 个半野生群体共 582 个个体为材料,利用稳定性高于 RAPD 的 SSR、AFLP 2 种标记方法分别从叶绿体 DNA 及核基因 DNA 角度再次对杜仲遗传多样性进行分析。结果表明栽培群体间的遗传多样性较低,神农架半野生群体与其他栽培群体相比,表现出很高水平的遗传多样性,说明人工选择是导致栽培品种遗传多样性降低的主要原因。而各群体内的遗传多样性表现为中等水平,这与 RAPD 标记分析结果有一定差异,认为是 RAPD 分析的群体内样本量过少造成的,因此提出优先保护与其他群体差异较大的遵义群体,而神农架半野生群体应进行迁地保护,以保证种内高水平的遗传多样性。

(3)性别相关分子标记:杜仲为严格的雌雄异株植物,不同性别的杜仲植株在经济价值和实际利用方面有很大差别。在幼年期仅凭形态学特征难以辨别其性别,给杜仲品种改良和保护工作带来困难。Xu et al. 和 Wang et al. 分别利用 RAPD、AFLP 标记结合群体分组分析(bulk segregant analysis,BSA)法对杜仲性别相关分子标记进行了筛选和验证;分别得到 1 个 569bp 的雌性特有的 RAPD 标记和 1 个 350bp 的雄性特有的 AFLP 标记,并将这 2 个标记转化成简单、稳定的序列特征性扩增区域(SCAR)标记。经反复验证,确定这 2 个 SCAR 标记可用于杜仲分子标记辅助育种,可用于杜仲后代在苗期进行性别快速选择,大幅提高育种效率。

(4)功能基因研究:杜仲功能基因研究也取得了一定进展。周兵明等以杜仲幼嫩树皮为材料,采用逆转录 - 聚合酶链式反应(RT-PCR)技术构建了杜仲树皮的 cDNA 文库。在此基础上又分离出杜仲胶颗粒结合蛋白 EuRPP,并证明 EuRPP 存在于含胶细胞中,可能参与杜仲胶的形成过程。随着一个新的杜仲抗真菌蛋白 EAFP3 被发现,EuRPP 的氨基酸序列也得到鉴定,其具有与 EAFP3 相同的抗菌功能也得到证明。目前已经成功克隆出的杜仲胶合成相关基因还有 EuFPS、杜仲肉桂醇脱氢酶基因和杜仲 3- 羟基 -3- 甲基戊二酸单酰辅酶 A 还原酶基因。近年来随着第二代测序技术的发展,转录组测序分析已经成为发掘功能基因的主流方法。李铁柱等对杜仲叶片和果实的转录组数据进行了深度分析,得到了果实和叶片差异表达基因和特异表达基因信息,以及杜仲胶、α- 亚麻酸、苯丙素类等活性物质生物合成途径的相关基因表达规律及关键酶基因信息;分别发现杜仲胶合成上游、下游相关基因各 124、74 条,筛选出杜仲胶合成上游和下游关键酶基因 63 条,包括乳胶管蛋白、橡胶延伸因子、橡胶小颗粒蛋白和杜仲胶合成关键酶基因异戊二烯磷酸二合酶等。

(5)转基因研究:功能基因的大量发掘为杜仲的转基因育种奠定了基础。赵丹等采用农杆菌介导法对杜仲进行了遗传转化,构建了杜仲胶合成基因的 RNA 干扰表达载体和过量表达载体,建立了杜仲遗传转化体系。将杜仲胶合成基因成功转入烟草,得到了转基因植株,证明 EuFPS 基因参与了烟草挥发性成分等萜类物质的调控,且发现转基因植株的杜仲胶含量提高了 18.65%~26.54%。

(二) 杜仲良种繁育

杜仲林区需要提高自身的经济效益和社会效益,最根本的方法就是提高育种的质量。现代林木种苗的繁育都是依靠无性繁殖,主要以遗传学为繁育基础通过各种措施、各种繁育环境的交叉综合使用,对繁殖的种苗不断进行优化逐渐改变种苗的不良基因,选择出适应不同林区环境的具有更高经济价值和社会价值的种苗。同时,繁育优良的种苗对于保证生物多样性以及生物育种工作的可持续发展有着积极的作用。

所谓良种,包括优良的品种以及优良的种子。具体地说是指用常规种原种繁殖的种子,对其纯度、净度、发芽率、水分等指标有严格的标准,且用良种繁育的后代具有产量高、品质好等特点,只有符合这些标准的种子才能称为良种。

下面详细介绍良种繁育的意义和任务、品种选择、种子园建设、高接换优技术等内容。

1. 良种繁育的意义及任务 林木良种繁育是一项关系到国计民生的重大工程,不仅是林业生产建设和林业生产可持续发展的重要内容,更是助推农民多元增收,农村全面发展,农村人居环境改善,乃至乡村振兴战略实现的关键所在。杜仲是珍贵的林药品种,在林药结合方面,无论是对于林业产业的发展,还是中药材产业的发展,均具有重要意义。

(1)良种繁育的意义:杜仲作为我国十分珍贵的战略资源,其良种繁育工作对产业发展具有重要意义。杜仲良种繁育的主要方法是无性繁殖,但其繁育是分散而零星的,缺乏规模化、规范化的工程繁育技术,在品种的数量和质量、技术指导、标准化繁育等方面,与当前杜仲生产的快速发展均存在较大差距。杜仲良种繁育可以从良种选择、采穗圃营建与穗条质量控制、繁育基地规划、无性繁殖关键技术集成与规模化装备研发应用、组织管理与市场需求等方面进行提升,选择优良品种,为我国杜仲产业发展提供优质种苗,促进我国杜仲产业又好又快地发展。

(2)良种繁育的任务:选育和推广良种是提高杜仲产量和质量的重要措施,也是杜仲可持续生产的一项基本建设。良种繁育得到优良的种子,可以增强品种某一个方面或者几个方面的特性,比如提高品种的产量、优化种子的质量、增强品种的抗性和对环境的适应能力等。所以良种繁育的第一个任务就是要求科技工作者不停地选育新品种,并在适宜种植的区域进行大量推广,这样才可能使新品种在生产上发挥作用。而良种种入大田后由于各种原因会导致其纯度降低、品种特性越来越不明显,甚至开始退化,所以良种繁育的第二个任务就是通过提纯复壮等工作来保持品种的纯度和种性。

2. 品种选择 因不同的育种目标,选育出的杜仲良种具有不同的特性,在实际生产中应根据生产目的确定接穗的类型。如以生产杜仲胶、亚麻酸油为目的,可选择华仲 6 号、华仲 7 号、华仲 8 号、华仲 9 号、华仲 10 号、大果 1 号杜仲等高产杜仲胶和亚麻酸国审杜仲良种作接穗;以生产杜仲雄花茶为目的,可选择华仲 1 号、华仲 5 号、华仲 11 号高产雄花杜仲良种作接穗;以生产杜仲药材为目的,可选择华仲 1 号、华仲 2 号、华仲 3 号、华仲 4 号。此外,高绿原酸含量的华仲 12 号、适合做饲料用的密叶杜仲等一批良种,以及湖南慈利江垭林场、贵州遵义等传统产区的树体均可作为良种繁育的母体树种。

3. 种子园建设 由于杜仲产种量较大,一般选用种子繁殖为主。选择阳光充足、土壤深厚肥沃的平地或者坡度小于 10° 的丘陵山地开阔地带建园。良种园的建立可以采用华仲系列中的"华仲 2 号"良种雌株和"华仲 5 号"的良种雄株建园,也可以在贵州遵义、湖南慈利等原始产区选择产量高、果粒大、种仁率高、外果皮含胶量高的良种雌株建园,适当稀植,栽植时注意雌雄株交替栽植,便于授粉。雌雄株的比例一般为 9:1~9.5:0.5 之间,栽植后加强管理,除了正常的管理外,多施磷肥和钾肥,加强结果枝的培养,以建立丰产的良种园繁育良种。

4. 高接换优技术 对于已经建园的杜仲基地可以采用高接换优技术建立良种种子园。一般选择地势平缓、土层深厚,灌溉条件良好,但是杜仲产量一般、密度为 2m×3m~3m×4m 的杜仲林进行。一般选择树龄在 10 年以下,胸径 15cm 左右的树体作为砧木,采用带木质嵌芽接或者带木质芽片贴接等方法,选择的接穗一般为高产的优良品种,如华仲 3 号、华仲 2 号可以作为雌株,授粉雄株则可以选择华仲 5 号和华仲 1 号。

接穗的采集:选择接收阳光充足、腋芽芽体饱满、无病虫害、枝条直径与嫁接砧木匹配,通常直径约 0.5cm(筷子粗细),位于树冠上部外围的枝条作为接穗。夏季晴天白天气温高、湿度小,接穗采集应尽量避开太阳光较强的时间段,尽量选择在 10:00 前或 16:00 后光照较弱的时间进行采集为宜,也可以选择在阴天进行,但要避开下雨时间采集。冬季气温低、露点温度低、湿度大,适合作为采穗季节,但应避开极端低温和降雨、降雪等恶劣天气,一般在土壤封冻前完成采集。

嫁接时间:除冬季外,杜仲在春季、夏季、秋季均可采用"带木质嵌芽接"的嫁接方法培育良种苗木。早春和秋季气温不稳定,应注意嫁接时间,春季以砧木开始萌动而接穗不萌芽为好;北方秋季嫁接应注意嫁接最迟时间,在黄河中下游一般不迟于 9 月中旬;而夏季气温高,伤口愈合快,嫁接有效时间长,嫁接成活率高,是生产上普遍采用的培育良种苗木的嫁接时间。

嫁接部位:在新梢离树桩 10cm 处,嫁接时根据萌条分布均匀情况在上方或者侧方嫁接调整水平分布角度,每个枝条嫁接 1~2 个芽,嫁接 7~10 天后在芽片以上 1cm 处剪去砧条,

15 天后先将芽片的接芽以上部分解绑,当芽萌条达到 15cm 左右时全部解绑。高接换优的优点是适应已建基地的改良,且接种早于苗木移栽建园,能很快获得良种进行繁殖。

第二节 杜仲种植规范与土壤耕作

一、杜仲的种植规范

(一) 杜仲的种类和品种选择

由于在不同的地理生态条件长期进行天然杂交,杜仲植物形态呈现丰富的多样性,其树皮、叶、花、芽和果实等方面均表现出不同的特征。一般而言,主要分类如下:

1. 按照树皮变异类型分类 分为深纵裂型、浅纵裂型、龟裂型和光皮型四种。这四种类型的幼龄树树皮均是光滑的,只有到一定树龄才会体现其特征;它们的主要成分含量上存在显著差异,光皮型有效成分总含量最高,深纵裂型和龟裂型含量最低。目前湖南慈利成片野生林中主要是深纵裂型和光皮型(文末彩图 20)两种树种。

2. 按照叶片变异类型分类 分为长叶柄杜仲、小叶杜仲、大叶杜仲和紫红叶杜仲四种类型。

3. 按照枝条变异类型分类 分为短枝型杜仲和龙拐杜仲两种类型。

4. 按照果实变异类型分类 分为大果型杜仲和小果型杜仲两种类型。果实大小有时候也与管理水平、栽培条件等有关,只有在同等的栽培和管理条件下,根据果实连年出现大小现象才能确定其果实变异类型。

20 世纪 80 年代以来,诸多专家和学者深入全国的杜仲主产区,通过育种研究等培育了 10 余个杜仲的优良品种,如华仲 1 号(适于各产区营造丰产林)、华仲 2 号(适于各产区建立良种种子园、果园和速生林)、华仲 3 号(特别适于干旱、盐碱地产区营造速生林和种子园,其他产区也可以种植)、华仲 4 号(适于各产区,尤其是北方产区营建丰产园和果园)、华仲 5 号(适于各产区营造速生丰产园和农田林网)、秦仲 1 号(适于浅山区、丘陵和平原地区营造优质丰产园和水土保持林,在陕南和关中南部已有种植)、秦仲 2 号(适于雨量充沛或有灌溉条件的山地、丘陵和平原地区营造优质丰产园)、秦仲 3 号(适于雨量充沛地区营造优质丰产林)、秦仲 4 号(适于山区、丘陵地区营造优质速生丰产园)、中林大果 1 号(适于各产区建立高产胶果园、良种种子园等)、中林大叶 1 号(适于各产区建立高产胶果园、采叶园和优质药材基地)等品种。这些杜仲良种,为杜仲生产逐步实现良种化奠定了良好的基础。但杜仲生产发展到现在的规模,栽培上还基本停留在普通实生苗造林的水平。据了解,目前我国杜仲良种的利用率尚不足 2%,种苗良莠不齐,生长分化严重,生产力不高的问题日益突出。因此,需要尽快对现有杜仲良种进行规模化示范与推广,满足全国良种苗木的供应。

新建的杜仲基地可以从湖南慈利,贵州遵义,陕西宁强、略阳和湖北巴东原始种区引种,也可以根据当地基地的定位、土壤和生态环境的特点、发展需求,从选育出来的优良品种中进行选择。目前湖南慈利江垭林场已建立杜仲优质种苗培育基地,杜仲育苗采取了高标准整地,通过适时播种、合理施肥、灌溉、及时除草、打药、防治病虫害等措施,并做好了相应的记录,以便掌握原始资料,总结育苗经验。并且该基地对杜仲苗进行分级,将一年生杜仲实生苗分为3级。1级苗:苗高70cm以上,地径粗0.8cm以上。2级苗:苗高40~69cm,地径粗0.4~0.79cm。3级苗:苗高39cm以下,此类苗不能当年用来造林。目前,杜仲苗圃每年大约能出圃优质杜仲苗3万余株。

（二）基地选址

杜仲基地的选址应该参照现有杜仲的资源分布情况,根据杜仲对温度、光照、水分、土壤及地形海拔的要求,以及基地的选址原则和要求等进行选址。杜仲是中国的特有种,主要分布在秦岭以南山地,如云南、贵州、四川、湖南、湖北、甘肃、陕西、广东、广西、河南、山东、江西、安徽、浙江等地,现各地广泛栽种。张家界慈利县为杜仲之乡,是世界最大的野生杜仲产地。由于引种栽培,目前俄罗斯、美国、日本、韩国、澳大利亚等国家都有种植。目前在一些偏远山区以及一些自然保护区内尚存在散生于山野间的单株杜仲树,但是现在在中国各地成片集中栽培的杜仲林中,仅有贵州遵义,湖南慈利,陕西宁强、略阳和湖北巴东是原始种,可以作为种源,其他地方均是零星引种发展起来的。

杜仲对温度的适应幅度较宽,耐寒,在年均气温9~20℃,最高气温44℃,最低气温-33℃的条件下均能正常生长,但是冬季最低温应在0℃以下,以保障杜仲的低温休眠,对杜仲的生长有利,也能防治病虫害,因此两广地区的大部分地方及其以南的地区不适宜种植杜仲。杜仲耐旱能力和耐水湿的特性都比较强,一般情况下自然降水能满足杜仲的生长。杜仲为喜强光照树种,耐阴性比较差。杜仲对土壤适应性很强,在酸性土壤和钙质土壤中均能生长,在砂质土壤土和砾质壤土中生长较好,在黏重、透气性较差的土壤中生长不良。杜仲对地形和海拔也有广泛的适应性,在25~2 500m的平原、丘陵、台地、盆地、高原和山地等均能生长,但是以300~500m海拔处的生长势最佳。

因此杜仲基地宜选择在海拔100~1 500m,土质为砂质或者壤土,土壤肥沃,阳光充足的地方,可以是山地、丘陵或者高原等,全国大部分地区可以引种,但是两广及其以南冬季最低气温0℃以上的地区不宜种植。杜仲基地具体选址应根据杜仲的生长习性,调查种植地的地理位置、气候情况、土壤类型、交通状况、排灌系统、周边环境状况等因素,并进行生态环境检测与评估,综合考虑。

1. 地理位置　基地地理位置包含所在地的行政区划位置、地理经纬度、海拔高度、邻接区域、周边的环境等信息。

杜仲的适应性较强，在海拔 25~2 500m 之间均可以生长，但是在海拔 300~500m 的高度生长较好，目前移栽驯化可以栽植到 1 500m 的高度，但是不同海拔高度的雨水量不同，因此在建立基地时，要充分考虑海拔和当地的气候，指导基地的排灌系统等的建设。邻接区域是指基地周边的情况，如有无药用植物主产区（或者道地药材生产区）、药材贸易批发市场、大型药材加工厂或者企业，以及交通状况，邻接的主要城市，有无便于出口的港口等。充分了解周边环境和邻接区域有利于制订药材的加工和销售计划。

2. 气候情况　不同的气候类型就有不同的生长环境，其温度（年平均气温、最高温度、最低温度和无霜期）、湿度、光照度、降雨量（雨季和旱季的长短、年降水量）等均存在差异。植物最敏感的气候因素是温度和水分。杜仲喜阳光充足、温和湿润气候，耐寒，可经受至少 –30℃ 的低温。因此杜仲的栽植对气候不是很严格，全国大部分地区都可以引种栽植。

3. 土壤类型和结构　一般情况下土壤 pH 值在 5.5~7.0 之间较为适合植物对养分的吸收，有利于植物生长发育。酸性土和碱性土都不适宜植物生长，需要对其进行改良，酸性土的改良可以通过增施生石灰，而碱性土可以通过石膏和磷石膏等进行改良。而对于土壤肥力不足的情况，可以通过增施农家肥、土壤中拌腐殖土或者施用有益微生物等增加土壤肥力。深翻土壤，耙平。苗床则整细耙平后做成 1.2m 的宽畦即可。如果是建立 GAP 规范化基地还应对土壤的重金属含量、农药残留、周边水体和空气等进行检测。

4. 交通状况　基地附近的交通状况包括基地与外界联系的交通以及基地内不同功能区之间的交通状况。前者包括基地与药材贸易批发市场、大型加工药厂药企、大中型主要城市、外贸出口边境港口相连接的铁路、高速公路、省道、国道、县级主干道、航道以及相应的里程距离等地。后者专门指基地内不同功能区之间的道路系统，包括园区主干道、支路、畦间走道等。

因此在选择基地时一定考察当地的交通状况，并考察周边有无大型药厂，离全国闻名的几大药材批发市场的距离及其交通情况等。在基地内修建道路系统需要充分考虑不同功能区之间的联系，人工操作的方便与否，以及土壤的利用率，尽可能地减少不必要的支路，降低修建道路的成本，提高土地利用率。

5. 排灌系统　灌溉与排水是调节基地植物对水分要求的重要措施。基地的灌溉用水包括水源、水量和水质，水源包括自然降雨、水库、江、河、湖泊、沟渠、溪流以及人工开挖地下水（水井）等。土壤的质地和土壤结构不同，其吸水和保水能力也存在差异，因此灌水量的多少、次数和灌水时间应根据土壤质地和结构情况来考虑，同时也要考虑基地的药材种类和天气情况等。

（1）灌溉：基地的灌溉的方式有很多种，如沟灌、浇灌、喷灌和滴灌等。目前对于粗犷的中药材基地大多采用喷灌和沟灌，这样既节省劳力，也有利于保护床面，对于乔木基地大多不用灌溉，除非是特别干旱的地区。像湖南、贵州等地区的杜仲高大乔木种植区域，不需要刻意浇水，可以结合施肥、追肥后灌透水即可。如果是基地中的苗木培育基地，进行繁殖时，苗床首次要浇透水，之后土壤干燥时及时浇水。

（2）排水：当地下水位较高、土壤潮湿，以及雨季雨水集中、基地有积水时，应及时清沟排水，以减少植物的根部病害，防止烂根，改善土壤通气条件，促进植株生长。先进的排灌系统的修建，应将排水与雨水收集作为一个整体来设计，特别是在雨旱季分明的地区。在杜仲的种苗培育基地，一定要注意修建人工湖，雨季时用于雨水收集，旱季的时候用于灌溉。排水方式有以下几种：

明沟排水：是目前国内外比较传统的排水方式。即在表面挖沟排水，主要排地表径流。若沟挖得深，也可兼排过高的地下水。

暗管排水：在地下埋暗管或其他材料，形成地下排水系统，将地下水降低到要求高度。暗管排水是在近几十年逐步发展起来的，目前国外一些国家已有应用，主要有定水量和定水位两种形式。

6. 基地周边环境　基地周边环境包括基地周边有机肥肥源、周边企业分布和工作环境等方面。

（1）基地周边应分布有有机肥肥源，包括家禽家畜养殖的粪便，一些用于改良土壤或者用于种苗繁育的无土栽培基质，如棉籽壳、秸秆、锯木屑、腐殖土等。

（2）基地周边应无污染企业分布，特别是对于要建立 GAP 规范化生产基地来说，周边不得有磷肥厂、水泥厂、铁厂、造纸厂等污染严重企业，还不能有采石场、铁和煤等采挖矿产的企业存在，以免造成土地塌陷。

（3）基地周边是否存在迁坟、拆迁、土地流转纠纷、用水排水纠纷等影响基地正常生产的社会问题，要尽量避免此类问题。

7. 环境检测与评估　基地的生态环境检测与评估主要包括：土壤环境质量检测、农田灌溉水质量检测和空气环境质量检测。在检测产地大气、农田灌溉水、初加工水、土壤等环境因素时，要求分别符合我国《环境空气质量标准》（GB 3095—2012）中的二级标准；《农田灌溉水质标准》（GB 5084—2005）；《土壤环境质量》（GB 15618—1995）中的二级标准；《生活用水标准》（GB 5749—85）。也可参考《中药材生产质量管理规范》执行。

（三）栽植技术

1. 定植地的选择与整理　杜仲可零星或者成片栽植，零星种植一般是在屋前屋后、田边、路旁等地方。成片造林还要修建道路、灌溉系统，挖排水沟，修建蓄水池、周边营建防护林等。成林种植基地如文末彩图21所示。

2. 栽植时间 杜仲的栽植季节主要是春季和秋季,栽植时间宜早不宜迟,一般在发芽前或者落叶后进行栽植。发芽后栽植,由于茎叶生长需要的水分较多,而根系吸收能力有限,易造成失水严重而降低栽植成活率。一般情况下建议秋季栽植,经过秋、冬两季,幼苗的根系与土壤已基本融合和相互适应,根系受伤部分也基本愈合,来年春季能及时萌发新根,根系的吸收能力也基本恢复,能保证足够的水分和营养供给新芽萌发,能大大提高成活率。但是北方秋季栽植时应注意高培土栽植。由于北方冬季严寒,土壤结冻时体积增大而把土内根系抬高,化冻以后土壤回落,而逐渐把根系抬高,严重时甚至把幼苗的根系抬至土壤表面,导致幼苗根系脱离土壤而死亡,这种现象叫做幼苗冻举现象。为避免这种现象的发生降低移栽成活率,北方秋季栽植时应将土培高30~45cm,待春季气温回升,土壤彻底解冻时再撤除部分土层。如不进行高培土栽植,建议春季栽植。

3. 栽植密度及方法 应根据基地的发展目的、作业方式等确定栽植密度。一般情况下采果实、良种果园培育和采集接穗等的基地或者种植区的栽植密度为2m×2m~3m×4m(株距 × 行距)。以采叶为主的矮化林多建立在平原或者坡度减缓的山区,株行距一般为1m×1m~1m×2m之间。杜仲茶园的株行距按照2m×3m栽植。由于杜仲喜强光照,栽植密度大,生长茂盛,易造成树体郁闭,部分树叶光合作用受阻,因此栽植过程中还可以采用三角定植,这样可以充分利用空间,增强光合效率。

在基地内按照上述要求的株行距挖穴或者开沟,深30cm,宽80cm。将厩肥、饼肥、过磷酸钙、火土灰等按照50:1:1:1的比例充分混匀后,拌入穴中或者沟里,然后将1~2年的杜仲苗定植其中,覆土固定,定植后及时浇透水,并将苗木扶正。在北方等干旱地区应在穴周边做一个蓄水埂,在埂内浇透水。

4. 肥水管理 杜仲幼树定植后,根系脆弱,中耕宜浅不宜深,如与农作物间作,可结合中耕除草进行;经常浇水,保持穴土湿润,以利成活。

(1) 基肥:杜仲移栽前,每穴使用堆肥2.5kg、饼肥0.2kg、磷肥(或者骨粉)0.2kg作为基肥,并与穴中的土充分拌匀后栽植幼苗。

(2) 追肥

1) 育苗期:苗期进行中耕除草结合追肥。一般来说,4月第一次施肥,每亩施用尿素1~1.5kg,6—8月进入旺盛生长期,其间每月要追肥一次,每次每亩施尿素2kg,也可以施用充分腐熟的粪尿等,一般是每亩施用2 500~3 500kg。

2) 幼龄期:定植后4~5年内幼树生长缓慢,应加强抚育,每年夏季应进行清林(清除根部萌生苗、杂草)、中耕1次,促进幼树生长。若栽植地土壤贫瘠,应于每年春季和夏季各中耕除草1次,并施肥,每次每株施用饼肥0.2kg。或者每亩施人畜粪2 500kg或堆肥、厩肥

1 500kg,草木灰50kg,过磷酸钙15~25kg,在株旁挖穴或环施。幼树抗旱力差,生长旺季保持土壤湿润,雨季注意排水防涝。

3)成林后:每年清林1次,可不中耕。每年春季、夏季生长的高峰期、落叶后各施腐熟有机肥1次,追肥可结合中耕除草进行,每亩辐射状沟施腐熟有机肥2 000~2 500kg、饼肥50kg,夏季追肥混施过磷酸钙50kg、草木灰100kg,施肥后覆土。冬季深翻(20~30cm)晒垡,改善土壤物理性能,增加土壤通透性,增强土壤保水、保肥能力,以利于形成土壤团粒结构。在萌芽前、新梢生长期、休眠期各灌水1次;夏季为旺盛生长季节,如遇干旱及时浇水,剥皮前3~5天灌水1次;平时灌水可结合追肥进行。雨季及时排除积水防涝。

(四) 杜仲整形修剪

自然生长的木本药用植物由于生长不平衡,植株冠幅较宽,枝条密生,无序而郁闭,严重影响通风透光,降低光合作用,造成病虫害滋生,生长和结果难以平衡,出现结果大小年的现象,从而降低花、果、种子的入药产量和品质。整形修剪是通过修剪把树体建造成某种树形,通过这种方式改变树体,促使树体平衡生长,稳定产量,保证质量。整形修剪还包括一些直接作用于树体上的外科手术和化学药剂处理,如刻伤、曲枝、环剥和使用植物生长调节剂等。杜仲林的整形修剪应根据其造林和经营目的进行,下面对分别以采皮、采叶、采果实为主的杜仲林的修剪进行介绍。

1. 以采皮为主,兼采其他药用部位杜仲的修剪 以采皮为主兼用其他药用部位的杜仲,主要是培养一个健壮、笔直的主干,在前面10年左右可以适当采叶、雄花或者果实。采皮为主杜仲的修剪分为三个阶段。

第一阶段是栽植后1~2年的修剪,以平茬为主。平茬相对较为简单,但是对后续树体的生长很关键。第一阶段平茬又分两种情况,一是在土地肥沃、水源充足的基地,于栽植后到春季萌发前,在苗木离地面2~3cm处剪掉苗木,即平茬。待春季萌发新芽后,留一个生长最旺盛的新芽作为主干,其他的全部抹去,新芽生长过程中抽生部分新枝也不要留,都及时抹去,促进主干生长。第二年春季主干上萌发的新芽应及时将其1/3以下的芽抹掉,并剪掉生长势强于主干的枝条,春夏旺盛生长时期及时疏剪过密的新芽和枝条。二是对于土地贫瘠,雨水不充足,灌溉条件一般的基地,一般是栽植后第二年苗木茎粗2.0~2.5cm时,在地面2~4cm以上进行平茬,其他管理参照第一种情况的。平茬要注意的是剪口部位不宜过低,低于原苗木根茎部以下,会在伤口处先形成愈伤组织,再从愈伤组织上萌发芽体,这样的萌芽速度慢,芽的生长势相对较弱,不利于主干的培养。

第二阶段是栽植后3~5年期间的修剪,以疏枝和抹芽为主。主干的高度一般为树高的1/3~1/2,因此1/2以下的新芽应及时抹去,其以上的过密枝条和生长势过强的枝条疏除20%左右,一次不宜疏除太多,否则降低光合作用,影响树体生长。春夏季生长季节,对于主干上面的萌芽及时抹去,主干以上的枝条留生长势强,生长相对弱的采取短截,并及时抹去新萌发的芽,促进其枝干增粗,促使整个树体生长健壮。

第三阶段是栽植后 6 年以上杜仲的修剪,以短截为主。经过前几年的修剪,杜仲的主干和树形已基本固定,杜仲的生长也逐渐缓慢,特别是树高明显不如前几年,因此 6 年以后的修剪量相对较小。主要是冬季对于中下部过密、生长竞争较强的枝条进行短截,保证树的顶端优势,改善郁闭现象,增强光合作用,促使树高生长,促进胸径增大,从而提高产皮的量。到了 10 年以上的成熟杜仲,可以开始采皮,适当短截的同时,要注意疏除一些虫枝、病枝和干枯枝条,保证叶片质量,保持树体活力。

2. 以采叶为主杜仲的修剪　以采叶为主的杜仲林,为了便于采收和增加产量,一般采用低干型或者无主干型,树形为圆柱形或者圆锥形,栽植密度大于其他的杜仲林。其修剪方式为栽植后,春季杜仲萌芽前按照设计的高度进行平茬,主干高为 30~100cm,平茬后萌芽数为 5~15 个,分别于 5—6 月多次对芽梢进行修剪,保留 5~6 个健壮芽长成枝条。杜仲采叶林不宜不修剪只采叶,这样会造成树体长势弱,发芽慢,产叶量降低。采叶林应在生长季节进行多次修剪结合采叶,每次修剪采用将所有萌条留 3~5cm 进行短截,在短截的枝条上面采叶,一般每年修剪结合采叶 2~3 次。最后一次采叶是在霜降以后,将树体上面的叶片全部采摘。

3. 果园的整形修剪　杜仲果园主要的丰产树形为自然开心形,树高控制在 2.5~3m。

(1)幼树和初结果树的整形修剪:这一时期修剪的主要任务是培养合理牢固的骨架,促进树冠快速成型,同时采取有效措施,促使提早结果,并为盛果期丰产打好基础。

(2)骨干枝的培养:定植后的幼树,一般在定干部位以下 20~30cm 范围能萌发 4~6 个枝条,新栽苗当年缓苗期较长,生长量小,夏季选择分布均匀的 3~4 个枝条,逐步向下拉枝,使之与主干呈 70°~90° 角冬剪时,对达到 3~4 个合理枝的幼树,将分布均匀的 3~4 个分枝留 20cm 左右短截,其余枝条疏除,对枝量不够,或分布不合理的单株,所有枝条靠基部剪除,促发萌条,当新梢长达 80~100cm 时逐步拉枝,第二年秋冬季对培养的主枝拉开角度达80°~90°,除过弱枝外,一般不短截。夏季主枝背上萌发许多直立的旺梢,可拿枝、疏除、摘心,疏除量不宜超过新梢数量的 30%。第三年冬季主枝骨架已基本形成,杜仲幼树整形以疏枝、摘心、拿枝为主,由于杜仲树势旺,萌芽抽枝力强,应少短截,多拉枝。

(3)夏季修剪:杜仲幼树枝条生长旺盛,分枝多,树冠扩大较快,这时应及时采取生长季节修剪,促使早结果、多结果、早丰产。生长季节主要采取拿枝、开张角度以及环剥、环割等措施。

拿枝:对背上枝及影响骨架生长的所有枝条,采用拿枝的手法,促使开花结果。杜仲幼嫩枝条较脆,易断裂,拿枝时要小心谨慎,从枝条基部开始拿枝,减少枝条断裂。拿枝时间是

6—7月。

主干、主枝环剥与环割：环剥与环割是促进杜仲花芽形成、提早结果的有效措施。据洛阳林科所试验，环剥与环割的植株，生长势受到控制，对防止枝条徒长，促进花芽形成效果十分明显，高接后通过环剥或环割措施，接后300天处理植株全部开花结果，而未进行环剥或环割的植株第三年才开花结果。环剥或环割时间是5月下旬—7月中旬。环剥宽度根据环剥后的保护措施而定。如环剥后增加保护措施，环剥宽度一般为枝干粗的1/4~1/3，环剥后用塑料薄膜包扎环剥口；如环剥后剥面裸露不包扎，环剥口宽度为枝干粗的1/10~1/8，但最宽不能超过2cm。环割处理是将主干主枝用嫁接刀或环割刀环状割伤3~4圈，刀口距离2mm左右，深达木质部。

摘心、抹芽：摘心对抑制旺枝生长、增加枝的级次和促花均有一定效果。一般一年摘心1~2次，当新梢长至30cm左右时摘去顶梢3~5cm。摘心主要部位为幼树、旺树骨干枝延长梢，主侧枝背上，摘秋梢嫩尖。对内膛、主干第一分枝以下等处萌发的幼芽，要及时抹去。

4. 结果枝组的培养 杜仲结果部位在当年生枝条基部。因此，培养形成一年生枝越多，丰产的可能性越大。杜仲一年生枝条萌芽抽枝力可达80%以上，不采取任何修剪措施就可抽生大量一年生枝，将这些枝条合理分配好空间是保证多结果的前提。这些枝条要多而不密，充分受光，对重叠枝、幼弱枝、过密枝、严重影响光照的背上枝及时疏除。其余枝条可通过拿枝、轻短截等来改变角度，调整营养空间，使枝组分布较合理，有比较均匀的光照条件。根据具体情况，枝组可培养成长筒形或扁平扇状。

5. 盛果期的修剪 杜仲盛果期修剪的主要任务是：改善树冠透光条件，枝组的培养、固定和更新，尽量克服大小年结果现象，力争优质、高产、稳产。随着树龄增加，分枝量迅速增多，这时往往会造成枝条过密，影响通风透光条件，所以盛果期要特别注意疏除过密枝条、重叠枝条，严重影响光照的背上枝或拉平改造或疏除，盛果期树除较弱枝组外，应少短截。杜仲树如果不注意控制果量，很容易形成大小年结果现象，为了克服大小年，应在大年时减少坐果量，节约树体营养，并在大年的5月下旬—7月中旬对主干进行环剥，促进花芽形成。杜仲的大小年结果仅靠修剪不能完全克服，还需加强土、肥、水管理。

6. 采雄花茶为主杜仲的修剪 由于单纯的采集雄花容易伤到萌发的幼芽，从而影响树体的生长，因此雄花的采集一般配合修剪一起进行。采集雄花的树体可以修剪成圆头形、自然开心形或者圆柱形。栽植后的杜仲留4~6个萌条，生长季节将萌条进行拉枝处理，角度为20°~30°。冬季对萌条进行短截，留1/3~1/2培养成开花主枝。第二年春季对主枝上萌发的长度为30cm的枝条进行拉枝，如此反复，直到雄花茶园进入盛花期。开花后于每年春季，将开花枝条基部以上第4~6个芽处短截，将过密和生长势弱的枝条疏除，并在剪除的枝条上采集雄花。

7. 杜仲头木林整形修剪技术 头木林经营可提高杜仲早期收益,缩短杜仲经营周期,以收获药用杜仲皮为主,兼可利用木材和树叶。它的前期是以乔木林方式经营的,幼林达5~6年、胸径达6cm以上时,即可改为头木林经营。

整形修剪主要技术:树木休眠期,在干高2m处截断主干。春季截口以下萌发的大量萌条长至10cm时,选择其中分布均匀,靠截口10cm范围内的粗壮萌条4~5个,作为主枝培养,其余萌条抹除。主枝萌条要尽量培养成直立状,当主枝基径达5~6cm时,轮流每年砍伐1个主枝剥皮利用,砍伐时间应在春季树液流动离皮时进行,并相应选留1个萌枝替代原主枝培养。一般25年可行主伐利用,主伐后可利用伐桩萌条培育第二代林。

二、杜仲的土壤耕作

土壤是植物生长的基础,是决定药材产量高低的主要因素之一。合理耕作可以建立"土壤水库",调节土壤通气和透水性,提高蓄水保墒能力,促进土壤矿质养分的释放和有机质的分解,改善微生物生存环境,提高土壤肥力,消灭杂草,减少病虫害,为杜仲生长创造良好的耕层。

杜仲对土壤的适应性较强,酸性土壤(红壤、黄壤、黄红壤、黄棕壤及酸性紫色土)、中性土、微碱性土(黏黑垆土、黄土、白土)和钙质土(石灰土、钙质紫色土)均适合杜仲生长。但在不同的土壤中,其生长发育的状况是不同的,如土层过薄、肥力过低、土壤过干、pH值过小或过大均不利于杜仲生长。主要表现为顶芽、主梢枯萎,叶片凋落、早落,生长停滞,最终导致全株死亡。最适宜杜仲生长的土壤应满足以下条件:土层深厚、肥沃、湿润、排水良好、pH值5.0~7.5。过于黏着、贫瘠或干燥的土壤都不适宜杜仲生长。适宜的地势为山麓、山体中下部,缓坡地优于平原和陡坡,土层深厚的阳坡优于阴坡。

杜仲主要采收树皮作为药材,树皮产量(重量)虽然随树龄变化而异,但与环境条件及栽培管理技术也存在一定的相关性。例如,同为22年生杜仲树,生长在土层深厚、肥沃和光照充足的环境条件下的单株树皮(树干皮和树枝皮),其鲜重为34.93kg;而生长在土壤干燥、含石多和光照条件差的环境下的,其单株树皮的鲜重只有8.15kg,两者相差甚大。因此,为了提高药材的产量和质量,在土壤耕作中需要结合杜仲的生物学特性。以下将按照时间顺序依次介绍杜仲种植前后土壤耕作的要点。

1. 平地 新建的苗圃地和苗圃地培育大苗起出后一般高低不平,常有坑洼,为使圃地平坦,便于耕作和做床,同时有利于灌溉和排水等育苗作业,一般在耕地前后应先通过客土或移高填低的方式对土地进行平整。

2. 浅耕灭茬 在圃地起苗后有残根的情况下,进行浅耕层土壤的耕作,叫做浅耕灭茬。

其目的是防止土壤水分蒸发,消灭杂草和病虫害,减少耕地阻力,提高耕地质量。浅耕灭茬的时间和深度要根据耕作的目的、前茬作物的性质而定。苗圃种农作物或绿肥植物,在作物收割后要及时进行浅耕灭茬,深度一般在 4~7cm。而在生荒地或旧采伐迹地开辟苗圃时,由于杂草根的盘结度大,浅耕灭茬深度要达 10~15cm。

3. 耕地

(1)耕地作用:加深耕层,植株根系活动的场所越大,土壤中蓄存有机或无机养分、调节水气条件的能力越大。因此,加深耕层可望增产。此外,深耕可帮助幼苗根系下扎,多余的水分可以向下渗透,心土层土壤得以熟化,使上下层土壤的理化性质都得以改善。

(2)耕地时间:耕地一般在春秋两季进行。春季耕地一般在前茬腾地晚或秋季劳力调配不开的情况下进行。但因春季多风,温度上升,蒸发量大,所以春耕应在早春育苗地解冻后立即进行;秋季耕地,在秋季起苗或前茬作物收获后进行,耕地要做到早耕,因为早耕能尽早消灭杂草,减少土壤养分浪费。通过晒垡和冻垡,变死土为活土,有利于养分分解。特别是秋耕后增加了土壤孔隙度,扩大了蓄水范围,增加了接收秋冬雨雪的能力,能变秋涝为春墒。但沙性大的土壤,在秋冬风大的地区,不宜秋耕。

(3)耕地深度:定植前,耕地的深度要综合考虑杜仲根系的生长发育状态、种植地的土壤性质、季节的变化等各方面的因素。杜仲属于深根植物,根系较为庞大,主根长度最深可达1.35m,侧根主要分布在土壤表层,深度在 5~30cm 之间;支根分布则从上到下、从主根到侧根处都有分布,侧根、支根分布面积最大可达 9m²,是杜仲植株吸收养分和水分的主要部位,因此一般应采用深耕的方法。秋冬耕、黏土、土质上下一致、旱田等宜深;反之宜浅。但要注意逐年加深或采用套耕的方法。耕地深,成本高,要考虑到经济效益。若种植地为盐碱地改良土壤,为抑制盐碱化,利于洗碱,深耕达 40~50cm 的效果好,但不能翻土;秋耕宜深,春耕宜浅。总之,要因地、因时,据土施耕,才能达到预期的效果。

定植后,由于土壤板结及土质养分的流失,需要定期深翻改土,具体方法有壕式、穴式和爆破法三种。壕式适宜于黏性土和密植园;穴式适用于土质疏松,栽植距离较大的园林;爆破法在土层浅表,下面是岩石和劳动力不足的情况下采用,多在建园之前进行。深翻改土的主要作用是疏松土壤,改善土壤结构、性能和土壤的水肥气热条件。深翻结合压埋有机肥,不仅可提高土壤有机质含量和土壤空隙度,还能增加土壤水分和养分的含量。深翻改土原则上一年四季均可进行,深度为 50~100cm,深翻过程中注意尽量不伤根系,尤其是 0.5cm 以上的侧根。土壤太湿时,不宜深翻改土,否则有机质与土壤难以混匀。通过这样逐年深翻,在封行之前,全园全面深翻一遍,下层加入作物秸秆、绿肥等,以增加深层的通透性,中上层掺拌有机肥,以增加根群区肥力。然后浇水沉实,以促进有机质的分解。

4. 耙地

(1)耙地作用：耕地后进行的表土耕作，叫做耙地，主要是耙平地面，耙碎垡块，粉碎坷垃，覆盖肥料，清除杂草，破坏地表结皮，保蓄土壤水分，防止返盐碱等。耙地要重视质量，要耙透、耙平、耙细、耙实，达到平、匀、细。如果耙地不好，土块大而多，跑墒过多，土壤水足，不但影响播种质量，而且幼苗常被大土块压住，以致不能出土。

(2)耙地时间：耙地时间取决于气候和土壤条件。在冬季雪少，春季又干旱多风的气候条件下，秋耕后要及时耙地，防止跑墒。但在低洼盐碱地区，耕后不必耙地，以便经过晒垡，促进土壤熟化，提高土壤肥力。春耕后必须立即耙地，否则既跑墒又不利于播种。

5. 镇压

(1)镇压目的：用镇压器镇压地面，主要目的是碎土保墒，早春顶凌压地以碎土为主。在干旱无灌溉条件的地区，春季耕作层土壤疏松，通过春季镇压能减少气态水的损失，对于保墒有较好的效果。播种前镇压能防止土壤塌陷，使播种深度一致；播种后镇压，使种子与土壤密接，保证出苗整齐。如土壤墒情及土壤细碎程度适宜，可免除这一工序。

(2)镇压时间：应在土壤疏松而较干的情况下，在做床或做垄后进行镇压，或在播种前镇压播种沟或播种后镇压覆土。耙地后如果需要压碎土块，镇压可与耙地同时进行。在黏重的土壤上不能镇压，否则会使土壤板结，妨碍幼苗出土，会给育苗带来损失。此外，在土壤含水量较大的情况下，镇压也会使土壤板结，要等土壤湿度适宜时再进行镇压。

6. 中耕

(1)中耕作用：中耕是在植株生长期间进行的松土作业，可以克服由于灌溉和降雨等原因造成的土壤板结现象，减少土壤水分蒸发，减轻土壤返盐碱作用；促进气体交换，给土壤微生物的活动创造适宜条件，提高土壤中有效养分的利用率，并消灭杂草；在较黏的土壤中，能防止土壤龟裂，促进苗木的生长。

(2)中耕时间及深度：中耕和深度中耕必须及时，每逢灌溉或降雨后，当土壤湿度适宜时要及时进行中耕，以减少水分蒸发和避免土壤出现板结龟裂现象。中耕的深度因苗木的大小而异。小苗因根系分布较浅，中耕宜浅；苗木大，根系分布较深，中耕宜深。一般小苗期中耕深度 2~4cm，随着苗木逐渐长大，中耕深度应加深 7~8cm。

(3)中耕除草：杜仲定植 3~4 年后，每年都应进行中耕除草 2 次。根据杜仲的生长发育规律，4 月左右为树高生长高峰期；5—7 月为直径生长速生期。因此，第一次中耕除草时间应在 4 月上旬进行；第二次应在 5 月或 6 月上旬进行。有条件的地区，分别在定植后第二年、第四年冬季对林地进行全面深翻一次，可同时采用埋青技术；肥沃土地上，密度较稀的林地，也可开挖树塘，即在树中心，按树冠的投影直径筑树塘。深挖时，切忌毁坏主根、侧根及须根。这对土壤黏重、板结的林地上杜仲幼树生长发育，效果特别明显。每年春夏，结合松土除草,进行追肥。

(4)中耕培土:培土也是中耕的一种形式,其目的是增加局部土层厚度。培土可促生不定根,增加吸收土壤养分的作用,也有的为防止倒伏,增加排涝能力和防寒能力,增加防热能力等。

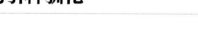

第三节 杜仲的引种驯化

一、杜仲引种驯化的意义和任务

杜仲是杜仲科杜仲属仅存的孑遗植物,不仅有很高的经济价值,而且对于研究被子植物系统演化以及中国植物区系的起源等诸多方面都具有极为重要的科学价值。现已作为稀有植物被列入《中国植物红皮书——稀有濒危植物》第一卷。1949 年后我国开始了大规模引种栽培,目前国内杜仲分布范围远远大于其自然分布区范围,在四川、贵州、湖北、湖南、陕西、云南、河南、浙江、安徽等 23 个省(区、市)260 多个县市均有分布。大致范围在北纬22°~42°,东经 100°~120°,最北可以在长白山引种栽培成功。在甘肃民勤沙生植物园,杜仲能露地生长,北京万泉河路用杜仲作行道树,生长良好。但在广东的广州、雷州半岛和广西南宁地区引种的杜仲长势较差,病虫害较多,这与杜仲发育所需要的低温环境条件得不到满足有关。杜仲还被引种到法国、日本、俄罗斯、美国等国家和地区。现全世界已有 70 多个植物园和树木园引种有杜仲,国外主要将杜仲栽培在树木园、植物园或国家公园中,成片栽植较少。日本有成片栽植,现有杜仲面积 4 000 多亩,分布在一道一府 24 个县的 3 500 多个点。

各地通过引种试验选拔外地良种,扩大了栽培范围,使得杜仲在生产上得到了大面积的推广;杜仲在被驯化的过程中可能形成某些能够稳定遗传的优良特性;得到性状优良的品种可以代替原品种,丰富本地种质资源;引种驯化有利于药用植物的保护性开发利用,也是挖掘杜仲增产潜力、提高杜仲药材产量的重要途径。

杜仲引种驯化的任务是引进的品种不仅要高产抗病、适应性广,更重要的是要注意维持和提高药效,此外引种也应适应旅游发展的需要和增强出口创汇的能力。

二、杜仲引种驯化的基本理论和方法

(一)引种驯化的基本理论

1. 引种 对药用植物来说,在引种驯化的过程中,药效是最重要的评价指标之一,应当通过观察杜仲中主要药效成分的含量变化及稳定机制(主要包括环烯醚萜苷类、杜仲胶、木脂素、苯丙素类等)来评价引种驯化对杜仲药效的影响。在最初制定引种方案时应当尽可能排除不利于药效成分积累和稳定的因素。主要从以下三个方面进行考量。

(1)引种地点的选择:研究和分析原产地的生态主导因子,避免盲目引种。引种地的生态环境特征应尽量与引种来源地保持一致。首先要考虑自然调控的因子,如引种地区的光照、温度和水分等;其次考虑人为调控因素,如引种地区土壤的酸碱度、含有的矿质元素等,以指导引种地土壤改造和施肥。杜仲生存能力强,自然分布区域广,在我国温带季风气候区和部分亚热带季风气候区皆引种成功,这有利于推广杜仲的栽培引种。要注意的是,在分布区内不同地点采集种子,培育成的苗木在生长速度、抗性强弱等特征上都存在区别,在生态环境差异较大的引种地生长的杜仲药效不一,因此要进行多种源引种试验,以药效成分为指标即时监测药效的变化情况,确定引种源。

(2)引种数量的选择:在驯化过程中要维持杜仲种群中基因的稳定性和遗传多样性。为了维持基因的稳定性,要引入足够数量的居群,以防止药效基因由于遗传漂变而丢失。且引入的种群应有足够的多样性,这有利于稳态的保持,而这种稳态有利于药效基因的稳定。杜仲为异花授粉植物,影响其遗传多样性的主要因素是近交衰退,频繁地近交可能会使其后代的适应性下降,因此对来自均一生境中不同杜仲居群的个体则应定植在一起,增加居群间的基因交流。

(3)引种居群的选择:不同物种的遗传多样性水平和遗传结构之间存在较大差异,对于一个遗传变异主要分布于居群内的物种和多样性分布于居群间的物种,应有不同的居群取样策略。居群内遗传多样性水平较低,但是居群间存在显著的分化,在引种时需要尽可能地覆盖不同的居群。物种居群内的遗传分化大于居群间的遗传分化的,在引种时取样只需覆盖小规模居群便可代表大部分的遗传变异。

2. 驯化 驯化是维持与提高引种杜仲药效成分的关键步骤,根据药用植物药效形成与稳定机制。

(1)资源分配与不同生态条件下药效的变化规律:药用植物在适应生态环境过程中对资源配置采取"高度节约、高效利用"的原则,以保证有效资源的充分利用。在正常环境中,往往强调竞争力、生活力、生长势用于获取更多的生长资源;在不利环境中,往往强调适应性以及对极端环境的忍耐极限。在资源丰富的条件下,药用植物的资源配置方式主要是通过竞争性资源的配置,获取更多的发展空间,以满足正常的生长发育,并在此过程中获得竞争优势。当资源获取逐渐减少时,其资源配置方式主要通过适应性资源的配置来提高适应能力;在此过程中,药用植物往往形成次生代谢化合物以提高适应性,这个阶段也是药用植物的药效成分形成的重要阶段。

(2)生态因子选择:合适的生态因子能保证药用植物药效的形成与稳定,对生态因子的选择需要清楚它们在药效形成与稳定中的作用。药用植物的一些药效成分是受特定生态因子诱导的。由于一些生态因子对药用植物的胁迫有可能会促进药效成分合成,因此在药用植物驯化过程中,应注意其引种地是否存在一定的胁迫,它们可能在药效成分形成和稳定过程中起重要作用。此外,药用植物引种地相较于其他地区特有的生态因子类型也可能在药效的形成和稳定中有重要作用。

(3)驯化中诱导栽培方法的选择:因为药用植物的有效成分合成需要特定的生态因子诱导或维持,所以在驯化过程中,可以考虑通过诱导栽培方法促进药用植物驯化过程中药效成分的形成与稳定。驯化过程中,需要明确药效成分与生态因子的关系,结合引种地的条件来选择诱导栽培方法。以黄酮类次生代谢产物为例,有多个研究发现其产生与光照、温度、水分、矿质营养等多个因素有关。有人采用特定的栽培措施来诱导药效物质大量合成,如种植黄芩时采用紫外光灯管补光,能促进黄芩根中类黄酮及其苷类化合物的产生和积累。另外轻度的干旱胁迫有利于一些次生代谢物质的积累,在栽培中可以考虑通过控制水分造成一定程度的干旱来诱导药效成分形成。

(二)引种驯化的方法

杜仲引种驯化的方法主要可以分为三种:顺应性引种栽培、改造性引种栽培、保护性引种栽培。

1. 顺应性引种栽培　此技术是通过引进无性系或者种子进行顺应其原本习性的引种栽培方法,是树木引种驯化的基本方法。根据引种材料的生长特征及引进地的具体气候条件,通过调节日照、调整播种期等方式,改变杜仲的生长节律,提高杜仲植株的生态适应性。

2. 改造性引种栽培　是改变树木的原有习性使之适应新环境的技术措施,主要在直接引种困难时采用,其特点是技术比较复杂。对于某些环境气候差,如降水量、温度、土壤盐分和酸碱度等条件不适宜许多植物生长的特定地区,可以采取改造性引种的方法。这就需要对引种的杜仲种子种苗进行抗性锻炼,增强抗逆能力和存活能力。驯化时可以设立引种驯化中间站,采用逐步迁移和逐级驯化方法,使引进的树种能逐渐适应当地的生态条件。此外,由于单纯引种异地树种较难获得理想结果,可以适当选择外来树种中的优良单株与乡土树种杂交育种,并从杂种后代中,筛选出适宜本地区生长抗寒抗旱、抗病虫能力强的优良株型,有利于驯化成功。

3. 保护性引种栽培　是改变引进地的小环境来保护引种植株的引种栽培方法,此法又称为小气候驯化法。这种方法的运用可以提高杜仲苗木的成活率,一般而言,对于初期引进的幼苗,尤其需要保护性的引种驯化栽培技术。使用此方法应注意两点:一是合理选地,充分发挥地形的作用,因地制宜,按照杜仲的生物学特性选择合适的土地进行栽培种植;二是采取适当的防护性措施来保护杜仲树抵御不良环境带来的伤害,如强风、寒冷、高温、缺水等恶劣的环境因素。通过人工措施,创造多种多样的生态环境。实际操作中,首先要将杜仲尽量安排到符合其生态条件的栽培小地形,改造栽培小环境。例如,南木北移时在苗期或幼树期常出现冻害,可采取适当的防寒保护措施,如用稻草裹包,土埋,搭设防寒罩、防霜棚等,随着树龄的增长,抗寒性增强就不再进行防寒。而在北木南移时,尤其是引种到如广东、广西等夏季高温时间过长的部分南方地区时,可以考虑与其他高大的树种间种(如杉树等)来满足杜仲的生长需求。此外,还可利用山丘、山坡、山谷、池沼等多种地形地貌,为各种杜仲的引种创造不同的小气候条件。当然,引种南移北移不是无限制的,也要考虑植物本身的适应能力。

三、杜仲引种驯化技术

杜仲引种驯化技术具体操作基本参照本章"第一节 杜仲的苗木繁育"内容,但由于植物引种时外部的环境条件发生了变化,杜仲植物的物候期及生长节律也随之改变,因此,要因地制宜地调整引种栽培方案。在本节中介绍的三种引种驯化方法中顺应性引种栽培和保护性引种栽培的共同特点是通过改变和创造适应杜仲生长的环境条件来进行引种栽培,引种困难时则一般采用改造性引种栽培的方法来提高植物各方面的抗性,技术上有一定的复杂性,要根据引种地的具体生态环境来选择引种驯化方法和相应的技术手段。下面将简单介绍引种驯化的操作流程,重点针对不同的引种环境总结归纳了相应的技术解决方案。

1. 引种的材料

(1)种子:种子繁殖得到的苗木(实生苗),阶段发育较年轻,遗传保守性较小,可塑性大,容易适应新地区的环境条件,引种较易成功,所以引种中一般多采用种子繁殖,播种面积应稍大,以便从中选取优良单株。

(2)无性系或组织:选用无性系进行育苗,特点是后代能够稳定遗传性状,还可以用杜仲的枝叶等组织体外培养进行引种繁殖。

2. 育苗

(1)种子处理:由于杜仲种皮含大量杜仲胶,对种胚束缚力很强,且难以吸水膨胀,发芽率低,需要对种子进行催芽处理,常用的催芽处理方法有:混湿沙层积催芽法,温水浸种;混沙增温催芽法;赤霉素处理催芽法;剪截种翅法,温水浸种;混湿沙冻藏法。

(2)播种:已有的研究表明,适宜杜仲生长区域的温度指标为:最高温度43.60℃,最低温度 −30.0℃,在该温度指标范围内引种,通常都可以获得成功。杜仲种子发芽的适宜温度是18~22℃,低于12℃不萌发。北方地区引种可于4—5月育苗播种,南方地区引种可适当提前播种。杜仲大田播种方法有:点播、条播和撒播3种。

(3)苗期管理

1)灌溉:杜仲定植当年应经常浇水,保持穴土湿润,以利成活。夏季旺盛生长季节,应加强灌溉,否则会影响杜仲生长。每年春季返青前后土壤干旱时要及时灌水,入冬前要进行冬灌,以提高苗木的越冬防寒能力。

2)施肥:杜仲移栽后要及时中耕、松土、除草,每年春季应结合灌水追施有机肥,每亩施厩肥 1 500kg、饼肥 50kg,在植株根际开沟施入,施后覆土盖肥;8 月底停止施用氮肥,加施磷、钾肥。

3)整形:修剪每年冬季适当剪除树冠下部多余的侧枝和树干基部萌生的枝条,促进枝、干增粗生长,增加干皮产量。剪除下垂枝、病虫枝及枯枝,使树冠通风透光。

(4)不同引种环境下杜仲驯化技术要点

1)引种地为北方地区:入冬前要对 1 年生苗木进行防寒越冬处理。可以将苗木全部挖出,选择向阳背风处挖坑种植,坑的深度、宽度要适宜,将树苗根朝南、梢朝北层层叠放在坑内,苗木充分散开,根系不重叠,然后覆土盖住苗木根部,浇透水,再用土先将苗木根系埋上再用土覆盖至苗高 2/3 以上,顶梢露出土面 20~30cm,盖少许麦草,这样既可避开北方早春的冻害,又可保持苗木新鲜,使其生长逐步与引种地气候同步。定植时适当密植以减缓生长量,控制徒长,又造成了彼此防风的小气候,有利于苗木的正常生长。适当防寒保护。气候较温和北方地区的冬天仅需在根苗基部培土覆盖或包扎即可。

2)引种地为南方地区:杜仲喜温和凉爽、温暖湿润的气候类型,它在长期系统发育过程中,形成冬季一定要有低温休眠阶段的生理习性(种子发芽也有低温休眠特性)。杜仲南移到广东或广西等南亚热带气候条件下,冬季没有低温,不能满足其冬季低温休眠的气候条件,因而杜仲长年处于生长活跃时期,变落叶为常绿。但是,夏季高温酷热,为时很长,蒸发量大,在高温、干旱、闷热的情况下,杜仲的正常生长发育完全受到抑制。可在一些纬度较高的山区、丘陵地带,利用山间有利的地形地势引种杜仲进行试种,成功后再扩大、推广。

3)引种地土壤盐渍化:为了防止盐害,采用低畦高埂,避盐栽培。具体做法是:造林坑,长 × 宽 × 深为 30cm×30cm×40cm,每坑栽苗一株,栽时将苗放于栽植穴中,先提苗舒展根系,将土轻轻从上向下撒在根上,边提苗边踏实,使根和土紧密接触,再将墟土填在穴内,使土略低于地面,踏实穴埂,这样土壤盐分会随毛细管作用升至穴周,而不至于伤害幼苗,栽植后及时浇透水(定根水)。

第四节　杜仲的采收加工与质量管理

一、采收

中药的采收时节和方法对确保药材的质量有着密切的关系,不同时期杜仲药用部位的化学成分含量各不相同,故药材的采收必须在适当的时节进行。一般而言,杜仲的采收按部位分为杜仲树皮的采收、杜仲叶的采收、杜仲种子和杜仲雄花的采收。

（一）杜仲树皮的采收

杜仲定植后，以 15~20 年的成龄树开始剥皮较为适宜。剥皮以 4—7 月树木生长旺盛时期进行较好，这时树皮容易剥脱，也易于愈合再生。采收树皮的 3 种主要方法为：部分剥皮法、砍树剥皮法、大面积的环状剥皮法。杜仲树剥皮后应进行养护。

1. 部分剥皮法 又称局部剥皮法。即在树干离地面 10~20cm 以上部位，交错地剥去树干外围面积 1/4~1/3 的树皮，使养分运输不致中断，待伤口愈合后，又可依前法继续取皮。每年可更换剥皮部位，如此陆续局部剥皮。

2. 砍树剥皮法 此种剥皮方法多在老树砍伐时使用。具体方法是：先在齐地面处，绕树干锯一环状切口，按商品规格所需长度向上量，再锯第二道切口，在两道切口之间，用利刀纵割 1 刀，再环剥树皮，上下左右轻轻剥动，使树皮与木质部分离。剥下第一筒树皮后把树砍倒，照此法按需要的长度在主枝上剥取第二筒、第三筒皮，剥完为止。不合长度的较粗树枝的皮剥下后也可作碎皮供药用。

3. 大面积的环状剥皮法 杜仲的大面积环状剥皮技术，是 1978 年山东省园林处和山东省药材公司推广的一种杜仲剥皮新技术。近年来在一些地区已推广。经研究发现，2~3 年长成的新树皮（即再生树皮）的有效成分和药理作用与原来树皮（称原生树皮）完全相同，新树皮与原来树皮的结构基本相同。大面积环状剥皮的优点是：采收的树皮多，约为部分剥皮所得树皮的 3~4 倍；避免了资源缺乏时的砍树剥皮。此法也可推广应用于厚朴、黄柏等药用植物。

环剥的技术要点和注意事项是：

(1)要掌握好环剥的适宜时期。一般在春季和秋季，但不同地区气候环境差异较大，采收时间也会有所不同。这时的气候特点是高温多湿，气温在 25~36℃之间，相对湿度 80% 以上，昼夜温差小，树木生长旺盛，体内汁液多，容易剥皮，成活率高，环剥应在阴天或多云天进行，如果是晴天，应在下午 4 点以后进行。

(2)操作方法是先在树干分枝处的下面横割 1 刀，再与之垂直呈丁字形纵割 1 刀，深度要掌握好，割到韧皮部，不要伤害木质部。然后撬起树皮，沿横割的刀痕把树皮向两侧撕离，随撕随割断残连的韧皮部，待绕树干 1 周全部割断后，即向下撕到离地面约 10cm 处割下树皮，环剥即告完毕。

(3)注意选择生长势强壮的杜仲树进行环剥，新树皮易于再生。环剥后 3~4 天，一般表面呈现黄绿色，表示已形成愈伤组织，逐渐长出新皮。根据山东省经验，剥皮 3~4 年之后，新树皮能长到正常厚度，可再次环剥。环剥后表面呈现黑色部分，表示该处不能形成愈伤组织，也就不能长成新树皮。若环绕树干 1 周均呈黑色，则表示环剥失败，植株死亡。

(4)环剥时如气候干燥,要注意在剥前3~4天适当浇水,以增加树液,利于剥皮。剥皮后24h严禁日光直射、雨淋和喷农药,否则会造成死亡。

(5)剥皮的手法要准(不伤害木质部),动作要轻、快、准,将树皮整体剥下,不要零撕碎剥,更不要使用剥皮工具或指甲等戳伤木质部外层的幼嫩部分,也不要用手触摸,因为这些部分稍受一点损伤,就会影响该部分愈伤组织的形成,进而变黑死亡。

4. 杜仲树剥皮后的养护

(1)保持空气相对湿度达到80%以上。杜仲树剥皮的时间正是雨季来临之际,加之树大荫浓,自然空气相对湿度已达到80%,进入秋季以后,树干周围相对湿度低于89%,该园应用有网眼塑料薄膜包裹树干,这样既能增加树干周围的相对湿度,又能在一定程度上保证树体与外界进行气体交换。

(2)暂停喷洒农药。杜仲树被剥皮后,树势会减弱,各种病虫害会乘虚而入。此时喷洒农药会抑制新树皮再生,因此,这时的病虫防治工作以人工摘除病叶、病枝,或使用生物防治方法为主,暂停使用农药。

(3)加强灌水。杜仲剥皮后,树体内部水分通过暴露于空气中的生活细胞大量散失,特别在干旱季节,失水现象更为严重。而水分是树木原生质的重要成分,是植物细胞进行各种生理活动的必要条件。

因此,剥皮后必须加强灌溉,增加植物水分,以维持水分代谢的平衡。国家植物园杜仲被扒皮时适逢雨季来临,这个矛盾显得不突出;进入秋季后空气湿度降低,这时进行了适当灌溉,满足了树体对水分的需要。

(4)防寒。杜仲剥皮后,各方面的抗性都会有所下降,在正常情况下,杜仲能够在北京露地越冬,只是1年生苗需要防寒。因此,扒皮后杜仲树的越冬,必须考虑防寒;新长出的枝条木质化程度低,而对这些枝条养根很重要,应尽量保护;如果老树死亡可利用来更新老树,也须对它们进行防寒保护。具体措施是:在秋季所加塑料薄膜(网眼塑料薄膜)的外面,于11月底再加一层牛皮纸或草席,既能保持温湿度,又能防止树木落叶后,太阳直射在树干上,发生灼伤。此外,应重视浇好冻水和春水(解冻水)。解除防寒的时间视第二年春季的天气情况而定。

(二)杜仲树叶的采收

杜仲树叶的采收比较简单,根据采叶的用途不同,采收方法略有区别。如果采叶作药用,一般定植3~4年后的杜仲树即可以开始采叶,一般在10—11月,杜仲落叶前采摘;而幼树应在11月上旬采摘,这时采摘对幼树的生长影响较小。幼树采摘树叶过早,有碍植株生长,因此,要把握好采叶时间。供药用的树叶,应去除叶柄,剔除枯叶,晒干后即可。如果采叶目的是提取杜仲胶,采叶时间在11月杜仲落叶之后收集为好。特别是在成片的杜仲林里,落叶之后,可用收叶工具收叶。收叶时要注意去掉杂叶、泥土、石块、枯枝等,然后集中晒干,装袋运到加工单位。

1. 药用叶的采摘加工 造林 3 年后的杜仲即可采叶入药。每株年产干叶 0.1kg 以上,10 年生杜仲年产干叶可达 3kg 左右。3.5kg 鲜叶可产干叶 1kg。采叶期在叶片尚未发黄以前的 10 月上旬,最迟不过霜降。选择无雨天气和无露水时进行。树叶不能采摘过早或过迟,早采影响树势生长,迟采树叶脱落失去药性。采摘时,注意保护侧枝和休眠芽。采下的叶子摊开于通风干燥洁净处阴干,或用烤房烘干,或用竹席摊晒。在叶子干处理过程中,叶片不能重叠,不能受潮受淋;要经常翻动,以加快干燥速度,提高叶片光泽度和外观质量。当叶片含水量达到 10% 以下气干状态时,就将叶子分级打包入袋销售。

2. 胶用叶的采摘加工 杜仲叶的含胶量随着叶片老化而增大,6 月前的嫩绿叶含胶量低于 2.3%,8 月的深绿叶含胶量少于 2.8%,10 月黄绿叶含胶量约为 3.6%,11 月黄叶含胶量约为 4%。因此,工业胶用叶,叶片越老越好。在 11 月采收黄叶晒干,用袋子包装置于通风干燥处,防止霉变以利营销。

3. 茶用叶的采摘加工 杜仲叶有较好保健作用,由杜仲叶制成的健康茶畅销海内外。

采叶:于树枝抽梢发芽时,叶片展开长度为 1.5cm 内,在无雨天气连叶带芽一起采回制作。

杀青:将洗刷干净的砂锅加热,使温度达到 210℃ 左右(昼视锅底灰白色,夜视锅底微红色,或用手试放距锅底 10cm 处有烤热感),即可投入鲜叶 1~2kg,立刻盖上焖炒 1~2min,待盖缝冒出较多水汽时,揭盖扬炒,抖散水汽。翻炒要快速、均匀,炒至叶片由光绿色变为暗绿色,叶质柔软不粘手,失重 30% 左右为度,摊凉即可。

制茶:按 20%、30%、40% 不同比例的杜仲炒叶,同茶叶、绞股蓝、茉莉花充分拌和,制成各种健康茶饮。

(三) 杜仲种子的采收

杜仲的种子油脂含量高达 35.5%,富含 11 种脂肪酸,其中不饱和脂肪酸的含量占总油脂含量的 91.26%,亚麻酸含量最高。杜仲种子中还含有丰富的氨基酸。因此,杜仲种子常常被应用于食品、饲料添加剂、化妆品、香味剂、苦味剂、调味剂、医药等方面。种子采收之前,应明确种子的用途。为了保证种子质量,要选择生长健壮、叶大、皮厚、无病虫害、未剥过皮的适龄雌株作为采种母树,不能采集阴郁林内和光照不足母树的种子。

1. 采种的时间 种子的采集要适时进行,采收过早会因种子未充分成熟而影响播种质量,采收过晚会使种子自然落地后发生霉烂,在北方还会遭受霜冻而影响种子的发芽。种子形态成熟时表现为棕黄色或米黄色,种皮光亮,种仁处向外突出明显,且手感坚硬,种翅明显失水。剥开种皮后,胚乳呈米黄色,似半透明状,子叶白色至乳白色。采种的具体时间,北方一般在 10 月下旬。采种时应选择晴天进行,雨天采种常会使采下的种子发生霉烂。

2. **采集方法** 采种时尽可能用手采摘,或者在树下铺上大块塑料布,然后用竹竿把种子轻轻打落。打落时应尽量不损伤枝条,否则会影响植株的生长及来年果实的产量。最后将打落的种子收集在一起,除去杂质。

种子从野外采回后,应置于室外阴凉通风处晾干,摊晾厚度以 5~10cm 为宜,且每 2~3h 上下翻动一次,一般如此晾晒 2 天后即可贮藏。采下的种子不可在强光下暴晒,更不可在烘房内烘干,否则将严重降低种子发芽率。晾晒好的种子适宜含水量应控制在 10% 左右。含水量过高,种子容易霉烂;含水量过低,则容易使种子胚组织失水,而影响发芽。

(四)杜仲雄花的采收

时间根据杜仲雄花的开花期而定,因各产区气候条件的差异,全国各产区杜仲雄花的适宜采收期在长江以南地区约为 3 月 10 日—4 月 15 日;黄河、淮河流域在 3 月下旬—4 月中旬;石家庄及其以北地区约在 4 月上旬—4 月下旬。

采花时,根据修剪要求在剪下的雄花枝上采集雄花。采摘时雄蕊与萌芽分开放,然后将丛状雄花的每个雄蕊分开,以便于杀青,并使雄花茶茶体形状美观。经过细致筛选的杜仲雄花置干净的干燥通风处摊晾 12~24h,摊晾后的杜仲雄花可进行雄花茶加工。

如果产花量大暂时来不及加工,可进行低温贮藏保鲜,保鲜温度 20~50℃,准备保鲜的杜仲雄花不进行筛选和初加工。保鲜的雄花可用塑料袋或纸箱包装,每袋(箱)2~3kg。保鲜过程中防止堆积发热及雄花失水,雄花最好不与其他物品放在一起,避免雄花被污染或串味。

二、产地加工

(一)产地加工

1. **杜仲皮的加工** 杜仲树皮剥下后,用沸水烫后展开,将树皮内表面相对层层叠放,放在稻草垫底的平地上,每层 5~7cm,上盖木板,加重物压实,置通风避雨处,覆盖稻草,压紧发汗。初夏 5~6 天,盛夏 1~2 天,树皮发热,当内皮由白色变为棕色或青绿色时,发汗结束,取出晒干压平,刮去粗糙表皮,按规格把边皮剪切整齐后打捆,或加工切成其他炮制品包装出售。

2. **杜仲叶的加工** 杜仲树叶的加工可分为两种类型,一是开发叶代替皮作为药用材料,需经加工制成滋补饮料和降压药、降压茶等饮品,以满足人们对于保健用药的市场需求;二是提炼杜仲胶用,常见的提炼方法有碱浸法,主要的加工环节包括晒干、贮藏、分级、包装。为防止腐烂,杜仲叶采收后要先摊放在室内,并及时进行杀青处理,常见的杀青方法是以普通铁锅作为炒锅,翻炒至叶面失去光泽,叶色暗绿,叶质柔软,失重 30% 左右即可。

(二) 炮制方法

沙烫杜仲:将杜仲切成 2~3mm 宽的细丝片,将干净沙加热至 200℃,把杜仲片置锅内炒至杜仲断丝为止,表面呈黑褐色,内部焦黑。

盐杜仲:取杜仲块加 2% 盐水拌匀,闷透,置炒制容器内,文火加热,炒至丝易断时,取出放凉。

清炒杜仲:取杜仲块置炒制容器内,用文火加热至丝易断时,取出放凉。

杜仲炭:取杜仲块置于锅内,用武火炒至表面焦黑色、内部焦褐色时,喷淋清水少许,熄灭火星,取出晾干。

酒炙杜仲:取杜仲块加适量黄酒拌匀,闷透,至炒制容器内,用文火炒至丝易断时,取出放凉。

醋炙杜仲:取杜仲块加适量米醋拌匀,闷透,至炒制容器内,用文火炒至丝易断时,取出放凉。

蜜炙杜仲:取杜仲块,取适量炼蜜加适量沸水稀释后,加入待炮品拌匀闷透,至炒制容器内,文火炒至丝易断时,取出放凉。

杜仲叶:夏、秋季枝叶茂盛时采收,晒干或低温干燥。根据临床需要还可采用蒸制、烫制、炒制、烘制、微波制等方式进行炮制加工。据文献报道蒸制、微波及适当高温烘制效果较好。

(三) 有效成分的提取

从目前对杜仲所含有效成分的研究来看,杜仲(杜仲皮和叶)的主要成分有环烯醚萜苷类、杜仲胶、木脂素及苯丙素类。其中苯丙素类的绿原酸,环烯醚萜苷类的桃叶珊瑚苷、京尼平苷酸、京尼平苷及木脂素类的松脂醇二葡萄糖苷、丁香脂二葡萄糖苷的含量均可以用于杜仲的质量控制。有效成分的提取方法主要有传统溶剂提取法、树脂法、超声法、微波法、超临界二氧化碳法等。

绿原酸的提取可以采用传统的溶剂提取和微波浸提的方式进行。传统的提取方法采用乙醇作为提取溶剂进行热提取。微波法能做到快速高效地提取杜仲中的绿原酸,微波能使杜仲中的细胞膜和细胞壁破裂,促使提取溶剂进入细胞内,溶解并释放细胞内物质,具有提取效率高、速率快、选择性强、杂质少、无污染等优点,具体提取条件为 60% 的乙醇水溶液,固液比 1∶50,提取时间 2min,压力 2atm。

环烯醚萜苷的提取一般采用混合溶剂法,常用水、甲醇、乙醇、稀丙酮溶液、正丁醇、乙酸乙酯等的混合溶液为提取溶剂。将提取液减压回收有机溶剂,浸膏分散入水中,除去树胶类水不溶性杂质。水相中存在的酚类、鞣质和黄酮类杂质,可加入乙酸铅沉淀除去,或用阴离子交换树脂吸附,再用正丁醇萃取得到水中的环烯醚萜苷,减压回收正丁醇得到总苷,也可用活性炭吸附水相中的苷,水洗除去水溶性杂质,再用适当的有机溶剂,如稀乙醇等将苷类洗脱,除去溶剂得到总苷,再用重结晶等方法进行提纯。有学者以桃叶珊瑚苷为例探索出提取的最佳工艺为:十年生的杜仲树皮以72%乙醇,料液比为1∶12,65℃提取三次,每次60min,桃叶珊瑚苷的提取效率最高。此外,也可以通过超临界二氧化碳从杜仲叶中同时提取有效成分绿原酸、京尼平苷酸、丁香脂二糖苷。

三、包装与储运

(一) 叶的包装与储运

1. 包装 药用叶,当叶片含水量达到10%以下气干状态时,将叶子分级打包入袋销售;工业胶用叶,11月采收黄叶晒干,用袋子包装置于通风干燥处,防止霉变以利营销;茶用叶,制茶后装袋。

2. 储运 杀青处理后的杜仲叶要及时烘烤或晾干,去杂质装袋。制胶用的杜仲叶也要晾干装袋,存放于干燥、通风的仓库里,注意防潮、防晒、防虫、防鼠害。

(二) 皮的包装与储运

1. 包装 杜仲皮的大小、厚薄、质量不一,打包时要分等级包装。国家中药材收购的现行标准是以宽度和厚度为确定等级的主要指标,长度为次要指标。

2. 储运 将已分好等级的杜仲皮分类,排列整齐,放在通风避雨处,层层叠起,覆盖干草,压紧发汗。树皮发热,内皮由白转为棕褐色或青绿色,即发汗结束,取出晒干压平,进行包装,打捆成件,每件50kg,贮存于干燥的地方即可。

(三) 种子的包装与储运

1. 包装 1~5℃低温条件下,塑料袋密封。按照品种、用处和等级分别包装,并做好采集信息记录,如产地、品种、经纬度、采收日期、采收人等,以备查。

2. 储运 采收后,应放在通风、阴凉处阴干,忌用火烘和烈日暴晒干燥。种子阴干后,经过净种,即可放在阴凉通风处贮藏,不要堆积太厚,防止发热。杜仲种子属于短命种子。如在室内自然通风条件下贮藏;3个月以后发芽率为60%~80%,6个月以后发芽率仅为40%~50%。据报道,杜仲种子在1~5℃低温条件下及塑料袋封闭条件下贮藏,1年后种子发芽率均在80%以上。另据试验,将种子混湿沙贮藏,翌年春天播种时,发芽率可达60%以上,但混干沙贮藏,发芽率仅为30%左右。说明在低温、密闭条件下有利于种子较长时间保持发芽率;故应大力提倡杜仲种子密闭保存,不仅方法简单,且比低温贮存能够降低生产成本。

四、质量管理

自古以来,中医药学家对中药材质量给予高度重视,并提出"道地药材"概念,所谓"道地药材"就是人们传统公认且来源于特定产地的名优正品药材,其本质是强调中药材的质量问题。自20世纪80年代中后期以来,我国开始从现代科学角度研究中药材道地性问题,认为影响道地药材形成的因素是复杂的,提出道地药材形成的5种基本模式,即生态环境主导型、生物物种主导型、生产技术主导型、人文传统主导型和多因子关联决定型。近20年来,针对道地药材开展了大量研究工作,主要包括本草考证、药材性状、药效成分、生态环境、遗传因素、栽培与采收加工技术等方面,初步理清了道地药材形成的历史原因和规律,建立了道地药材鉴定与评价方法,为进一步阐明药材质量的形成机制奠定了基础。

影响中药材质量形成的客观因素主要有生态因素、遗传因素和技术因素。生态因素主要包括气候、土壤、地质等生态因子对药材结构、性状、药效成分等的影响;遗传因素主要是指药材来源于同一物种,但由于长期隔离在不同生态环境下,形成基因型的差异导致同种异质;技术因素指由于中药材独特的产地生产、采收与加工技术的不同而导致药材质量上的差异。

衡量中药材质量优劣的指标包括中药材的外观性状,如形状大小、色泽、质地、气味等,以及有效成分、药理作用与效果等。2020年版《中国药典》对杜仲药材性状、鉴别、浸出物、含量测定提出明确要求。在中药市场交易过程中,中药材质量优劣体现在以商品规格为代表的等级划分上,并成为控制中药质量,执行等价交换,按质论价的重要依据。中药材商品规格等级是目前中药质量等级的主要形式,在中药材市场交易过程中形成,是评价中药材品质的外在标志,可作为衡量药材质量优劣的依据和标准。可见,品质是对药材品种和质量的基本要求,规格是划分药材商品质量、分等分级的具体标准。

杜仲现行标准主要有2020年版《中国药典》、《七十六种药材商品规格标准》《出口杜仲质量标准》以及一些地方标准和历史遗留规格等级。

(一)现行标准

1. 2020年《中国药典》杜仲质量标准内容

(1)基源:本品为杜仲科植物杜仲 *Eucommia ulmoides* Oliv. 的干燥树皮。4—6月剥取,刮去粗皮,堆置"发汗"至内皮呈紫褐色,晒干。

(2)性状:本品呈板片状或两边稍向内卷,大小不一,厚3~7mm。外表面淡棕色或灰褐色,有明显的皱纹或纵裂槽纹,有的树皮较薄,未去粗皮,可见明显的皮孔。内表面暗紫色,光滑。质脆,易折断,断面有细密、银白色、富弹性的橡胶丝相连。气微,味稍苦(文末彩图22)。

(3)鉴别:①本品粉末棕色。橡胶丝成条或扭曲成团,表面显颗粒性。石细胞甚多,大多成群,类长方形、类圆形、长条形或形状不规则,长约至180mm,直径20~80pm,壁厚,有的胞腔内含橡胶团块。木栓细胞表面观多角形,直径15~40mm,壁不均匀增厚,木化,有细小纹孔;侧面观长方形,壁三面增厚,一面薄,孔沟明显。②取本品粉末1g,加三氯甲烷10ml,浸渍 2h,滤过。滤液挥干,加乙醇 1ml,产生具弹性的胶膜。

（4）浸出物：照醇溶性浸出物测定法（通则 2201）项下的热浸法测定,用 75% 乙醇作溶剂,不得少于 11.0%。

（5）含量测定：照高效液相色谱法（通则 0512）测定。

色谱条件与系统适用性试验　以十八烷基硅烷键合硅胶为填充剂；以甲醇 - 水（25∶75）为流动相；检测波长为 277nm。理论板数按松脂醇二葡萄糖苷峰计算应不低于 1 000。

对照品溶液的制备　取松脂醇二葡萄糖苷对照品适量,精密称定,加甲醇制成每 1ml 含 0.5mg 的溶液,即得。

供试品溶液的制备　取本品约 3g,剪成碎片,揉成絮状,取约 2g,精密称定,置索氏提取器中,加入三氯甲烷适量,加热回流 6h,弃去三氯甲烷液,药渣挥去三氯甲烷,再置索氏提取器中,加入甲醇适量,加热回流 6h,提取液回收甲醇至适量,转移至 10ml 量瓶中,加甲醇至刻度,摇匀,滤过,取续滤液,即得。

测定法　分别精密吸取对照品溶液与供试品溶液各 10μl,注入液相色谱仪,测定,即得。本品含松脂醇二葡萄糖苷（$C_{82}H_{42}O_{16}$）不得少于 0.10%。

2.《七十六种药材商品规格标准》杜仲部分

特等：干货。呈平板状,两端切齐,去净粗皮。表面呈灰褐色,里面黑褐色、质脆。断处有胶丝相连。味微苦。整张长 70~80cm,宽 50cm 以上,厚 0.7cm 以上,碎块不超过 10%。无卷形、杂质、霉变。

一等：干货。呈平板状,两端切齐,去净粗皮。表面呈灰褐色,里面黑褐色。质脆。断处有胶丝相连,味微苦。整张长 40cm 以上,厚 0.5cm 以上,碎块不超过 10%。无卷形、杂质、霉变。

二等：干货。呈板片状或卷曲状。表面呈灰褐色,里面青褐色,质脆。断处有胶丝相连,味微苦。整张长 40cm 以上,宽 30cm 以上,厚 0.3cm 以上,碎块不超过 10%。无杂质、霉变。

三等：干货。凡不合特一、二等标准,厚度最薄不得小于 0.2cm,包括枝皮、根皮、碎块,均属此列。无杂质、霉变。

3. 中华中医药学会团体标准 TCACM 1021.25—2018《中药材商品规格等级 杜仲》

选货：板片状,碎块 ≤5%。一等选货厚度 ≥0.4cm,宽度 ≥30cm；二等选货厚度 0.3~0.4cm,宽度不限。

统货：板片或卷形,厚度 ≥0.3cm,宽度不限,碎块 ≤10%。

4. GB/T 24305—2022 杜仲产品质量等级

杜仲树皮质量等级要求：分三级。理化指标要求：水分 ≤12%,杂质 ≤3%。一级品,含胶量 ≥8%；二级品,6.5% ≤含胶量<8%；三级品,5.0% ≤含胶量<6.5%。

杜仲果皮质量等级要求：分三级。理化指标要求：水分≤12%，杂质≤3%。一级品，含胶量≥15%；二级品，12.0%≤含胶量<15.0%；三级品，含胶量9.5%≤含胶量<12%。

杜仲叶质量等级要求：分三级。理化指标要求：水分≤12%，杂质≤2%。一级品，绿原酸≥2.0%；二级品，1.0%≤绿原酸<2.0%；三级品，0.5%≤绿原酸<1.0%。

杜仲雄花质量等级要求：分三级。理化指标要求：水分≤12%，杂质≤2%。一级品，总黄酮≥2.5%，总氨基酸≥17.0%；二级品，1.5%≤总黄酮<2.5%，15.0%≤总氨基酸<17.0%；三级品，1.0%≤总黄酮<1.5%，13.0%≤总氨基酸<15.0%。

杜仲籽质量等级要求：分三级。理化指标要求：水分≤9%，杂质≤2%，含油量（以干基计）≥23%。一级品，米黄色或棕黄色，籽粒饱满，粗脂肪中α-亚麻酸≥55.0%；二级品，米黄色或棕黄色，籽粒较饱满，52.0%≤α-亚麻酸<55.0%（粗脂肪中）；三级品，米黄色或棕黄色，籽粒较饱满，49.0%≤α-亚麻酸<52.0%（粗脂肪中）。

（二）出口杜仲质量标准

杜仲出口商品按厚薄分为一、二、三等厚杜仲，一、二等薄杜仲，每张均须"修口"。

一等厚杜仲：肉皮厚，刮去粗皮呈黄褐色，无霉点及碎筒，最小块 15cm² 以上，两端切成斜口，厚 1cm 以上。

二等厚杜仲：除厚 0.5cm 以外，均按上述要求。

三等厚杜仲：除厚 0.3cm 以外，均按上述要求。

一等薄杜仲：除厚 0.2~0.3cm 以外，均按上述要求。

二等薄杜仲：除厚 0.2cm 左右以外，均按上述要求。

（三）历史规格

1. 川杜仲　指重庆集散的杜仲，有以下产区。

(1)四川大巴山南麓、通江、万源、广元等地主产。皮细肉厚，质佳。

(2)贵州大娄山山脉、遵义等地主产。皮厚粗、粗细不一，质略次。

(3)重庆酉阳、黔江等地主产，薄杜仲，张大皮薄、花纹细致。此类产品过去称港字仲，专供出口和广东。

2. 汉杜仲　指在武汉集散的杜仲，有以下产区。

(1)陕西平利、镇巴、宁强，湖北大巴山北麓、竹溪、房县、兴山等地主产，外皮粗糙、肉薄质松，较差。

(2)湖南湘西、湖北武陵山区、恩施等地主产。皮粗、肉薄、碎张多，多为捆仲。根据各地产品质量加工分档，规格有神字仲、福字仲、禄字仲、寿字仲，上等货装木箱，也称箱仲。后改称为特、一、二、三等。港字仲为四川产薄皮杜仲，青花细纹，其质不同于一般薄皮杜仲。捆仲多为不整齐板块、卷筒、大小、厚薄混杂或加工后碎片、块，外包大张，内夹小块打成大件，每捆重可达五六百斤。仲角为加工等级杜仲切下的角或修下的边。

五、杜仲国家地理标志产品

国家地理标志产品由于受到地理位置、人文历史环境等相关条件的影响,产品在质量上有着良好的保证,为许多国家带来了经济和社会效益,成为了各国关注的热点。在国际贸易中,其占据的竞争优势也日益重要。当生产者和消费者处于不同的国家时,具有丰富历史和文化内涵的地理标志产品,可以更有效地吸引消费者的注意力。此外,地理标志是世界范围内进行知识产权保护的关键部分,地理标志保护对促进农业现代化,实现产品顺利出口至关重要。

近年来,我国在地理标志保护方面相继出台了一系列重要规划和文件。《中华人民共和国中医药法》认为,地理标志产品是指某种商品来源于某一特定的地区,该商品的特定质量、声誉或其他特征,主要由该地区的自然或者人文因素决定的标志。在2015年12月发布的《国务院关于新形势下加快知识产权强国建设的若干意见》中明确提出要"加强国内外知名地理标志产品的保护合作,促进地理标志产品国际化发展"。在2021年10月发布的《"十四五"国家知识产权保护和运用规划》又进一步明确提出要"强化专利、商标、版权、地理标志、植物新品种全流程审查质量管控,提升知识产权授权确权质量"。

国家对地理标志产品保护的开展有较长的历史。国家质量监督相关部门也高度重视地理标志产品保护方面的国际交流与合作,2013年11月3日,国家质量监督检验检疫总局批准了对墨西哥龙舌兰酒实施地理标志产品保护。2015年6月19日,对法国的波尔多葡萄酒也实施了地理标志产品保护。2015年12月9日,在黄山举办的中欧地理标志保护研讨会,促进了地理标志产品保护在国际上的交流合作与发展。截至目前,已有2 359种国家地理标志产品得到保护,其中国内2 298个,国外61个;建立了24个国家地理标志产品保护示范区;批准8 091家企业使用专用商标,相关产值超过1万亿元,惠及数千万人,在特色产业的发展、原始质量的保护、扶贫的促进及对外贸易的服务中发挥了重要作用。

杜仲在我国的自然分布区域,大体上在秦岭以北、黄海以西、云贵高原以东,其间基本上是长江中下游流域,遍及陕西、甘肃、河南、湖北、四川、云南、贵州、湖南及浙江等地区。湖南、河南、湖北、贵州、陕西等地均获得杜仲国家地理标志产品认定,主要包括慈利杜仲、灵宝杜仲、襄阳杜仲、遵义杜仲、略阳杜仲、旺苍杜仲以及南江杜仲(表2-2)。

(一) 灵宝杜仲

自古以来,灵宝杜仲因品质优良而被人称赞,陶弘景《本草经集注》记载:"杜仲生上虞山谷及上党、汉中。……上虞在豫州,虞虢之虞,非会稽上虞县也,今用出建平宜都者,状如厚朴,折之多白丝者为佳。"虞虢指的是河南省灵宝、卢氏等地。

表 2-2　杜仲国家地理标志产品一览表

国家地理标志产品	省份	获批年份	地域保护范围
灵宝杜仲	河南省	2006 年	河南省灵宝市现辖行政区域
旺苍杜仲	四川省	2007 年	四川省旺苍县现辖行政区域
略阳杜仲	陕西省	2008 年	略阳县城关镇、横现河镇、金家河镇、郭镇镇、西淮坝乡、接管亭镇、何家岩镇、硖口驿镇、黑河坝乡、两河口镇、仙台坝乡、观音寺乡、渔洞子乡、白石沟乡、九中金乡、徐家坪镇、马蹄湾乡、白水江镇、白雀寺乡、乐素河镇、史家院乡 21 个乡镇现辖行政区域
南江杜仲	四川省	2012 年	南江县现辖行政区域
襄阳杜仲	湖北省	2015 年	襄阳市保康县、南漳县、谷城县共 3 个县现辖行政区域
遵义杜仲	贵州省	2016 年	遵义市红花岗区、汇川区、仁怀市、赤水市、遵义县、桐梓县、习水县、凤冈县、湄潭县、余庆县、绥阳县、正安县、道真仡佬族苗族自治县、务川仡佬族苗族自治县现辖行政区域
慈利杜仲	湖南省	2019 年	慈利县 26 个乡镇现辖行政区域及江垭林场

灵宝市地处豫西丘陵山区,为黄土高原的东延部分,山岭起伏,沟壑纵横,植被稀疏,暴雨集中,水土流失严重。经过多年水土流失治理摸索,灵宝市逐渐将水土保持生态建设与规模化种植杜仲这一古老国药树种完美结合起来,在最适宜杜仲生长的小秦岭山区建成了亚洲最大的人工种植杜仲基地,总面积 2 000 余公顷,成林杜仲树 200 余万株。灵宝市大力发展杜仲示范及推广基地,以天地生态公司杜仲基地为典型代表,是中国"华仲 1~5 号"和"秦仲 1~4 号"杜仲示范基地,2000 年被中国林业科学研究院确定为"杜仲高技术综合研究示范基地",2004 年被中国林学会杜仲研究会命名为"中国第一杜仲种子园"。2006 年,"灵宝杜仲"获批国家地理标志产品,保护范围为河南省灵宝市现辖行政区域。

(二) 旺苍杜仲

旺苍县人工栽培发展杜仲的历史悠久,早在 20 世纪 70 年代,四川省中药材公司就将旺苍列为全省杜仲发展基地县,投资发展了 30 多万株。到了 80 年代中后期,杜仲皮价格飞涨,普遍采取砍树剥皮,杜仲资源遭到严重破坏。1988 年旺苍县委、县政府决定发展 10 万亩杜仲商品生产基地,同年四川省科委把旺苍建设十万亩杜仲商品生产基地列为星火计划项目。1992 年旺苍县委、县政府决定将十万亩杜仲基地规模扩大为 40 万亩,1996 年四川省科委把旺苍列为天然药材杜仲产业化示范工程,投资 3 000 多万元,旺苍县 40 万亩杜仲基地规模基本形成。1998 年,旺苍县被列为全国第二批高产优质高效农业标准化杜仲示范区,也是全国唯一一个杜仲栽培的农业标准化示范区,制定了《旺苍杜仲》《旺苍杜仲优质丰产技术》《旺苍杜仲剥皮再生技术》等地方标准,编写印制了《杜仲全年管理技术工作历》《杜仲林间管理技术》等技术资料,举办各种培训 20 余期,培训人员 1 000 余人,召开技术现场会 20 次,农民受培训比例达 85% 以上。2000 年国家林业局授予旺苍县"中国名特优经济林杜仲之乡"的称号,同年,国家林业局命名旺苍县为"杜仲之乡"。2007 年 9 月 3 日,国家质量监督检验检疫总局批准对"旺苍杜仲"实施地理标志产品保护。

(三)略阳杜仲

陕西略阳杜仲有 2100 年以上种植历史,具有种植规模大、产量高、产业化程度高等优势,在国内外杜仲产业界知名度高,影响深远。略阳是关中通往巴蜀的主要道路之一,也是嘉陵江和汉江水的发源地之一,昔日水陆交通繁忙,杜仲商品以水运汇集到武汉汉口和重庆嘉陵江口,再运往全国,因此,药界形成了"汉仲"和"川仲"之说。1989 年,略阳县成立了中国唯一的杜仲研究所。1994 年,略阳杜仲生产列入国家星火计划。1995 年,略阳县正式加入中国杜仲协会。2000 年,略阳县被国家林业局命名为首批"中国名特优经济林杜仲之乡"。2017 年,略阳县杜仲种植面积达 3.6 万公顷,存量 1.29 亿株,占全国杜仲产量的12.5%,是全国第一杜仲大县。全县年产杜仲皮 800 吨、杜仲叶 20 000 吨、杜仲籽 100 吨、杜仲苗 1 500 万株,产品远销国内外各大药市和部分制药企业。安徽亳州药材市场调查显示,每年略阳杜仲销量占整个亳州药材市场杜仲总销量的 80%。2008 年,"略阳杜仲"获批国家地理标志产品。

(四)南江杜仲

南江杜仲是四川省南江县特产,以块大、皮厚、粗皮少、有效成分高而著称。南江县种植杜仲由来已久,人们世代栽种、使用杜仲,在房前屋后大量种植杜仲,采用生态环剥的方式,对杜仲进行环状剥皮,做到剥皮而不毁树,提高资源可利用率。2011 年,南江县以"企业 +基地 + 标准化 + 农户"模式,发展杜仲种植面积 10 万亩;到 2012 年,杜仲种植面积由 10 万亩新增至 20 万亩,种植株数由 600 多万株增加至 1 300 多万株。2001 年,南江县被国家林业局表彰为"全国经济林建设先进单位"。2012 年 7 月 31 日,国家质量监督检验检疫总局批准对"南江杜仲"实施地理标志产品保护,地域保护范围为四川省南江县现辖行政区域。

(五)襄阳杜仲

杜仲在襄阳种植已有两千多年的历史,现仅南漳县、保康县、古城县等地种植面积达62 万亩。襄阳地区主要分布于荆山山脉,地跨北纬 $30°53'\sim32°29'$,东经 $111°45'\sim112°09'$,面积 96 万公顷,最高海拔 1 946m(保康望佛山),山区平均海拔 800m,土壤肥沃,有机质含量高,为襄阳杜仲独特内质的形成提供外部条件。襄阳杜仲皮呈板片状或两边稍向内卷,外表面淡棕色或灰褐色,质脆,断面有细密、银白色、富弹性的橡胶丝相连;襄阳杜仲叶表面黄绿色或黄褐色,微有光泽,质脆,折断面有少量银白色橡胶丝相连,具清香气味。两者品质均较为上乘,药用价值极高。2015年,"襄阳杜仲"获批国家地理标志产品。

(六)遵义杜仲

杜仲是遵义地区的道地药材,也是贵州"三宝"首尊,遵义市是全国杜仲生产基地之一。所产杜仲药材,每块皮长33cm,宽6.6cm,除去老皮,晒干水分,干燥丝多,无虫无润,不卷筒,不水渍,内面呈红色,片张完整,药材形态和质量上乘,远销日本、东南亚和拉丁美洲等地区。20世纪80年代,遵义地区大力发展杜仲产业,培育优良杜仲苗木1 324.3万株,到1990年发展培育40万亩,截至目前已发展杜仲面积约150万亩,马坪乡杜仲场是最大种植生产基地,约30万株。2001年,国家林业部授予遵义"中国杜仲之乡"的称号。2016年11月4日,国家质量监督检验检疫总局批准对"遵义杜仲"实施地理标志产品保护。

(七)慈利杜仲

慈利杜仲历史悠久、品质好、资源面积广。1952年全国第一次中药资源普查时慈利境内就有杜仲2万多亩,1953年,经国务院批准建立了国有专业化杜仲林场——江垭林场,20世纪80—90年代,全县大力发展杜仲支柱产业,杜仲种植总面积最高达到40万亩,成为当时全国乃至世界最大的杜仲基地,1996年,慈利县被授予"中国杜仲之乡"荣誉称号。杜仲产业是慈利乡村振兴的潜力所在,也是山区群众精准脱贫的特色产业支柱,建有杜仲企业及合作组织28家,其中较具规模的杜仲加工企业4家、专业合作社4家,已在零阳、岩泊渡、杨柳铺等7个乡镇21个村培育良种杜仲,育苗5 000亩,种苗5 000万株,慈利杜仲产业的发展已经成为县域经济特色支柱产业。2019年12月,慈利县"慈利杜仲"顺利获批国家地理标志产品,成为慈利县第一个地标产品。

第五节 现代农业技术在杜仲生产上的应用

一、杜仲现代特色种植适宜技术

(一)杜仲矮化密植种植技术

杜仲矮化密植种植技术是通过人工或化学控制方法使杜仲树体矮化和密植的方式大幅度提高杜仲叶的产量,提高经济效益,与此同时,还具有采收方便、管理高效、改善光照等优势,可以大幅度推进杜仲规模化、规范化种植(文末彩图23)。

1. **基地选址** 杜仲喜阳光充足、温和湿润气候,耐寒,可经受至少 –30℃的低温,可分布于海拔 300~500m 的低山、谷地或低坡的疏林里。宜选土层深厚、疏松肥沃、土壤酸性至微碱性、排水良好的向阳缓坡地。种植前可通过增施农家肥、土壤中拌腐殖土或者施用有益微生物等增加土壤肥力。有条件时,铺设排灌系统,保证植株的供水需求。基地应具备较好的交通位置,要充分考虑邻近地区有无药用植物主产区(或者道地药材生产区)、药材贸易批发市场、大型药材加工厂或者企业。

2. 播种育苗 杜仲育苗地以地势平坦、光照充足、排水及灌溉方便为最佳,不宜选在水涝、易积水之处,地下水位宜在 5m 以上,地前茬不宜为蔬菜、西瓜、地瓜、花生及牡丹等病虫害严重的植物。育苗地不宜重茬,实行轮作制度。杜仲种子最好是当年采收的鲜种。采用混湿沙层积催芽法或温水浸法对种子进行浸种,保证种子的发芽率。在春季,按条播的形式在畦内按 25~30cm 行距开沟,根据墒情顺沟溜水,水渗下后,将经过催芽的种子按照株距 2~3cm 撒入沟内,用种量 10~12kg/亩,覆土,轻轻压实。育苗地及时中耕除草,保证土壤疏松。幼苗期追肥 2~3 次。

3. 移栽与密植 杜仲矮化密植以成片栽植为主,定植前对土地进行清理,除去杂草、灌木及石块等杂物,定植前深翻土壤,施足底肥备用。杜仲的栽植季节主要是春季和秋季,栽植时间宜早不宜迟,一般在发芽前或者落叶后进行栽植。移栽方式以穴栽为主,每穴基肥用足。选择 1~2 年的壮苗,在春季或秋季按照株行距 2m×2m 进行穴栽,覆土压实,定根水浇透。杜仲定植后注意除草防旱,成林后及时清林防荒。不定期进行培土追肥,施肥以有机肥为主。

4. 矮化和修整 以采叶为主的杜仲林,为了便于采收和增加产量,一般采用低干型或者无主干型,树形为圆柱形或者圆锥形,栽植密度大于其他杜仲林。其修剪方式为栽植后,春季杜仲萌芽前按照设计的高度进行平茬,主干高为 30~100cm,平茬后萌芽数为 5~15 个不等,分别于 5 月、6 月多次对芽梢进行修剪,保留 5~6 个健壮芽长成枝条。杜仲采叶林不宜不修剪只采叶,这样会造成树体长势弱,发芽慢,产叶量降低。采叶林应在生长季节进行多次修剪结合采叶,每次修剪采用将所有萌条留 3~5cm 进行短截,在短截的枝条上面采叶,一般每年修剪结合采叶 2~3 次。

5. 杜仲叶采收 杜仲树叶的采收比较简单,采收时间区分用途为药用(落叶前)和提取杜仲胶(落叶后)即可。

6. 技术要点

(1)杜仲播种育苗,种子覆土厚度要适宜,过厚或过薄均会严重影响出苗率。幼苗前期,切记不要闹草荒,及时除草。水肥管理要跟上。

(2)杜仲矮化和修整的时间要把握好,一般选择晚秋或冬末春初,不可过晚。修剪要准确,保持好树形,便于管理和采收。

（3）杜仲叶采收后，不可堆砌，应该及时摊开。

（二）杜仲采皮营造技术

杜仲采皮营造技术是根据杜仲植物的生理特性，采用现代农业技术提高杜仲皮生产经济效益，促进杜仲皮产业化发展的技术。此技术要求选种优良，管理高效，能大幅度改善杜仲生长发育空间，改善光温需求，提高杜仲皮的产量，推进杜仲规模化、规范化种植。

1. 选用优良品种 杜仲采皮林应选择光皮杜仲或优良品种进行造林。早在20世纪80年代初开始对杜仲进行良种选育，选育出多个优良品种，如华仲1号、华仲2号、秦仲1号等，其中华仲3号树皮含绿原酸含量较多，华仲4号松脂醇二葡萄糖苷含量较多。不同品种其品质特点不一样，总体而言，这些品种生长迅速，遗传增益明显，有效成分含量高，抗逆性强。在规划种植时，应充分考虑品种特性，合理选择。

2. 播种育苗与管理 育苗地选择与矮化密植相仿，以地势平坦、光照充足、排水及灌溉方便为最佳，忌水涝、易积水之地。杜仲种子最好是当年鲜种，宜选新鲜、饱满、黄褐色有光泽的种子，于秋季或春季月均温达10℃以上播种，以满足种子发芽前所需的低温条件。以条播为宜，行距20~25cm，播种量20~150kg/hm²。播后覆草，保持土壤湿润，以利种子萌发。幼苗出土后，于阴天揭除盖草。

3. 移栽密植 营造采皮用杜仲丰产林，要选择合理的栽植密度。密度的大小直接影响到丰产林以后的群体结构好坏及生产力的高低。密度过小会造成对土地的浪费；密度过大会造成树木个体之间在光照及水分、养分的激烈竞争，增加无效消耗，影响树木的生长，使树木高径比偏大，不仅不便于采皮作业，且影响树皮的质量；密度过大使林内黑暗潮湿，会导致各种病害的发生。

采皮用杜仲丰产林属乔化经营，经营密度的大小，直接取决于杜仲在该立地条件下冠径的大小。成年杜仲树在中等立地条件下，冠幅直径一般在4m左右，所以丰产林树木株距应为4m左右，行距应稍大些，为4.5m。按4.0m×4.5m的株行距，可栽植540~600株/hm²。密度的确定还应考虑到丰产林立地条件的好坏。如立地条件好，树木生长快，郁蔽早，冠幅大，密度应小一些，可以为4.5m×5.0m。如立地条件差，树木生长慢，郁蔽迟，冠幅小，则密度可加大一些，株距可缩小为3.5m×4.0m。在丰产林树木未郁蔽前，树下可以间作其他农作物，但应特别注意，间作农作物必须距苗木或幼树1m以上，否则间种农作物与幼树争肥争水，使树木生长慢，迟迟不能郁蔽，甚至成为小老树，使所建丰产林迟迟不能发挥效益，应极力避免这种情况。

4. 栽后平茬 栽植苗木不管一年生还是二年生，栽后都需要平茬。平茬是促进杜仲苗木高生长和直立生长非常有效的措施。由于杜仲无顶芽，但萌芽力很强，故在自然状态下1~2年生实生苗呈"Z"形弯曲生长。平茬后苗木不仅茎干通直，且高生长量比不平茬可提高 1/4~1/3,平茬后往往在剪口以下萌生许多萌条,待萌条长至 10~15cm 时,应及时选留其中 1 个生长旺盛、着生位置适宜(周围没有连生萌条)的萌条,将其余萌条全部清除。此后每 10 天除萌 1 次,除萌时应注意不要损伤所留用的主干。已在苗圃平茬过的 2 年生苗木,造林后可不再平茬。

5. 技术要点

(1)杜仲移栽后需要覆膜保温,减少地面水分蒸发,可在苗木周围覆盖地膜。

(2)采皮杜仲需要通过合理修剪,保证树木高大、通直。在地上 2.5m 范围内不留侧枝,及时抹除萌发的腋芽。长势过弱的苗木可进行平茬,随后加强水肥管理,促进主干长成。

(3)杜仲皮采收后,及时覆膜处理伤口,防止感染。

(三) 杜仲果园化高效栽培技术

1. 建园基本原则 杜仲果园化高效栽培基地建设既要保证杜仲丰产园建设的高标准、高质量,使其早结果、早丰产,又要尽可能降低建园成本和管理费用。

2. 建园技术

(1)园地选择与耕地施肥:杜仲良种丰产园应选择光照充足,土层深厚,土壤肥沃的平地或坡度小于 10° 的丘陵山地,开阔地带。栽植时挖穴边长 0.8~1.0m,每穴施农家肥 20~30kg,加饼肥 1kg。

高密度空植园采用挖植树带的方式耕地,带宽深为 0.8m × 0.8m,长度视地形地块而定。农家肥和饼肥施于带沟内,每亩农家肥 1 500~2 000kg,饼肥 150kg。

(2)良种选择:选用优良品种华仲 8 号、华仲 10 号、华仲 5 号、华仲 11 号。这些杜仲良种的丰产性强,产量高,外果皮含胶量高,种仁粗脂肪中亚麻酸含量高,栽培经济效益好,是目前适宜杜仲胶高产栽培的优良品种。

(3)栽培密度与方式:杜仲果园化高效栽培建园时,应综合考虑早实、丰产、稳产、优质和便于管理及生产费用等方面因素,对杜仲园进行总体规划设计。

根据采用大规格控根容器苗建园的技术特点,可以采用的种植密度有 3 种。第一种:株行距 3m × 4m,亩载 56 株;第二种:株行距 2m × 4m,亩载 56 株;第三种:株行距 2m × 3m,亩栽 222 株。第一种和第二种模式为主要建园方式,雌雄株按 9∶1 配置,林下可兼种牡丹、食用菌和杜仲鸡养殖,进行立体化种植。第三种模式主要用于建造杜仲雄花园,只需栽植杜仲雄株良种无性系品种,不需要配置雌株。

栽植配置方式:杜仲采果园主栽品种为华仲 6 号、华仲 8 号、大果杜仲,授粉品种为华仲 5 号、华仲 11 号,配置比例为 9∶1,配置方法采用隔行配置授粉树,或梅花状配置授粉树,配置均匀,以便于管理为原则。

以生产杜仲雄花为目标的杜仲园,可以直接采用华仲 5 号、华仲 11 号等杜仲优良雄株建园,无须考虑配置方式。在平地、滩地栽植成南北行,便于树冠东西两侧受光均匀,吸收直射光多。丘陵山地行向随地形而定,以便于田间操作为原则。

(4)栽后管理:由于采用挖根容器大苗栽植,苗移栽时不伤根,不缓苗,栽后管理较为简单,只需要进行正常浇水、施肥、除草等日常管理,就可保证快速成园。

(5)杜仲丰产园耕形及修剪技术:在培育大规格挖根容器杜仲苗时,已经对树形进行了空向培育,树形骨架已经基本形成。栽后整形修剪也就较为简单,做好树体控技术管理即可。

(6)杜仲果园化高效栽培的土肥水管理:杜仲果园化高效栽培,采用的是无公害生态有机栽培模式。因此,如能结合杜仲畜禽养殖,在获得杜仲畜禽优良肉品的同时,也为杜仲果园提供大量有机肥料,做到种养有机结合,可以进一步提高杜仲果园化栽培的综合经济效益。

3. 杜仲果园化栽培综合利用模式

(1)"杜仲 - 牡丹"立体化种植模式:利用油用牡丹较为耐阴的生态学习性,采用"杜仲 - 牡丹立体化种植模式"立体化种植,建园5年后,每亩可产杜仲果200kg,产牡丹籽250kg,每亩地年产值可达到万元以上。综合开发杜仲胶、杜仲油、杜仲雄花和牡丹油,其经济效益将极为可观。

(2)"杜仲 - 鸡 - 羊肚菌"立体种养循环模式:利用杜仲林生态环境生产绿色无公害有机食品,可以兼顾杜仲林果园化栽培的长期效益和短期效益,快速回收投资,提高经济效益。采用杜仲林下养鸡、地上种羊肚菌的"杜仲 - 鸡 - 菌"立体化综合种养技术,使杜仲果园化栽培的经济效益成倍增加。

种养循环模式如下:羊肚菌是土生型低温真菌,栽培期在每年的10月中下旬至次年4月,林地5—10月中上旬为空闲期。因此采取秋冬季到早春栽培羊肚菌,夏季林下放养杜仲鸡,"林 - 鸡 - 菌"有机结合,林地为鸡提供良好的生态环境,鸡粪增加土壤有机质,滋养改良土壤、促进林木生长。土壤有机质的增加对羊肚菌栽培具有明显的增效作用,可提高羊肚菌的产量。羊肚菌栽培期为秋冬季及早春,此时正值秋冬和早春季节,外界气候寒冷,鸡仔不适宜在林下放养(长得慢、产蛋率低),在10月购进鸡苗后先在室内保育喂养5~6个月,第二年4月底鸡已长大进入产蛋期,此时羊肚菌栽培已结束,正好可以把鸡投放到林地散养。如此种养循环,两年可以种植羊肚菌两批次,养殖杜仲鸡两批次。

(3)"杜仲 - 白及"林药种植模式:白及为兰科植物,喜阴凉湿润的生态环境,耐阴性极强,在杜仲林下种植生长良好。因此,杜仲果园林下套种名贵中药材白及可以显著提高杜仲果园化栽培的经济效益。也可以在杜仲果园林下兼种丹参、黄芩、柴胡、黄精等中药材。

二、现代生物技术在杜仲生产上的应用

(一) 转基因技术对杜仲进行品种改良

转基因技术是指对优良农作物的基因组进行剪取重接,通过基因移植对农作物进行基因改良,使农作物的优质基因得以保存延续,使农作物种植更适应当地的自然环境。利用转基因技术将外源功能基因遗传转化杜仲,提高杜仲胶及药用成分的转化,进一步改良杜仲品质。近年来,国内外研究对杜仲转基因进行了大量研究。贵州大学通过农杆菌介导法,将EuFPS 基因导入杜仲中,并研究了 *ipt* 基因对杜仲遗传转化的影响。

(二) 组织培养用于杜仲规模化种植

组织培养技术是指在人工创设的无菌环境中进行农作物培养,实现农作物的完全发育,这种培育模式可以极大提高农作物的存活率,是现代农作物种植的创造性发展。杜仲的组织培养研究始于 20 世纪 80 年代,左春芬等用杜仲幼嫩树枝诱导出愈伤组织。Zhang 利用杜仲未成熟的木质部和韧皮部离体培养出愈伤组织。1988 年,张朝成首次报道了用杜仲腋芽作为外植体培养出完整的植株。同年,芮和恺将杜仲下胚轴离体培养出愈伤组织,并诱导其分化出芽。王秀松等于 1994 年采用杜仲下胚轴和子叶诱导得到了大量的胚性愈伤组织并再生了小植株。20 世纪 90 年代科研工作者相继进行了以杜仲茎尖、枝条为外植体的微繁研究,愈伤组织的超低温保存,以及愈伤组织中有效成分及胶含量的测定。科研工作者在前人研究的基础上对杜仲的组织培养做了更深入和全面的研究,蒋祥娥等发现谷氨酰胺能促进培养基中不定芽的分化。李琰等研究了外植体的种类、大小和采样时间,试验接种方式,光照条件,培养基 pH 值,以及植物生长调节剂对杜仲愈伤组织和丛生芽的诱导等。邱晓芳建立了杜仲的摇瓶悬浮培养体系,并测定了培养过程中主要次生代谢物的含量。李俊红以幼嫩叶片为外植体,对杜仲再生体系进行了优化并用秋水仙素诱导出 43 株多倍体植株。2010 年,唐亮以杜仲的成熟胚为外植体,通过直接和间接器官发生途径均获得了杜仲的再生植株,研究了其生根、炼苗和移栽过程,并以未成熟胚为外植体,获得了胚性愈伤组织。王征在唐亮研究的基础上,优化了杜仲组织培养体系,建立了以愈伤组织诱导、愈伤组织诱导丛生芽、壮苗生根路线为基础的植株再生体系。

(三) 分子标记用于杜仲育种

杜仲为严格的雌雄异株植物,在幼年期仅凭形态指标难以鉴定其性别,开发杜仲性别相关的分子标记能够为杜仲种质资源在幼苗时期的合理配置提供理论依据,并为生产实践提供指导。

(四) 功能基因研究提高杜仲品质

随着高通量、低成本的第二代测序技术的发展,转录组测序成为了解一个物种基因信

息快速有效的手段。中南林业科技大学和中国林业科学研究院经济林研究所完成了杜仲果实和叶片的转录组测序,通过生物信息学分析和实验验证相结合,研究了杜仲甲基赤藓糖醇 -4- 磷酸酯(MEP)途径、甲羟戊酸(MVA)途径、橡胶合成、绿原酸生物合成、黄酮类生物合成、α- 亚麻酸生物合成相关的基因特征及表达模式。贵州大学构建了杜仲树皮的 cDNA 文库,并在此基础上克隆了 *EuFLC1*、*EuCGT1* 和 *EuCAD* 基因,并进行了序列分析。

国外研究者也做了相关的研究,Chen 通过在杜仲不定根中过表达 IPPI 和 FPPS1 基因,从 10 个候选看家基因中筛选出能够衡量 IPPI 和 FPPS1 表达量变化的两个最优看家基因 *ACTα* 和 *EF1α*,并发现过表达 IPI 基因,不定根中的反式聚异戊二烯的含量有明显的提高。Nobuaki 构建了杜仲茎外周组织和内周组织 cDNA 文库,发现了与胶合成相关的同源基因,并通过酵母突变体验证了 6 条参与 MVA 途径的基因的功能。

第六节　杜仲的病虫害防治

病虫害的防治工作是我国农业生产中的重要工作之一,其防治质量在非常大的程度上决定农作物的生产质量。而在传统的农作物病虫害防治工作中,人们习惯性使用农药来减缓病虫害的影响,而农药的大面积使用则会对当地的土地、水源等产生一定的污染,甚至对人们的身体健康产生较大的威胁,科学合理防治病虫害是杜仲种植的重要内容。

一、病虫害的防治要求

在病虫害防治过程中,遵循并重视病虫害防治的要求,能够在较大程度上提升病虫害防治工作的质量与效率。现阶段,我国杜仲及相关中药材病虫害防治应当遵循如下要求。

(一)加强认识和宣传

我国在病虫害防治工作中,往往因为对病虫害防治手段认识不清,难以按照其要求更加灵活地应用,造成在工作过程中难以更好地提升工作质量与效率。故而,在发展的过程中需要各级政府重视病虫害防治手段的宣传,提升人们对其的认识,从而保证人们在进行农作物耕种的过程中能够按照要求更加高效绿色地进行病虫害防治工作。

(二)重视科技创新与发展

随着时代的发展,绿色环保的病虫害防治手段不断出现,而新的病虫害防治手段的产生离不开科技的发展与创新。因此,各地需要提升对科学研发工作的重视程度,并积极发现现阶段农作物病虫害防治工作中存在的问题,从而更具有针对性地制定以及改进农作物病虫害防治手段,提升农作物病虫害的防治质量与效率。

(三) 遵循综合治理

农作物在生长过程中,其病虫害来自于植物生长的各个阶段以及所处环境的变化,因此,在进行农作物病虫害防治工作的过程中,需要从多个角度出发,综合性地进行农作物病虫害的防治工作,提升防治质量与效率。如在进行病虫害的防治工作中能够将物理隔离法与生物防治法相互结合,提升农作物生长过程中的病虫害防治质量。

二、病虫害防治基本原则

杜仲病虫害防治应贯彻"预防为主,综合防治"的方针,即从生态系统整体出发,本着预防为主的指导思想和安全、有效、经济、简便的原则,因地因时制宜,合理运用农业、生物、化学、物理的方法,以及其他有效的生态手段,把害虫控制在不足危害的水平,以达到保护植株的目的。

三、病虫害防治基本方法

杜仲病虫害种类繁多,危害程度不一,防治方法和防治难度也各不相同。但总体防治方法主要包括如下四种。

(一) 农业防治

农业防治是在农田生态系统中,通过改进耕作栽培技术来调节病原物、寄主及环境之间的关系,创造有利于作物抗病、不利于病原体浸染的环境条件,从而控制病害发生与发展的方法。在各种植物病虫害防治技术中,农业防治是比较经济、安全的,其往往能有效控制一些其他措施难以防治的祸害。一般而言,病虫害防治以农业防治为核心基础。

1. 选育、推广、应用抗病虫品种 选育和种植抗病、抗虫品种是防治杜仲病虫害最经济、简便的措施。

2. 调整林地生态环境和种植结构 在选择杜仲生产基地时,首先应考虑向生态环境复杂的山区和半山区发展,避免大面积单一种植,可采取杜仲与玉米、豆类间作,有利于水土保持和生态环境的多样性。对于自然条件较差的丘陵和平地,可种植防风林、行道树、遮阴树等,以增加杜仲园及其周围的植被。同时,选择杜仲园地要尽量避开核桃、杏、苹果、桃、银杏、桑、榆等常见病虫害寄主,采取有效防治措施,控制杜仲园地周围虫源的发生蔓延。根据不同的栽培模式合理密植,改善杜仲园生态环境,使杜仲园的生物群落结构更加复杂,增加害虫与天敌种类,多样性指数会显著提高,害虫优势度指数则显著降低,这样杜仲园地基本上不会出现害虫猖獗现象。

3. 加强田间管理措施 采用移栽整地时深翻土地,开春后清除杂草和枯枝落叶,及时剪除病虫枝、刮除树干翘裂皮、翻树盘、地面秸秆覆盖、科学施肥等措施抑制病虫害发生。

(二) 生物防治

生物防治是指利用一种生物对付另外一种生物的方法,利用生物物种间关系达到病虫害防治目的,其实质就是利用生物种间关系、种内关系,调节有害生物种群密度,控制病虫害。在病虫害防控中,利用天敌防治有害生物的方法,应用最为普遍。每种害虫都有一种或几种天敌,能有效地抑制害虫的大量繁殖。这种抑制作用是生态系统反馈机制的重要组成部分。利用这一生态学现象,可以建立新的生物种群之间的平衡关系。

1. 以虫治虫 以虫治虫是生物防治技术的一种,利用害虫的捕食性天敌和寄生性天敌防治害虫。天敌昆虫按取食的方式可以分为两大类:捕食性天敌和寄生性天敌。捕食性天敌种类很多,效果较好。常利用的有瓢虫、草蛉、食蚜蝇、食虫虻,以及捕食螨类等。这类天敌一般食虫量大,在其生长发育过程,必须吃掉几个、几十个甚至几百个虫体才能完成发育。因此,其在自然界控制害虫的作用十分明显。

2. 以鸟治虫 以鸟治虫,是综合防治森林虫害的内容之一,种类繁多的鸟类经常活动在森林、田园,大量啄食农林害虫,能起到抑制害虫作用,对维护自然生态平衡,有着重要的意义。由于人工饲育大量鸟类有困难,各国大都采用一系列保护或招引措施来达到利用目的。食虫鸟被称为森林医生,对食叶害虫和蛀干害虫的控制功不可没,在提倡生态文明的今天,作为生物防治的主力军,收到了各国森防工作者的重视。

3. 以菌治虫 以菌治虫又称微生物治虫,主要是利用一些能使有害生物致病或抑制其危害的微生物,包括含细菌、真菌、病毒、线虫等制剂或载体。

这种除虫方式既可达到防治农林作物病虫害的目的,又可不用或少用化学农药,减少污染,减轻毒性,是发展无公害农林业生产的先进措施。

主要病原微生物介绍如下。

(1)细菌:应用最多的杀虫细菌是苏云金杆菌、松毛虫杆菌、青虫菌等芽孢杆菌类,可防治菜青虫、棉铃虫、玉米螟、三化螟、稻纵卷叶螟、稻苞虫、松毛虫等农林害虫。这类杀虫细菌对鳞翅昆虫有很强的毒杀作用。

(2)真菌:能寄生在虫体的真菌种类很多,其中利用白僵菌、绿僵菌较为普遍。

(3)病毒:病毒对害虫的寄生有专业性,一般一种病毒只寄生一种害虫,对天敌无害。病毒侵入虫体的途径,主要是通过口器,感染虫态都是幼虫;成虫可带病毒,但不致死。

(三) 物理防治

物理防治主要是利用各种物理因子、人工或器械清除、印制、钝化或杀死有害生物的方法,如光、热、电、温度、湿度和放射能、声波等防治病虫害的措施,还包括最原始、最简单的徒手捕杀或清除,可算作古老而又年轻的一类防治手段。利用昆虫趋光性灭虫自古就有。近年黑光灯和高压电网灭虫器应用广泛,用仿声学原理和超声波防治害虫等均在研究、实践之中。常采取黑光灯、马灯、电灯、太阳能杀虫灯等方法诱杀害虫。

1. 频振式杀虫灯诱控技术 杀虫灯是利用昆虫对不同波长、波段光的趋性进行诱杀,有效压低虫口基数,控制害虫种群数量,可诱杀 150 多种害虫,如鳞翅目害虫棉铃虫、甜菜夜蛾、斜纹夜蛾、二点委夜蛾、小地老虎、银纹夜蛾、玉米螟、豇豆荚螟、大豆食心虫等,鞘翅目害虫金龟子、茄二十八星瓢虫等,半翅目害虫盲蝽蟓等,直翅目害虫华北蝼蛄、油葫芦等。因电源的不同,可分为交流电供电式和太阳能供电式杀虫灯等。

2. LED 新光源杀虫灯诱控技术 LED(发光二极管)新光源杀虫灯是利用昆虫的趋光特性,设置昆虫敏感的特定光谱范围的诱虫光源,诱导害虫产生趋光、趋波兴奋效应而扑向光源,光源外配置高压电网杀死害虫,使害虫落入专用的接虫袋,达到杀灭害虫的目的。可诱杀以鳞翅目和鞘翅目害虫为主的多种类型的害虫成虫,如棉铃虫、小菜蛾、夜蛾、食心虫、地老虎、金龟子、蝼蛄等。通过白天太阳光照射到太阳能电池板上,将光能转换成电能并贮存于蓄电池内,夜晚自动控制系统根据光照亮度自动亮灯、开启高压电极网进行诱杀害虫工作。开灯时间以害虫的成虫发生高峰期,每晚 19 时至次日 3 时为宜。

3. 色板诱控技术 利用昆虫的趋色(光)性制作的各类有色粘板,为增强对靶标害虫的诱捕力,将害虫性诱剂、植物源诱捕剂或者性信息素和植物源信息素混配的诱捕剂组合,诱集、指引天敌于高密度的害虫种群中寄生、捕食,达到控制害虫、避免虫害造成作物产量和质量的损失,以及保护生物多样性的目的。

多数昆虫具有明显的趋黄绿习性,特殊类群的昆虫对于蓝紫色有显著趋性。一些习性相似的昆虫,对有些色彩有相似的趋性。蚜虫类、粉虱类趋向黄色、绿色;叶蝉类趋向绿色、黄色;有些寄生蝇、种蝇等偏嗜蓝色;有些蓟马类偏嗜蓝紫色,但有些种类蓟马嗜好黄色。夜蛾类、尺蠖蛾类对于色彩比较暗淡的土黄色、褐色有显著趋性。色板诱捕的多是日出性昆虫,墨绿、紫色等色彩过于暗淡,引诱力较弱。色板与昆虫信息素的组合可叠加两者的引诱效果,在通常情况下,诱捕害虫、诱集和指引天敌的效果优于色板或者信息素。在色板上均匀涂布无色无味的昆虫胶,胶上覆盖防粘纸,在田间使用时,揭去防粘纸,回收。诱捕剂载有诱芯,诱芯可嵌在色板上或者挂于色板上。

(四) 化学防治

化学防治是使用化学药剂(杀虫剂、杀菌剂、杀螨剂等)来防治病虫、杂草的危害。一般采用浸种、拌种、毒饵、喷粉、喷雾和熏蒸等方法。其优点是收效迅速,方法简便,急救性强,且不受地域和季节限制。化学防治在病虫害综合防治中占有重要地位。但长期使用性质稳定的化学农药,不仅会增强某些病虫害的抗药性,降低防治效果,并且会污染农产品、空气、土壤和水域,危及人、畜健康与安全,破坏生态环境。因此,应选用对人畜安全、不伤害天敌、对环境无污染、对目标害虫高效的农药。同时,注意农药的合理混用和轮换使用。

四、杜仲主要病害种类、症状及防治方法

(一) 根腐病

杜仲根腐病的发生能够严重影响植物生长,大幅度降低药用价值,给生产带来毁灭性的损失。病菌先从须根、侧根侵入,逐步发展至主根,根皮腐烂萎缩,地上部出现叶片萎蔫,苗茎干缩,乃至整株死亡。多在苗圃和5年生以下的幼树上发生,尤其是以苗圃地较普遍,严重时造成苗木成片死亡并且逐年蔓延。在贵州、湖北、河南、陕西等省均有发生。

1. 病原及发病特点　根腐病的病原主要为腐皮镰刀菌、尖孢镰刀菌、弯镰刀菌3种镰刀菌,具有较强的腐生性,且均为土壤习居菌。该病害主要危害期一般在6—8月,低温多湿、高温干燥均易发生此病,1年内可形成2~3个发病高峰。病菌常在土壤及病株残体上生长,杜仲根系衰弱时侵入,并在田间靠病根相互接触及地下害虫等途径传播,苗圃地土壤黏重、干旱、缺肥、透气性差、苗木生长弱及管理粗放等都能诱发根腐病的发生。

2. 发病的主要症状　根腐病主要危害杜仲幼苗,成株期也能发病。发病期间,病菌先从个别支根和须根感病,并逐渐向主根扩展,随着根部腐烂程度的增加,吸收水分和养分功能的逐渐减弱,地上部分因养分供不应求,新叶先出现发黄症状,在中午前后光照强、蒸发量大时,植株上部叶片才出现萎蔫,但夜间又能恢复。病情严重时,植株整体发黄,枯萎,病株根部至茎部木质部呈条状不规则紫色纹,病苗叶片干枯后不落,拔出病苗一般根皮留在土壤中。

3. 防治方法　杜仲根腐病的防治方法以农业防治为主,辅以化学防治,主要防治方法有:

(1)选好圃地:育苗地应为地势平坦、光照充足、排水及灌溉方便的富含有机质的壤土或砂壤土。不宜选择涝洼、易积水的地方,地下水位宜在5m以上。前茬作物不宜为蔬菜、西瓜、地瓜、花生及牡丹等病虫害严重的植物。

(2)土壤消毒与管理:育苗或移栽前施足充分腐熟的有机肥,并加硫酸亚铁,将土壤充分消毒,南方酸性土壤可施用适量石灰,达到消毒目的。

(3)选用无病害种子:种子选用上,保证选取无病且优质的种子,优质种子种皮新鲜,有光泽,棕黄至棕褐色,种仁处突出明显,种仁充实、饱满,剥出胚乳为米黄色。在对种子进行催芽前,应先对种子进行消毒,可采用1%高锰酸钾溶液对种子进行浸泡消毒。

(4)加强田间管理:注意排除田间积水,清除病株,用石灰消毒病穴。疏松土壤,及时排水。

(5)药剂防治:幼苗在初发病期及时喷药,可通过喷施50%甲基托布津400~800倍液,或用退菌特500倍液,或用25%多菌灵800倍液灌根。选择晴天施治,每隔7天用药液浇

灌 1 次,连续防治 2 次。

(二) 立枯病

立枯病是杜仲病害中的重要病害,在全国杜仲主产区、道地产区普遍发生,危害严重。立枯病又称猝倒病,在各产区都有不同程度的发生,主要发生在幼苗阶段,由土壤真菌引起。

1. 病原及发病特点　立枯病的病原为立枯丝核菌,菌丝有隔膜,病菌生长后期,由老熟菌丝交织在一起形成菌核。菌核暗褐色,不定形,质地疏松,表面粗糙。病菌在土壤中可长期存活,多发生在 4 月下旬至 6 月上旬,土壤湿度大、苗床不平整、重茬地易发生。杜仲育苗过程中发生立枯病,苗靠地际的茎基部变褐凹陷,严重时缩萎死亡,通常不倒伏。

2. 发病的主要症状　杜仲苗木在不同生长发育阶段表现出不同的症状。

(1)种芽腐烂:播种后幼苗出土前或苗木刚出土,种芽遭受病菌侵染,引起种芽腐烂死亡。低温、高湿、土壤板结或播种后覆土过深,易感此病。

(2)幼苗猝倒:幼苗出土至苗茎木质化前,病菌自幼嫩茎基部侵入,出现黑色缢缩,造成苗茎腐烂、幼苗倒伏死亡。在南方各产区苗木出土后如遇阴雨连绵天气发病严重,可造成苗木成片死亡。

(3)子叶腐烂:幼苗出土后,子叶被病虫侵入,出现湿腐状病斑,使子叶腐烂、幼苗死亡。在湿度过大、苗木密集或揭草过迟的情况下感此病。

(4)苗木立枯:苗木茎部木质化后,病菌主要从根茎部以下根部侵染,引起根部腐烂,病苗枯死而不倒伏。

3. 防治方法　杜仲立枯病防治方法与根腐病防治类似。

(1)农业防治:重病田实行轮作;选择地势高燥,排水良好的圃地育苗;合理密植,注意通风透气;科学肥水管理,增施磷钾肥,适时灌溉,提高植株抗病力;深翻土地,清除田间病残组织。

(2)化学防治:发病前或发病初期,可用 75% 百菌清可湿性粉剂 600 倍液,或 70% 代森锰锌可湿性粉剂 500 倍液,喷施 41% 聚砹·嘧霉胺 800~1 000 倍液或门神 800 倍液;58% 甲霜灵·锰锌可湿性粉剂 500 倍液,或 38% 噁霜嘧铜菌酯水剂 800 倍液,或 72% 霜脲·锰锌可湿性粉剂 600 倍液,或 69% 烯酰吗啉·锰锌可湿性粉剂或水分散粒剂 800 倍液,进行喷施。与此同时,可用 40% 拌种双或 40% 五氯硝基苯(如国光三灭),每平方米用药量 6~8g,撒入播种土拌匀。药剂防治于病害始见时开始施药,间隔 7~10 天。一般防治 1~2 次,并及时清除病株及邻近病土。

(三) 枝枯病

枝枯病主要危害杜仲幼树的嫩枝、新叶,受害严重时,可导致树叶大量脱落,造成树体营养不良,甚至死亡。成年树体抵抗力强,受此病害影响较小。

1. 病原及发病特点 枝枯病病原菌为半知菌亚门、腔孢纲、球壳隐目、球壳孢科、大垩点菌属和茎点菌属。大垩点菌属分生孢子器球形,有乳突状孔口,分生孢子梗单生,分生孢子较大,长椭圆形,单胞无色。茎点菌属分生孢子器埋生在皮层下,球形,分生孢子梗线形,无色单胞,分生孢子较小,卵圆形至长圆形。病原菌于夏季从枝梢的顶芽或顶芽附近的表皮侵入,而后菌丝体沿皮层向下蔓延,并在树皮内越冬;4月前后,病枝干皮下生出子囊盘,入夏后子囊盘开始陆续成熟,并散放出子囊孢子,分散时期可达2~3个月。该病菌繁殖的最适温度为15~20℃。子囊孢子随风力传播到寄主植物的枝干上,在水湿的条件下萌发,由伤口侵入皮层组织中,进行再次危害。当杜仲树体受到立地条件差、干旱、风折、高温高湿、冻害、虫害、林木过密、营养不良、管理不善等不良因素影响时,会导致树体生长衰弱,抵抗力差,更易引起该病大面积发生。

2. 发病的主要症状 枝枯病病原菌是弱寄生菌,在枯枝上越冬。翌年借风、雨传播,从枝条上伤口或皮孔侵入。在土壤水肥条件差、抚育管理不好、生长衰弱的杜仲林蔓延扩展迅速。病害严重时,幼树主枝也可感病枯死。病害一般4—6月开始发生,7—8月为发病高峰期。病害多发生在侧枝上。先是侧枝顶梢感病,然后向枝条基部扩展。感病枝皮层坏死,由灰褐色变为红褐色,后期病部皮层下长有针头状颗粒状物,当病部发展至环形时,引起枝条枯死。

3. 防治方法

(1)加强肥水管理:在夏季生长期加强杜仲的田间管理,使杜仲生长发育良好、植株健壮,以增强抗病能力,减少枯枝病的发生。

(2)合理剪枝:从冬季开始剪枝,重点修剪病枯枝,修剪时把和枯枝相连的表面上状似健康的部分剪去一段,修剪后剪口用波尔多液涂敷,剪下的枝条运出林地外集中烧毁,减少侵染菌源。

(3)药剂防治:在每年6—7月病害发生期,用65%代森锌可湿性粉剂500倍液或50%退菌特可湿性粉剂200倍液对枝条进行喷雾,可预防或防治病害。

(四) 叶枯病

叶枯病也是杜仲常见的病害之一,是一种常见的真菌性病害,主要危害植株叶片,如若不加防范,病害从一小片叶蔓延至整个植株,最后导致整个植株的叶子干枯脱落,严重影响植株的生长发育。

1. 病原及发病特点 叶枯病病原为一种壳针孢属真菌,属半知菌亚门。分生孢子器为真子座,扁球形或稍不规则形,黑色,多数单腔或双腔,也有3腔的,器壁极厚,达30~254μm,边缘暗褐色,大小为(259~777)μm×(181~581)μm。分生孢子梗分枝,有隔膜,无色。产孢细胞长瓶状或近圆筒形,无色,瓶体式产孢。分生孢子有甲型〔椭圆形或纺锤形,无色单胞,内含 2 个油球,(4~8)μm×(1.6~2.5)μm]和乙型[钩状,无色单胞,(8~12)μm×(0.8~1.2)μm]两种。叶枯病在病叶上越冬,翌年在温度适宜时,病菌的孢子借风、雨传播到寄主植物上发生侵染。该病在 7—10 月均可发生,植株下部叶片发病重,高温多湿、通风不良均有利于病害的发生,植株生长势弱的发病较严重。

2. 发病的主要症状 杜仲叶枯病成年植株多见,发病初期叶片出现黑褐色病斑,症状轻微,对整个植株影响不大,随着病情发生,叶斑逐渐变大,部分叶斑干枯破裂穿孔。发病后期,叶片病斑出现一些黑色小粒点,由局部扩展到整个叶脉,呈现褐色至红褐色叶缘病斑,颜色较深。随后,病斑逐渐向叶基部延伸,直至整个叶片变为褐色至灰褐色,整个植株直至死亡。

3. 防治方法

(1)清洁树园:每年冬季清扫枯枝落叶,集中处理,用土封盖严密,使其发酵腐熟,杀灭病菌,也可以使土壤增肥。

(2)加强田间管理:种植地选择排水良好、肥沃的土壤,尽量施用腐熟的有机肥,及时补充磷、钾肥;通过修剪和砍伐,控制栽植密度和通风透光率,降低叶面湿度;有条件的地方,可改喷浇为滴灌或流水浇灌。

(3)药剂防治:生长季节在发病严重的区域,从 6 月下旬发病初期到 10 月间,每隔 10 天左右喷 1 次药,连喷几次可有效防治。常用药剂有 1:1 的波尔多 100 倍液、50% 托布津 500~800 倍液、50% 多菌灵可湿性粉剂 1 000 倍液(或 40% 胶悬剂 600~800 倍液)、50% 苯莱特 1 000~1 500 倍液、65% 代森锌 500 倍液等,可供选用或交替使用。

(五)角斑病

角斑病在杜仲各大林场和苗圃园均有发生,主要危害叶片,使叶片枯死早落,是病斑形状为多角形的一类病害,与褐斑病形态类似。近年来,我国正在逐步推行生态种植,在原有种植基础上,大幅度降低化学合成肥料和杀虫剂的使用,转为绿色生产,在角斑病的防治中发挥了重要作用。

1. 病原及发病特点 角斑病病原属半知菌亚门,有性世代是子囊菌亚门、腔菌纲、座囊菌目、座囊菌科、球腔菌属。子囊座球形或扁球形,单个生于叶的表皮下,有乳头状突起的假孔口。子囊圆筒形,有短柄,无色,具双层囊壁,子囊束生,无侧丝,每个子囊内含 8 个孢子。子囊孢子椭圆形,无色,双胞,上胞和下胞等大,分隔处略内缢。病菌的无性世代是尾孢菌。病菌以子囊孢子进行越冬,是翌年的初次侵染源。本病于 4—5 月开始发生,7—8 月发病较重。据调查,苗木和幼树发病较重,成年树发病轻,立地条件差,树势衰弱的发病重。

2. 发病的主要症状 该病主要危害叶片,起初病斑多分布在叶的中间。发病初期出现不规则、褐色多角形病斑,叶背病斑颜色较淡,病斑上有灰黑色霉状物,即病菌的分生孢子梗和分子孢子。在秋季,有的病斑上长有病菌的有性孢子,呈散生颗粒状物,最后叶片变黑脱落。

3. 防治方法

(1)合理选择苗圃地和种植地:选择立地条件较好的地块作为苗圃地或种植地,忌连作地、地势低洼、排水不良、土质黏重、土壤偏酸的地块。

(2)加强田间管理:定期为杜仲林疏枝修剪,保证通风;雨季来临之际,注意园区排灌;及时清洁田园,清除病株残体,减少园区病原体;增施磷、钾肥,提高植株的抗害能力。

(3)药剂防治:在发病初期,用新植霉素 5 000 倍液、77% 氢氧化铜可湿性粉剂 500 倍液、47% 加瑞农可湿性粉剂 600 倍液、30% 琥胶肥酸铜可湿性粉剂 500 倍液或 14% 络氨铜水剂 350 倍液等,7~10 天喷 1 次,连喷 2~3 次。

(六)褐斑病

褐斑病为真菌性病害,主要危害杜仲叶片,由下而上造成植株叶片枯萎乃至死亡。在杜仲种植中较为常见。

1. 病原及发病特点 褐斑病病原为一种盘多毛孢属真菌,属半知菌亚门、腔孢纲、黑盘孢目、黑盘孢科、盘多毛孢属。分生孢子盘埋生,后突破表皮而外露。分生孢子梗单生,无色。分生孢子纺锤形,4 个分隔,中间 3 个细胞暗黄色,两端截形,近基部细胞中部稍细,顶端有 2~3 根无色的鞭毛。本菌生长发育最适宜温度为 27~30℃,37℃ 以上或 5℃ 以下停止发育,致死温度为 45℃,10min,分生孢子萌发最适温度 26~31℃,最适相对湿度 98%~100%,以水滴状最好。病菌在病叶组织内越冬,次年春天借风、雨传播危害。4 月上旬至 5 月中旬病害开始发生,7—8 月为发病盛期。据调查,密度大、阴湿、土壤瘠薄的杜仲林易感病。温度高、湿度大有利于病害的扩展蔓延,使病菌不断侵染危害。

2. 发病的主要症状 该病主要危害叶片。发病初期出现圆形或近圆形、边缘明显的黄色至紫褐色的病斑,后期病斑中心变成灰褐色至灰黑色并生有许多小黑点,即病菌的子实体。严重时病斑连接形成大斑,致使叶片干枯脱落。

3. 防治方法

(1)加强田间管理:秋后清除落叶枯枝,集中烧毁,减少染病源;合理增施肥料,增强植株抗病害能力。

(2)药剂防治:在杜仲发芽前,可以进行针对性预防,即用波美 5° 石硫合剂喷杀枯梢上越冬病原,或喷施 1:1 的波尔多 100 倍液保护。发病期,用 50% 多菌灵可湿性粉剂 500 倍液、75% 百菌清可湿性粉剂 600 倍液、64% 杀毒矾可湿性粉剂 500 倍液、50% 托布津 400~600 倍液、50% 退菌特 400~600 倍液、65% 代森锌 600 倍液交替喷施 2~3 次,间隔期 7~10 天。

(七) 灰斑病

灰斑病为杜仲常见的病害,主要危害叶片和嫩梢,严重时病叶早落,削弱树势,影响植株生长。据调查,在贵州遵义松林乡的杜仲林,灰斑病发病率100%,感病指数为57;在福建主产区中,杜仲灰斑病发病率轻者10%,重者高达60%左右;严重影响杜仲的人工栽培。

1. 病原及发病特点 灰斑病病原为细交链孢,属半知菌亚门。分生孢子梗褐色,单枝,有隔。分生孢子暗色有纵横分隔,倒棍棒形,不成链状,顶端有1根数个分隔的长附属丝(细胞柄),基部圆滑。本菌以往称格孢属,后来归入交链孢菌。菌丝生长最适宜温度为20~25℃,最适宜pH值为6.0~6.5,分生孢子在高温条件下才能萌发,它能有效地利用多种碳源,但以葡萄糖为好,也能利用多种氮源,其中以蛋白质为最佳。病菌以分生孢子和菌丝体在病叶和病枝梢上越冬。第2年当温度在13~15℃时,产生分生孢子,借风、雨传播,4月下旬开始发病,5月中旬至6月上旬梅雨季节病害迅速蔓延。

2. 发病的主要症状 该病主要危害叶片和嫩梢。先自叶缘或叶脉发生,初呈紫褐色或淡褐色近圆形斑点,后扩大成灰色或灰白色凹凸不平的斑块,病斑上散生黑色霉点。嫩枝梢病斑黑褐色,呈椭圆形或梭形,后扩展成不规则形,后期有黑色霉点,严重时枝梢枯死。

3. 防治方法

(1)加强抚育管理:增强树势和植株抗病力,清除侵染源。

(2)药剂防治:杜仲发芽前用0.3%五氯酚钠喷杀枯梢上越冬病原进行防治;发病初期,喷洒50%托布津或50%退菌特400~600倍液,或25%多菌灵1 000倍液。

五、杜仲虫害种类、症状及防治方法

(一) 豹纹木蠹蛾

豹纹木蠹蛾为鳞翅目木蠹蛾科豹蠹蛾属的一种昆虫,以幼虫蛀食杜仲树干及枝叶,被害枝基部木质部与韧皮部之间有1个蛀食环,幼虫沿髓部向上蛀食,枝上有数个排粪孔,有大量的长椭圆形粪便排出,受害枝上部变黄枯萎,遇风易折断。

1. 危害特点 豹纹木蠹蛾一年发生1代。以幼虫在枝条内越冬。翌年春季枝梢萌发后,再转移到新梢为害。被害枝梢枯萎后,会再转移甚至多次转移为害。5月上旬幼虫开始成熟,于虫道内吐丝连缀木屑堵塞两端,并向外咬一羽化孔,即行化蛹。5月中旬成虫开始羽化,羽化后蛹壳的一半露在羽化孔外,长时间不掉。成虫昼伏夜出,有趋光性。于嫩梢上部叶片或芽腋处产卵,散产或数粒在一起。7月幼虫孵化,多从新梢上部腋芽蛀入,并在不远处开一排粪孔,被害新梢3~5天内即枯萎,此时幼虫从枯梢中爬出,再向下移不远处重新蛀入为害。一头幼虫可为害枝梢2~3个。幼虫至10月中、下旬在枝内越冬。

2. 防治方法 冬季清除被害树木,并进行剥皮等处理,消灭越冬幼虫;于成虫羽化初期,产卵前利用白涂剂涂刷树干,可防产卵或产卵后使其干燥,而不能孵化。幼虫期,蛀入木质部后,可根据排出的虫粪找出蛀道,再用废布、废棉花等蘸取 90% 敌百虫原液或 50% 久效磷等塞入蛀道内,并以黄泥封口。

(二)刺蛾

刺蛾属鳞翅目刺蛾科的一种昆虫,成虫体长 15~16mm,翅展 36~40mm,体绿色;复眼黑褐色;卵扁椭圆形,淡黄绿色,老熟幼虫略呈长方形,初黄色,后稍大为黄绿至绿色;蛹卵圆形,初为乳白色至淡黄色,后渐变为黄褐色;茧椭圆形坚硬,颜色多与寄主树皮同色,一般为灰褐色至暗褐色。

1. 危害特点 刺蛾寄主广泛,食性复杂。低龄幼虫取食下表皮和叶肉,留下上表皮,致叶片呈不规则黄色斑块,被害叶成网状;幼虫长大后把叶食成缺刻,严重时将叶片吃光,致使秋季二次发芽,影响树木生长和发育。刺蛾常取食植物的叶、嫩枝、嫩梢等部位,形成孔洞、缺刻,或咬断枝梢,减少光合作用,增加水分蒸腾,严重时可使枝条或整株枯死。另外,褐边绿刺蛾幼虫虫体有毒毛,人体接触后会引起皮肤肿痒,对小区居民和景区游客的身体健康存在较大威胁。

2. 防治方法 人工消灭越冬茧,幼虫发生期喷施 50% 辛硫磷 800 倍液,发现初孵幼虫,摘除虫叶并消灭幼虫。利用刺蛾的趋光性进行灯光诱杀。释放赤眼蜂,每公顷 3 000 头,可收到良好效果。可用 0.3 亿个 /mm 苏云金杆菌防治幼虫,6 天死亡率达 100%。

(三)杜仲夜蛾

杜仲夜蛾危害较为严重,其成虫可将成片杜仲林的树叶全部吃光,严重影响杜仲的正常生长,降低杜仲叶的产量和品质,生态效益和经济效益均受到损失。杜仲夜蛾成虫是中型蛾类,前翅 M2 靠近 M3,后翅基部有翅缰,Sc+R1 和 R4 翅脉在基部并接后分开。幼虫头小,光滑无毛,黑褐色,上唇缺切微凹,腹足发达,趾钩单序中带。体长 12~15mm,翅展 30~40mm,雌蛾比雄蛾稍壮大;前翅似三角形,翅中部有两个较明显的淡褐色椭圆形斑纹,翅后缘中部有一深褐色斑点,从翅前缘到后缘有一条浅褐色波状线纹。前翅色深,后翅色淡,有一对丝状触角。

1. 危害特点 杜仲夜蛾 4 月可见成虫,成虫昼伏夜出,在晚上进行取食、交配、产卵,有趋光性,可用黑光诱捕。5 月上旬在杜仲叶背面可见排列整齐平铺的光滑无覆盖物的卵粒,数量在 50 粒左右。5 月中旬,初孵化的幼虫群聚,很快开始在叶片上取食,往往将杜仲叶片吃出白色网状的斑纹,二龄时能吐丝悬挂于树上,三龄以后有在黎明时下树潜伏于树下杂草中,傍晚又上树取食的习性。四龄为大爆发阶段,在杜仲林中,能听到沙沙的响声,6 月中旬入土化蛹。

2. 防治方法 根据杜仲夜蛾三龄以后幼虫在黎明前下树潜伏在杂草或松土内,傍晚上树取食,老熟幼虫下树入土化蛹的习性,在树干上涂刷毒环或绑毒绳,阻杀上、下树幼虫;可用 20% 速灭菊酯乳油、25% 氯氰菊酯乳油、2.5% 溴氰菊酯乳油、5% 氰苯醚菊酯乳油、25% 菊乐合酯乳油、5% 来福宁、20% 灭扫利、50% 辛硫磷乳油等喷杀。

(四) 木蠹蛾

木蠹蛾为鳞翅目木蠹蛾科昆虫,全世界均有分布。成虫口器退化,体粗长,翅灰至褐色,常有斑点。幼虫为灰白色或深红色,几乎无毛,钻入树木的茎内,危害严重;寿命可达 1~3 年。

1. 危害特点 木蠹蛾以幼虫在树干内越冬,老熟后入土化蛹。在树干内化蛹的茧均以幼虫所吐丝质与木屑等缀成,在土壤内化蛹者则与细土缀成,茧颇厚韧。蛹在羽化前借助背面刺列可蠕动到排粪孔口或露出土面,以待羽化。成虫羽化多在傍晚或夜间,少数在上午 10 时前进行。成虫昼伏夜出,多数虫种有较强的趋光性。羽化后当夜即行交配,并可重复交配。成虫寿命 1~12 天不等。产卵多在夜间,每次产卵数十粒至千粒以上,卵多产在树皮裂缝、伤口或腐烂的树洞边沿。初幼虫喜群集,并在伤口处侵入为害,初期侵食皮下韧皮部,逐渐侵食边材,将皮下部成片食去,然后分散向心材部分钻蛀,进入干内,并在其中完成幼虫发育阶段。干内被蛀成无数互相连通的孔道。四龄后转移至根部为害,先将根颈皮层蛀食剥落,然后向心材横向或上下钻蛀。幼虫的危害较集中,常聚集数十头乃至数百头于树干内,形成较大的空心。

2. 防治方法 同豹纹木蠹蛾。

(五) 地老虎

地老虎是鳞翅目夜蛾科的一种昆虫,是我国各类农作物苗期的重要地下害虫。我国记载的地老虎有 170 余种,已知为害农作物的大约有 20 种。体长 16~23mm,翅展 42~54mm。触角雌蛾丝状,双栉齿状,栉齿仅达触角之半,端半部则为丝状。前翅黑褐色,亚基线、内横线、外横线及亚缘线均为双条曲线;在肾形斑外侧有一个明显的尖端向外的楔形黑斑,在亚缘线上有 2 个尖端向内的黑褐色楔形斑,3 斑尖端相对,是其最显著的特征。后翅淡灰白色,外缘及翅脉黑色。

1. 危害特点 地老虎以春、秋 2 季发生较严重。小地老虎低龄幼虫在植物的地上部为害,取食子叶、嫩叶,造成孔洞或缺刻。中老龄幼虫白天躲在浅土穴中,晚上出洞取食植物近土面的嫩茎,使植株枯死,造成缺苗断垄,甚至毁苗重播,直接影响生产。此外,幼虫还可钻蛀为害茄子、辣椒果实以及大白菜、甘蓝的叶球,并排出粪便,引起产品腐烂,从而影响商品质量。

2. 防治方法 避免连作,破坏化蛹产卵场所,减少幼虫食料;早播种早出苗,提前木质化、及时松土除草,傍晚灯光诱杀成虫或者 90% 敌百虫晶体 600~800 倍液、50% 辛硫磷乳油

800 倍液喷洒苗地。

六、杜仲植物检疫

杜仲植物检疫是依据国家的植物检疫法规、规章,对杜仲及相关产品进行检验和处理,禁止或限制危害性病、虫、杂草等有害生物人为传播和蔓延,保护农业林业安全。随着杜仲产品销售市场的不断扩大,对植物检疫工作提出了更高要求,通过展开人员检疫技术培训以及对各类植物产地检疫,能够最大程度控制各类有害生物的危害程度。

(一) 植物检疫的立法依据

植物检疫根据政府颁布的法律、法规执行,具有强制性。其立法依据有:《中华人民共和国进出境动植物检疫法》(2009 年)、《中华人民共和国进出境动植物检疫法实施条例》(1996 年)、《中华人民共和国进境植物检疫性有害生物名录》(2007 年)、《植物检疫条例》(1992 年)、《全国农业植物检疫性有害生物分布行政区名录》(2023 年)。

(二) 植物检疫基本原则

在有关法规限定的范围内,通过禁止和限制杜仲及相关产品成为病虫害、杂草等的传播载体,阻断人为传播有害生物的途径,保护农业生产和环境安全,促进社会经济发展。

(三) 植物检疫的最新技术

1. 声音测绘法　目前声音测绘法主要是借助声学特征对植物产品展开无损检测,此类技术主要针对害虫活动时各个身体部位发出来的频率进行分析,根据实际采集的信息进行整合,从而有效确定害虫的种类。声音测绘法主要是发挥声音传感器的作用,在保护各类植物的前提下获取害虫声音信息,对害虫进行整合分类。当前声音测绘法操作较为简单,适用性较强,能够在植物检疫中对各类害虫进行检疫,但是此类技术也具有一定局限性,无法对植物中的死虫和新生虫卵进行检测。

2. X 射线监测　X 射线穿过植物产品之后,植物内部能够及时反馈出各类问题,而后折射出不同的射线,将射线导入示波器中,会形成诸多形态各异的图谱。然后相关技术人员再对图像进行分析总结,通过 X 射线能够检测出植物中的异物,更加直接地反映出植物体内存在的问题。借助 X 射线能够检测不同植物样本,对植物受污染和虫害情况进行分析,此项技术具有较强适用性,实际检测效率较高,操作便捷,受到的综合影响因素较小,在目前植物检疫工作中得到广泛应用。但是此类技术也存在一定问题,技术含量较高,对专业设备和仪器的依赖性较大。在使用 X 射线对植物产品进行检测的过程中,泄漏的射线对技术人员人身安全也构成了一定危害。

3. 近红外光谱分析技术　将近红外光谱分析技术应用到植物检疫过程中,被测植物中的有机物或有机分子接触到红外线照射后便会产生共振,吸收光线能量后能够获取图谱,通过图谱能够真实看出植物检疫样品的状况。不同的物质对光谱实际吸收程度存在一定差异,不同的成分吸收程度也不同。近红外光谱不需要专业技术人员进行测试,且对人体安全没有危害,加上随着模型变化实际产品也会随之不断改变,在植物检疫中得到广泛应用。

(四)检疫措施

在杜仲植物检疫过程中,对相应产品应有相关检疫措施管理办法,具体检疫措施有:禁止进境、限制进境、产地检疫、隔离检疫、检疫检验、第三国检疫。主要检疫范围包括杜仲种子、杜仲苗木及其繁殖材料、其他可能受污染的包装材料、运载工具、场地、仓库等。

参考文献

[1] 陈震,张丽萍.杜仲扦插繁殖技术研究[J].中草药,1998,29(5):334.

[2] 赵新峰.杜仲良种嫁接苗木培育技术[J].陕西林业科技,2018,46(2):91-94.

[3] 钱文宏.杜仲播种育苗技术[J].现代农业科技,2019,736(2):114,117.

[4] 周昭林.杜仲播种育苗技术[J].园艺与种苗,2019,39(8):24-26.

[5] 杜红岩,李芳东,杨绍彬,等.果用杜仲良种"华仲9号"[J].林业科学,2011,47(3):194.

[6] 康向阳.杜仲良种选育研究现状及展望[J].北京林业大学学报,2017,39(3):1-6.

[7] 刘慧敏,杜红岩,乌云塔娜.杜仲生物技术育种研究进展[J].湖南林业科技,2016,43(2):132-136.

[8] 王敏杰,韩玉珍,刘卫平,等.杜仲橡胶颗粒结合蛋白的分离、纯化及抗体制备[J].林业科学,2003,39(4):23-29.

[9] 杜红岩.我国杜仲工程技术研究与产业发展的思考[J].经济林研究,2014,32(1):1-5.

[10] 郭书荣,杜兰英,王璐,等.杜仲药用林栽培技术规程[J].林业实用技术,2014(6):19-21.

[11] 梁宗锁.杜仲丰产栽培实用技术[M].北京:中国林业出版社,2011.

[12] 刘忠伟,张胜富,慕忠贤.杜仲山地人工栽培技术[J].中国园艺文摘,2013(10):219-220.

[13] 李晓东,孙科才,刘振环,等.杜仲北方引种驯化栽培及综合利用[J].人参研究,2013,13(4):54-55.

[14] 王玥琳,胡冀珍,陈文德.成都平原北部杜仲引种驯化栽培区土壤元素特征[J].西部林业科学,2016,45(4):84-89.

[15] 刘聪,郭非非,肖军平,等.杜仲不同部位化学成分及药理作用研究进展[J].中国中药杂志,2020,45(3):497-512.

[16] 郑锐.杜仲人工培育技术[J].安徽农学通报,2014(10):98-99.

[17] 魏媛媛,温晓,李伟业,等.不同干燥方式对杜仲雄花成分含量的影响[J].安徽农业科学,2019,47(3):171-173,177.

[18] 左昕怡,王芙蓉,谢中国,等.杜仲及其提取物在畜禽生产中的应用研究进展[J].广东饲料,2019(11):32-36.

[19] 钱秀玉,聂黎行,戴忠,等.中药质量等级评价研究进展[J].药物分析杂志,2019,39(10):12-25.

[20] 聂海洋,刘璐.吉林省国家地理标志产品的保护发展现状及对策分析[J].科技创新导报,2018,15(28):152-153.

[21] 毛海辰,赵喜寅,王伟.灵宝市的杜仲资源建设与开发[J].中国水土保持,2012(8):69-71.

[22] 刘毅,何冰,柯得银.旺苍县杜仲产业发展现状与对策[J].四川林勘设计,2013(4):67-70.

［23］ 谭国富. 慈利县发展新型杜仲产业的调查与思考 [J]. 林业与生态, 2019 (8): 12-13.

［24］ 陈毅烽, 王效宇, 杜红岩, 等. 湖南慈利县杜仲资源调查 [J]. 贵州农业科学, 2016, 44 (4): 17-20.

［25］ 丁锐. 慈利县杜仲资源的保护与开发 [J]. 湖南环境生物职业技术学院学报, 2001, 7 (2): 34-37.

［26］ 王高鹏, 程超民, 孟淑霞. 杜仲良种果园化高效栽培技术 [J]. 绿色科技, 2018 (3): 78-80.

［27］ 曾令祥. 杜仲主要病虫害及防治技术 [J]. 贵州农业科学, 2004, 32 (3): 75-77.

［28］ 孙志强, 杜红岩, 李芳东. 杜仲集约化栽培潜在的病虫灾害及其应对策略 [J]. 经济林研究, 2011, 29 (4): 70-76.

［29］ 蒋拥东, 曾小倩, 陈功锡. 吉首市杜仲病虫害调查及防治 [J]. 湖南农业科学, 2012, 11 (6): 82-83, 86.

［30］ 路志芳, 吴秋芳, 储曼茹. 河南杜仲病虫害防治现状与对策 [J]. 上海蔬菜, 2014 (4): 60-62.

［31］ 周旭, 李云飞, 芦春燕. 检验检疫技术与现代科技技术的发展 [J]. 科学大众, 2015 (5): 184.

第三章

杜仲的化学成分研究

第一节　杜仲化学成分与生态学

杜仲资源分布广泛,国内大多数分布在华中和西南暖温带气候区内,其分布区大体上和长江流域相吻合,即黄河以南,五岭以北,甘肃以西。从海拔25m以上的平原区到2 500m的山区都能正常生长,生长发育情况因生态环境的不同而略有不同。自然分布区内海拔多在300~1 500m。低海拔对杜仲无不良影响,而海拔过高则影响树木的生长发育,长势减弱,果实成熟期推迟。杜仲对温度的适应幅度比较宽,在年平均气温9~20℃,极端最高气温44℃以下,极端最低气温不低于 –33℃,植株均能正常生长发育。我国杜仲主要产区一般平均气温在11~17℃,1月平均气温0~5.5℃,7月平均气温19~29℃,极端最低气温 –20~–4℃。杜仲为强喜光树种,对光照要求比较强烈,耐阴性差。生长环境的光照强弱和受光时间的长短,对杜仲的生长发育有明显影响。杜仲对土壤酸碱度的适应范围也比较广,微酸性至微碱性土壤,pH值5.0~8.4范围内都能正常生长。pH值过小,杜仲会发生生理上顶芽、主梢枯萎,叶片凋落,或虽成活但生长迟缓直至停滞,最后全株逐步死亡。杜仲在pH值8.4的盐碱地仍生长发育良好。杜仲属比较耐干旱、耐贫瘠的树种,年降雨量200mm以上就可满足杜仲生长发育的要求。杜仲生长的土壤类型有黄壤、黄棕壤,以黄棕壤为主,土壤湿度由稍润至湿,野生较少,大多栽培,多分布于低海拔丘陵地,阳坡分布密度大,且生长较阴坡、沟谷好。栽培区常为单种,偶有与厚朴套种。

不同产区因环境因子如产地气候、土壤等的差异,造成杜仲生长发育状况及杜仲药材的品质差异。在杜仲的自然分布区外引种的杜仲,如广东、广西部分地区引种,其树木生长发育不良,病虫害较多,这可能与当地气温过高、空气湿度过大及土壤偏酸性有关。从杜仲的次生代谢产物来看,其是杜仲在长期进化中与环境(生物的和非生物的)相互作用的结果,在提高自身保护和生存竞争能力、协调与生态环境关系上起着不可替代的重要作用,其产生和变化与生态环境有着较强的相关性和对应性。对分布广泛的杜仲资源来讲,产地环境因素是影响杜仲次生代谢产物积累的重要因素,因而直接影响杜仲的品质。考察产地生态环境,包括气候和土壤因子对活性成分的含量的影响,同时通过对各影响因素的综合调控获得高质量的杜仲药材,对杜仲规范化种植、采收及初加工具有重要的价值和意义。

第二节　杜仲次生代谢物的合成积累及动态变化

杜仲为多年生落叶乔木,雌雄异株植物。研究发现,杜仲皮、叶、花、种子中所含的化学成分种类相似,但含量高低有差异。杜仲浑身是宝,是一个亟待开发的新资源。《中国药典》

自 2005 年版开始将杜仲皮和叶同时收录,确定了松脂醇二葡萄糖苷为杜仲皮的主要药效成分及其含量标准;绿原酸为评价杜仲叶质量的指标性成分。研究表明在环烯醚萜类化合物中,京尼平苷酸和桃叶珊瑚苷具有良好的抗癌、抗衰老、降压等药理作用,两者常被作为药材的质量评价指标。不同时期杜仲中有效成分含量会出现变化,而生长季节、采收时间、气候条件等因素都对活性成分的含量有不同程度的影响,了解杜仲不同发育阶段活性成分含量变化规律并适时采收是保障和提高中药材产量质量的关键。

一、不同栽培模式对杜仲次生代谢物积累的影响

杜仲作为高大乔木,其经济林培育研究基础深厚,现发展为两种主流栽培模式:乔林模式和叶林模式。乔林模式是以获得木材为主要目的,按传统方法进行种植的一种栽培模式,其生长周期较长;叶林模式是利用杜仲较强萌芽能力,定植后每年春天从靠近地面处平茬,并在主干上萌生出的枝条中选育 3 个不同方向、分布均匀的萌条构成开放型树冠,以后每年春天进行平茬。叶林模式是将高大乔木改育为灌木的种植模式。不同的栽培模式,因植物生长发育状况不同,其次生代谢产物积累也存在一定的差异。

苑子夜对不同栽培模式、不同生长季节杜仲叶和杜仲皮中化学成分差异性进行了研究,发现杜仲皮和叶中主成分绿原酸、杜仲醇、京尼平苷酸的生长积累动态规律:随着季节的变化,杜仲叶林栽培模式与传统的杜仲乔林栽培模式下的杜仲叶片中绿原酸、杜仲醇的生长积累动态规律是一致的,即绿原酸在 4—6 月随着叶片的生长而增加,6 月达到全年的最高峰;7—10 月含量下降,到了 11 月落叶季节含量又稍有回升;杜仲醇含量在 5—9 月逐渐升高,9月达到最高峰,然后下降,直至 11 月落叶,且两种栽培模式下的杜仲醇含量相差不大。叶林叶中京尼平苷酸含量于 7 月达到最高峰,乔林叶 6 月达到最高峰,然后呈下降趋势。不同栽培模式下,杜仲皮部杜仲醇的生长积累动态规律也是一致的,在年生长周期中杜仲醇有两个生长高峰期,第一个高峰期在 5 月,处于生长旺盛期,另一个高峰期在 8 月,树木处于第二个生长高峰,次生代谢物比较多,9 月过后含量迅速下降。杜仲皮中的绿原酸、京尼平苷酸的生长积累动态略有差异,含量各自出现的高峰期不同:叶林模式杜仲皮中绿原酸含量在 8 月和 10 月较高,10 月达到最高;乔林模式杜仲枝皮中绿原酸含量在 6 月、8 月和 10 月较高。乔林皮中京尼平苷酸含量逐月增加,一直到 11 月叶落达到最高峰。而叶林皮中京尼平苷酸含量在 5 至 6 月升高之后下降,8 月跌入最低谷,之后又迅速上升,11 月达到最高峰(图 3-1)。

吕强等研究表明 7 月、9 月、10 月采集的杜仲矮林叶中绿原酸的含量分别为 2.416%、2.463% 和 2.934%,分别是同期采集的杜仲乔林的 2.094、1.027 和 1.968 倍;其总黄酮含量分别为 1.224%、11.664% 和 14.564%,分别是杜仲乔林的 0.159、0.759 和 1.146 倍;其京尼平苷酸的含量分别为 1.404%、1.012% 和 0.359%,分别是杜仲乔林的 0.476、3.819 和 2.017 倍;

其桃叶珊瑚苷的含量分别为 6.655%、6.543% 和 6.508%,分别是杜仲乔林的 1.623、1.377 和 1.909 倍。11 月采集的杜仲矮林枝皮中京尼平苷酸、桃叶珊瑚苷和松脂醇二葡萄糖苷的含量分别为 6.711%、3.494% 和 0.467%,分别是杜仲乔林的 1.035、2.024 和 1.052 倍。测定结果还表明,杜仲矮林叶及枝皮中有多种活性成分的含量高于杜仲乔林,故矮林作业具有推广应用价值。

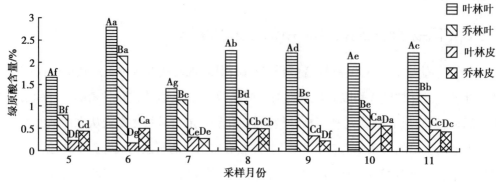

图 3-1　不同月份杜仲叶林叶、乔林叶、叶林皮、乔林皮绿原酸含量

　　杨秀芳采用 HPLC 法对杜仲叶林模式和乔林模式 4—10 月的杜仲皮和叶中的绿原酸含量进行检测发现,杜仲皮和叶中绿原酸动态积累有一定规律,叶林模式栽培的杜仲叶中绿原酸含量最高,且在 6 月达到全年最大值。季志平在不同的栽培模式下,杜仲皮中次生代谢物的含量存在差异,杜仲醇和杜仲胶的含量,乔林皮高于叶林皮;京尼平苷酸、绿原酸、桃叶珊瑚苷的含量则是叶林皮高于乔林皮。

二、不同组织部位杜仲次生代谢物积累差异

　　杜仲全身是宝,其皮、叶、雄花、种子等不同的组织部位均能入药。不同药用部位由于其组织结构的差异,次生代谢产物积累不同。据现有文献报道,杜仲各部位绿原酸含量:叶>内皮>栓皮>枝;杜仲各部位松脂醇二葡萄糖苷含量:内皮>栓皮>枝>叶。杜仲各部位绿原酸含量、松脂醇二葡萄糖苷含量均有明显差异。杜仲不同部位总黄酮含量由高到低为:叶>雄花>皮>籽,其中除杜仲皮与籽总黄酮含量比较差异无统计学意义外($P>0.05$),其余各部位间比较差异均有统计学意义($P<0.05$)。同株杜仲叶中儿茶素含量明显高于杜仲皮。杜仲各部位桃叶珊瑚苷含量:内皮>叶>枝>栓皮,内皮中的含量明显高于其他部位。

三、不同季节杜仲次生代谢产物积累差异

　　不同生长期各成分含量均存在明显差异,形成积累的高峰期均不一致。对杜仲皮不同生长期的 5 个有效成分含量测定结果表明:就整个生长季而言,不同生长期杜仲皮中京尼平

苷酸的含量变化没有明显的规律性,在年生长初期和生长后期京尼平苷的含量较高,不同生长期杜仲皮中绿原酸的含量变化是先逐渐升高,在 5 月下旬时出现一个小高峰,之后则逐渐降低,到 6 月下旬时含量最低,再往后又逐渐上升,到 8 月初时达到全年的最高点,之后逐渐下降,到 10 月下旬时为最低。松脂醇二葡萄糖苷的变化在全年有两个峰点,分别出现在 6 月和 9 月。杜仲皮中桃叶珊瑚苷的含量在 9 月上旬时达到年生长季的最高点。

综合几种成分的形成积累规律,用以指导杜仲药材的采收。因杜仲皮的特殊性,还要考虑剥皮的难易和剥皮后的再生效果。杜仲剥皮后的再生效果与剥皮的季节有很大的关系,应当尽量在适当高温、多湿(>80%)、温差小的季节进行剥皮。春末夏初(5 月底)时,杜仲树液流畅,皮部与木质部最容易分离。

四、不同生长年限杜仲次生代谢产物积累差异

杜仲的生长期较长,一般 10 年以上才能开始剥皮。杜仲传统采剥方法采收期为 15~20 年,嫩树剥皮易死,且皮不易再生。对不同生长年限杜仲皮中主要药效物质含量的研究,为杜仲的合理采收提供了科学依据。李伟等通过对不同生长年限杜仲皮中桃叶珊瑚苷含量的测定,发现内皮中桃叶珊瑚苷含量以 13 年生杜仲最高,栓皮中桃叶珊瑚苷含量以 30 年生杜仲最高。仅从杜仲皮中桃叶珊瑚苷总含量考虑,30 年左右为最佳采收期。但考虑到 30 年时间太长,且 13、22、30 年生杜仲中桃叶珊瑚苷的含量差别不大,最佳采收期可定为 13 年。王丽楠等研究表明,从杜仲皮中松脂醇二葡萄糖苷的含量上考虑,杜仲栓皮中松脂醇二葡萄糖苷的含量在 13 年生杜仲中出现最低点,22 年生最高,考虑 22 年为最佳采收期。

五、不同变异类型杜仲次生代谢产物积累差异

杜仲雌雄异株,异花授粉,长期采用天然杂交的种子进行繁殖,容易出现形态改变和地理生态变异,因此在树皮特征、叶、芽、花、果等方面表现出不同的特点。根据杜仲树皮特征,发现杜仲至少存在 4 个变异类型,即深纵裂型、浅纵裂型、龟裂型和光皮型。不同变异类型的杜仲皮中木脂素的含量: 光皮型>浅纵裂型>深纵裂型>龟裂型。杜仲原生皮与再生皮中木脂素的含量也有较大差异。原生皮中木脂素含量略低于第一次剥皮后的再生皮;第一次剥皮后的再生皮中木脂素含量与第二次剥皮后的再生皮相当;而第三次剥皮后的再生皮中木脂素含量却明显低于剥皮前的二次再生皮。为了保证杜仲中药材的质量,杜仲可进行两次剥皮再生,且每次间隔不低于 5 年。

六、不同炮制方法对杜仲化学成分的影响

陶益等研究表明,杜仲皮主要含有木脂素类化合物松脂醇二葡萄糖苷及环烯醚萜类化

合物京尼平、京尼平苷、京尼平苷酸,而杜仲叶主要含有黄酮类化合物槲皮素和酚酸类化合物绿原酸;杜仲皮中松脂醇二葡萄糖苷含量约是杜仲叶中含量的18倍,盐炙和炒炭后松脂醇二葡萄糖苷质量分数约分别下降30%和85%;杜仲皮中京尼平、京尼平苷和京尼平苷酸含量分别约为杜仲叶中的3、23、28倍;盐炙后京尼平、京尼平苷和京尼平苷酸质量分数分别降低25%、40%、0%,炒炭后京尼平、京尼平苷和京尼平苷酸质量分数分别降低98%、70%、70%;杜仲皮中咖啡酸含量约是杜仲叶的3倍,盐炙后咖啡酸质量分数约下降50%,炒炭后咖啡酸质量分数下降约75%;杜仲皮中绿原酸含量约为杜仲叶中的1/6,盐炙和炒炭后绿原酸质量分数分别下降40%和75%;杜仲皮中槲皮素含量仅为杜仲叶中的1/40,盐炙和炒炭后槲皮素质量分数分别降低60%和50%。

第三节 杜仲叶次生代谢产物与个体生长发育特性

一、杜仲叶中主要次生代谢产物的季节及地域性差异

杜仲系多年生木本植物,其资源分布广泛,主要分布在贵州、四川、湖北、湖南、陕西等地,因受产地、采收时间、生长年限以及生长环境的影响,杜仲叶药材质量稳定性差。分析杜仲叶中次生代谢产物含量积累规律及地域性差异,对杜仲叶的质量控制及合理应用有重要意义。目前研究发现,杜仲中主要活性次生代谢产物有京尼平苷酸、绿原酸、芦丁等,因此通过比较不同产地及不同时期采收的杜仲叶中京尼平苷酸、绿原酸、芦丁等化学成分的季节性累积规律及地域性差异,探讨杜仲叶的次生代谢产物与个体生长发育特性及适宜采收期,能够为杜仲叶的合理利用与开发提供理论依据。

(一) 杜仲叶中京尼平苷酸含量的季节性差异分析

邓梦茹等以贵州贵阳、湖南张家界、云南昆明杜仲叶为研究对象,收集贵州贵阳(5、6、8、9、10月)、湖南张家界(4、5、6、7、8、9、10月)、云南昆明(5、6、8、9、10月)杜仲叶,贵州贵阳、湖南张家界、云南昆明杜仲叶中京尼平苷酸的含量均呈现先上升后下降再趋于平稳的趋势。其中湖南张家界杜仲叶在5月含量最高,随后逐渐降低,7月有一个小的回升,8月下降,9月含量有一个小的回升,但8月之后含量总体趋于平稳;云南昆明、贵州贵阳杜仲叶6月的含量最高,6月以后则不断下降,9月均有一个小的回升。但湖南张家界中绿原酸的含量始终高于贵州贵阳和云南昆明杜仲叶中京尼平苷酸的含量。

叶东旭等对不同时期采集的杜仲雄花的指纹图谱进行评价,结果表明杜仲雄花的成分积累规律为京尼平苷酸含量花蕾期最低,至盛花期最高。

宣志红等对不同采收期杜仲叶中次生代谢产物含量进行对比研究,结果表明杜仲叶

中活性成分在不同的采收时间其含量有明显不同,京尼平苷酸含量在7月下旬达最大值(2.615%)。

(二)杜仲叶中绿原酸含量的季节性差异分析

贵州贵阳、湖南张家界、云南昆明杜仲叶中绿原酸的含量均呈现先上升后下降的趋势,在10月有一个小的回升。其中湖南张家界杜仲叶绿原酸在5月含量最高,随后含量逐渐降低,9月有一个小的回升;贵州贵阳、云南昆明杜仲叶中绿原酸在6月含量最高,随后含量逐渐降低,10月有一个小的回升。即杜仲叶中绿原酸6月含量最高,10月含量逐步下降,11月含量又有所回升。

叶东旭等研究表明不同时期采集的杜仲雄花绿原酸含有量花蕾期最高,始花期最低,末花期上升。

宣志红等研究表明不同采收期杜仲叶中绿原酸含量在7月上旬达最大值。何希瑞等研究表明,杜仲叶不同采收时期的测定结果发现:4—5月绿原酸含量相对较低,6—9月稳步增长,10—11月逐步降低。杨春霞等研究表明不同月份之间,绿原酸在6月含量最高(10 817.91μg/g),在12月含量最低(2 179.94μg/g)。

(三)杜仲叶中芦丁含量的季节性差异分析

贵州贵阳、湖南张家界、云南昆明杜仲叶中芦丁的含量季节性累积规律并不完全一致,但总的趋势一致,均为先下降后上升,再趋于平稳。其中湖南张家界杜仲叶中芦丁在4月含量最高,随后逐渐降低,7月、9月有一个小的回升;云南昆明、贵州贵阳杜仲叶中芦丁5月含量最高,随后含量持续下降,8月含量回升,后趋于平稳,在10月含量有上升的趋势。

(四)杜仲叶中槲皮素-3-O-β-D-葡萄糖苷含量的季节性差异分析

湖南张家界、云南昆明、贵州贵阳杜仲叶中槲皮素-3-O-β-D-葡萄糖苷的含量季节性变化基本一致,均呈现先下降后均有一个回升阶段的趋势。其中湖南张家界杜仲叶槲皮素-3-O-β-D-葡萄糖苷在4月含量较高,随后含量逐渐降低,7月、9月有一个小的回升,7月槲皮素-3-O-β-D-葡萄糖苷的含量甚至比4月更高;贵州贵阳杜仲叶中槲皮素-3-O-β-D-葡萄糖苷5月含量最高,随后逐渐降低,8月含量回升,后趋于平稳,10月又有一个小的回升;而云南昆明与贵州贵阳杜仲叶中槲皮素-3-O-β-D-葡萄糖苷的积累规律基本一致,只是在10月含量并未回升。

综上,杜仲叶中4种主要化学成分(京尼平苷酸、绿原酸、芦丁、槲皮素-3-O-β-D-葡萄糖苷)总含量的季节性差异比较大,湖南张家界在5月含量最高,随后逐渐降低,7月及9月含量有回升;云南昆明与贵州贵阳杜仲叶中几个化学成分总量的变化趋势一致,在6月含量最高,在10月总量回升。因此,若考虑杜仲叶中京尼平苷酸、绿原酸、芦丁、槲皮素-3-O-β-D-葡萄糖苷的含量,张家界杜仲叶应选择在5月采收,而云南昆明、贵州贵阳杜仲叶应选择在 6 月采收。

(五) 杜仲叶中主要次生代谢物含量地域性差异分析

不同地区间杜仲叶中各化学成分含量差异较大,有些差异达三四十倍。植物的主要次生代谢物含量不仅与自身的遗传因素有关,产地的环境因素对其也有影响。不同环境中的药用植物,由于产地不同,其海拔、光照、温度、湿度、土壤等环境因素发生了较大变化,导致了药用主要次生代谢物含量、药材的质量和治疗效果存在很大差异。

韩建国对两个传统产地贵州遵义、陕西略阳和一个引种产地陕西杨凌杜仲叶化学成分的含量进行比较,发现 3 个产地杜仲叶化学成分含量差异很大。3 个产地杜仲叶初生代谢产物和浸提物含量由大到小的顺序为:贵州遵义>陕西杨凌>陕西略阳,次生代谢产物的顺序为:贵州遵义>陕西略阳>陕西杨凌。说明产地也是影响杜仲叶化学成分的重要因素。

黄伟根据 2010 年版《中国药典》规定的松脂醇二葡萄糖苷、绿原酸的含量测定方法对不同产地杜仲进行了评测。结果表明,湖北宜昌、贵州遵义的杜仲皮样品中松脂醇二葡萄糖苷的含量不符合药典标准;河南、陕西产杜仲皮中松脂醇二葡萄糖苷的含量最高,是药典标准的 2 倍多;湖北、贵州、重庆等地的杜仲皮样品的均一性较好,而四川旺苍产杜仲皮中松脂醇二葡萄糖苷的含量要远低于省内其余地方的含量。此外,河南、陕西产杜仲叶中所含绿原酸含量最高,而整个四川产杜仲叶中绿原酸含量接近,湖北、贵州产杜仲叶中的绿原酸含量为最低,因此,区分不同产地来源对于杜仲的质量控制具有重要意义。

张水寒对不同产地杜仲叶活性成分分析研究表明,不同产地杜仲叶中桃叶珊瑚苷、京尼平苷酸、绿原酸、松脂醇二葡萄糖苷和芦丁含量有明显差异。慈利产地杜仲叶主要有效成分绿原酸含量较高;略阳产地杜仲叶主要成分桃叶珊瑚苷、绿原酸、松脂醇二葡萄糖苷、芦丁含量均较高;遵义产地杜仲叶主要成分桃叶珊瑚苷、京尼平苷酸、绿原酸、芦丁含量较高;秀山产地杜仲叶 5 种活性成分含量均较高。

二、杜仲叶次生代谢产物与个体生长发育特性分析

(一) 杜仲叶中京尼平苷酸、绿原酸含量与个体生长发育特性分析

5 月是杜仲叶生长第一高峰期,在杜仲叶生长高峰期,光合同化产物集中供给树体营养生长和生殖生长的需要,造成次生代谢产物的底物不足,使次生代谢产物的生物合成途径受到影响,合成速率减慢,所以贵州贵阳、云南昆明杜仲叶中京尼平苷酸、绿原酸 5 月含量较低;而 6 月京尼平苷酸、绿原酸含量最高,是由于 6 月杜仲叶生长处于低谷期,初生代谢途径成为次要的代谢途径,而次生代谢产物生物合成途径占主要地位,使次生代谢产物含量高;7—8 月是杜仲叶生长的第二高峰期,此时营养物质集中用于树的长高长粗,使得次生代谢

产物减少,所以 7—8 月含量逐渐降低;但在进入 10 月后,由于光合作用减弱,进入休眠期,因此次生代谢产物开始累积,这就是 10 月杜仲叶中京尼平苷酸、绿原酸含量有一个小的回升的原因。湖南张家界中绿原酸、京尼平苷酸的总体趋势与贵州贵阳、云南昆明的变化趋势基本一致,只是湖南张家界杜仲中绿原酸、京尼平苷酸含量的最高点是 5 月,而在 9 月绿原酸和京尼平苷酸的含量就开始回升,这一现象可能与张家界特有的气候有关,具体的原因还有待进一步考察和分析。

(二) 杜仲叶中芦丁、槲皮素 -3-*O*-β-*D*- 葡萄糖苷含量与个体生长发育特性分析

目前普遍认为植物中黄酮类化学成分含量的变化与植物的生长和分化,以及体内酶含量有关。研究表明,各地的芦丁及槲皮素 -3-*O*-β-*D*- 葡萄糖苷的积累规律并不完全一致。贵州贵阳及云南昆明杜仲叶中芦丁及槲皮素 -3-*O*-β-*D*- 葡萄糖苷均表现出的含量变化规律为:5 月含量最高,随后逐渐降低,8 月含量有所回升。这可能是黄酮类化合物与植物的生长分化相关,在植物第一个生长旺盛期(5 月),杜仲叶分化生长旺盛,黄酮类化合物代谢明显,使得黄酮类化合物含量较高;在植物的第二个生长旺盛期(7 月、8 月),黄酮的含量表现出第二个高点,即在 8 月含量回升。而在 10 月由于杜仲叶开始停止生长,次生代谢产物又开始在体内积累增多,在此期间又会表现出一个回升。

(三) 杜仲叶最佳采收期分析

杜仲叶中几个主要次生代谢物随着生长阶段呈现出一定的规律,通过对几个次生代谢物的累积规律考察发现,京尼平苷酸、绿原酸在生长期含量较低,而芦丁、槲皮素 -3-*O*-β-*D*-葡萄糖苷在生长期含量较高。综合杜仲叶中几个主要次生代谢物的总含量变化趋势,张家界杜仲叶中主要次生代谢物在 5 月总含量最高,7 月及 9 月含量有回升;云南昆明及贵州贵阳杜仲叶主要次生代谢物在 6 月总含量最高;若以杜仲叶中京尼平苷酸、绿原酸、芦丁、槲皮素 -3-*O*-β-*D*- 葡萄糖苷为目标化合物,张家界杜仲叶应选择在 5 月采收,而云南昆明、贵州贵阳杜仲叶应选择在 6 月采收。杜仲叶在不同的生长环境下表现出的含量累积规律不完全一致,张家界杜仲叶中几个主要次生代谢物的总含量最高点及回升点提前,这可能与张家界特殊的地理环境及气候使得杜仲叶生长提前所致。

第四节　杜仲木脂素类

一、概述

木脂素是杜仲众多化学成分中研究最多、结构最清晰、成分最明确的一类化合物,杜仲皮中含量较叶高。已报道在杜仲皮中发现的木脂素类化合物大多为苷类化合物,多数糖基

为 β-D- 葡萄糖。在杜仲所含不同母核类型木脂素中,双环氧木脂素含量最高。

木脂素类化合物作为天然的植物雌激素,可以起到模拟、干扰和双向调节内分泌水平的生理作用,如对乳腺癌、前列腺癌、绝经期综合征和骨质疏松等有一定的预防作用;在免疫和消炎过程中可特异性抑制某些酶的活性,使其具有抗癌和抗病毒作用;木脂素还可改善肝功能,抑制脂质过氧化和由自由基参与的氧化过程,表现出抗氧化活性。杜仲木脂素还具有降压、抗炎等作用。木脂素是杜仲在适应环境过程中与环境应力(生物的和非生物的)相互作用的结果,存在生育期差异和部位差异,本身及前体合成呈区域化分布。杜仲不同部位、不同采收期各成分分布有明显差异,就木脂素而言,各部位分布并不均匀。杜仲植株不同部位木脂素的含量有明显差异:内皮>栓皮>枝>叶;在同一部位,随着树龄的不同也有差异,在杜仲皮中,以树龄大于 7 年的杜仲皮木脂素的含量较高。

二、杜仲木脂素的结构与理化性质

(一) 杜仲木脂素的结构

木脂素是一类由双分子或多分子苯丙素通过侧链中 β 碳原子相连而成的天然产物,部分与糖结合成糖苷存在于植物木部和树脂中。迄今为止,已报道的杜仲木脂素类化合物(图 3-2,表 3-1)母核结构主要包括双环氧木脂素、单环氧木脂素、新木脂素等。

L1   L2   L3   L4

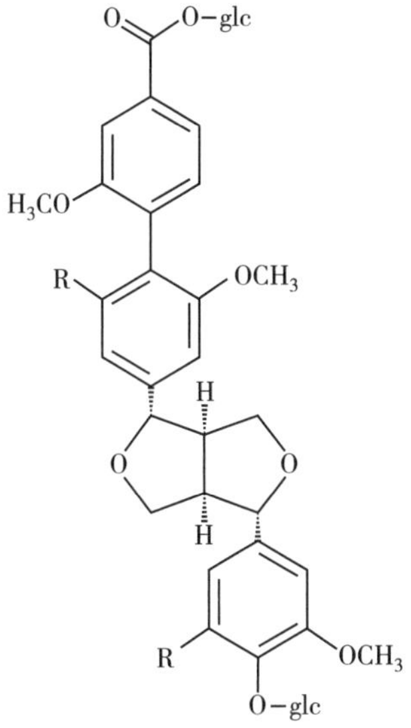

L5

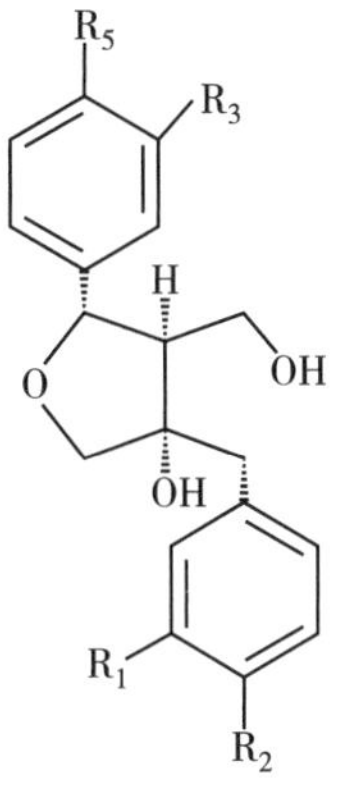

L6

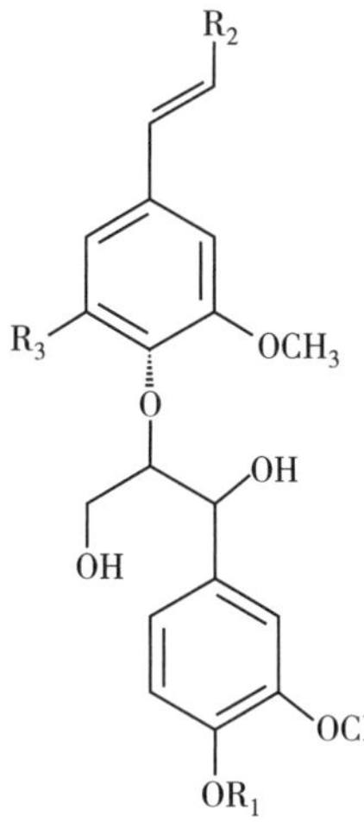

L7

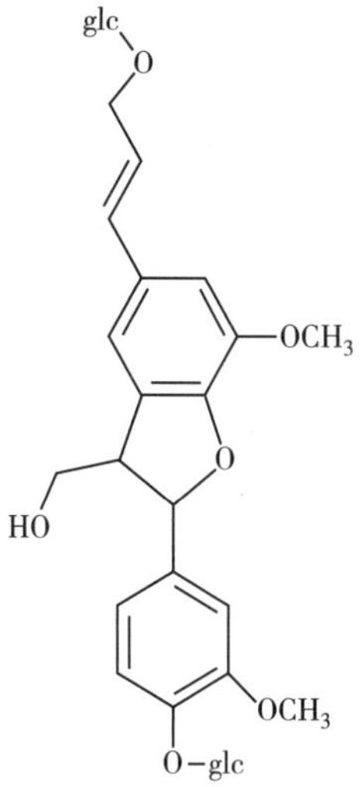

L8

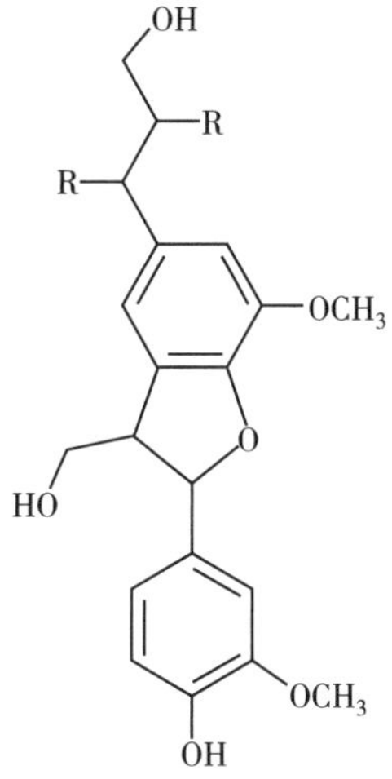

L9

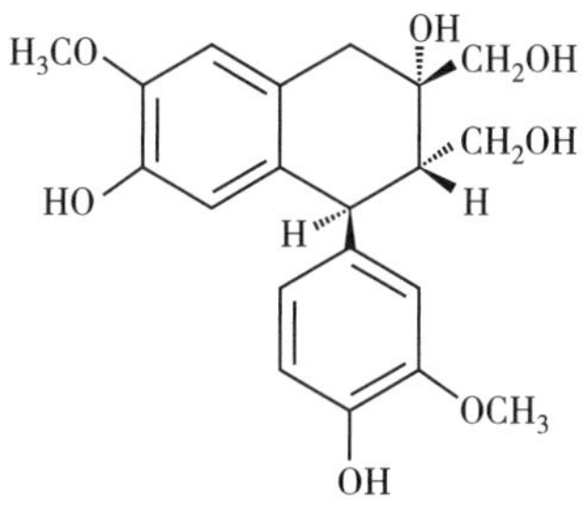

L10

图 3-2　杜仲中的木脂素类化合物结构

双环氧木脂素，又名双骈四氢呋喃型木脂素，是由单环氧木脂素脂肪烃链上的羟基缩合形成另一个四氢呋喃环而成，4-，4’- 位上多为羟基，易生成单糖苷或双糖苷。已报道的杜仲双环氧木脂素有 18 个，这些分子中的四氢呋喃环均以顺式立体构型骈合，旋光性多为右旋。目前从杜仲中分离得到的双环氧木脂素的结构都比较相似，只是烃基链或苯环上含氧取代基（如羟基、甲氧基）的种类、位置或立体构型不同。报道较多的双环氧木脂素是降压主要成分，包括松脂醇二葡萄糖苷［(+)-pinoresinol diglucopyranoside，PDG］、磷酸二酯酶抑制剂丁香脂素二葡萄糖苷［(+)-syringaresinol diglucopyranoside，SDG］和磷酸二酯酶抑制剂中脂素二葡萄糖苷［(+)-medioresinol diglucopyranoside，MDG］。

表 3-1　杜仲中的木脂素类化合物

编号	化合物	母核	取代基
1	(+)-Syringaresinol 丁香脂素	L1	$R_1=R_3=R_4=R_6$=OMe; $R_2=R_5$=OH; R_7=H
2	(+)-Syringaresinol 4'-O-β-D-glucopyranoside 丁香脂素葡萄糖苷	L1	$R_1=R_3=R_4=R_6$=OMe; R_2=OH; R_5=O-glc; R_7=H
3	(+)-Syringaresinol 4',4"-di-O-β-D-glucopyranoside 丁香脂素二葡萄糖苷	L1	$R_1=R_3=R_4=R_6$=OMe; $R_2=R_5$=O-glc; R_7=H
4	(+)-Medioresinol 中脂素	L1	$R_1=R_4=R_6$=OMe; $R_2=R_5$=OH; $R_3=R_7$=H
5	(+)-Medioresinol 4'-O-β-D-glucopyranoside 中脂素葡萄糖苷（Eucommin A 杜仲素 A)	L1	$R_1=R_4=R_6$=OMe; R_2=OH; R_5=O-glc; $R_3=R_7$=H
6	(+)-Medioresinol 4',4"-di-O-β-D-glucopyranoside 中脂素二葡萄糖苷	L1	$R_1=R_3=R_4=R_6$=OMe; $R_2=R_5$=O-glc; $R_3=R_7$=H
7	(+)-Pinoresinol 松脂素	L1	$R_1=R_4$=OMe; $R_2=R_5$=OH; $R_3=R_6=R_7$=H
8	(+)-Pinoresinol 4'-O-β-D-glucopyranoside 松脂醇葡萄糖苷	L1	$R_1=R_4$=OMe; R_2=O-glc; R_5=OH; $R_3=R_6=R_7$=H
9	(+)-Pinoresinol 4',4"-di-O-β-D-glucopyranoside 松脂醇二葡萄糖苷	L1	$R_1=R_4$=OMe; $R_2=R_5$=O-glc; $R_3=R_6=R_7$=H
10	(+)-Epipinoresinol 表松脂素	L2	$R_1=R_4$=OMe; $R_2=R_5$=OH; $R_3=R_6=R_7$=H
11	(+)-1-Hydroxypinoresinol 1- 羟基松脂素	L1	$R_1=R_4$=OMe; $R_2=R_5=R_7$=OH; $R_3=R_6$=H
12	(+)-1-Hydroxypinoresinol 4',4"-di-O-β-D-glucopyranoside 1- 羟基松脂素二葡萄糖苷	L1	$R_1=R_4$=OMe; $R_2=R_5$=O-glc; $R_3=R_6$=H; R_7=OH
13	(+)-1-Hydroxypinoresinol 4'-O-β-D-glucopyranoside 1- 羟基松脂素 -4'- 葡萄糖苷	L1	$R_1=R_4$=OMe; R_5=O-glc; $R_3=R_6$=H; $R_2=R_7$=OH
14	(+)-1-Hydroxypinoresinol 4"-O-β-D-glucopyranoside 1- 羟基松脂素 -4"- 葡萄糖苷	L1	$R_1=R_4$=OMe; R_2=O-glc; $R_3=R_6$=H; $R_5=R_7$=OH
15	(−)-Hedyotol C 4",4"'-di-O-β-D-glucopyranoside 耳草素 -4",4"' 二糖苷（愈创木基甘油 -β- 中脂素醚二葡萄糖苷）	L3	$R_3=R_4=R_5$=OMe; R_2=O-glc; R_1=H
16	(−)-Syringyglycerol-β-syringaresinol ether4",4"'-di-O-β-D-glucopyranoside 丁香丙三醇 -β- 丁香脂素醚二糖苷	L3	$R_1=R_3=R_4=R_5$=OMe; R_2=O-glc
17	Hedyotol C 4',4"-di-O-β-D-glucopyranoside 耳草醇 C 4',4"-O- 二吡喃葡萄糖苷	L4	$R_1=R_2$=glc
18	Hedyotol C 4',4"-O-di-O-β-D-glucopyranoside 耳草醇 C 4',4"-O- 二吡喃葡萄糖苷	L4	R_1=H; R_2=glc-glc

编号	化合物	母核	取代基
19	β-Glucopyranoside 松脂素香草酸醚二糖苷	L5	R=H
20	(+)-Syringaresinol vanillic acid ether di-*O*-β-glucopyranoside 丁香素香草酸醚二糖苷	L5	R=OMe
21	(−)-Olivil 橄榄素	L6	$R_2=R_3$=OMe; $R_1=R_4$=OH
22	(−)-Olivil 4'-*O*-β-*D*-glucopyranoside 橄榄素 -4'- 葡萄糖苷	L6	$R_2=R_3$=OMe; R_1=OH; R_4=O-glc
23	(−)-Olivil 4''-*O*-β-*D*-glucopyranoside 橄榄素 -4''- 葡萄糖苷	L6	$R_2=R_3$=OMe; R_1=O-glc; R_4=OH
24	(−)-Olivil 4',4''-di-*O*-β-*D*-glucopyranoside 橄榄素二葡萄糖苷	L6	$R_2=R_3$=OMe; $R_1=R_4$=O-glc
25	(−)-Citrusin B 柑橘素 B	L7	R_1=glc; $R_2=CH_2OH$; R_3=OMe
26~27	(+)-Erythro and threo-guaiacylglycerol-β-conifery aldehyde ether 愈创木基丙三醇 -β- 松柏醛醚(赤、苏式)	L7	$R_1=R_3$=H; R_2=CHO
28	(−)-Dehydrodiconiferyl 4,γ'-di-*O*-β-*D*-glucopyranoside 脱氢二松柏醇二糖苷	L8	
29~30	Erythro and threo-dihydroxydehydrodiconi-feryl alcohol 二羟基脱氢二松柏醇(赤、苏式)	L9	R=OH
31	(+)-Dihydrodehydrodiconiferyl alcohol 二氢二羟基脱氢二松柏醇	L9	R=H
32	(+)-Cyclo-olivil 环橄榄素	L10	/
33	(7*R*,8*S*,8'*R*)-4,9,4',8'-Tetrahydroxy-3,3'-dimethoxy-7,9'-monoepoxylignan (7*R*,8*S*,8'*R*)-4,9,4',8'- 四羟基 -3,3'- 二甲氧基 -7,9'- 单环氧木脂素	–	–
34	Erythro-guaiacyl-glycerol-β-coniferyl aldehyde ether 赤藓素 - 愈创木基 - 甘油 -β- 松柏基醛醚	–	–
35	8-Hydroxypinoresin 8- 羟基松脂素	–	–

单环氧木脂素,又名四氢呋喃型木脂素,由两分子苯丙素侧链连接,单侧聚合成呋喃环。两侧苯环在 3,3',4,4' 位上有取代基(羟基或甲氧基),4,4' 位上多为羟基,易生成单糖苷或

二糖苷。根据取代基位置的不同,结构骨架可分为 7-O-9' 和 7-O-7' 和 9-O-9' 型。已报道的杜仲单环氧木脂素有 4 个,均属于 7-O-9' 型,旋光性均是左旋。

新木脂素则是由一个苯丙素的脂肪烃基碳和另一个苯丙素的苯环直接相连构成。已报道的杜仲新木脂素类化合物母核结构有两种,共 7 个化合物,包括以 L6 为母核的 8-O-4 型新木脂素,以 L7、L8 为母核的 7-O-4、8-5 型新木脂素等。

(二) 杜仲木脂素的理化性质

松脂醇二葡萄糖苷,分子式 $C_{32}H_{42}O_{16}$,分子量 682.67。白色块状晶体,熔点为 225~227℃,$[\alpha]_D^{22}$ -24.1℃ (c=0.1,MeOH),$[\alpha]_D^{24}$ -27.3℃ (H_2O);可溶于水、甲醇和乙醇,但不溶于石油醚、乙醚和三氯甲烷;UV(H_2O)λ_{max} 为 227、278nm。

中脂素二葡萄糖苷为无色针状晶体,熔点 222℃,能溶于水、甲醇和乙醇;$[\alpha]_D^{24}$ -9.1°(c=0.1,pyridine)。UV(H_2O)λ_{max} 为 225、275nm。

三、杜仲木脂素的提取分离方法

(一) 提取方法

杜仲木脂素的提取方法主要有超声波法、热回流法、酶法、半仿生法等。

1. 超声波法 超声波法具有快速、简便、高效、经济等诸多优点,已被广泛应用于植物活性成分的提取。彭密军课题组在单因素试验的基础上,通过正交试验设计方法,对超声波辅助提取杜仲总木脂素的工艺条件进行了优化。结果表明,1g 杜仲总木脂素的最佳超声波辅助提取工艺为:使用体积分数为 65% 的乙醇,液料比 20∶1(ml/g),浸泡 12h 后,超声波辅助提取 45min,超声波功率 250W,提取 1 次。在此试验条件下,提取所得杜仲总木脂素的质量分数为 7.652%,提取率为 97.75%。

另外,作为极具吸引力的绿色溶剂,离子液体没有显著蒸气压,极性较强,黏度相对较低,环境友好,酸性可调,液态温度区间大,被越来越多地应用于天然产物的提取。其原理为利用离子的阳离子表面活性剂的增溶作用,以及超声的空化效应加速离子穿透组织。彭密军课题组还采用超声波辅助离子液体(ILs)提取杜仲皮总木脂素,响应面法优化提取工艺,筛选出杜仲皮总木脂素的最佳工艺为:0.87mol/L 的 [C_4mim]BF_4 溶液,液料比 18∶1ml/g,浸泡时间 2h,提取 1 次,提取温度 54℃,提取时间 30min,总木脂素得率为 11.03%。比用乙醇超声波辅助法提取时高 40.87%。该工艺提取时间短、能耗低、操作简便、提取效率高、所需溶剂少,为杜仲资源的深度开发利用提供了一定的依据。

邓翀等使用正交试验设计优化杜仲总木脂素提取工艺,确定杜仲木脂素的最佳提取工艺为甲醇浓度 75%,溶媒用量为 8 倍,超声时间 40min。但目前中药工业化生产以加热回流和煎煮法为主,而超声提取方法由于现代仪器设备的限制,主要用于实验室中药及其制剂分析方面,该提取方法的建立为杜仲及其制剂化学成分分析提供了参考。

2. 热回流法 杜仲中有效活性成分一般是极性较强的水溶性成分,常用甲醇、乙醇和水来提取。陈晓青等对杜仲松脂醇二葡萄糖苷(PDG)提取、纯化工艺进行了研究,得到杜仲 PDG 的最佳提取条件:提取溶剂为体积分数为 60% 的乙醇溶液、60℃,提取 2 次,每次提取 60min,PDG 的提取率为 90.21%。潘亚磊等采用 Plackett-Burman 试验设计、响应面分析法优化筛选出乙醇回流法提取杜仲总木脂素的最佳工艺为:10 倍量的 62% 乙醇溶液,提取113min,提取温度 72℃,杜仲皮粉碎程度 40 目,提取次数 2 次。

3. 酶法 酶法提取主要是利用酶催化时的高选择性和高效性,较温和地分解植物组织,从而破坏细胞壁,减少溶剂提取时的传质阻力,加快有效成分的溶出速率的提取方法。对于一些活性物质被细胞壁包围不易提取的原料可以采用酶法提取。任治军等研究了一种制取杜仲中松脂醇二葡萄糖苷的方法,采用纤维素酶辅助温水提取杜仲中的松脂醇二葡萄糖苷,溶出率可达到 90% 以上,水提温度较低、提取时间缩短。彭密军课题组同时采用了纤维素酶法辅助提取总木脂素和松脂醇二葡萄糖苷,最终确定使用 pH 值为 4 的水溶液,液料比 15:1(ml/g),浸泡 12h 后,加入经 40℃活化 10min 后的纤维素酶 0.7%,在 60℃水浴中酶解 3h,提取 1 次。在此试验条件下,杜仲总木脂素的得率为 8.309%,提取率为 93.27%。

4. 半仿生法 半仿生提取(semi-bionic extraction,SBE)是根据中药有效成分大部分未知的情况,利用"灰思维方式",将整体与分子药物研究方法相结合,从生物药剂学的角度出发,模仿口服给药和药物经胃肠道转运的原理,先后用一定 pH 值的酸性溶液和碱性溶液提取,然后将提取液过滤、浓缩、制剂的一种方法。该方法体现了中医治病多成分作用的理论,还可以缩短生产周期,降低成本。柳娜研究了半仿生提取杜仲 PDG,最佳工艺条件为:65%乙醇,第一煎浸提液 pH 值为 7,第二煎浸提液 pH 值为 9,提取温度 70℃,提取时间分别为1.5h、1h。PDG 的平均得率为 0.612%,高于常规溶剂提取(0.499%)。

(二)分离纯化方法

目前,中药活性成分纯化处理技术很多,其中相对成熟且比较常用的主要有:超临界萃取技术、膜分离技术、树脂吸附分离技术、液固分离技术、制备色谱技术等。PDG 的分离纯化方法主要包括离心分离法、溶剂萃取法、活性炭吸附法、树脂吸附法、凝胶色谱柱层析法、硅胶柱层析法等。常多种方法并用达到分离纯化的目的。

彭密军课题组采用三步纯化得到高纯度的松脂醇二葡萄糖苷。采用大孔吸附树脂 -C_{18}反相硅胶柱层析 - 正相硅胶柱层析联用,对杜仲 PDG 进行纯化研究,大幅度提高了杜仲PDG 的纯度。先用 AB-8 树脂制得含量为 71.61% 的杜仲总木脂素有效部位,以及含量为8.070% 的 PDG 粗品。用 C_{18} 反相硅胶柱层析对经 AB-8 树脂纯化后的 PDG 粗品进行纯化,得到含量为 53.12% 的 PDG 产品。再用正相硅胶柱层析对经 C_{18} 纯化后的产品进一步纯化,得到含量为 91.50% 的 PDG 产品。

柳娜等采用溶剂萃取法进行一次纯化,再采用大孔吸附树脂优化纯化工艺,最后采用硅胶柱色谱法同时分离、纯化杜仲中松脂醇二葡萄糖苷和丁香脂素二葡萄糖苷。①溶剂萃取一次纯化:用乙酸乙酯萃取三次,萃取条件为:V(乙酸乙酯)/V(提取液)=2:1;乙酸乙酯萃余液再用正丁醇萃取三次,萃取条件为 V(正丁醇)/V(萃余液)=2:1。合并正丁醇的萃取液,减压蒸馏,回收正丁醇,并蒸至近干,得膏状物,用蒸馏水溶解定容。②大孔吸附树脂二次纯化:选用 S-8 型大孔吸附树脂对杜仲中 PDG 和 SDG 进行二次纯化。取处理好的树脂装柱,然后将经过初步纯化的杜仲提取液缓慢倒入层析柱,依次用不同浓度的乙醇溶液进行梯度洗脱,收集乙醇浓度为 40% 的洗脱液,减压浓缩至干,得浸膏。③硅胶柱层析分离制备 PDG 和 SDG:将上述二次纯化后所得杜仲浸膏用甲醇超声溶解,拌入预处理后的硅胶,搅拌均匀后,置于 60℃ 水浴中加热,挥发除去甲醇。将上述硅胶干法装入层析柱中,用不同配比的三氯甲烷∶甲醇(25/1,24/1,23/1,……1/1,1/2……1/25)的混合溶液作洗脱剂,按极性由小到大的顺序洗脱,高效液相色谱法跟踪测定含量。合并配比为(12/1)~(8/1) 和 (7/1)~(4/1)的洗脱液,减压蒸馏,分别得到 SDG 和 PDG 粗品,重复操作 2 次,合并洗脱剂配比为 8/1 和 4/1 洗脱液组分,减压蒸馏,冷冻干燥后,分别得到化合物 SDG 和 PDG 纯品,高效液相色谱法测得其纯度为 91.73%、90.86%。

吴卫华采用大孔吸附树脂制备木脂素提取物,结合凝胶柱纯化得到松脂醇二糖苷。杜仲皮回流提取的浓缩液,经 HP-700 大孔吸附树脂柱,依次用水、50% 乙醇洗脱,收集 50% 乙醇洗脱部分,得到木脂素初提物(紫外检测其含量为 71.2%)。将上述回流提取的浓缩液,经 HP-700 大孔吸附树脂柱,先用水洗脱,再用 1%NH$_3$·H$_2$O 过柱,再用 45% 乙醇洗脱,收集 45% 乙醇洗部分。将 45% 乙醇洗部分浓缩后用 Sephadex LH-20 凝胶柱吸附,用水洗脱,洗脱液再经 RPC-C$_{18}$ 柱吸附,用 30% 甲醇洗脱,洗脱液再经 Sephadex LH-20 凝胶柱吸附,用水洗脱,最后洗脱液进制备色谱,用 15% 甲醇洗脱,收集 11min 高峰流份,冷冻干燥,得白色粉末。得到的粉末用 HPLC 面积归一化法测得松脂醇二糖苷的纯度为 98.8%。

第五节　杜仲环烯醚萜及其苷类

一、概述

环烯醚萜类化合物是由植物中臭蚁二醛转变而来的单萜类化合物,在杜仲叶中含量丰富,达到 1% 以上。目前已从杜仲皮、叶中分离出 24 种环烯醚萜类成分(表 3-2),其中对京尼平苷酸(geniposidic acid,GPA)、京尼平苷(geniposide,GP)、桃叶珊瑚苷(aucubin,AU)等研究最多。环烯醚双键性质活泼,羟基呋喃环极不稳定,而苷易被酶和酸水解,是导致杜仲叶在采摘过程中容易变黑的主要原因。此外,杜仲叶中还含有结构上与环烯醚萜类化合物不同而代谢途径相似的 5 种杜仲醇及其类似化合物,杜仲醇为裂环环烯醚萜类化合物,只存在于杜仲中,其他来源未见报道,是杜仲的特异性成分。

二、杜仲环烯醚萜类的结构与理化性质

环烯醚萜类化合物是植物中的臭蚁二醛转变而来的单萜类化合物,杜仲皮中报道过环烯醚萜类化合物的结构母核有 6 种,如图 3-3、表 3-2 所示。

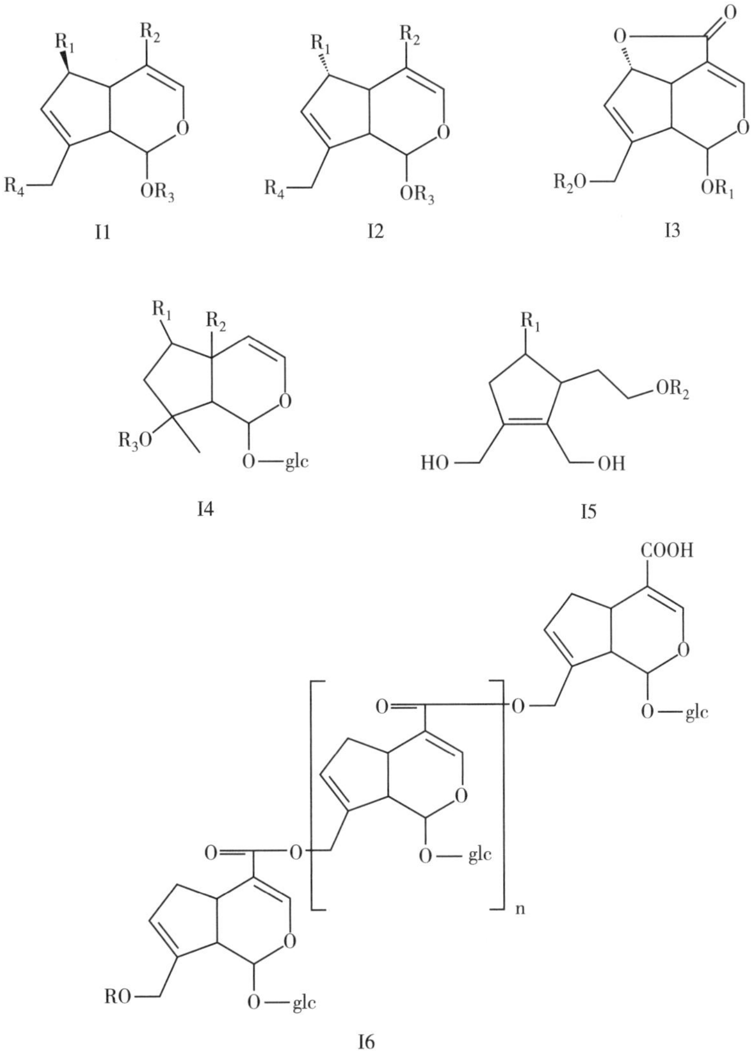

图 3-3　杜仲环烯醚萜类化合物母核

表 3-2　杜仲中的环烯醚萜类化合物

编号	化合物	母核	取代基
1	Geniposide 京尼平苷	I1	R_1=H,R_2=COOCH$_3$,R_3=glc,R_4=OH
2	Geniposidic acid 京尼平苷酸	I1	R_1=H,R_2=COOH,R_3=glc,R_4=OH
3	Genipin 京尼平	I1	R_1=R_3=H,R_2=COOCH$_3$,R_4=OH
4	Aucubin 桃叶珊瑚苷	I1	R_1=R_4=OH,R_2=H,R_3=glc
5	Ulmoside 杜仲苷	I1	R_1=-O-α-D-glc,R_2=R_3=H,R_4=OH
6	Scandoside 10-*O*-acetate 鸡屎藤苷 10-*O*- 乙酸酯	I1	R_1=OH,R_2=COOH,R_3=glc,R_4=OAc
7	Asperuloside acid 车叶草苷酸	I2	R_1=OH,R_2=COOH,R_3=glc,R_4=OAc
8	Deacetylasperuloside acid 去乙酰基车叶草苷酸	I2	R_1=R_4=OH,R_2=H,R_3=glc
9	Ajugoside 筋骨草苷	I2	R_1=OH,R_2=R_3=H
10	Harpagide acetate 玄参苷乙酸酯	I2	R_1=R_2=OH,R_3=Ac
11	Reptoside 雷扑妥苷	I3	R_1=R_3=H,R_2=OH
12	Cucommiol	I3	R_1=OH,R_2=H
13	Cucommiol- I	I3	R_1= OH,R_2=glc
14	Cucommiol- II	I4	R_1=-O-glc,R_2=H
15	Dcoxycucommiol	I4	R_1=R_2=H
16	Geniposidic acid of trimer	I6	R=H,n=1
17	Mono acetate geniposidic acid of trimer	I6	R=H,n=2
18	Geniposidic acid of tetramer	I6	R=Ac,n=1
19	Mono acetate geniposidic acid of tetramer	I6	R=Ac,n=2
20	Asperuloside 车叶草苷	I3	R_1=glc,R_2=Ac
21	Encommiol 杜仲醇	–	–
22	Encommioside 杜仲醇苷	–	–

编号	化合物	母核	取代基
23	Harpagide acetate 哈帕苷丁酸酯	–	–
24	Reptoside 雷扑妥苷	–	–
25	Asperulosidic acid 车叶草酸	–	–
26	Daphylloside 交让木苷	–	–
27	Paederosidic acid methyl ester 鸡屎藤苷甲酯	–	–
28	Loganin 马钱素	–	–
29	8-epi-Loganin 8- 表马钱素	–	–
30	7-epi-Loganin 7- 表马钱素	–	–
31	6-alpha-Hydroxygeniposide 去乙酰基车叶草苷酸甲酯		

三、杜仲环烯醚萜类的提取分离方法

环烯醚萜类化合物是一类生物活性很强的化合物,理化性质不稳定,容易氧化变性,在环烯醚萜类在杜仲各部位中都有相当含量。环烯醚萜苷类易溶于水、甲醇、乙醇,可溶于正丁醇,难溶于三氯甲烷、乙酸乙酯、乙醚、石油醚。目前对于杜仲各部位的环烯醚萜类化合物提取和分离方法不是很多,主要步骤是粗提、除杂、分离。目前实验室多采取溶剂法提取环烯醚萜苷,主要是用乙醇 - 水溶液作溶剂,提取液回收溶剂后,用水稀释,然后经过大孔吸附树脂进行粗分,再通过硅胶柱细分;或者经过正丁醇萃取,得总苷,制成拌样直接上硅胶柱分离。分离有用正相柱分离的,也有用反向柱分离的。但是杜仲中的环烯醚萜类化合物极性差异大,分离起来难度较大,所以也有先分出几个组分,然后经过制备液相分离出单体的。

(一) 粗提

环烯醚萜苷类化合物的极性强,一般选择极性较大的溶剂提取。目前所采用的主要是60%~80% 的乙醇溶液。提取的温度不宜过高,否则此类化合物可能会被破坏变质,如桃叶珊瑚苷。提取的时间也不宜太长,否则可能会氧化变质。

（二）除杂

粗提物除杂的方法一般分为两种：一种是溶剂提取法，即将经粗提浓缩的粗提物分散于水中，先用石油醚、乙醚或三氯甲烷等弱极性溶剂提取除去脂溶性杂质，再用水饱和的正丁醇萃取，除去水溶性杂质，即得到总苷。另一种方法是使用大孔吸附树脂除杂。这种方法是将粗提物悬浮于水，直接通过树脂柱，苷类被吸附，先用水洗，除去糖类等大极性物质，再用不同浓度的乙醇-水溶液洗脱。这种方法不仅除去了杂质，还对总苷实行了初步分离，可将总苷分成几部分，还可以有效地去除色素，但缺点是溶剂回收困难。这两种方法可以联合使用。

（三）分离

总苷的分离主要采用柱色谱分离，填料以硅胶为主。除使用常规的正向硅胶柱层析外，还可选用反向硅胶、大孔吸附树脂及葡聚糖凝胶柱层析等，可使分离效果显著提高。反向柱层析是环烯醚萜苷类化合物的分离和纯化常用的方法，最常用的是烷基键合硅胶 ODS（C_{18} 反向填料），该法主要选用水和醇以不同的比例组成混合液洗脱，对于极性大的化合物有较好的分离效果，而且对样品的吸附残留比较少，可减少样品损失。杜仲种子中杜仲总苷的分离就是采用这种方法。

近年来，双水相萃取被广泛应用于生物化学和生物化工、天然活性产物等领域。双水相萃取（aqueous two-phase extraction，ATPE）的原理与水-有机相萃取的原理相似，依据物质在两相间的选择性分配来分离物质。双水相萃取体系具有独特性质，与传统方法相比，具有如下优点：不存在有机溶剂残留、分相时间短、能除去大量杂质和固体物质、易于工程放大和连续操作等。

目前杜仲环烯醚萜类化合物研究较多为桃叶珊瑚苷和京尼平苷酸。彭胜等研究了双水相体系萃取分离杜仲黄酮和桃叶珊瑚苷。郑杰等研究表明杜仲叶桃叶珊瑚苷的最佳提取工艺为：料液比 1∶12，酶解 pH 值 6.0，酶用量 0.4%，酶解温度 50℃，酶解时间 50min，溶出量可达 17.892mg/g。曹慧等采用纤维素酶法提取杜仲中降压活性成分，通过正交试验确定京尼平苷酸和京尼平苷最佳提取工艺条件。结果表明，提取京尼平苷酸的最佳工艺参数：温度 45℃，介质 pH 值 5，酶解时间 1h，每 100g 杜仲需纤维素酶 0.3g，提取率达到 1.58%；提取京尼平苷的最佳工艺参数为：温度 45℃，介质 pH 值 7，酶解时间 0.5h，每 100g 杜仲需纤维素酶 0.2g，提取率达到 0.26%。与传统水浸提取工艺相比，该方法提取率提高 9.09%~14.45%。

第六节 杜仲黄酮及其苷类

一、概述

黄酮类（flavonoides）化合物是色原酮或色原烷的衍生物，其母核结构是 2-苯基色原酮,是一种碳骨架为 C_6-C_3-C_6 结构的天然化合物。自然界中黄酮类化合物一部分是以苷元形式存在,另一部分则以结合糖苷的形式存在。

二、杜仲黄酮类的结构与理化性质

黄酮类化合物的物理形态一般为结晶性固体,也有极少部分呈无定型粉末,颜色多与其结构中的共轭体系和取代基种类、位置及数量有密切关系。黄酮苷元不溶或较难溶于水,易溶于甲醇、乙醇和乙酸乙酯等有机溶剂或碱性溶液;黄酮苷则易溶于水、甲醇和乙醇等极性较强的溶剂,其水溶性随糖链变长而增大,但难溶或者不溶于苯及三氯甲烷等有机溶剂。杜仲黄酮类化合物主要集中于杜仲雄花及杜仲叶中。

已经发现的杜仲黄酮主要以黄酮醇类物质为主,包括槲皮素(quercetin)、山奈酚(kaempferol)、芦丁(槲皮素 -3-O- 芸香糖苷,rutin)、紫云英苷(山奈酚 -3-O-β-D- 葡萄糖苷,astragalin)、槲皮苷(槲皮素 -3- 鼠李糖苷,quercitrin)、异槲皮苷(槲皮素 -3-O-β-D- 葡萄糖苷,isoquercitrin)、金丝桃苷(槲皮素 -3- 半乳糖苷,hyperin)、槲皮素 -3-O-β-D- 木糖基 -(1→2)-β-D- 葡萄糖苷、山奈酚 -3-O-α-L- 鼠李糖基 -(1→6)-β-D- 葡萄糖苷、槲皮素 -3-O-α-L- 阿拉伯糖 -(1→2)-β-D- 葡萄糖苷等。杜仲中黄酮苷元主要是槲皮素和山奈酚。赵德义等通过 HPLC 指纹图谱标识也发现,杜仲黄酮与银杏黄酮很相近,均含槲皮素和山奈酚。

Naamura T 从杜仲叶中分离鉴定出 5 种黄酮类化合物,即槲皮素(quercetin)、槲皮素 -3-O-β-D- 吡喃葡萄糖、槲皮素 -3-O-β-D- 吡喃木糖 -(12)吡喃葡萄糖、山奈酚 -3-O-α-L- 鼠李糖 -(1→6)-β-D- 吡喃葡萄糖及山奈酚 -3-O-6- 己酰 -D- 吡喃葡萄糖。成军等人从杜仲叶中分离得到了 7 种黄酮类物质,包括山奈酚、槲皮素、紫云英苷、陆地锦苷、芦丁等,其中紫云英苷为首次从杜仲中获得。此外,采用 HPLC 指纹图谱对杜仲黄酮、银杏黄酮和沙棘黄酮进行了比较,发现杜仲黄酮和银杏黄酮很相近,杜仲黄酮、银杏黄酮和沙棘黄酮三者均富含槲皮素。

三、杜仲黄酮类的提取分离方法

(一) 乙醇回流提取

精密称取通过微型植物试样粉碎机粉碎的杜仲样品 5.0g,加入 60% 乙醇,回流提取 2 次,每次 2h,抽滤,合并滤液,旋转蒸发并减压浓缩,最后用上述浓度的甲醇溶液定容至 10ml,摇匀,以 0.45μm 微孔滤膜滤过,即得。

(二) 水回流提取

精密称杜仲粉末 5.0g,加入 100ml 蒸馏水,回流提取 2 次,每次 2h,合并提取液,旋转蒸发并减压浓缩,最后用二次蒸馏水定容至 10ml,摇匀,以 0.45μm 微孔滤膜滤过,即得。

（三）超声提取

精密杜仲粉末5.0g,加入60%乙醇100ml超声提取2次,每次1h,合并提取液,旋转蒸发并减压浓缩,最后用上述浓度的甲醇溶液定容至10ml,摇匀,以0.45μm微孔滤膜滤过,即得。

（四）微波提取

精密称取按上述方法粉碎的杜仲5.0g,加入60%乙醇100ml在微波功率200W条件下,提取2min,过滤,微波提取两次,合并滤液,旋转蒸发并减压浓缩,最后用上述浓度的甲醇溶液定容至10ml,摇匀,以0.45μm微孔滤膜滤过,即得。

第七节 杜仲苯丙素类

一、概述

苯丙素类物质广泛存在于杜仲根皮、茎皮、绿叶、落叶中,迄今为止,从杜仲中能分离得到绿原酸(chiorogenic acid,CA)、咖啡酸、松柏酸、丁香苷、香草酸等多种苯丙素类物质。目前对苯丙素的报道主要集中在杜仲叶中含量较高的绿原酸。

绿原酸由咖啡酸和奎尼酸脱水酯化形成,其药用成分为咖啡酰部分。植物中绿原酸的生物合成包括了一系列的酶促反应。在酶的催化下,葡萄糖转化成莽草酸(shikimic acid),后者再转化成丙氨酸,最后经过合成酶作用得到绿原酸(图3-4)。

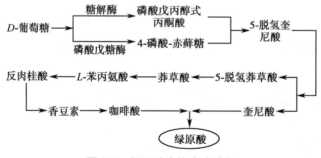

图3-4　绿原酸生物合成途径

二、杜仲苯丙素类的结构与分类

苯丙素类是结构中含有一个或多个C_6-C_3单元的天然有机化合物群,是形成木脂素的前体物质,它广泛存在于杜仲皮、叶、茎中。迄今为止,对苯丙素类的研究报道主要集中在绿原酸、香草酸等活性成分方面,对绿原酸含量和活性研究最多,杜仲全树均含有绿原酸,因此,它的含量也常作为评价杜仲叶品质的重要依据。从杜仲中分离出来的苯丙素类化合物有 16 种,见表 3-3。

表 3-3　杜仲中的苯丙素类化合物

编号	中文名称	英文名称
1	咖啡酸	Caffeic acid
2	咖啡酸乙酯	Ethyl caffeic acid
3	二氢咖啡酸	Dihydrocaffeic acid
4	松柏醇	Coniferol
5	松柏苷	Coniferin
6	愈创木丙三醇	Guaiac triglycerol
7	紫丁香苷	Syringin
8	3,4-羟基苯丙酸	3,4-Hydroxybenzoic acid
9	绿原酸	Chlorogenic acid
10	绿原酸甲酯	Methyl chlorogenate
11	香草酸	Vanillic acid
12	对羟基肉桂酸	Hydroxycinnamic acid
13	寇布拉苷	Kaobraside
14	C-藜芦酰乙二醇	C-veratroylglycol
15	β-羟基-3-甲氧基-4-羟基苯乙酮	β-Hydroxy-3-methoxy-4-hydroxyacetophenone
16	3-羟基-4-甲氧基肉桂醛	3-Hydroxy-4-methoxycinnamaladehyde

三、杜仲苯丙素类的检识与理化性质

绿原酸(图 3-5)的半水合物为针状结晶,110℃变为无水化合物,熔点 208℃,旋光度为 -35.2°(浓度为 2.8%)。25℃时在水中溶解度仅为约 4%,易溶于醇和丙酮,微溶于乙酸乙酯。

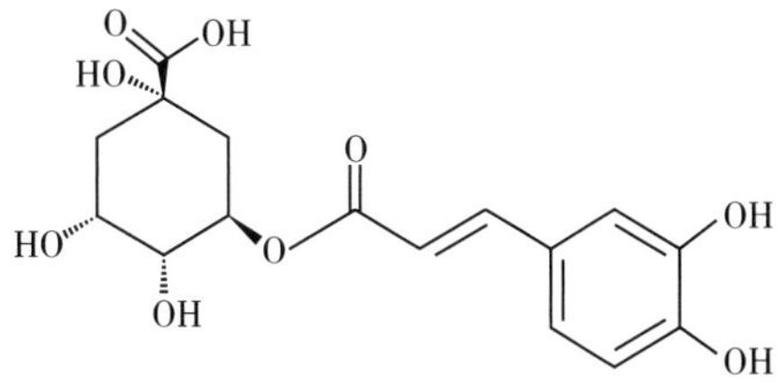

图 3-5　绿原酸结构式

四、杜仲苯丙素类的提取分离方法

中药粗提物由于成分复杂,需要分离纯化除杂后才能得到纯度较高的产品。所以中药有效成分的分离是把控中成药生产的最关键环节,也是影响中药质量的关键问题。为解决中药杂质多、剂型大、药含量少的问题,目前已有多种中药分离手段。普通实验室绿原酸分离纯化方法如下:

（一）有机溶剂提取法

该方法是利用绿原酸较易溶于丙酮、乙醇、甲醇等极性有机溶剂的特性来提取绿原酸。高锦明等人采用混合溶剂来提取杜仲叶中绿原酸及其他生物活性成分，此法所得绿原酸的得率为3.69%，纯度为58.7%，说明混合溶剂提取是一种比较理想的方法。刘军海等人采用丙酮作为溶剂来提取杜仲叶中的绿原酸，其效果较好，采用丙酮提取能够抑制醇溶性色素及蛋白质的析出，利于绿原酸的纯化。采用有机溶剂提取法能量消耗少，纯度高，而且产品得率高，所得粗产品容易分离纯化，提取所需工艺简单，且投资小，比较适合产业化生产，但是溶剂回收成本代价较高。

（二）水提法

该法利用绿原酸易溶于水的特性，以水作为溶剂提取。戚向阳等在低温40℃提取杜仲叶中绿原酸，经树脂吸附纯化，粗品得率达到3.0%~4.2%，纯度达到10.0%~23.73%。刘宗林等采用高温提取杜仲叶中绿原酸，提取率高达17.0%~21.82%，绿原酸含量达3.33%~4.44%。水提工艺简单，成本低，投资少，但能耗高，生产周期长，废水量大，而且在提取时，大量的水溶性物质如蛋白质、多糖、鞣质、黏液等杂质易析出，过滤十分困难，导致产品纯度低。

（三）酶法

此法是利用适当的酶来处理杜仲叶，再用醇来进一步提取绿原酸的一种方法。酶法提取反应条件温和，所得绿原酸得率高，但采用酶法处理，生产成本也相对较高，目前仅用于实验室研究。

（四）超临界流体萃取法

由于绿原酸对热不稳定，其提取不能在高温下进行，采用超临界 CO_2 作为溶剂提取绿原酸，可通过调节压力大小来控制温度，而且超临界提取法合并了蒸馏和萃取法，可以节省能源，并且能够得到较高的产品纯度。但超临界萃取设备昂贵，投资和维护耗资较高，目前此法还没有用于大规模的工业生产。

（五）超声辅助提取法

超声波作为一种均匀的球面机械波，能够产生高加速度、强烈振动、搅拌作用及强烈空化作用，因此常用作溶剂的辅助提取，此法可以加速绿原酸进入溶剂，缩短了提取时间，避免了溶剂浪费及高温导致的绿原酸分解。李多伟等考察了绿原酸的超声提取工艺，确定其最佳提取工艺为：用75%乙醇作为溶剂，在料液比为1∶10的条件下，超声提取2次，每次提取30min。

（六）大孔吸附树脂

NKA-2型大孔树脂对绿原酸有较好的选择性，其吸附率和解吸率分别为99.67%和62.8%，盐酸调整洗脱液的pH值为3，洗脱液的体积分数为30%时，洗脱效果最好。澄清后的绿原酸粗提液经乙酸乙酯萃取除去黄酮，再用NKA-2型树脂进行梯度洗脱，可得到纯度为 76.3% 的绿原酸。彭小文等通过使用分离膜对杜仲叶水提液除杂、浓缩,并通过 HPD400A 型树脂大孔树脂进一步纯化制取绿原酸。该工艺绿原酸转移率为 87.9%,产品纯度为 57.5%。

五、杜仲苯丙素类的开发与应用

苯丙素类在杜仲皮、雄花、叶中都有分布。杜仲中主要的苯丙素类成分为绿原酸。研究表明绿原酸具有广泛的抗菌、抗病毒、抗氧化、降压、兴奋中枢神经及显著增加胃肠蠕动和促进胃液分泌等药理作用,用于治疗皮肤病、急性咽喉炎、急性细菌性感染等疾病,对子宫出血、月经过多,以及消化系统、生殖系统和血液系统疾病等均有显著的疗效。此外,绿原酸还具有与肾上腺素类似的作用,是保健食品、食品、药品、化妆品等的重要原料。绿原酸在医药制剂上的应用越来越广泛,是目前国际公认的"植物黄金"。

第八节 杜仲甾醇及三萜类

一、杜仲甾醇及三萜类的结构与分类

甾醇类及三萜类化合物在自然界中广泛存在。目前从杜仲中分离鉴定出的甾醇类及三萜类化合物共有 12 种(表 3-4)。

表 3-4 杜仲中的甾醇及三萜类化合物

编号	中文名称	英文名称
1	白桦脂醇	Betulin
2	白桦脂酸	Betulinic acid
3	胡萝卜苷	Daucosterol
4	杜仲二醇	Eucommia ulmoides diol
5	地黄素 C	Rehmannia pigment C
6	β-谷甾醇	β-Sitosterol
7	–	1,4α,5,7α-tetrahydro-7-hydroxymethyl-cyclopenta [c]pyran-4-carboxylic methyl ester
8	–	Ulmoidol
9	杜仲丙烯醇	Ulmoprenol
10	熊果酸	Ursolic acid
11	羽扇豆醇	Lupeol
12	–	3-O-Laurylbetulinic acid

二、杜仲甾醇及三萜类的检识与理化性质

(一) β-谷甾醇

β-谷甾醇(β-sitosterol)是植物甾醇类成分之一(图3-6),属于四环三萜类化合物,为无色针状结晶,易溶于三氯甲烷、石油醚,难溶于甲醇、丙酮、乙酸乙酯等有机溶剂,熔点139~142℃,比旋光度 −28°(c=2,CHCl₃),相对密度 0.97g/cm³。紫外光灯(254nm)下无暗斑,紫外光灯(365nm)下无荧光,其5%硫酸乙醇溶液显紫红色,5%磷钼酸乙醇溶液显蓝色。¹H-NMR 谱图高场部分出现6个甲基峰,这是甾体类化合物的特征之一。

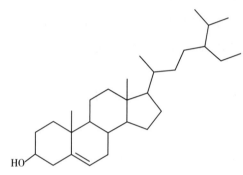

图3-6　β-谷甾醇结构式

(二) 白桦脂醇

白桦脂醇为白色结晶粉末,溶于乙醇、三氯甲烷和苯,微溶于冷水、石油醚等,难溶于甲醇、丙酮、乙酸乙酯等有机溶剂。紫外光灯(254nm)下无暗斑,紫外光灯(365nm)下无荧光,其5%硫酸乙醇溶液显紫红色,5%磷钼酸乙醇溶液显蓝色。熔点为256~257℃ (图3-7)。

(三) 白桦脂酸

白色结晶粉末,不溶于水,微溶于甲醇、乙醇、丙酮,易溶于四氢呋喃、吡啶。紫外光灯下无暗斑和荧光。熔点295~298℃,比旋光度 +7.5° (c=0.37,in pyridine),折射率7.8°(c=0.9, pyridine) (图3-8)。

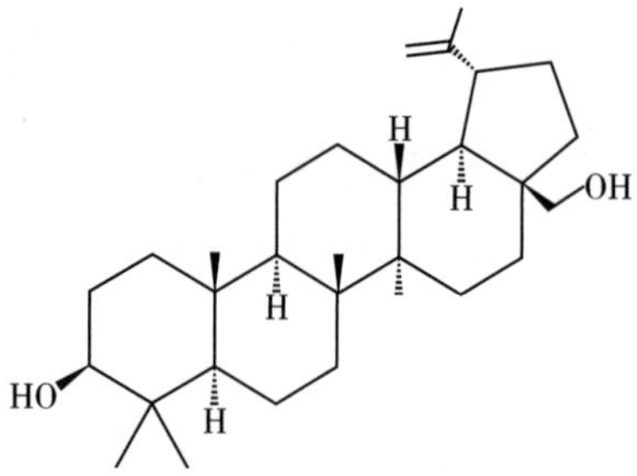

图3-7　白桦脂醇结构式 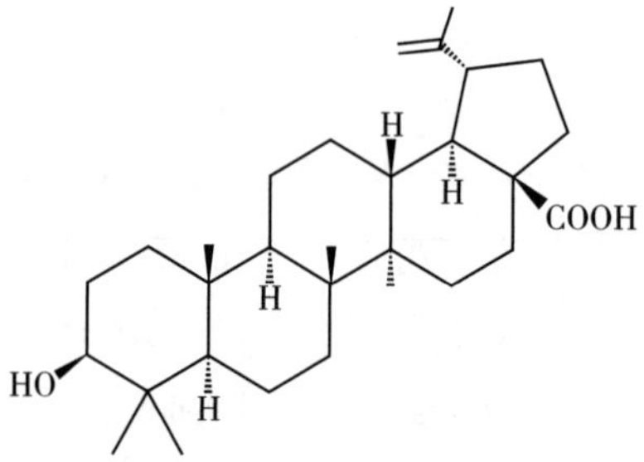　　　　　图3-8　白桦脂酸结构式

(四) 胡萝卜苷

为白色粉末,三氯甲烷、甲醇混合溶液超声、加热溶解,难溶于甲醇、丙酮、三氯甲烷、乙酸乙酯等单一有机溶剂。紫外光灯(254nm)下无暗斑,紫外光灯(365nm)下无荧光,其5%硫酸乙醇溶液显紫红色,5%磷钼酸乙醇溶液显蓝色(图3-9)。

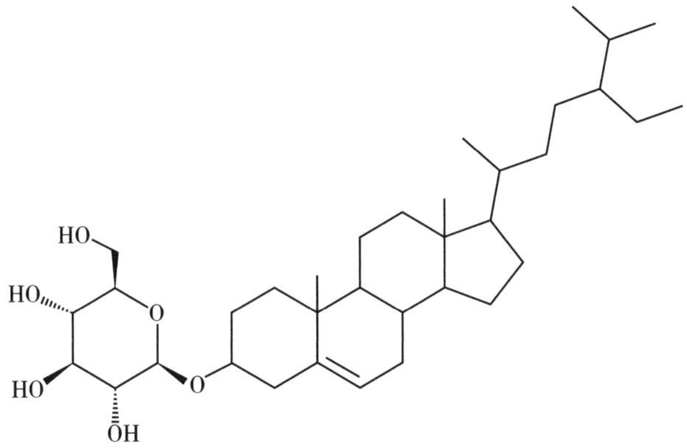

图3-9　胡萝卜苷结构式

三、杜仲甾醇及三萜类的开发与应用

实验证明杜仲叶提取部位Ⅰ对双侧卵巢摘除骨质疏松症动物模型具有明显的防治效果。其中β-谷甾醇是发挥主要功效物质的活性成分之一。通过模拟动物实验观察β-谷甾醇的生物活性,其属植物甾醇类雌激素样物质。已有研究证明,植物雌激素可以与人体或动物细胞的雌激素受体(estrogen receptor,ER)不同亚型 ERα 或 ERβ 结合,表现出两种不同的效应:雌激素活性与抗雌激素活性。雌激素是调节骨代谢平衡的重要活性物质之一,是临床用于治疗骨质疏松症(osteoporosis,OP)的有效药物。对杜仲叶 β-谷甾醇对骨代谢平衡的调节作用研究结果表明,杜仲叶 β-谷甾醇通过提高成骨细胞 OPG/ODF 比值和刺激卵巢颗粒细胞分化 E_2,从而促进和加强成骨作用。

第九节　杜仲挥发油类

一、杜仲挥发油的组成

杜仲叶中含有挥发性成分。目前对杜仲叶中挥发性成分的研究主要集中于成分分析及含量差异比较研究。贾智若等研究发现不同产地杜仲叶挥发油在成分组成和含量上均存在差异,有 27 种成分是四川绵阳、河南信阳、贵州遵义三个产地所共有,分别是:叶绿醇、右旋龙脑、榄香烯、异丁子香烯、石竹烯、蛇床烯、杜松烯、牻牛儿酮、肉桂酸乙酯、对甲氧基肉桂酸乙酯、亚油酸乙酯、棕榈酸乙酯、硬脂酸乙酯等,这些稳定的化合物可能是杜仲叶挥发油的特征性成分。三个产地的差异性表现在:以四川绵阳产杜仲叶组分最为丰富,其含有的桉叶油醇、桃金娘烯醇、萜品油烯、α-荜澄茄油烯、檀香烯、没药烯、二氢猕猴桃内酯、棕榈酸以及亚麻酸乙酯等成分在另两个产地中均未检出。河南信阳产杜仲叶挥发油组分相对较少,其中在另外两个产地中都存在的(6R,7E,9R)-9-羟基-4,7-巨豆二烯-3-酮和卡达烯、γ-荜澄茄烯、邻苯二甲酸二(2-乙基己)酯等成分,在该产地杜仲叶中未检出。

二、杜仲挥发油的提取分离方法

(一) 水蒸气蒸馏法(SD 法)

称取杜仲叶,粉碎,过筛,按固液比 1∶6 加入 600ml 去离子水,浸泡 2h 后连接挥发油提取器,加热回流 5h,收集挥发油,馏出液用乙醚萃取,无水硫酸钠干燥,回收溶剂得到少许具有特殊香味的棕黄色挥发油。从 SD 法提取的杜仲叶挥发油中共鉴定出 39 种成分,占挥发油总量的 84.48%。

(二) 超临界 CO_2 流体萃取法(SFE-CO_2 法)

称取干燥杜仲叶,粉碎,过筛,分别置于超临界 CO_2 流体萃取池中,萃取釜压力 20MPa,温度 50℃,分离釜Ⅰ压力 5.5MPa,温度 40℃,分离釜Ⅱ压力 6MPa,温度 35℃,萃取时间 1h,CO_2 流量 10L/h,分别得到有特殊香味的棕黄色油状物。从 SFE-CO_2 法提取的杜仲叶挥发油中共鉴定出 59 种成分,占挥发油总量的 82.57%。SFE-CO_2 法比 SD 法能更真实、全面地反映了杜仲叶药材的挥发油成分。

第十节　杜　仲　多　糖

一、多糖的化学组成与结构

糖是 α-碳原子上带有羟基的多羟基醛或多羟基酮,或能水解生成这样的化合物的物质,可分为四类:单糖、二糖、寡聚糖(含 3 个以上的单糖)和多糖。糖分子中一般都含有几个不对称原子,所以大都具有旋光性。多糖(polysaccharide)是天然化合物中最大族之一,它是集体能量的主要来源。多糖是由许多单糖分子,通过苷键连接而成的多于 20 个糖基的糖链。由于连接方式不同,可以形成直链多糖、支链多糖,也可以形成环状的多糖。多糖的组成因所含单糖的种类、比例及其他原子基团的多少和位置而异;因所含苷键的类型、苷键的比例以及与此相关的支链程度等而有所不同。多糖的结构分析较蛋白质结构分析复杂。这是因为组成多糖的单糖品种繁多,而且即使只有一种单糖,其连接方式也不同,即可能有分支(蛋白质没有分支),所以多糖的结构可分为一级结构、二级结构、三级结构和四级结构。

一级结构:多糖一级结构包括糖基的组成、糖基的排列顺序、相邻糖基的连接方式、异头物构型以及糖链有无分支、分支的位置与长短等。与蛋白质和核酸相比,糖的一级结构非常复杂。另外,通过硫酸化、乙酰化、甲基化等衍生形式还可形成糖衍生物。

二级结构:多糖的二级结构指多糖骨架链间以氢键结合所形成的各种聚合体,只关系到多糖分子中主链的构象,不涉及侧链的空间排布。多糖的二级结构形式主要依赖一级结构的排布。

三级结构:多糖的三级结构指多糖链一级结构的重复顺序,由于糖单位的羧基、氨基以及硫酸基之间的非共价键相互作用,导致有序的二级结构空间有规则而粗大的构象,即多糖链的三级结构。

四级结构:多糖的四级结构指多聚链间非共价链结合形成的聚集体。多糖链的聚集体作用可在相同的分子间进行,也可在不同的多糖链间进行。多糖的结构形态是各个单糖残基在空间相对定位的综合,解析这些定位对于理解多糖的生物学功能有极其深刻的意义。

二、杜仲多糖的理化性质

杜仲多糖是近年来发现的活性成分。Gonda R 等从杜仲皮中分离出酸性聚多糖杜仲糖 A,Tomodo 等分离出杜仲糖 B。杜仲糖 A 是由 *D*- 阿拉伯糖、*D*- 半乳糖、*D*- 葡萄糖、*L*- 鼠李糖、*D*- 半乳糖醛酸按摩尔比 8∶6∶4∶5∶8 组成;杜仲糖 B 的结构主要为 α-1,2-*L*- 鼠李糖,α-1,4-*D*- 半乳糖。这两种多糖均对网状内皮系统有活化作用,可增强机体非特异性免疫功能。

三、杜仲多糖的提取分离方法

(一) 原料预处理

将采摘的鲜杜仲叶烘干,在粉碎机中粉碎,过 60 目筛,加入一定体积的石油醚,然后70℃回流处理 2h,磁力搅拌,以去除表面脂肪及杜仲胶,重复一次,取滤渣,抽滤,风干。脱脂后的样品加入 80% 乙醇,在 80℃水浴中回流 2h,磁力搅拌,以除去杜仲叶中单糖、双糖、低聚糖、苷类、生物碱、氨基酸、色素等物质,重复一次,抽滤,风干。将风干后的滤渣作为预处理过的杜仲叶用于提取杜仲叶粗多糖。

（二）杜仲叶多糖热水提取工艺

杜仲叶多糖的提取工艺为：料液比 1：20，提取温度 100℃，回流时间 120min，在此条件下粗多糖的提取率可达 3.713%。以 95% 乙醇为沉淀剂，提取液体积浓缩至原料重的 2 倍，添加浓缩液 4 倍体积的乙醇。采用 Sevag 法除蛋白，8 次就能基本除净。选择 D4020 作为脱色材料，在室温（20~25℃）、原糖液（5.4~6.44）条件下脱色效果最佳，动态脱色流速为 3BV/h。使用 DEAE- 纤维素（OH 型），分离多糖，洗脱的方法有两种：一是可以改变洗脱液的 pH 值；二是不改变 pH 值，增加洗脱液的离子强度。推荐以 0.1、0.2、0.3mol/L NaCl 溶液梯度洗脱。随着洗脱液离子强度的增加，流出液颜色逐渐加深。随后冷冻干燥，得杜仲叶多糖。

（三）杜仲皮中多糖的提取工艺

采用正交试验法分别对水提和醇沉过程的条件进行优选，最佳水提工艺为：提取温度 100℃，料液比 1：10，提取 2 次，每次 4h；最佳醇沉工艺为：浓缩液加入 3 倍体积 100% 乙醇，沉淀 4h，此工艺条件下多糖得率为 1.58%。

选用杜仲皮（提取松脂醇二葡萄糖苷后的剩余物）为原料，采用超声强化溶剂提取法从杜仲皮中提取杜仲多糖的最佳提取工艺条件为：浸泡时间 2h，超声时间 30min，超声温度 40℃，超声功率 250W，液料比 12：1。杜仲多糖得率为 1.9%。

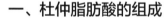

第十一节　杜仲脂肪酸类

一、杜仲脂肪酸的组成

研究发现，杜仲中含有丰富的脂肪酸，主要存在于杜仲的种子中，杜仲叶中也有发现。杜仲种子中的脂肪酸基本由亚麻酸、亚油酸、油酸、硬脂酸和棕榈酸组成，其中亚麻酸含量介于 55.21%~61.49% 之间。段小华等采用气相色谱及色谱 - 质谱联用分析法测定杜仲种子中的脂肪酸组成及含量。杜仲种子油脂含量为 35.5%，包括 11 种脂肪酸，其主要成分为亚油酸（10.66%）、油酸（16.9%）、棕榈酸（6.03%）、硬脂酸（1.96%）、亚麻酸（63.15%），以不饱和脂肪酸为主，含量高达 91.26%，其中尤以亚麻酸含量最高。杜仲叶中发现了 10 种不同的脂肪酸，其中包括亚油酸、亚麻酸和十六碳三烯酸 3 种不饱和脂肪酸。

二、杜仲脂肪酸的理化性质

杜仲油中含有 9 种脂肪酸（表 3-5），不饱和脂肪酸主要为油酸、亚油酸和亚麻酸，不饱和脂肪酸含量 90.6%，是含不饱和脂肪酸极高的植物油之一。并检出了棕榈油酸、山嵛酸、木焦酸等脂肪酸。亚麻酸和亚油酸是两种对人体健康特别重要的必需脂肪酸，只能从外界摄取而不能在体内自行合成,杜仲油中亚麻酸和亚油酸含量高达 74.3%,特别是亚麻酸含量达 66%,比一般食用植物油高得多。因此,杜仲油不仅可以用作具有较高保健功能的油脂,还可为开发 α- 亚麻酸系列产品提供原料。

表 3-5 杜仲油的主要理化指标

中文名称	含量 /%
棕榈酸	6.0
棕榈油酸	0.1
硬脂酸	2.3
油酸	16.2
亚油酸	8.3
亚麻酸	66.0
花生酸	0.4
山嵛酸	0.3
木焦酸	0.1

三、杜仲籽油的提取分离方法

杜仲脂肪酸主要存在于杜仲籽油中,杜仲籽油含亚油酸 11%、亚麻酸 61%,是人体必需脂肪酸的天然来源,具有明显的减压作用和预防脑血栓、心肌梗死及抗肿瘤作用。目前,国内外对杜仲籽油提取方法多采用微波辅助提取、超临界 CO_2 萃取、亚临界萃取、酶法提取、索氏提取及溶剂浸泡法等。

(一) 亚临界萃取法

亚临界萃取法提取杜仲籽油相比于其他方法具有非热加工、无污染、可工业化生产、运行成本低、易于和产物分离等优点。舒象满等研究了杜仲籽油的亚临界萃取方法,其亚临界萃取最佳工艺条件为料液比 1 : 5、萃取温度 35℃、萃取时间 1h、萃取压力 0.5MPa、萃取次数 3 次,该条件下杜仲籽粕残油率为 0.85%。

(二) 超临界 CO_2 萃取法

相比于传统提取方法,超临界萃取法提取效率高、条件温和、无溶剂残留,且有效成分保存最好。刘秋玲等以杜仲翅果为原料,最优超临界 CO_2 萃取杜仲翅果籽油的工艺技术参数为萃取温度 35℃、萃取压力 35MPa、分离温度 45℃、分离时间 50min,在该工艺参数下,杜仲翅果油的得率为 14.73%,其中 α- 亚麻酸含量为 61.37%。

(三) 索氏提取法

称取一定量粉碎的杜仲籽,放入滤纸筒中,将滤纸筒置于索氏提取器中,加入一定量的以石油醚为提取剂,物料比 1:6.05(g/ml),进行水浴回流,浸提时间 2.22h,提取温度 77℃。将浸出液在旋转蒸发器中蒸馏,回收提取溶剂,即可得杜仲籽油,在此条件下,杜仲籽油提取率为 28.1%(图 3-10)。

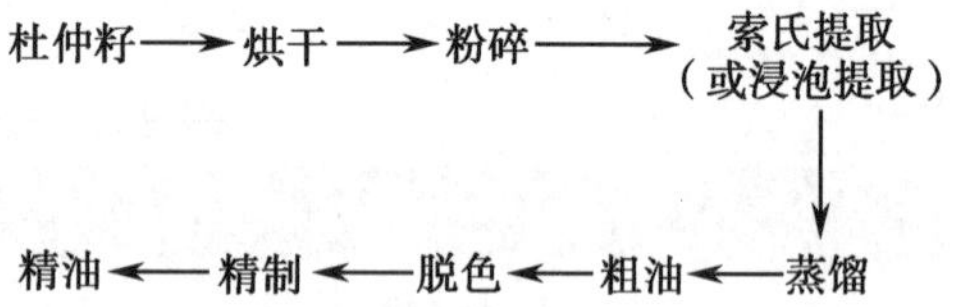

杜仲籽 ⟶ 烘干 ⟶ 粉碎 ⟶ 索氏提取（或浸泡提取）

精油 ⟵ 精制 ⟵ 脱色 ⟵ 粗油 ⟵ 蒸馏

图 3-10　索氏提取法

(四) 酶法提取

与非酶法工艺相比,酶法提取率上升,且油脂质量较高,无须精炼或较低成本的精炼即可达到成品的等级要求,外观性状和油脂品质好,工艺简单,成本较低;同时酶处理的反应条件温和,脱脂粕(渣)中蛋白质等成分变性程度较小,有利于进一步综合利用。

黄群等采用杜仲籽仁乳液直接酶解法提油,获得优质杜仲籽油。水浸提工艺为:固液比 1:5、pH 值 7.5、60℃浸提 1.5h;酶解工艺为:酶用量 1 600U/g、pH 值 7.5、55℃酶解 2.5h;溶剂萃油工艺为:石油醚用量 1:3,萃取介质 pH 值 4.0,45℃萃取 20min;采用最佳工艺进行重复试验,提取率高达 87.3%(图 3-11)。

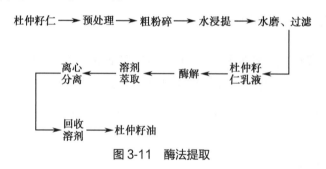

图 3-11　酶法提取

谢鑫等通过单因素及正交试验优化出酶解的最佳条件为:料液比 1:10、加酶量为 1%、酶解温度为 55℃、酶解 pH 值为 8.5、酶解时间为 3h。在此条件下,杜仲籽油的得率稳定在 81.3%,油呈黄色,清澈透明,且油脂的过氧化值为 2.90,酸价为 0.60,均在国家强制规定的一级品范围内,但水分含量为 0.16%,相对偏高,有待进一步优化。

(五) 压榨法

压榨法是靠机械外力的作用,将油脂从种仁中挤压出来的提油方法。压榨法工艺虽然出油率不如有机溶剂浸出法高,但由于不使用任何化学物质,不会含有任何残留溶剂,产品安全、卫生、无污染。可将榨出的毛油再精制,也可将榨油时产生的粕饼继续用于浸提,可再提取出一些杜仲籽油。使用螺旋式榨油机进行榨油试验。为提高出油率,榨 3~4 遍,出油率达到 21%~25%(表 3-6)。

表 3-6　压榨法出油结果

压榨遍数	油外观	出油率 /%
第一遍	黑褐色、浑浊	–
第二遍	黄褐色、较浑浊	–
第三遍	黄褐色、较浑浊	20
第四遍	黄褐色、较浑浊	25

第十二节　杜仲营养成分和矿物元素

杜仲作为名贵的滋补药材,除富含大量的已知活性的药用成分外,还含有丰富的营养物质。杜仲中含有 17 种游离的氨基酸。王俊丽等采用氨基酸自动分析仪系统研究了杜仲树叶、树皮和愈伤组织中氨基酸的含量,检出的 16 种氨基酸中含有 7 种必需氨基酸。梁淑芳等研究发现杜仲果实中游离氨基酸含量很少,其主要以蛋白质形式存在。用氨基酸自动分析仪测定发现,杜仲果实的水解产物中共含有氨基酸 18 种,其中包含 8 种人体必需氨基酸。郝海玲用失活的磷酸盐处理过的氧化铝做色谱柱,对样品进行净化处理,用 HPLC 分析样品测定杜仲皮中含有维生素 K_1。张康健对杜仲进行维生素和微量元素的分析,发现杜仲皮、叶含有丰富的维生素 E 以及 β- 胡萝卜素,同时还检测出有微量的维生素 B_2 和 B_1。

杜仲皮、枝叶的微量元素含量非常丰富,不仅含有机锗,而且含有人体必需的多种微量元素:锌、锰、铜、铁、钴、铝、钒、镍、铬、硼、砷、硒,此外还含有钙、镁、钾、钠等。杜仲叶中钙、镁、钠及钾的含量远高于杜仲皮。

参考文献

[1] 季志平, 苏印泉. 栽培方式对杜仲皮次生代谢物含量的影响 [J]. 西北植物学报, 2006, 26 (9): 1911-1915.
[2] 王丽楠, 杨美华. 杜仲不同部位主要有效成分含量比较 [J]. 天然产物研究与开发, 2009, 21 (1): 108-110.
[3] 钟淑娟, 杨欣, 李静, 等. 杜仲不同部位总黄酮含量及抗氧化活性研究 [J]. 中国药房, 2017, 28 (13): 1787-1790.
[4] 刘昌勇. 杜仲主要活性成分形成积累及其营养调控技术研究 [D]. 北京: 中国林业科学研究院, 2011.
[5] 李伟. 杜仲采收、初加工、储藏过程对其主要有效成分的影响研究 [D]. 南昌: 广西中医药大学, 2010.
[6] 陶益, 盛辰, 李伟东, 等. 杜仲不同炮制品化学成分研究 [J]. 中国中药杂志, 2014, 22: 1-4.
[7] 邓梦茹. 杜仲叶化学成分分离及指纹图谱研究 [D]. 长沙: 中南大学, 2012.
[8] 宣志红, 浦锦宝, 梁卫青. 不同采收时期杜仲叶中活性成分变化规律的研究 [J]. 中华中医药学刊, 2013, 31 (6): 1336-1338.

［9］ 何希瑞, 李永生, 杨芳, 等. 不同采收时间及干燥方法对杜仲叶中绿原酸含量的影响 [J]. 西北药学杂志, 2013, 28 (2): 130-132.

［10］ 杨春霞, 黄丽莉, 朱培林, 等. 杜仲叶中 3 种主要活性成分的动态变化 [J]. 南方林业科学, 2015, 43 (1): 8-10.

［11］ 糜亚男. 不同产地的杜仲遗传多态性及杜仲叶活性成分含量研究 [D]. 长沙: 湖南中医药大学, 2015.

［12］ 冯晗, 周宏灏, 欧阳冬生. 杜仲的化学成分及药理作用研究进展 [J]. 中国临床药理学与治疗学, 2015, 20 (6): 713-720.

［13］ 吕强. 杜仲总木脂素及松脂醇二葡萄糖苷的提取纯化研究 [D]. 吉首: 吉首大学, 2013.

［14］ SIH C J, RAVIKUMAR P R, HUANG F C, et al. Isolation and synthesis of pinoresinol diglucoside, a major antihypertensive principle of Tu-Chung (*Eucommia ulmoides* Oliver)[J]. Journal of the American Chemical Society, 1976, 98 (17): 5412-5413.

［15］ 李锟, 郝志友, 张翠利, 等. 杜仲化学成分研究 [J] 中药材, 2016, 39 (9): 2016-2018.

［16］ 彭密军, 吕强, 彭胜, 等. 杜仲总木脂素的超声波辅助提取工艺研究 [J]. 林产化学与工业, 2013, 33 (4): 89-92.

［17］ 陈晓青, 李宇萍, 彭密军, 等. 杜仲中松脂醇二葡萄糖甙的提纯 [J]. 中南大学学报 (自然科学版), 2003, 34 (3): 262-265.

［18］ 潘亚磊, 翟远坤, 牛银波, 等. 响应面分析法优化杜仲总木脂素提取工艺 [J]. 中成药, 2014, 36 (1): 182-185.

［19］ 柳娜. 杜仲中活性成分的分离及其药理活性研究 [D]. 长沙: 中南大学, 2006.

［20］ 彭密军, 吕强, 彭胜, 等. 杜仲总木脂素及松脂醇二葡萄糖苷的纯化研究 [J]. 林产化学与工业, 2014 (6): 88-92.

［21］ 吴卫华. 杜仲抗高血压有效部位的制备及降压效应研究 [D]. 长沙: 中南大学, 2007.

［22］ 彭胜, 彭密军, 卜晓英, 等. 双水相体系萃取分离杜仲叶中桃叶珊瑚甙的研究 [J]. 天然产物研究与开发, 2010, 22 (2): 264-267.

［23］ 郑杰, 刘端, 赵肃清, 等. 杜仲叶桃叶珊瑚苷的酶法提取及其抑菌活性 [J]. 中药材, 2012, 35 (2): 304-306.

［24］ 彭应枝, 邓梦茹, 周芳, 等. 张家界杜仲叶的化学成分研究 [J]. 中南药学, 2013, 11 (3): 1-6.

［25］ LEVY C C, ZUCKEER M. Cinnamyl and *p*-coumaryl esters as intermediates in the biosynthesis of chlorogenic acid [J]. Journal of Biological Chemistry, 1960, 235: 2418.

［26］ 刘军海, 任惠兰, 裘爱泳. 杜仲叶中绿原酸的提取研究 [J]. 时珍国医国药, 2008, 19 (5): 1184-1186.

［27］ 彭小文. 膜分离集成树脂技术制取杜仲绿原酸的工艺研究 [D]. 武汉: 湖北工业大学, 2010.

［28］ HE X, WANG J, LI M, et al. *Eucommia ulmoides* Oliv.: ethnopharmacology, phytochemistry and pharmacology of an important traditional Chinese medicine [J]. Journal of Ethnopharmacology, 2014, 151 (1): 78.

［29］ 钱文丹, 谭艾娟, 吕世明, 等. 杜仲中五环三萜类及其抗肿瘤活性 [J]. 中成药, 2019, 41 (5): 1-5.

［30］ 曾莉萍, 徐贤柱, 饶华, 等. 杜仲叶 β- 谷甾醇对成骨细胞和卵巢颗粒细胞的影响 [J]. 时珍国医国药, 2012, 23 (5): 1051-1053.

［31］ 贾智若, 朱小勇, 李兵, 等. 不同产地杜仲叶挥发油成分的 GC-MS 分析 [J]. 中国实验方剂学杂志, 2013, 19 (19): 118-122.

［32］ 张彦民, 李宝才, 朱利平, 等. 多糖化学及其生物活性研究进展 [J]. 昆明理工大学学报 (自然科学版), 2003, 28 (3): 140-145.

［33］ TOMODA M, GONDA R, SHIMIZU N, et al. A reticuloendothelial system-activating glycan from the barks of *Eucommia ulmoides* [J]. Phytochemistry, 1990, 29 (10): 3091-3094.

［34］ 宫本红. 杜仲叶多糖的提取分离及生物活性研究 [D]. 贵阳: 贵州大学, 2008.

［35］孙曦晓. 从杜仲皮中制备松脂醇二葡萄糖苷及多糖工艺的研究 [D]. 哈尔滨: 东北林业大学, 2014.

［36］安秋荣, 郭志峰. 杜仲叶脂肪酸的 GC-MS 分析 [J]. 河北大学学报 (自然科学版), 1998 (4): 372-374.

［37］舒象满, 李加兴, 王小勇, 等. 杜仲籽油亚临界萃取工艺优化及脂肪酸组成分析 [J]. 中国油脂, 2015, 40 (6): 15-18.

［38］谢鑫, 杨青, 万莹, 等. 杜仲籽油的水酶法提取工艺研究 [J]. 食品科技, 2012 (6): 205-208.

［39］王蓝, 马柏林, 张康健, 等. 杜仲籽油提取工艺 [J]. 西北林学院学报, 2003, 18 (4): 123-125.

第四章

杜仲的生药学研究

第一节　杜仲的本草考证

杜仲为杜仲科植物杜仲 *Eucommia ulmoides* Oliv. 的干燥树皮,是一味传统的滋补中药。杜仲始载于东汉《神农本草经》:"杜仲味辛平。主腰脊痛,补中,益精气,坚筋骨,强志,除阴下痒湿,小便余沥。久服轻身,耐老。一名思仙。"古时杜仲的药用部位通常为皮,而叶、花的使用在《图经本草》中曾有记载:"初生叶嫩时采食,主风毒,脚气,及久积,风冷,肠痔下血。亦宜干末作汤。谓之木绵芽。花、实苦涩,亦堪入药。木作屐,亦主益脚。"《中华人民共和国药典》(以下简称《中国药典》)同时收载了植物杜仲的干燥皮和叶分别作为药用。

关于杜仲的产地及采收,历史资料亦有记载。南北朝(梁)《名医别录》在《神农本草经》的基础上记载:杜仲"生上虞(河南虞城)及上党(山西长治)、汉中(陕西南郑)。二月、五月、六月、九月采皮",陶氏注文进一步对具体产地进行了考证:"今用出建平(四川巫山)、宜都者(湖北宜都),状如厚朴,折之多白丝为佳。"《唐书·地理志》亦载:"金州(陕西安康)贡杜仲。"宋代《证类本草》转引《图经本草》云:"今商州(陕西商县)、成州(甘肃成县)、峡州(湖北宜昌)近处大山中亦有之。"清代《本草求真》又载:"出汉中(陕西南郑)厚润者良。"由此可见,我国历史上有着丰富的杜仲资源,以川东、陕南、鄂西及其邻近地区为中心,包括今山西、陕西、四川、湖北、甘肃、贵州等多个省区。

有关杜仲植物形态及药材性状记载的本草较多,韩保升曰:"生深山大谷,所在有之。树高数丈,叶似辛夷。"《证类本草》引苏颂云杜仲树"木高数丈,叶如辛夷,亦类柘,其皮类厚朴。其皮类厚朴,折之内有白丝相连"。唐代《新修本草》对杜仲药材特征的记载为:"状如厚朴,折之多白丝为佳。"明代《本草纲目》李时珍云:"其皮中有银丝如绵,故曰木棉。"清代《增订伪药条辨》:"杜仲乃树之膜皮也,其树之叶,作倒蠹之卵形,端尖,但能剥杜仲之树干,非高数丈,大可一二人抱者不可,考其年龄,在数十年者,割剖之时间,自五月至九月,过此则不易分剖矣。"清代《植物名实图考》云:"树皮中有白丝如胶芽。"杜仲的植物形态在宋、明、清本草中均有附图。据描述及附图,认为古今用药一致。

杜仲炮制历史悠久,在历代本草中均有记述。《雷公炮炙论》云:"凡使杜仲,先须削去粗皮,用酥、蜜炙之,尽为度。炙干了,细锉用。凡修事一斤,酥二两,蜜三两,二味相和令一处用也。"《新修本草》记载:杜仲"用之薄削去上甲皮(粗皮),横理切令丝断也"。明代《本草品汇精要》转引《图经本草》曰:"虽锉碎其丝尚存,须经火炒方尽,故入药必以炒断丝为度。"清代《本草备要》记载:"去粗皮锉或酥炙酒炙蜜炙,盐酒炒姜汁炒,断丝用。"对于不同杜仲炮制品的炮制作用,清代《得配本草》云:"治泻痢酥炙,除寒湿酒炙,润肝肾蜜炙,补腰肾水炒,治腰疼姜汁炒。"以上古代杜仲的炮制法,与今《中国药典》记载的净制"刮去残留粗皮",切制"切块""切丝",火制"杜仲炭""盐杜仲"等杜仲的炮制方法基本相同。

此外,杜仲为诸多古医方所用。例如《本草纲目》所载的"青娥丸"(出自宋《太平惠民和剂局方》)以及"陶隐居效方"(出自晋《肘后方》)等治腰痛方;《重修政和经史证类备用本草》收载的"补肾汤"(《图经本草》亦收载,另在《海上集验方》《图经本草》《太平圣惠方》分别收载有该方的加减方);原出宋《鸡峰备急方》,《本草纲目》转引的"治老人肾硬方";原出宋《胜金方》的"杜仲丸"(《政和本草》及《本草纲目》转引)等安胎方;原出魏晋时期《御药院方》的"胡桃丸"(《本草纲目》转引)。杜仲古医方是我国传统医学在杜仲医药价值和使用方法方面的经验总结与智慧结晶,可作为杜仲用药的有益借鉴。

本草考证表明,历代所用的杜仲,其原产地、植物形态及图、药材特征、炮制等,均与现今杜仲相符,为杜仲科植物杜仲。杜仲为诸多古方所用,显示了其在中医药中的重要价值。

第二节　杜仲的性状、显微及理化鉴定

杜仲(Eucommiae Cortex)为杜仲科植物杜仲 Eucommia ulmoides Oliv. 的干燥树皮。4—6月剥取,刮去粗皮,堆置"发汗"至内皮呈紫褐色,晒干。杜仲叶(Eucommiae Folium)为杜仲科植物杜仲 E. ulmoides Oliv. 的干燥叶,夏、秋二季枝叶茂盛时采收,晒干或低温烘干。

一、原植物形态

杜仲原植物为落叶乔木,高达 20m,胸径 1m。全株含杜仲胶,树皮、果及叶折断后有银白色胶丝。树皮灰褐色,粗糙,植株具丝状胶质。芽卵圆形,红褐色。单叶互生,椭圆形、卵形或矩圆形,薄革质,长 6.2~23.6cm,宽 3.0~12.5cm,先端渐尖,基部圆形或阔楔形,羽状脉,具锯齿;叶柄长 1~2cm,无托叶。花单性,雌雄异株,无花被,先叶开放,或与新叶同出;雄花簇生,花梗长约 3mm,无毛,具小苞片,雄蕊 5~10 枚,线形,花丝长约 1mm,花药 4 室,纵裂;雌花单生于小枝下部,苞片倒卵形,花梗长 8mm,子房无毛,1 室,先端 2 裂,子房柄极短,柱头位于裂口内侧,先端反折,倒生胚珠 2,并立、下垂。翅果扁平,长椭圆形,先端 2 裂,基部楔形,周围具薄翅。种子 1 枚。花期 4—5 月,果期 9—10 月。种子寿命 0.5~1 年,果皮含有胶质,阻碍吸水,休眠期较长,经沙藏或其他处理后方可萌动。

二、性状鉴别

(一) 杜仲皮

《中国药典》(2020年版)记载：本品呈板片状或两边稍向内卷,大小不一,厚3~7mm。外表面淡棕色或灰褐色,有明显的皱纹或纵裂槽纹,有的树皮较薄,未去粗皮,可见明显的皮孔。内表面暗紫色,光滑。质脆,易折断,断面有细密、银白色、富弹性的橡胶丝相连。气微,味稍苦。

文献中的描述相似：正品杜仲皮,呈扁平的板片状或两边稍向内卷曲,少数为微曲薄片,大小、厚薄不一,厚约2~7mm,长约40~90cm。外表面淡棕色或灰褐色,粗糙或平坦,有不规则纵裂纹。未刮净粗皮者可见纵沟或裂纹,具斜方形横裂灰白色的皮孔,厚者具纵槽状皮孔,有的附有灰绿色地衣。刮去粗皮者淡棕色而平滑,内表面暗紫色或紫褐色、平滑。体较轻、质硬而脆,易折断,折断后有细密的银白色丝状物相连,丝富弹性,可拉至1cm以上。气微,味微苦,嚼之有胶状残余物。

(二) 杜仲叶

《中国药典》(2020年版)记载：本品多破碎,完整叶片展平后呈椭圆形或卵形,长7~15cm,宽3.5~7cm。表面黄绿色或黄褐色,微有光泽,先端渐尖,基部圆形或广楔形,边缘有锯齿,具短叶柄。质脆,搓之易碎,折断面有少量银白色橡胶丝相连。气微,味微苦。

其特征与相关文献中的描述相似：杜仲干叶多皱缩,卷曲,完整的叶展平后呈椭圆形或卵圆形,暗黄绿色,长6~18cm,宽3~8cm,叶柄长1~1.5cm,顶端渐尖,基部圆形或广楔形,边缘具锯齿,下表面脉上有稀疏的柔毛,羽状网脉于表面隆起,质脆,叶片和叶柄的折断面可见有弹性的银白色致密的胶丝相连,气微,味微苦。

三、显微鉴定

(一) 杜仲皮

本品横切面,落皮层残存,内侧有数个木栓组织层带(2~7个环带),每层为排列整齐、内壁增厚且木化的木栓细胞(2~5列细胞)。两层带间为颓废的皮层组织,细胞壁木化。韧皮部有5~7条石细胞环带,每环3~5列石细胞并伴有少数纤维。射线2~3列细胞,近栓内层时向一方偏斜。白色胶丝团随处可见,以韧皮部为多,此胶丝存在于乳汁细胞内。

本品粉末棕色。橡胶丝成条或扭曲成团,表面显颗粒性。石细胞甚多,淡黄棕色,大多成群,类长方形、圆形、长条形或不规则形,长约至180μm,内径20~80μm,壁厚胞腔小,孔沟明显,有的胞腔内含橡胶团块。木栓细胞成群或单个,表面观多角形,直径15~40μm,壁不均匀增厚,木化,有细小纹孔;侧面观长方形,壁三面增厚,一面薄,孔沟明显。橡胶丝易见,条状或扭曲成团,直径 9~18μm。淀粉粒细小,稀少,直径 3~7μm。无草酸钙结晶,无韧皮纤维,无乳汁管。筛管易见。

(二) 杜仲叶

叶横切面,上表皮细胞一列,排列紧密,类方形,外被角质层;下表皮细胞类长方形,外被单细胞非腺毛,较少,常碎断,直径约 21μm,上下表皮厚角组织约 6~7 列。栅栏细胞一列,细胞长圆柱形,内含黄棕色物质,占整个叶肉组织的三分之一左右。海绵组织细胞内含胶丝。主脉维管束外韧型,导管径向排列成行,形成层明显,韧皮部细胞内含棕色物质,有的具类圆形胶丝。直径约 7~11μm。

本品粉末含胶丝较多,散在或贯穿于叶肉组织及叶脉组织碎片中,呈不规则的细条状或扭曲成束或成团,表面显颗粒性。非腺毛单细胞,多破碎,常弯曲,完整者直径 14~34μm,有的内含淡黄色疣状物,有的可见壁上有螺旋状纹理。上表皮细胞呈长方形或多角形,垂周壁较平直,表面角质纹理明显;下表皮细胞呈多角形,垂周壁微弯曲,气孔为不定式,保卫细胞可见环状角质层纹。导管为螺纹、网纹导管。

四、理化鉴定

《中国药典》(2020 年版)对杜仲皮药材的鉴别:取本品粉末 1g,加三氯甲烷 10ml,浸渍 2h,滤过。滤液挥干,加乙醇 1ml,产生具弹性的胶膜。

除此之外,尚有下列方法:

1. 取杜仲粉末 2g,加蒸馏水 20ml,50~60℃水浴上加热 1h,过滤,滤液滴在滤纸上,喷洒三氯化铁 - 铁氰化钾试液,显蓝色斑点(绿原酸反应)。

2. 杜仲粉末 2g,加 20ml 乙醇,水浴回流 30min 后过滤,滤液滴在滤纸上,喷洒 20% 氢氧化钠水液,显浅黄色斑点,而红杜仲显紫色斑点,丝棉木不显色。

3. 取杜仲粉 10g,加乙醇 100ml 回流提取,回收乙醇至膏状,加蒸馏水搅拌后过滤,滤液加数滴对二甲氨基苯甲醛溶液,加热煮沸 10min,溶液呈现蓝色(检查桃叶珊瑚苷)。

4. 取 3 中的乙醇提取液浓缩成膏状,加入蒸馏水提取,将提取液放入蒸发皿内,在水浴上浓缩蒸干,加入乙酸酐 - 浓硫酸(1:1),产生红色(检查皂苷)。

5. 取本品粗粉 10g,加入水 100ml,煮沸,滤过,取滤液浓缩后加入斐林试剂,在水浴上加热 10min 产生红色(检查糖类)。

6. 杜仲热浸法 75% 乙醇浸出物不得少于 11%。

第三节　杜仲的分子生物学研究

一、RNA 提取技术

从植物组织中提取 RNA 是进行植物分子生物学研究的必要前提,cDNA 合成、cDNA 文库的构建、基因克隆、RT-PCR 等都需要高质量的 RNA。因此,如何从植物组织中提取纯度高、完整性好的 RNA 是顺利进行上述研究的关键。杜仲树皮含有大量的杜仲胶、黄酮类、多糖和多酚类等物质。酚类和糖类氧化后能稳定结合 RNA,影响 RNA 分离纯化;同时,糖类物质的许多理化性质与 RNA 很相似,在去除多糖时 RNA 被裹挟,从而造成 RNA 产量的减少。此外,由于 RNA 易降解,亦导致纯化完整的 RNA 和 mRNA 比较困难。

十六烷基三甲基溴化铵(CTAB)法为植物 DNA 提取的经典方法。在此方法的基础上,使用 pH 值较高的提取缓冲液,可防止多酚物质的氧化,缓冲液中的 EDTA 和亚精胺也可有效地抑制内源 RNase 的活性。同时,利用三氯甲烷 - 异戊醇(24:1)抽提可有效去除酚类、糖类和蛋白质,沉淀后再用酸酚(pH 值 4.2)抽提即可除去 DNA,获得高纯度的 RNA。用本方法提取的杜仲树皮和树叶的总 RNA 具有正常的光谱吸收,OD_{260}/OD_{280} 为 1.930。琼脂糖电泳后,28S RNA 的亮度基本为 18S RNA 亮度的 2 倍,说明提取的 RNA 完整,并未降解。另有研究比较 Trizol、改进的 CTAB 和热硼酸盐三种方法提取杜仲叶 RNA,发现改进的 CTAB 法和热硼酸盐法均能获得纯度较高的 RNA;其中热硼酸盐法分离效果最好,凝胶电泳显示条带清晰完整,分光光度计检测 OD_{260}/OD_{280}=1.92。但对于上述三种方法制备的杜仲叶 RNA,分别以其为模板进行肉桂醇脱氢酶基因 5' 末端扩增,发现以改良 CTAB 法提取的 RNA 做模板时,得到的 5'cDNA 末端快速扩增(5'RACE)产物特异性强,条带亮而清晰,效果最好。以杜仲树皮为材料,分别采用改良 CTAB-LiCl 法、RNApure Plant Kit 法和 RNAiso Plus 法进行总 RNA 提取,经琼脂糖甲醛变性、凝胶电泳检测总 RNA 的完整性,紫外分光光度计检测总 RNA 的纯度和得率,发现改良 CTAB-LiCl 法和 RNApure Plant Kit 法提取的杜仲树皮总 RNA 纯度和完整性较高,A_{260}/A_{280} 值均在 1.800~2.000,28S 和 18S rRNA 条带清晰,RNA 得率较高;而 RNAiso Plus 法提取的杜仲树皮总 RNA 的纯度和完整性较低,A_{260}/A_{280} 值为 1.652,28S 和 18S rRNA 条带存在降解和弥散现象,RNA 得率较低。由此可见,基于 CTAB 法的改良方法是提取杜仲(皮或叶)RNA 的最佳方法。

二、基因及功能基因研究

细胞的功能是从基因的表达开始的。转录组是指某一时间细胞内所有基因转录而来的

RNA 总称。通过分析转录组,可高通量地获得基因在 RNA 水平上表达的有关信息,进而揭示基因表达与一些生命现象之间的内在联系。全基因组水平的转录分析可以使研究者更加精确地评估细胞表型,更加深入地了解细胞代谢。对杜仲幼果和成熟果实进行测序,经过一系列拼接之后,共获得了 64 474 个 Unigene 片段。通过 Unigene 和 COG 数据库的比对结果表明,杜仲幼果和成熟果实转录组中的 Unigene 根据功能大致可分为 25 类。Unigene 根据 GO 功能大致可分为生物过程、细胞组分和分子功能 3 大类 44 分支。利用 KEGG 数据库作为参考,依据代谢通路可以将转录组中的数据分成 119 类,包括生化代谢通路、植物 - 真菌互作、DNA 剪切、植物激素生物合成、苯丙氨酸生物合成、萜类化合物与类固醇类化合物合成、脂类代谢、RNA 降解等。此外,采用相同方法对杜仲果实和叶片转录组数据进行组装分析,得到了类似的结果。

不同于基因组因含有内含子而难于表达,cDNA 便于克隆和大量表达。可以从 cDNA 文库中筛选到所需的目的基因,并直接用于该目的基因的表达,通过构建 cDNA 表达文库可以分离全长基因进而开展基因功能研究。以杜仲 5—6 月的幼嫩树皮为材料,提取总 RNA,采用 RT-PCR 技术合成 cDNA 双链,以 Uni-ZAP XR vector 为载体,构建了杜仲树皮的 cDNA 文库,其文库的滴度为 3.4×10^{10} pfu/ml,含插入片段的频率是 99%,插入片段的分子长为 400~2 500bp。此 cDNA 文库为进一步研究杜仲特有的药用成分合成途径及杜仲胶合成途径中的关键酶基因奠定了基础。肉桂醇脱氢酶(CAD)是催化木脂素前体合成中最后一步的酶,催化对香豆醛转变为对香豆醇的反应,因此通过降低或提高 CAD 活性,可减少或增加木脂素的合成。以杜仲幼嫩叶片为材料,提取总 RNA,采用 RT-PCR 技术克隆获得了杜仲 CAD 的基因片段。此外,在克隆一段 CAD 基因的基础上,以杜仲 cDNA 为模板,采用 cDNA 末端快速扩增法(RACE)获得全长为 1 243bp 的杜仲 CAD cDNA 序列。与 GenBank 中序列比对分析发现,该 cDNA 序列与苹果树、桉树、红橡树中的 CAD 基因序列同源性均为 81%,预测编码的氨基酸序列与苹果树、桉树、红橡树的同源性分别为 73%、70% 和 70%,因此认为是杜仲 CAD 基因。次生木质部的形成是植物中细胞凋亡的典型方式,采用 RACE 法确定了杜仲中与次生木质部生成相关的钙离子依赖 DNA 酶 EuCaN1 和 EuCaN2 基因。

杜仲胶的形成与多种酶有关,例如 3- 羟基 -3- 甲基戊二酰辅酶 A 还原酶(HMGR,催化 HMG-CoA 生成甲羟戊酸),异戊烯基焦磷酸异构酶[IPPI,催化异戊烯基二磷酸(IPP)成为二甲基烯丙基焦磷酸酯(DMAPP)]以及法尼基焦磷酸合酶 1(FPPS1)等。在杜仲胶的合成过程中,IPPI 催化 IPP 生成 DMAPP,DMAPP 产生短链的异戊二烯前体香叶基二磷酸(GPP),法尼基焦磷酸(FPP)和香叶基香叶基二磷酸(GGPP),然后进一步生成单萜(C_{10})、倍半萜(C_{15})、二萜(C_{20})和聚异戊二烯(C>5 000)。因此,研究这类酶的相关基因对于进一步研究杜仲胶生物合成的机制及调控途径,利用基因工程手段来提高杜仲胶产量具有重要的意义。例如采用 RT-PCR 技术克隆了杜仲的 FPP 合酶基因。采用 RACE 法获得全长 2 281bp 的杜仲 HMGR（EuHMGR）cDNA 序列，该序列与巴西橡胶树的 HMGR 基因具有很高的同源性，并证明该基因可以介导酵母中甲羟戊酸的合成。然而，转基因杜仲中高表达 IPPI 和 FPPS1 会影响看家基因（house-keeping gene，维持细胞最低限度功能所不可少的基因）的表达，因此需要仔细评价转基因对植物中看家基因表达的影响，而不仅仅只关注目标基因的稳定高表达。

三、遗传多样性分析

传统上取杜仲皮入药，这种利用方式对植株本身来说几乎是致死性的。虽然目前杜仲被广泛栽培，但野生杜仲已非常稀少，几乎难以见到。研究杜仲的遗传多样性及其遗传结构，了解杜仲种内的遗传变异，对于杜仲种质资源的保护和育种具有重要的意义。

为探讨杜仲的种内变异程度及遗传多样性，对杜仲进行体细胞染色体核型分析。结果显示杜仲染色体较小，数目均为 34 条。杜仲体细胞染色体核型有两类，第一类为 2n=34=20m(2SAT)+10sm+4st，第 2 类为 2n=34=20m(2SAT)+12sm+2st，在二类核型中发现随体染色体，且随体均位于中部着丝点染色体的短臂上。两类核型中最长染色体与最短染色体的比值分别小于 2，臂比值大于 2∶1 的染色体的比例在 1%~50% 之间，按照 stebbins 的核型分类标准应属 2A 核型。

随机扩增多态 DNA（RAPD），是由美国人 Williams 等于 1990 年利用 PCR 技术发展起来的一种 DNA 多态性标记。它是利用随机引物对目的基因组 DNA 进行 PCR 扩增，产物经电泳分离后显色，分析扩增产物 DNA 片段的多态性能够反映基因组相应片段由于碱基发生缺失、插入、突变、重排等所引发的 DNA 多态性，因此可用于推测生物体内基因排布与外在性状表现的规律。采用 RAPD 方法对来源于原始分布区内的大型杜仲专业林场的 16 个群体、260 个杜仲个体进行遗传多样性分析，用 10 个随机引物共扩出 110 条清晰条带，其中多态性条带为 106 条。总的多态位点百分率为 96.36%，高于 60 多种长寿多年生木本植物的平均值(44.31%)，可能是由于人为引种栽培较大扩展了其原有分布区，保持了物种水平较高的遗传多样性。但是杜仲群体内的遗传多样性却远低于物种水平的遗传多样性，仅为 38.92%，说明杜仲虽在我国广为栽培，栽培的数量和品种类型均很多，但它们在选育、引种栽培时所涵盖的遗传多样性却很低。此外，杜仲种内的确存在显著的遗传分化，如在形态上表现为不同树皮类型、不同叶的长度和颜色、不同有效成分含量等。针对上述特点，保护杜仲的遗传多样性需要尽可能多地保护更多的种群。同时加强原生母树的调查与保护工作，包括对散生于农家庭院周围的半野生资源的保护。另外需继续开展形态变异与遗传变异的连锁研究，为进一步选育杜仲优良品种提供遗传基础。简单序列重复区间扩增多态性（ISSR）

技术是由 Zietkiewicz 等于 1994 年创建的另一种 DNA 标记技术。ISSR 技术是以 PCR 技术为基础,利用真核生物基因组广泛存在的简单重复序列(SSR)来设计引物,而无须预先克隆和测序。该技术类似于 RAPD,但较为先进。采用 ISSR 标记方法分析了 10 个杜仲群体,得到了与上述相似的结果。此外,扩增片段长度多态性(AFLP)是由荷兰科学家 Pieter Vos 等于 1995 年发明的另一项 DNA 标记技术。AFLP 基于 PCR 技术扩增基因组 DNA 限制性片段,基因组 DNA 先用限制性内切酶切割,然后将双链接头连接到 DNA 片段的末端,接头序列和相邻的限制性位点序列,作为引物结合位点。利用 AFLP 分子标记技术研究杜仲的遗传多样性和居群遗传结构时,发现了一株采自神农架自然保护区的树龄达 200 多年的雄性杜仲古树,其 AFLP 指纹图谱与其他 582 株树龄为 10~52 年的栽培杜仲的指纹图谱有显著差异。据此推测这一杜仲古树是原始野生植株,是近年来众多学者认为野生杜仲灭绝后发现的非常重要的种质资源。

遗传连锁图谱或遗传图谱的构建是现代遗传学研究中一个非常重要的领域,可以有预见性地、更加科学合理地选配杂交亲本,从而大大缩短选育时间、提高选择精度并降低选育成本。目前,用于林木遗传作图的群体有 F1、F2、回交群体和单倍体群体等。通过对 7 个杜仲 F1 家系生长的叶片性状和标志性功效成分总黄酮的含量分化程度进行测定,结合亲本 AFLP 多态性检测,选出综合变异程度较高的杂交组合小叶 × 秦仲 1 号,作为构建杜仲遗传连锁图谱的作图群体,为杜仲遗传连锁图谱构建和重要性状的分子标记研究奠定基础。此外,微卫星标记(microsatellite marker),又称为短串联重复序列或简单重复序列,亦可作为研究杜仲群体遗传结构的有效手段之一。

四、物种鉴别

杜仲市场货源短缺,供不应求,导致各地出现许多伪品,引起杜仲商品市场的混乱。通过经典的形态学分类和解剖学特征对药材品种进行鉴定是传统的中药鉴定方法,但准确度低。目前,中药材分子鉴定技术研究已成为中药鉴定研究中的一个新领域。采用末端终止法对中药杜仲大分子 rRNA 基因(25S rDNA)5' 端进行序列测定,结果根据序列中核苷酸的变化可有效地鉴别杜仲与其他相关类群,为进一步开展杜仲药材专一性核酸分子探针的研制奠定基础。位于叶绿体赖氨酸 tRNA 基因(trnK)的内含子中的 matK 基因,可以编码一种成熟酶(maturase),可能参与 RNA 转录体中 II 型内含子的剪切,是叶绿体基因组蛋白质编码基因中进化速率最快的基因之一。因此,植物 matK 基因序列是非常良好的分子标记,在植物类中药材分子鉴定中具有广泛的用途。采用 PCR 产物直接测序法测定杜仲原植物 matK 基因序列,通过 Clustal 软件将其与 GenBank 中同源序列进行排序比较,分析杜仲序列的特征,结果发现杜仲 matK 序列长度为 1 140bp。与同源序列比较分析发现,杜仲 matK 序列中存在 32 个特异性位点,其中特异性 A、T、C、G 位点分别为 8、2、11、11,序列中有一个 GAC 插入为杜仲所独有。因此,matK 基因序列能够提供足够的变异位点用于设计杜仲专一性引物或限制性片段长度多态性(RFLP)分析,从而用于杜仲原植物的准确鉴定。

杜仲是多年生的雌雄异株植物,并且雌株较雄株具有更高经济价值,因此对杜仲进行性别鉴定具有重要的意义。目前,雌雄异株植物性别鉴定的方法包括:生理生化差异鉴定、染色体组型鉴定、同工酶差异鉴定、特异蛋白质分子鉴定以及分子生物学鉴定(RAPD 标记和 AFLP 标记),其中分子生物学鉴定可能是进行植物性别鉴定的最好方法。单从外部形态角度对杜仲雌雄株的鉴定描述如下:雌株枝条比较稠密,树冠开张,树皮皮色亮白,皮孔少而稀,且排列较整齐。叶芽瘦长,发芽晚。已结果实的树在冬季枝条往往具有当年或多年宿存的果实。雄株枝条比较稀疏,树冠较狭长,树皮皮色灰暗,皮孔密,皮孔交错排列,叶芽粗圆,发芽早,展叶早。采用 RAPD 技术筛选杜仲性别鉴定的分子标记,结果得到一个长度为 569bp 的片段,并利用 DNA 印迹法验证了其在雌株上的特异性。对该片段进行测序后设计特异性引物,建立了雌株特异性的序列特征性扩增区域(SCAR)标记(SCARmr)。该 SCARmr 标记可以用于杜仲(甚至是性未成熟期)的性别鉴定。此外,采用 AFLP 标记技术,从 64 对 AFLP 引物组合中筛选得到的 E-ACA/M-CTT 引物组合获得一个 350bp 的雄性特异性标记。将该标记转换为 247bp 的 SCAR 标记,可用于杜仲早期(性未成熟期)的性别鉴定,对于品种选育具有重要的意义。

第四节 杜仲质量的评价方法

一、光谱法

(一) 紫外 - 可见分光光度法

紫外 - 可见分光光度法(UV-Vis 法),又称紫外 - 可见分子吸收光谱法,是以紫外 - 可见光区域电磁波连续光谱作为光源照射样品,研究物质分子对光吸收的相对强度的方法。通过 UV-Vis 法分析可以进行定性分析,并可依据朗伯 - 比尔定律进行定量检测。该方法简单、方便、快捷,在杜仲的分析中应用广泛。例如用 UV-Vis 法测定杜仲中的绿原酸、桃叶珊瑚苷、总黄酮、多糖等成分。

绿原酸是一种重要的生物活性物质,具有抗菌、抗病毒、增加白细胞、保肝利胆、抗肿瘤、降血压、降血脂、清除自由基和兴奋中枢神经系统等作用,是杜仲的主要活性成分之一,亦为《中国药典》中关于杜仲叶的质量控制指标。通过对 15 年树龄的光皮杜仲树皮和叶片中绿原酸含量(UV-Vis 法)的分析,发现绿原酸含量在叶和皮中的差异较大,4—11 月杜仲叶中绿原酸含量平均为 2.656%,皮中平均为 0.301%,说明同一棵树在同一时期,叶中绿原酸的含量较皮中高。另有研究表明杜仲叶在保存良好的情况下,3 年内其绿原酸含量基本不变,且杜仲叶中绿原酸的含量以幼树的为最高。采用 UV-Vis 法测定杜仲中的绿原酸多在 324~329nm 下进行检测,亦可利用绿原酸和铝离子(Al^{3+})的络合显色反应,在波长 530nm 处测定含量。此外,尚可采用双波长法(325nm、345nm)对绿原酸进行测定。为了消除其他成分的干扰,通常采用薄层层析法或纸层析法分离得到绿原酸后再进行测定,采用此方法较直接测定法具有更高的准确度,但样品处理过程中由于增加了层析分离步骤,因此时间长、效率较低。在差示分光光度法中,样品无须事先分离即能消除干扰。该法取两份相等的供试溶液,一份加酸,另一份加碱或缓冲液或其他能够发生某种化学反应的试剂,有时也不加任何溶液,将两者分别稀释至相同浓度,一份置样品池中,另一份置参比池中,于适当波长处测定其吸收度的差值。在一定浓度范围内,吸收度的差值与浓度之间呈线性关系。有研究基于绿原酸类物质在硝酸钠存在的条件下与钨酸钠反应后在 367nm 处出现最大吸收这一理论,建立了简便、可靠、准确的差示分光光度法用于杜仲叶中绿原酸类物质的含量测定。提取杜仲中绿原酸的方法通常有回流提取法、超声提取法、浸提法等。微波辅助提取(MAE)技术是利用微波能来提高提取率的一种新技术,一方面微波快速破坏细胞壁加快活性成分的溶出,另一方面许多难溶物质在微波电磁场的作用下能得到较好的溶解,并且微波的整体加热性质使得加热速度得到提高,从而提高了提取的速度和得率。与常规方法比,MAE 技术具有选择性高、快速高效、溶剂消耗少、活性成分得率高等特点。采用 MAE 技术提取杜仲叶中的绿原酸,取得了良好的效果。此外,尚有采用酶法(纤维素酶 + 果胶酶)提取杜仲叶中的桃叶珊瑚苷和绿原酸。

桃叶珊瑚苷是一种从杜仲叶和皮中分离出来的环烯醚萜糖苷,具有利胆保肝(促进肝细胞再生、抑制乙肝病毒 DNA 复制)、促进胶原蛋白的合成、抗肌肉骨骼老化等多种药理作用。该化合物性质活泼,极性较强,在较短的紫外线波长(205nm 左右)下才有较强吸收(末端吸收),不易准确定性和定量。但桃叶珊瑚苷可与硫酸铜、对二甲氨基苯甲醛等试剂反应生成有特定吸收波长的有色物质,该有色物质可采用 UV-Vis 法进行测定。因此,采用 UV-Vis 法测定杜仲中的桃叶珊瑚苷通常采用硫酸铜法(594nm 或 601nm)和对二甲氨基苯甲醛法(594nm、596nm 或 601nm)。但值得注意的是,硫酸铜 - 分光光度法测定结果通常偏低。对二甲氨基苯甲醛 - 分光光度法虽然简便易行,但测定液中会出现聚沉现象,且所测含量偏高,因为该方法不能将植物体中共存的京尼平苷和京尼平苷酸分离,所以测定结果为桃叶珊瑚苷与这些同类环烯醚萜类化合物的含量之和。因此,有学者建立了对二甲氨基苯甲醛法测定值修正方程的方法,用此改进方法测定的结果与高效液相色谱法测定结果非常接近。另外,还可以通过优化显色条件来消除干扰。通过考察显色剂用量、显色时间、显色温度、酸用量等因素对桃叶珊瑚苷显色反应的影响,得到桃叶珊瑚苷的最佳显色条件:Epstahl-试剂(对二甲氨基苯甲醛 0.25g,冰乙酸 50g,35% 磷酸 5g,水 20ml 混合)用量为 1.7ml,显色时间为 22min,显色温度为 75℃,20% 盐酸的用量为 0.5ml,冷却时间为 10min,乙醇用量为 2.5ml。该条件下显色产物在室温下的稳定时间可达 60min。该方法灵敏度较高,且可消除京尼平苷酸和京尼平苷的干扰。

黄酮类化合物是杜仲中另一类主要活性成分,具有抗氧化、调节血脂、增强机体免疫、抑菌、抗病毒等作用。由于黄酮母核在 $NaNO_2$ 的 NaOH 溶液中可与 $Al(NO_3)_3$ 产生黄色络合物,因此杜仲中的总黄酮含量通常以芦丁为对照品,采用 $NaNO_2$-$Al(NO_3)_3$-NaOH 体系显色的 UV-Vis 法(在 500~510nm 左右)进行测定。但是杜仲中的绿原酸类化合物中的咖啡酰基具有邻二酚类结构,该结构也可与 Al^{3+} 形成稳定结构,直接用硝酸铝比色法测定杜仲中的黄酮含量时,绿原酸会对测定结果产生正性干扰。因此,可以采用层析法如纸色谱法对黄酮类化合物进行纯化,然后再进行测定。杜仲不同部位中总黄酮的含量差别很大,以杜仲叶中的总黄酮含量最高(尤其以老叶中的含量最高);其次为花及花粉;主根和主根皮中黄酮含量最低。用 MAE 法对杜仲不同部位总黄酮进行提取,以 UV-Vis 法测得杜仲老叶、嫩叶、细枝、粗枝、一年生枝、主干、主干皮、主根、主根皮、须根的总黄酮含量分别为 6.05%、4.65%、0.52%、0.33%、0.285%、0.23%、0.15%、0.15%、0.155%、0.165%。

植物多糖具有抗肿瘤、增强免疫、抗炎、抗病毒、抗凝血、降血糖、抗衰老等多种药理活性。采用 UV-Vis 法测定多糖的含量,通常用蒽酮-硫酸法或苯酚-硫酸法测定总糖,同时用 3,5-二硝基水杨酸法(DNS 法)测定还原单糖,多糖的含量以总糖含量与还原单糖含量之差表示。此外,多糖在酸作用下水解成单糖后迅速脱水成糖醛衍生物,此糖醛衍生物和 DNS 试剂缩合生成棕红色的氨基有色化合物。采用此方法测定杜仲叶中酸性多糖的含量。

紫外谱线组法是遵照物质"相似相溶"原理创立的多组分整体水平控制中药内在质量的一种方法。该方法采用指纹谱线组合技术测绘出水、无水乙醇、三氯甲烷及石油醚 4 种不同极性溶媒对供试药材提取液的紫外吸收曲线,并组成紫外谱线组,可反映供试品中多组分部分指纹图谱特征。为评价杜仲多成分的整体质量,对其进行了紫外谱线组的测定,13 个产地杜仲药材的紫外谱线组基本一致,水提液最大吸收峰峰位值 199(±2)nm,无水乙醇液 202(±1)nm,乙酸乙酯液 251(±1)nm,石油醚 220(±1)nm,提示紫外谱线组可作为杜仲真伪鉴别的依据之一。

(二)近红外光谱法

近红外(NIR)光谱法是一种快速、无损的检测方法,近年来在国内中药研究方面得到了越来越多的重视和应用,现已被应用于杜仲中松脂醇二葡萄糖苷的含量测定。松脂醇二葡萄糖苷是杜仲中的主要降压成分,也是《中国药典》中针对杜仲皮的质量控制指标。李伟等选取了 3 个不同产地的 41 个杜仲样品,用高效液相色谱法测定其松脂醇二葡萄糖苷含量,用近红外光谱仪漫反射方式在 12 000~4 000cm^{-1} 采集相应样品的光谱,利用仪器自带的 OPUS 软件优选了光谱的预处理方法,并用偏最小二乘法(PLS)建立松脂醇二葡萄糖苷含量和光谱数据之间的相关性模型,结果显示杜仲中松脂醇二葡萄糖苷含量和近红外光谱之间存在良好的相关性,适合于此指标性成分的快速分析。常静等采用傅里叶变换 - 近红外(FT-NIR)法测定了 9 个杜仲样品的光谱数据,运用 PLS 和主成分分析回归分别建立了杜仲中松脂醇二葡萄糖苷含量与吸光度变量的近红外光谱定标模型,结果在近红外光谱下,主成分分析回归和 PLS 都适合对杜仲进行检测研究,但前者所建立的定标模型预测精度稍高于后者。

杜仲中的天然杜仲胶结构式为反式 -1,4- 聚异戊二烯。为实现杜仲胶含量的无损快速检测,采用 PLS 回归模型,建立了用于测定杜仲叶中聚异戊二烯的 FT-NIR 法。根据线性关系、校正标准差、预测标准差对 PLS 回归模型进行优化,结果在 6 000~4 000cm^{-1} 谱区的二阶导数预处理 NIR 光谱获得了最优的 PLS 回归模型(R_2,0.95;RMSEE,0.25;RMSEP,0.37)。所建立的 FT-NIR 法可实现杜仲叶中天然聚异戊二烯的高通量、无溶剂检测。与此类似,FT-IR 法也可应用于杜仲叶中聚异戊二烯的测定。

此外,同步辐射显微红外光谱具有高亮度、高信噪比等优势。与压片法及液膜法不同,同步辐射显微红外光谱可以直接测定药材切片,避免了压片法中可能产生的样品变性等问题。同时可以通过化学成像对各种有效化学成分的分布进行研究,从而深入了解药材在红外光谱中各个峰的归属。应用同步辐射显微红外光谱对杜仲的冰冻切片进行研究,采集不同微区的一系列红外光谱,同时对选定区域进行化学成像,进一步研究该区域中化学组成的分布,从而对于杜仲红外光谱中各个峰的归属有深入的了解。

(三) 其他

除了上述的 UV-Vis 和 NIR 法,荧光光谱法亦被应用于杜仲中绿原酸(激发和发射波长分别为 350 和 470nm)和总黄酮含量的测定(黄酮类化合物与铝离子可生成稳定的荧光络合物,激发及发射波长分别为 436 和 483nm)。此外,采用 2,3- 二氨基萘(DAN)在 pH 值为 1.5~2.0 条件下与样品中的四价硒生成 4,5- 苯并苯硒脑配合物,经环己烷萃取,利用荧光光谱法可测定杜仲翅果仁中的微量硒。

除此之外,采用拉曼光谱法研究杜仲胶,分析了杜仲胶内部模式频率随温度(25~100℃)变化的一般规律,从聚合物的体积变化和分子间、分子内相互作用关系出发,对杜仲胶内部振动频率的迁移进行了讨论,解释了物态变化点处谱带变化的原因,分析了杜仲胶在初步氧化阶段谱带的结构特征。另有应用扫描电镜加 X 射线能谱对川产杜仲进行了形态学的观察和无机成分的分析,获得了被观察区域的无机成分定性和半定量结果。

二、薄层色谱法

在上述 UV-Vis 法测定杜仲中绿原酸、总黄酮及 β- 胡萝卜素的含量过程中,薄层色谱法 (TLC) 主要是用于检测前成分的纯化,以消除其他成分的干扰。而《中国药典》将 TLC 法用于杜仲叶的鉴别 [硅胶 H 薄层板,乙酸丁酯 - 甲酸 - 水 (7:2.5:2.5) 为展开剂],TLC 亦被研究者用于杜仲提取物或单体成分如松脂醇二葡萄糖苷的鉴别。TLC 在分析杜仲中黄酮类成分方面,以十二烷基硫酸钠 (SDS)- 正丁醇 - 正庚烷 - 水微乳液作为展开剂,通过聚酰胺薄层色谱进行分离,分离效果理想,为杜仲黄酮的分离和杜仲的鉴别提供了简便、准确的方法。此外,薄层扫描法还应用于杜仲中绿原酸含量的测定,薄层扫描法省样、省时,且测定结果较为准确,可以进一步用于杜仲中其他成分的含量测定。

三、高效液相色谱法

(一) 环烯醚萜类

杜仲中的环烯醚萜类化合物主要包括京尼平苷、京尼平苷酸、京尼平、桃叶珊瑚苷、杜仲苷、杜仲醇、杜仲醇苷等。该类成分具有较强的生理活性,例如桃叶珊瑚苷具有抗氧化、护肝解毒、抗炎、抗骨质疏松、神经保护等作用;京尼平苷酸具有抗衰老、促进胶原蛋白合成和改善成年老鼠的角质层代谢功能,日本厚生劳动省将其作为一种降压保健食品;而京尼平苷则具有体内抗血栓等作用;杜仲醇对肉芽形成和胶原蛋白合成具有促进作用。因此,测定杜仲中环烯醚萜类化合物的含量对于控制杜仲的质量具有重要意义。高效液相色谱法 (HPLC,通常为反相 HPLC) 在分析杜仲环烯醚萜类成分中的应用见表 4-1。

表 4-1　HPLC 在杜仲的环烯醚萜类成分分析中的应用

成分 / 指标	样品	提取方法	色谱条件	检测条件
桃叶珊瑚苷	杜仲皮、叶、种子	1g 样品 +50ml 50% 甲醇超声 40min	色谱柱: Inertsil ODS-3 C_{18} (250mm × 4.6mm,5μm);流动相:甲醇 - 水 (8:92);流速:1.0ml/min;柱温:N/A	ELSD:漂移管温度 112.9℃;载气流速 2.8L/min
桃叶珊瑚苷	杜仲仁	0.1g 样品 +40ml 30% 甲醇,振摇 5min 后置冰箱中浸提过夜	色谱柱: USE UL TRASPHERS ODS dp (250mm × 4.6mm,5μm);流动相:乙腈 - 水 (3:97);流速:1.0ml/min;柱温:25℃	UV:206nm
桃叶珊瑚苷	杜仲雄花茶	甲醇回流提取 30min,料液比为 1:40	色谱柱: Diamonsil C_{18} (250mm × 4.6mm,5μm);流动相:甲醇 - 水 (12:88);流速:1.0ml/min;柱温:25℃	UV:206nm

成分 / 指标	样品	提取方法	色谱条件	检测条件
京尼平苷	杜仲叶	0.25g 样品 +25ml 50% 甲醇,超声处理 60min 3 次	色谱柱: Diamonsil C_{18}(250mm × 4.6mm,5μm); 流动相: 甲醇 - 水 - 冰乙酸(17:83:1.5); 流速: 1.0ml/ min; 柱温: 25℃	UV: 240nm
桃叶珊瑚苷	杜仲皮(不同产地)	0.5g 样品 +25ml 甲醇超声提取 90min	色谱柱: Diamonsil C_{18}(150mm × 4.6mm,5μm); 流动相: 甲醇 - 水 (6:94); 流速: 1ml/min; 柱温: 15℃	UV: 206nm
杜仲醇	杜仲	2.0g 样品 +150ml 甲醇,回流提取 6h	色谱柱: Chromasail C_{18}(250mm × 4.6mm,5μm); 流动相: 甲醇 - 水 (8:92); 流速: 1ml/min; 柱温: 25℃	UV: 210nm
桃叶珊瑚苷	杜仲茶	超高压提取: 压力 350MPa, 时间 3min、料液比 1:8,提取溶剂为 70% 甲醇	色谱柱: Waters Symmetry C_{18}ODS (150mm × 4.6mm,5μm); 流动相: 甲醇 - 水(20:80); 流速: 1.0ml/ min; 柱温: 40℃	UV: 208nm
桃叶珊瑚苷	杜仲毛状根	150mg 样品 + 10ml 72% 的乙醇超声破碎 30min, 过滤,重复 1 次,合并滤液	色谱柱: COSMOSIL C_{18}-PAQ(250mm × 4.6mm,5μm); 流动相: 乙腈 - 水 (15:85), 其中水相为水 - 四氢呋喃 -H_3PO_4(85:12:0.3); 流速为: 1.0ml/min; 柱温: N/A	UV: 210nm
京尼平苷酸、京尼平苷	杜仲皮	10g 样品 +100ml 50% 乙醇,在 60℃ 恒温水浴锅中提取 1h,提取 3 次,过滤后,合并滤液	色谱柱为 ODS-C_{18}(150mm × 4.6mm, 5μm); 流动相: 甲醇 - 水 - 乙酸 (20:79.5:0.5); 流速: 1.0ml/min; 柱温: 25℃	分析 UV: 237nm, 波长扫描范围: 190~600nm
京尼平苷酸	杜仲皮	10g 样品 +100ml 70% 乙醇,在 50℃ 下提取 2h,过滤,提取 2 次,合并滤液	色谱柱: C_{18} 柱(150mm×4.6mm,5μm); 流动相: 甲醇 - 水 - 乙酸(20:79.5: 0.5); 流速: 1.0ml/min; 柱温: 25℃	UV: 237nm,波长扫描范围: 190~600nm
桃叶珊瑚苷	杜仲种仁	样品 0.2g+25ml 甲醇超声处理 1.5h	色谱柱: Hypersil GLOD-C_{18}(250mm × 4.6mm,5μm); 流动相: 甲醇 - 水 (8: 92); 流速: 1.0ml/min; 柱温: 25℃	UV: 206nm
京尼平苷	杜仲皮、枝、叶	1.0g 样品 +25ml 95% 乙醇回流 5h	色谱柱: YWG-C_{18}(250mm × 4.6mm, 10μm); 流动相: 甲醇 - 水 - 冰乙酸 (28:70:2); 流速: 1ml/min; 柱温: N/A	UV: 240nm
桃叶珊瑚苷、京尼平苷、京尼平苷酸	杜仲叶、皮,杜仲提取物,杜仲茶,杜仲颗粒,杜仲平压片和天麻杜仲胶囊	样品(皮、叶 0.5g,提取物 0.2g,其他样品 1.0g) 分别 +10ml 50% 的甲醇超声提取 25min	色谱柱: Spherigel C_{18}(250mm × 4.6mm, 5μm); 流动相: 0.1% 甲酸水溶液 (A)- 甲醇(B), 梯度洗脱: 0~15min, A:B(85:15), 15~25min, A:B(70: 30); 流速: N/A; 柱温: 30℃	DAD:波长范围 195~400nm; MS: ESI,正离子模式,扫描范围 m/z 100~800

成分/指标	样品	提取方法	色谱条件	检测条件
桃叶珊瑚苷	杜仲(不同生长年限)	0.5g样品+25ml甲醇超声1h	色谱柱:Kromasil C_{18}(200mm×4.6mm,5μm);流动相:甲醇-水(10:90);流速:1.0ml/min;柱温:25℃	UV:203nm
桃叶珊瑚苷	杜仲果仁	在常温下甲醇冷浸提取3次后合并提取液	色谱柱:Waters Symmetry C_{18} ODS(150mm×4.6mm,5μm);流动相:醇-水(20:80);流速:1.0ml/min;柱温:40℃	UV:208nm
京尼平苷酸	杜仲皮	2g样品+25ml三氯甲烷回流提取6h,残留物挥发除去三氯甲烷后,以甲醇提取6h	色谱柱:ODS-C_{18}(200mm×4.6mm,5μm);流动相:甲醇-水-冰乙酸(12:87:1);流速:1.0ml/min;柱温:N/A	UV:240nm
京尼平苷、京尼平苷酸	杜仲皮	8g样品+80ml 60%乙醇,在50℃回流提取2h,提取3次,合并滤液	色谱柱:VP-ODS C_{18}(150mm×4.6mm);流动相:甲醇-水-冰乙酸(20:79.5:0.5);流速:1.0ml/min;柱温:25℃	UV:237nm
桃叶珊瑚苷、京尼平苷酸	杜仲叶	回流法:60%乙醇溶液,料液比1:20,提取时间0.5h,回流温度80℃ 超声波法:60%乙醇溶液,料液比1:20,提取时间0.5h,提取温度50℃ 微波法:60%乙醇溶液,料液比1:20,提取时间0.5h,超声波功率1000W,温度80℃ 浸提法:60%乙醇溶液,料液比1:20,提取时间0.5h,提取温度50℃	色谱柱:Agilent Eclipse XDB-C_{18}(150mm×4.6mm,5μm);流动相:甲醇-水-乙酸(5:94.95:0.05);流速:1.0ml/min;柱温:30℃	UV:203nm

由表4-1可见,HPLC主要应用于桃叶珊瑚苷、京尼平苷、京尼平苷酸的测定。样品的制备方法主要采用回流提取、溶剂浸提和超声(辅助)提取。在提取杜仲仁中的桃叶珊瑚苷时发现,超声处理使样品杂质增加而影响滤过和峰分离,相比之下冷浸法效果比较理想。此外,杜仲种仁中含有大量的脂肪油,影响桃叶珊瑚苷成分的浸出。因此,杜仲仁的粒度影响含量测定,测定时需用细粉。超高压提取(UHPE)技术是在常温条件下,提取植物原料中有效成分的新技术,其过程是先对物料加压,保持一定时间后突然泄压,造成细胞内外的压差

急剧上升,使细胞中的内含物释放出来。采用UHPE技术提取杜仲茶中的桃叶珊瑚苷时,由于桃叶珊瑚苷主要在泄压瞬间游离到细胞外,加压的时间对其影响不大,而压力的大小直接影响细胞可否破碎,所以,压力对提取得率的影响较大。经优化得到的UHPE技术提取杜仲茶中的桃叶珊瑚苷最佳条件为:超高压提取压力350MPa、时间3min、料液比1∶8、提取溶剂为70%甲醇,该条件下桃叶珊瑚苷得率可达1.94%。

杜仲中的环烯醚萜类化合物的检测方法主要为紫外检测(桃叶珊瑚苷、杜仲醇205nm左右,京尼平苷等240nm左右)。检测桃叶珊瑚苷常选的205nm使基线不稳,影响检测结果。因此,可选用蒸发光散射检测器(ELSD)检测,但由于桃叶珊瑚苷化学结构对温度变化敏感,应注意ELSD漂移管温度的影响。此外,质谱检测器(MSD)与HPLC联用亦可用于环烯醚萜类成分的检测。LC-MS测定杜仲中的桃叶珊瑚苷、京尼平苷酸、京尼平苷时发现,由于这3个化合物的质子亲和能力较低,难以形成质子化离子$[M+H]^+$,在正离子扫描下分别得到m/z 369、397、411的强信号,依次为桃叶珊瑚苷、京尼平苷酸、京尼平苷的$[M+Na]^+$峰,所以采用正离子模式,以最大丰度的离子峰$[M+Na]^+$适用于该3个成分的测定。另外,杜仲复方制剂中存在较多的干扰物质,采用MS检测更具有优势。

环烯醚萜类成分的含量随杜仲不同部位、生长年限及处理方法不同而呈现较大差异:杜仲种仁中桃叶珊瑚苷含量最高,尤其在成熟杜仲种仁中桃叶珊瑚苷含量高达11%以上;不同采收期的杜仲种仁中桃叶珊瑚苷的含量也有明显差异,9月至10月的含量较高。另有研究发现内皮中桃叶珊瑚苷的含量明显高于栓皮,《中国药典》规定杜仲去栓皮入药,仅从桃叶珊瑚苷含量角度考虑,杜仲去栓皮入药更具科学性。不同生长年限的杜仲内皮中桃叶珊瑚苷的平均含量差别不大,13年生杜仲内皮中含量相对较高,22年之前含量的变化不大,30年含量达到最高,较之前提高了25%左右。因此,仅从桃叶珊瑚苷含量的角度考虑,30年为最佳采收期,但时间太长,最佳采收期可定为13年。另根据不同生长期杜仲皮所含京尼平苷测定的结果来看,10年生杜仲皮所含京尼平苷最高,随着生长期的延长呈下降趋势,这可能与树皮木栓层增厚和树龄老化有一定关系。此外,药材的处理方法对环烯醚萜各组分的含量亦有较大的影响。桃叶珊瑚苷的含量在鲜皮和鲜叶中高于陈皮、炮制皮和干叶,这是由于在皮的炮制或叶干燥时,原料经高温、紫外线处理后桃叶珊瑚苷被分解破坏。同样在放置、储藏的过程中,生理生化作用也会使样品发生褐变,有效成分京尼平苷酸、京尼平苷含量也大大降低。因此,在炮制和储藏杜仲药材过程中,特别需要注意对该类成分的保护。

目前杜仲的药材资源有限,寻找新的药源十分必要。毛状根生长迅速、遗传稳定且能合成与原植物含量相当或高于原植物含量的次生代谢产物,因此毛状根培养已成为近年来生产药用植物有效次生代谢物的培养系统。有研究报道可利用发根农杆菌诱导杜仲外植体产生毛状根的离体培养系统,并筛选出高产毛状根系。不同单克隆毛状根系的生长速度及合成次生代谢产物(桃叶珊瑚苷)能力明显不同。液体培养最有利于毛状根生物量和药用成分桃叶珊瑚苷的积累;添加生长素虽能促进毛状根的生长,但由于生长素干扰了桃叶珊瑚苷的合成,所以不利于桃叶珊瑚苷的积累。对实验筛选出的桃叶珊瑚苷高产根系进行大规模繁殖培养能获得理想的药用物质,对于杜仲药用资源的可持续性发展具有重要意义。

(二) 木脂素类

杜仲中的木脂素类化合物主要包括松脂醇二葡萄糖苷、丁香脂素二糖苷、松脂素单糖苷、松脂素二糖苷、杜仲素 A 等。HPLC 在分析杜仲中木脂素类成分的应用主要是针对具有降压作用的松脂醇二葡萄糖苷(表 4-2),该成分是《中国药典》中规定的杜仲皮质量控制的指标。

表 4-2　HPLC 在杜仲的木脂素类成分分析中的应用

成分 / 指标	样品	提取方法	色谱条件	检测条件
松脂醇二葡萄糖苷	杜仲皮(不同产地)	2g 样品 +100ml 三氯甲烷加热回流 6h,弃去三氯甲烷液,药渣挥干;药渣加入等体积甲醇,回流 6h	色谱柱:Phenomenex C$_{18}$(250mm×4.6mm,5μm);流动相:甲醇 - 水(28:72);流速:1.0ml/min;柱温:25℃	UV:277nm
松脂醇二葡萄糖苷	杜仲皮	2g 样品 +25ml 60% 甲醇溶液,80℃水浴回流提取1h,过滤,10ml 续滤液用三氯甲烷分 3 次萃取,用量依次为 20、15 及 15ml,弃去三氯甲烷液;合并甲醇液,水浴蒸干,残渣加60% 甲醇溶解	色谱柱:Diamonsil ODS C$_{18}$(250mm×4.6mm,5μm);流动相:乙腈 -0.1%磷酸水溶液(15:85);流速:1.0ml/min;柱温:30℃	UV:227nm
松脂醇二葡萄糖苷	杜仲皮(不同生长年限)	2g 样品 + 三氯甲烷适量,超声提取 30min,弃去三氯甲烷;药渣挥去三氯甲烷,再加入甲醇适量,分别超声提取 15、30、45 及 60min	色谱柱:Agilent Zorbax Eclipse XDB-C$_{18}$(250mm×4.6mm,5μm);流动相:甲醇 - 水(25:75);流速:1.0ml/min;柱温:25℃	UV:277nm
松脂醇二葡萄糖苷	杜仲粗皮及杜仲皮(四种变异类型)	2g 样品 +100ml 三氯甲烷加热回流 6h,弃去三氯甲烷液,药渣挥干;药渣加入等体积甲醇,回流 6h	色谱柱:Diamonsil ODS C$_{18}$(150mm×4.6mm,5μm);流动相:甲醇 - 水(23:77);流速:1.0ml/min;柱温:30℃	UV:277nm
松脂醇二葡萄糖苷	杜仲皮及盐制杜仲皮,杜仲平压片	药材:2g 样品 + 三氯甲烷加热回流 6h,弃去三氯甲烷液,药渣挥干;药渣加入120ml 甲醇,回流 6h制剂:20 片去除包衣(胶囊去除外壳),研细,内容物粉末约 2.5g + 50.0ml 甲醇热回流提取 3 次	色谱柱:Agilent Eclipse XDB-C$_{18}$(150mm×4.6mm,5μm);流动相:甲醇 - 水(26:74);流速:1.0ml/min;柱温:25℃	UV:230nm

成分/指标	样品	提取方法	色谱条件	检测条件
天麻素、松脂醇二葡萄糖苷	强力天麻杜仲胶囊	胶囊内容物1g,加乙醚适量,30℃水浴回流1h;弃去乙醚液,残渣挥干乙醚,加甲醇80℃水浴回流6h,提取至提取液无色	色谱柱:Diamonsil C$_{18}$(250mm×4.6mm,5μm);流动相:乙腈-0.2%磷酸梯度洗脱,2:98(0~20min),2:98→14:86(20~22min);流速:1.2ml/min;柱温:30℃	UV:220nm
松脂醇二葡萄糖苷	杜仲皮	样品用三氯甲烷加热回流6h,弃去三氯甲烷液,药渣挥干;药渣加甲醇,回流6h	色谱柱:RP C$_{18}$(220mm×4.6mm,10μm);流动相:甲醇-水(25:75);流速:1.0ml/min;柱温:N/A	UV:277nm
松脂醇二葡萄糖苷	杜仲皮及其饮片	2g样品+三氯甲烷加热回流6h,弃去三氯甲烷液,药渣挥干;药渣加入120ml甲醇,回流6h	色谱柱:Acquity C$_{18B}$EH(100mm×1.0mm,1.7μm);流动相:乙腈-水(9:91);流速:0.1ml/min;柱温:25℃	UV:227nm
松脂醇二葡萄糖苷	杜仲皮(不同加工方法)	2g样品+三氯甲烷加热回流6h,弃去三氯甲烷液,药渣挥干;药渣加入120ml甲醇,回流6h	色谱柱:Lichrospher C$_{18}$(250mm×4.6mm,5μm);流动相:甲醇-水(25:75);流速:1.0ml/min;柱温:室温	UV:226nm
松脂醇二葡萄糖苷、丁香脂醇二葡萄糖苷	杜仲皮、叶	一定量的杜仲皮及杜仲叶粉末,用一定量溶剂浸提数次,抽滤,浸提液经真空浓缩、离心和树脂吸附	色谱柱:YWG-C$_{18}$(250mm×4.6mm,10μm);流动相:28%甲醇水溶液流速:1.0ml/min;柱温:室温	UV:232nm
松脂醇二葡萄糖苷	生品及炮制品杜仲皮	2g样品+60ml三氯甲烷,60~70℃加热回流提取6h,弃三氯甲烷,药渣挥干;药渣加60ml甲醇,加热回流提取6h	色谱柱:Diamonsil C$_{18}$(250mm×4.6mm,5μm);流动相:甲醇-水(25:75);流速:1.0ml/min;柱温:30℃	UV:277nm
松脂醇二葡萄糖苷	杜仲皮(4个批次)	样品加60%乙醇水溶液浸泡0.5h后60℃回流提取2次,1h/次,回收溶剂后合并滤液,浓缩	色谱柱:Dikma C$_{18}$(250mm×4.6mm);流动相:甲醇-水(25:75);流速:1ml/min;柱温:30℃	UV:277nm
松脂醇二葡萄糖苷	杜仲皮	药典法:2g样品+三氯甲烷适量,加热回流6h,弃去三氯甲烷液,药渣挥干;药渣加甲醇适量,加热回流6h超声提取。2g样品+50ml 50%甲醇超声处理40min。索氏提取结合超声提取:2g样品+三氯甲烷适量,加热回流6h,弃去三氯甲烷液,药渣挥干;药渣+50ml 50%甲醇超声处理40min	色谱柱:Agilent Zorbax Eclipse XDB-C$_{18}$(250mm×4.6mm,5μm);流动相:乙腈-0.5%乙酸(12:88);流速:N/A;柱温:40℃	UV:277nm

成分/指标	样品	提取方法	色谱条件	检测条件
松脂醇二葡萄糖苷	杜仲叶	样品+85%乙醇水溶液(1:4,g/ml),60℃超声提取30min	色谱柱:Symmetry C$_{18}$(75mm×4.6mm,3.5μm);流动相:甲醇-水(30:70);流速:0.3ml/min;柱温:N/A	UV:228nm
松脂醇二葡萄糖苷	杜仲皮	2g样品+三氯甲烷加热回流6h,弃去三氯甲烷液,药渣挥干;药渣加入120ml甲醇,回流6h	色谱柱:自装YWG-80不锈钢柱(250mm×4mm,5μm);流动相:三氯甲烷-正己烷-甲醇-冰乙酸(45:30:23:2);流速:1.0ml/min;柱温:N/A	UV:280nm
松脂醇二葡萄糖苷	杜仲皮	2g样品+20ml 60%乙醇,45℃超声提取20min	色谱柱:Kromasil 100-5-C$_{18}$(150mm×4.6mm,5μm);流动相:乙腈-水(15:85);流速:1.0ml/min;柱温:30℃	UV:277nm
松脂醇二葡萄糖苷	杜仲皮	2g样品+60ml三氯甲烷回流提取6h,弃去三氯甲烷液,药渣挥干;药渣加入甲醇,回流6h	色谱柱:YWG-C$_{18}$(250mm×4.6mm,10μm);流动相:28%甲醇水溶液;流速:1.0ml/min;柱温:N/A	UV:232nm
松脂醇二葡萄糖苷	杜仲配方颗粒	0.5g样品加入甲醇适量,加热回流提取6h	色谱柱:Elite C$_{18}$(200mm×4.6mm,5μm);流动相:甲醇-水(21:79);流速:1ml/min;柱温:30℃	UV:227nm
松脂醇二葡萄糖苷(不同炮制方法)	杜仲皮	2g样品+三氯甲烷适量,加热回流6h,弃去三氯甲烷液,药渣挥干;药渣加甲醇适量,加热回流6h	色谱柱:自装YWG-80不锈钢柱(250mm×4mm,5μm);流动相:三氯甲烷-正己烷-甲醇-冰乙酸(45:30:23:2);流速:1.0ml/min;柱温:30℃	UV:280nm
松脂醇二葡萄糖苷(不同炮制方法)	杜仲皮	1g样品+25ml甲醇超声提取1h	色谱柱:Welch Materials C$_{18}$(250mm×4.6mm,5μm);流动相:甲醇-0.4%磷酸溶液(25:75);流速:1.0ml/min;柱温:25℃	UV:227nm
松脂醇二葡萄糖苷	青娥片	样品+10倍体积75%乙醇,提取2h,提3次	色谱柱:Diamonsil C$_{18}$(250mm×4.6mm,5μm);流动相:甲醇-乙腈-水(24:3:78);流速:1.0ml/min;柱温:N/A	UV:227nm
松脂醇二葡萄糖苷	杜仲皮	样品+10倍体积的70%乙醇,回流提取3次,每次2h	色谱柱:Agilent Eclipse plus C$_{18}$(150mm×2.1mm,5μm);流动相:乙腈(A)-0.01%乙酸(B)梯度洗脱,12%A(0~0.5min),12%~30%A(1.5~2.0min),30%~75%(2.0~3.0min),75%~82%A(3.0~10.0min),80%~12%A(10~15min),平衡5min;流速:0.3ml/min;柱温:30℃	MS:ESI,负离子检测,质量扫描范围m/z 100~3 200,多级反应监测(MRM)m/z 618.3→375.2

《中国药典》收载的关于杜仲皮中松脂醇二葡萄糖苷含量测定方法的样品制备描述如下:"取本品约3g,剪成碎片,揉成絮状,取约2g,精密称定,置索氏提取器中,加入三氯甲烷适量,加热回流6h,弃去三氯甲烷液,药渣挥去三氯甲烷,再置索氏提取器中,加入甲醇适量,加热回流6h,提取液回收甲醇至适量,转移至10ml量瓶中,加甲醇至刻度,摇匀,滤过,取续滤液,即得。" 有研究以60%的甲醇为溶剂回流提取,同时用三氯甲烷萃取3次,能够有效地提取目标成分,同时除去脂溶性杂质的干扰。另在浸渍基础上比较了控制溶剂的温度(60℃)、超声处理、增加提取次数等方法,结合经济安全的因素,确定了杜仲提取物最佳制备条件为:以60%的乙醇浸泡0.5h,加热回流提取2次,加醇量为12.8倍,提取时间为1.0h,在此条件下松脂醇二葡萄糖苷基本提取完全。杜仲胶是影响杜仲中松脂醇二葡萄糖苷提取率的主要因素之一。一定频率的超声波可破坏杜仲胶,从而加速松脂醇二葡萄糖苷的溶出。因此,超声法可以将杜仲中的松脂醇二葡萄糖苷迅速、较完全地提取出来。此外,相对于药典法,超声法无须挥发去除三氯甲烷,从而有效地避免了松脂醇二葡萄糖苷的流失,使得测定结果略高于药典中采用的索氏提取法。

普通HPLC法测定杜仲中松脂醇二葡萄糖苷需要较长的分析时间(约在40min或以上),而采用超高效液相色谱法(UPLC)测定松脂醇二葡萄糖苷可以大大缩短分析时间(14min以内)。在检测方法方面,松脂醇二葡萄糖苷通常采用紫外光检测(227nm左右)。亦有HPLC-MS法用于松脂醇二葡萄糖苷的代谢研究,采用质谱多反应监测(MRM)模式(m/z 618.3→375.2)进行定性定量。通常情况下,缺乏标准品的天然产物分析是比较困难的,而ESI-MS/MS在这方面具有较大的优势。通过全离子扫描可以快速获得混合组分中各物质的分子离子峰,再通过子离子扫描获得初步的结构信息,确定感兴趣的分子,该方法对于分离类似物具有重要的指导意义。针对杜仲中3个在结构上只有甲氧基差异的木脂素(松脂素、麦迪奥脂素、丁香脂素),用普通柱层析的方法很难分离出各自的单体,可以采用EI-MS初步确认其结构,并判断其所在的提取部位。

不同产地、不同部位的杜仲样品中所含的松脂醇二葡萄糖苷具有较大的差异。对同一株杜仲树上各部位样品进行分析,其根、茎、叶、木质部、栓皮均不含松脂醇二葡萄糖苷。杜仲伪品毛杜仲亦不含松脂醇二葡萄糖苷。对不同产地的杜仲皮药材进行分析,发现13批杜仲药材醇溶性浸出物含量均符合《中国药典》规定,而松脂醇二葡萄糖苷含量低于《中国药典》要求者占30.8%,不同产地药材中松脂醇二葡萄糖苷的含量与杜仲药材性状、厚度相关性不大,含量差异可能与采收后的产地加工方法和贮存条件有关。因此,采收后的杜仲需及时进行处理使酶失活,否则会导致贮藏过程中木脂素糖苷的含量降低。有分析表明杜仲样品栓皮松脂醇二葡萄糖苷量明显低于内皮,仅从松脂醇二葡萄糖苷量角度考虑,《中国药典》规定杜仲去栓皮入药更具科学性。比较不同生长年限杜仲内皮及栓皮中松脂醇二葡萄糖苷的含量发现,13、

22年生杜仲内皮中的含量相对较高,但13年生杜仲栓皮中的含量出现最低点。22年生杜仲皮(内皮＋栓皮)松脂醇二葡萄糖苷总量最高,因此,从松脂醇二葡萄糖苷总量角度考虑,22年为最佳采收期,但杜仲主要为内皮入药,13年采收即可。此外,根据杜仲树皮的形态特点(树皮开裂状况),可把杜仲分为4种变异类型,即深纵裂型、浅纵裂型、龟裂型和光皮型。不同变异类型杜仲中粗皮所占重量有明显差异,光皮型粗皮所占比例最低(6.3%),龟裂型粗皮所占比例最高(13.6%),粗皮中几乎不含或含少量的松脂醇二葡萄糖苷,因此认为光皮型杜仲为最优。

杜仲药材的炮制方法对松脂醇二葡萄糖苷的含量亦有较大的影响。杜仲通过发汗后,水溶性及醇溶性浸出物含量均比发汗前有显著增加,但松脂醇二葡萄糖苷含量有所下降。盐炒是最常用的杜仲炮制方法,《中国药典》及各地中药炮制规范一般要求盐炙杜仲炒至断丝,表面呈焦黑色。杜仲丝(胶)虽对有效成分的浸出率有干扰,但按传统炮制方法制炭,会使松脂醇二葡萄糖苷含量下降。生品中松脂醇二葡萄糖苷含量高于炮制品的2倍以上,但另有研究得出完全相反的结果,比较生杜仲、清炒杜仲、盐杜仲、砂烫杜仲和烘杜仲中的松脂醇二葡萄糖苷含量,发现杜仲炮制后含量明显升高,而各炮制品之间含量无明显差异,此结果在另一报道中得到了证实,且盐制杜仲中,松脂醇二葡萄糖苷的含量砂炒高于不加砂的炮制方法,这可能是由于砂可以提高炒制温度,传热也比较均匀,进而提高了杜仲的断丝率所致。盐蒸制杜仲中松脂醇二葡萄糖苷的含量最高,但不能就此判断是否优于传统的炒制法。出现以上完全相反的结果,很有可能是不同研究者在制备杜仲炮制品的过程中的操作差异所致。由此可见,杜仲的炮制过程需对各个参数进行严格的控制以保证炮制品的质量。

(三) 苯丙素类

杜仲中的苯丙素类化合物主要包括咖啡酸、二氢咖啡酸、松柏酸、绿原酸、绿原酸甲酯、香草酸等。采用LC-MS分析杜仲叶甲醇提取物中绿原酸及其异构体和衍生物,发现含有三种单咖啡酰奎尼酸(绿原酸),分别是3-咖啡酰奎尼酸、4-咖啡酰奎尼酸和5-咖啡酰奎尼酸,其中5-咖啡酰奎尼酸为主要成分,另还发现有咖啡酰奎尼酸糖苷。HPLC在分析杜仲中苯丙素类成分的应用见表4-3。

表4-3　HPLC在杜仲的苯丙素类成分分析中的应用

成分/指标	样品	提取方法	色谱条件	检测条件
绿原酸	杜仲叶(不同采收时期)	1g样品+60ml 50%甲醇加热回流6h	色谱柱:Kromasil C_{18}(250mm×4.6mm,5μm);流动相:乙腈-0.4%磷酸溶液(11:87);流速:1.0ml/min;柱温:25℃	UV:327nm

成分/指标	样品	提取方法	色谱条件	检测条件
绿原酸	杜仲叶	采用醇提、水提、水冷浸3种方法制备含杜仲叶100g/L原液；杜仲叶原液中加入菌种和适量糖、碳酸钙，在摇床和静止两种状态下进行发酵，得杜仲叶发酵液	色谱条柱：Symmetry Shield RP$_{18}$(300mm×3.9mm,5μm)；流动相：水-甲醇-乙酸(88∶12∶1.2)；流速：1.0ml/min；柱温25℃	UV：326nm
绿原酸	杜仲叶	1g样品+25ml 50%甲醇加热回流30min	色谱柱：迪马C$_{18}$(200mm×4.6mm,5μm)；流动相：乙腈-0.4%磷酸(13∶87)；流速：1.0ml/min；柱温25℃	UV：327nm
绿原酸	杜仲的干燥叶和皮	2g样品+40ml 30%乙醇超声提取2h	色谱柱：Nucleosil C$_{18}$(250mm×4.6mm)；流动相：水-甲醇-乙酸(75∶25∶0.2)；流速1.0ml/min；柱温25℃	UV：327nm
绿原酸	杜仲颗粒	1g样品+20ml 50%甲醇超声处理30min	色谱柱：Kromasil 100-5-C$_{18}$(250mm×4.6mm,5μm)；流动相：乙腈-0.4%磷酸水溶液(11∶89)；流速：1.0ml/min；柱温：35℃	UV：327nm
绿原酸	杜仲颗粒	1g样品+20ml 50%甲醇超声处理30min	色谱柱：Shim-pack VP-ODS(150mm×4.6mm,5μm)；流动相：乙腈-0.4%磷酸溶液(9∶91)；流速：1.0ml/min；柱温：35℃	UV：327nm
绿原酸	杜仲平压分散片	2片,研细,加50%甲醇超声处理15min	色谱柱：ODS C$_{18}$(200mm×4.6mm,5μm)；流动相：甲醇-0.5%乙酸(12∶88)；流速：1.0ml/min；柱温：N/A	UV：327nm
绿原酸	杜仲雄花及雄花茶	雄花与雄花茶1.25g和1g分别+25ml 50%甲醇,冷浸30min后加热回流30min	色谱柱：Kromasil C$_{18}$(250mm×4.6mm,5μm)；流动相：乙腈-0.4%磷酸(8∶92)；流速：1.0ml/min；柱温：25℃	UV：327nm
绿原酸	杜仲叶	5g样品+乙醇回流20h,回收乙醇至干；用50%甲醇转溶于10ml量瓶中,稀释至刻度	色谱柱：Elite Hypersil C$_{18}$(200mm×4.6mm,5μm)；流动相：甲醇-0.5%乙酸(12∶88)；流速：1.0ml/min；柱温：35℃	UV：327nm
绿原酸	杜仲叶(不同采集时间,4—11月)	2g样品+150ml 80%的甲醇水溶液,超声提取30min	色谱柱：Sep-pak C$_{18}$；流动相：乙腈-2%乙酸水溶液(25∶75)；流速：1.0ml/min；柱温：N/A	UV：326nm,254nm

成分/指标	样品	提取方法	色谱条件	检测条件
绿原酸	杜仲叶	1g样品 +40ml 30% 甲醇回流提取 20min	色谱柱: Kromasil C$_{18}$ (250mm × 4.6mm, 5μm); 流动相: 甲醇 -0.02% 磷酸 (22:78); 流速: 1.0ml/min; 柱温: N/A	UV: 327nm
绿原酸	杜仲叶	样品 +适量去离子水, 在室温下超声处理	色谱柱: YWG-C$_{18}$ (150mm × 6mm, 10μm); 流动相: 乙腈 - 水 - 乙酸 (10:88:2); 流速: 1.0ml/min; 柱温: 25℃	UV: 326nm
绿原酸	杜仲提取物	—	色谱条件: ODS-C$_{18}$ (250mm × 4.6mm, 10μm); 流动相: 甲醇 - 水 - 乙酸 (60:40:0.5); 流速: 1.0ml/min; 柱温: 30℃	UV: 317nm
绿原酸	杜仲皮(不同生长期及市售)杜仲枝、叶, 杜仲补天素, 杜仲虎骨丸, 复方杜仲片	杜仲皮、枝、叶粗粉各 1g, 杜仲补天素 5g, 杜仲虎骨丸 2g, 复方杜仲片 2g, 用三氯甲烷回流提取 6h, 弃去三氯甲烷液, 药渣挥干; 药渣再用甲醇回流提取 5h	色谱柱: YWG ODS (250mm × 4.6mm, 10μm); 流动相: 甲醇 - 水 - 乙酸 (20:78:2); 流速: 1ml/min; 柱温: N/A	UV: 324nm
绿原酸	杜仲叶发酵液	醇提、水提、水冷浸三种方法制备含杜仲叶 100g/L 原液, 原液中加入菌种和适量糖、碳酸钙, 在摇床和静止两种状态下进行发酵, 得杜仲叶发酵液样品发酵液	色谱柱: Symmetry Shield RP$_{18}$ (300mm × 3.9mm, 5μm); 流动相: 水 - 甲醇 - 乙酸 (88:12:1.2); 流速 1.0ml/min; 柱温: 25℃	UV: 326nm
绿原酸	杜仲胶囊	0.1g样品 +50ml 50% 甲醇超声处理 60min	色谱柱: Ploaris C$_{18}$-A5μ PN2000 (150mm × 4.6mm × 5μm); 流动相: 乙腈 -0.4% 磷酸 (13:87); 流速: 0.8ml/min; 柱温: 室温	UV: 327nm
绿原酸	杜仲皮(不同产地)	2g样品 +60ml 三氯甲烷回流提取 6h, 弃去三氯甲烷液, 挥干药渣; 药渣 +60ml 甲醇, 回流提取 10h	色谱柱: Hypersil ODS2 (250mm × 4.6mm, 5μm); 流动相: 乙腈 -2% 冰乙酸溶液 (5:95); 流速: 1.0ml/min; 柱温: 23℃	UV: 310nm
绿原酸	杜仲叶	0.2g样品 +40ml 30% 甲醇回流 20min	色谱柱: Kromasil C$_{18}$ (250mm × 4.6mm, 5μm); 流动相: 甲醇 -0.02% 磷酸 (22:78); 流速: 1.0ml/min; 柱温: N/A	UV: 327nm

成分/指标	样品	提取方法	色谱条件	检测条件
绿原酸	杜仲叶(不同产地)	1g 样品 +50ml 甲醇超声提取 45min	色谱柱: Elite Hypersil C$_{18}$(200mm × 4.6mm, 5μm); 流动相: 乙腈 -0.4% 磷酸溶液(8:92); 流速: 0.8ml/min; 柱温: 30℃	UV: 327nm
绿原酸	杜仲缓释滴丸	20 粒滴丸, 研细, 称取 40mg, 置 25ml 量瓶中, 用 50% 甲醇溶解并稀释至刻度	色谱柱: Dickma C$_{18}$(250mm × 4.6mm, 5μm); 流动相: 乙腈 -0.4% 磷酸溶液(13:87); 流速: 1.0ml/min; 柱温: 室温	UV: 327nm
绿原酸	杜仲皮	1g 样品 +50ml 50% 甲醇超声提取 60min	色谱柱: Kromasil C$_{18}$(250mm × 4.6mm, 5μm); 流动相: 甲醇 - 乙腈 - 冰乙酸 - 水(4:3:2:91); 流速: 1.0ml/min; 柱温: 25℃	UV: 325nm
绿原酸	杜仲叶(雄株叶, 雌株叶, 杜仲幼株叶)	0.5g 样品 +25ml 甲酸 - 甲醇溶液(5:95), 于室温下浸渍 2h 后超声提取 30min	色谱柱: Shim-pack CLC-ODS (150mm × 6mm, 5μm); 流动相: 甲醇 -0.01mol/L 磷酸二氢钾缓冲液(25:75); 流速: 1.0ml/min; 柱温: 40℃	UV: 328nm
绿原酸	杜仲叶	1g 样品 +22ml 50% 甲醇溶液, 超声处理 30min	色谱柱: Polaris C$_{18}$(250mm × 4.6mm, 5μm); 流动相: 乙腈 -0.4% 磷酸溶液(13:87); 流速: 1.0ml/min; 柱温: N/A	UV: 327nm
绿原酸	杜仲愈伤组织和悬浮细胞	0.2g 样品 +9ml 50% 甲醇超声提取 60min	色谱柱: Hypersil C$_{18}$-ODS(250mm × 4.6mm, 5μm); 流动相: 乙腈 - 水 - 磷酸溶液(12:87.9:0.1); 流速: 1.0ml/min; 柱温: 25℃	UV: 327nm
绿原酸	杜仲皮	超声提取: 1g 样品 +25ml 60% 甲醇超声提取 2h 回流提取: 4g 样品 +100ml 60% 甲醇水浴回流 2h	色谱柱: Lichrospher C$_{18}$(250mm × 4.6mm, 5μm); 流动相: 乙腈 - 水 - 磷酸溶液(13:86.5:0.5); 流速: 0.8ml/min; 柱温: 25℃	UV: 327nm
没食子酸、原儿茶酸、绿原酸、香草酸、咖啡酸	杜仲皮	微波辅助提取: 5g 样品按固液比(1:20)加提取溶剂(水或甲醇), 微波处理 50s 超声提取: 5g 样品按固液比(1:20)加入提取溶剂(水或甲醇), 超声提取 90min 回流提取: 5g 样品按固液比(1:20)加入提取溶剂(水或甲醇), 70℃回流提取 120min	色谱柱: C$_{18}$柱(250mm × 4.6mm, 5μm); 流动相: 甲醇 - 水 - 乙酸(19:81:1.5); 流速: 1.0ml/min; 柱温: 室温	UV: 240nm

成分/指标	样品	提取方法	色谱条件	检测条件
绿原酸	杜仲雄花茶(不同加工方式)	样品适量 +25ml 50% 甲醇,冷浸 30min 后加热回流 30min	色谱柱:Kromasil C$_{18}$(250mm×4.6mm,5μm);流动相:乙腈 -0.4% 磷酸溶液(8:92);流速:1.0ml/min;柱温:25℃	UV:327nm
绿原酸	杜仲皮(不同炮制方法)	1g 样品 +25ml 甲醇超声提取 1h	色谱柱:Welch Materials C$_{18}$(250mm×4.6mm,5μm);流动相:甲醇 -0.4% 磷酸溶液(25:75);流速:1.0ml/min;柱温:25℃	UV:327nm
绿原酸	杜仲皮(陕西四个产地)	2g 样品 +20ml 30% 乙醇溶液超声提取 1h,提取 2 次,第二次 0.5h,过滤,合并滤液	色谱柱:Kromosil ODS C$_{18}$(200mm×4.0mm,5μm);流动相:乙腈 -0.4% 磷酸溶液(13:87);流速:N/A;柱温:室温	UV:327nm
绿原酸	杜仲叶	0.5g 样品 +150ml 50% 甲醇,加热回流 2h,提取液浓缩后用 50% 甲醇定容于 50ml 棕色容量瓶中	色谱柱 为:Diamonsil C$_{18}$(150mm×4.6mm,5μm);流动相:乙腈 -0.3% 磷酸溶液(15:85);流速:1.0ml/min;柱温:30℃	UV:327nm
绿原酸	杜仲叶和杜仲平压片	微波辅助提取:0.5g 样品加入适量活性炭,乙醇浓度 60%,固液比 1:50,辐射时间 2min,微波压力 2atm；超声助提取:0.5g 样品加入适量活性炭,再与适量 60% 的乙醇水溶液混合均匀,超声振荡 80min；冷凝回流提取:0.5g 样品加入适量活性炭,再与适量 60% 的乙醇水溶液混合均匀,冷凝回流 6h；室温冷浸提取法:0.5g 样品加入适量活性炭,再与适量 60% 的乙醇水溶液混合均匀,室温浸泡 30h	色谱柱:岛津 C$_{18}$(150mm×4.6mm,5μm);流动相:甲醇 - 水 - 冰乙酸(60:40:0.3);流速:0.8ml/min;柱温:25℃	UV:332nm
绿原酸	重庆产杜仲叶(不同区县、不同树龄)	1g 样品 +25ml 50% 甲醇加热回流 30min	色谱柱:Platisil ODS(250mm×4.6mm,5μm);流动相:甲醇 -0.2% 磷酸溶液(30:70);流速:0.8ml/min;柱温:30℃	UV:327nm

HPLC 分析杜仲中的苯丙素类成分主要是针对其中的绿原酸,该成分为《中国药典》中关于杜仲叶的质量控制指标(HPLC 进行测定)。在《中国药典》中关于杜仲叶的样品制备是采用 50% 甲醇为溶剂进行回流提取。通过比较 MAE、超声辅助提取、回流提取、室温冷浸提取 4 种方法对杜仲叶中的绿原酸(HPLC 进行测定)的提取,发现 MAE 提取效率明显高于超声提取法和传统提取法,具有提取效率高、提取时间短、节约能源等优点。并且采用 MAE,在乙醇浓度 60%、固液比 1∶50、辐射时间 2min、微波压力 2atm 的条件下,绿原酸的提取率最高。事实上,MAE 提取杜仲中的绿原酸、咖啡酸、没食子酸、原儿茶酸和香草酸等酚酸类物质方面均优于超声辅助提取和热回流提取。

含量测定结果表明,杜仲叶中绿原酸的含量高于杜仲皮,皮和叶中绿原酸的含量又高于枝,且杜仲叶中绿原酸的含量远高于《中国药典》2020 年版所载的 0.080% 的标准。有研究认为,绿原酸含量与杜仲叶片结构的发育有密切的关系。叶片发育早期,随着栅栏薄壁组织、海绵薄壁组织等叶肉细胞的分化发育,杜仲叶片中绿原酸的含量不断增加,6 月叶片组织结构发育成熟时叶片中绿原酸的含量达到最高,但此时采集叶片将严重影响杜仲树生长。随着叶片的衰老,叶片中绿原酸的含量不断降低,7—8 月绿原酸降低较慢,9 月之后绿原酸迅速降低,落叶前(11 月)叶片中绿原酸的含量降至最低,低于叶刚萌芽时(5 月)。综合分析叶片生物量和绿原酸的含量,7—8 月采集杜仲叶较合适。另有研究发现杜仲叶中绿原酸含量与树龄呈负相关,即随树龄的增高,绿原酸量逐渐降低。绿原酸来源于苯丙烷类代谢途径,是植物体的一种次生代谢物质,其代谢的前体为淀粉的降解产物,经莽草酸途径形成苯丙氨酸,从而进入苯丙烷类代谢途径,再由反式肉桂酸、香豆酸、阿魏酸、芥子酸等中间产物进一步转化为绿原酸。淀粉是叶绿体进行光合作用的产物,因此推测细胞中叶绿体的变化直接影响了淀粉的合成,进而对绿原酸的量积累产生了影响。幼苗叶中绿原酸含量最高,可能是由于幼叶中含绿原酸的细胞分化速度快、幼叶光合作用旺盛、酶活性高,从而影响了淀粉的生成,进而影响了绿原酸的积累。此外,不同生长期杜仲皮所含绿原酸含量亦不同,生长期为 15 年的杜仲皮所含绿原酸最高,随着生长期的延长,绿原酸含量呈下降趋势。生长期为 25 年的杜仲皮较 15 年的杜仲皮所含绿原酸下降约 5% 左右,这可能与树皮木栓层增厚,树龄老化有一定关系。

绿原酸的热稳定性较差,在生产工艺中为保证产品质量,温度应小于 60℃,加工时间尽量保持在 4~6h 内。绿原酸在酸性条件下较稳定,但在碱性条件下易被分解破坏,因此,绿原酸的提取分离应尽量保持在中性或酸性条件。此外,强光照射使得绿原酸易分解,因此产品应避光保存。通过比较炮制前后杜仲雄花中绿原酸的含量,发现在杀青后绿原酸损失较严重,损失率达 20%~30%。在初炒和精炒过程中绿原酸含量也有损失,但是含量变化不大。杀青的作用主要是钝化多酚氧化酶的活性,蒸发部分水分,挥发青草气味,软化组织,在杀青过程中当酶还未完全钝化之前,绿原酸在多酚氧化酶的作用下易被氧化分解。此外,含量变化可能与绿原酸的高温加热易氧化分解有关,而在杜仲雄花加工过程中要经过杀青、烘干、复火等受热过程,最高温度可达260℃,所以绿原酸的含量在加工过程中有较大变化。但在比较炮制前后杜仲皮中绿原酸的含量却得到相反的结果。生品杜仲皮的绿原酸含量明显低于各炮制品,可能是由于生品杜仲中橡胶丝的作用使其有效成分难以溶出。盐制杜仲中绿原酸的含量普遍高于清炒法和生品,并且不同盐制杜仲方法绿原酸的含量有差异,砂炒杜仲中绿原酸的含量高于不加砂的炮制方法,这可能是由于砂可以提高炒制温度,传热也比较均匀,进而提高了杜仲的断丝率所致。盐蒸制杜仲中绿原酸的含量最高,甚至高于传统的炒制法。

此外,由于野生资源的匮乏,通过愈伤组织和细胞培养生产所需要的目标产物愈来愈引起人们的关注。实验表明来源于杜仲种子诱导产生的愈伤组织和悬浮细胞都能够产生绿原酸,虽然同野生杜仲叶中报道的绿原酸相比,愈伤组织和悬浮细胞中含量还有待进一步提高,但可以预见其具有广阔的应用前景。

(四) 黄酮类

杜仲中的黄酮类化合物主要包括芦丁、槲皮素、山奈酚、儿茶素等,也是HPLC分析杜仲中的黄酮类化合物的主要测定成分。采用HPLC法(检测波长为362nm)测定杜仲皮和杜仲叶中的三个黄酮类成分,结果表明芦丁、槲皮素及山奈酚在皮(分别为0.016 9mg/g、0.003 6mg/g及0.002 1mg/g)和叶中的含量(分别为0.064 4mg/g、0.030 2mg/g及0.010 0mg/g)有很大的差异。另一报道有类似的结果。同样采用HPLC法(检测波长360nm)测定上述三个成分在不同树龄杜仲叶中的含量,结果发现2年和3年树龄杜仲叶中芦丁含量差异不大,但和成年树有明显差异,低树龄杜仲叶芦丁含量高于成年树杜仲叶。但成年树杜仲叶中槲皮素和山奈酚含量明显高于低龄树。用HPLC法(检测波长280nm)测定杜仲皮和杜仲叶中儿茶素的含量,结果显示,河南信阳、四川绵阳和贵州遵义产的杜仲皮中儿茶素的含量分别为1.92mg/g、1.28mg/g和1.17mg/g,所产的杜仲叶中儿茶素的含量分别为49.34mg/g、35.75mg/g和33.72mg/g,可见同株杜仲叶中儿茶素含量明显高于杜仲皮。此外,贵州不同产地杜仲叶药材中芦丁、槲皮素、山奈酚的含量差异亦很大。

(五) 多类成分同时测定

为了能够更加全面地评价药材质量,还可利用HPLC对杜仲中多类成分进行同时测定(表4-4)。

表 4-4　HPLC 在杜仲的多类成分同时测定中的应用

成分 / 指标	样品	提取方法	色谱条件	检测条件
环烯醚萜类：京尼平苷酸、栀子苷、京尼平苷 苯丙素类：绿原酸 木脂素类：松脂醇二葡萄糖苷、丁香脂素二糖苷 黄酮类：licoagroside F、黄芩素、汉黄芩素、千层纸素 A	杜仲皮、叶、枝	0.5g 样品 +25ml 50% 甲醇水溶液超声提取 30min	HPLC： 色谱柱：Agilent Eclipse XDB-C$_{18}$（150mm × 4.6mm，5μm）。流动相：乙腈（A）-0.1% 乙酸水溶液（B）梯度洗脱，0~40min，5%A~25%A；40~50min，25%A~50%A；50~55min，50%A~60%A；55~56min，60%A~5%A。流速：1.0ml/min。柱温：室温 UPLC： 色谱柱：Acquity UPLC™ BEH C$_{18}$（100mm × 3.0mm，1.7μm）。流动相：乙腈（A）-0.1% 乙酸水溶液（B）梯度洗脱，0~12min，5%A~16%A；12~13min，16%A~50%A；13~16min，50%A~58%A；16-16.1min，58%A~5%A。流速：0.5ml/min。柱温：50℃	HPLC：UV277nm UPLC：UV，0~3min，237nm；3~6min，277nm；6~9.2min，237nm；9.2~12min，227nm；12~16min，275nm MS：ESI 正负离子模式，扫描范围 m/z 150~800，MS/MS m/z 50~800
环烯醚萜类：桃叶珊瑚苷、京尼平苷酸、京尼平苷 苯丙素类：绿原酸、咖啡酸 木脂素类：丁香脂素二糖苷 黄酮类：芦丁、槲皮素、山奈酚	杜仲、杜仲茶、天麻杜仲胶囊	杜仲粉末 0.5g(杜仲茶和天麻杜仲胶囊 1.0g)+10ml 50% 甲醇，超声提取 30min，重复提取 1 次，合并上清液	色谱柱：Spherigel 分析柱(250mm × 4.6mm)。流动相：0.1% 甲酸水溶液（A）- 甲醇（B）梯度洗脱，0~5min，15%B；5~18min，15%~30%B；18~23min，30%B；23~24min，30%~35%B；24~35min，35%~50%B；35~45min，50%~90%B；45~45.5min，90%~15%B；45.5~50min，15%B。流速：1.0ml/min。柱温：50℃	UV：190~400nm MS：ESI，正负离子转换模式，扫描范围 m/z 100~800
环烯醚萜类：京尼平苷酸、京尼平苷 苯丙素类：绿原酸	杜仲雄花、杜仲雄花茶	0.25g 样品 +25ml 50% 甲醇溶液，浸泡 1h 后超声处理 30min	色谱柱：Diamonsil C$_{18}$（150mm × 4.6mm，5μm）；流动相：甲醇 - 水 - 冰乙酸（15：85：1.5）；流速：1.0ml/min；柱温：25~27℃	UV：237nm
苯丙素类：绿原酸 黄酮类：芦丁	杜仲皮（不同产地）	5g 样品+50ml 70% 的乙醇浸泡 1h，40℃超声提取 1h，过滤；滤渣用 50ml 70% 的乙醇 40℃超声提取 30min，过滤，合并滤液	色谱柱：Phenomenex C$_{18}$（150mm × 4.6mm，5.0μm）；流动相：甲醇 -pH 值为 3.10 冰乙酸水溶液（45：55）；流速：0.8ml/min；柱温：室温	UV：327nm

成分/指标	样品	提取方法	色谱条件	检测条件
环烯醚萜类:京尼平苷酸,京尼平苷 苯丙素类:绿原酸 木脂素类:松脂醇二葡萄糖苷	杜仲皮	1.0g样品+25ml 60%甲醇超声提取40min	色谱柱: Kromasil C$_{18}$(200mm×4.6mm, 5μm)。流动相:乙腈(A)-0.1%磷酸水溶液(B)梯度洗脱,0~7min,7%A;7~35min,14%A;35~45min,15%A。流速:1.0ml/min。柱温:30℃	UV:235nm
苯丙素类:绿原酸 黄酮类:芦丁	杜仲叶	1g样品+25ml 50%甲醇超声40min	色谱柱: Dikma Kromasil C$_{18}$(250mm×4.6mm,5μm);流动相:乙腈-0.1%磷酸溶液梯度洗脱,0~40min,乙腈10%→22%;流速:1.0ml/min;柱温:30℃	UV:355nm
环烯醚萜类:京尼平苷酸、京尼平苷 苯丙素类:绿原酸	杜仲平压片	0.3g样品+10ml 50%甲醇水溶液,超声提取30min	色谱柱: Diamonsil C$_{18}$(150mm×4.6mm,5μm);流动相:甲醇-水-冰乙酸(15:85:1.5);流速:1.0ml/min;柱温:25℃	UV:237nm
环烯醚萜类:京尼平苷 苯丙素类:绿原酸	杜仲叶	1.0g样品+10ml 50%乙醇超声提取30min	色谱柱: YMC-pack ODS-A(250mm×4.6mm,5μm);流动相:甲醇-水-冰乙酸(20:80:1.5);流速:1.0ml/min;柱温:30℃	UV:237nm
环烯醚萜类:京尼平苷酸、京尼平苷 苯丙素类:绿原酸	杜仲叶	0.25g样品+25ml 50%甲醇溶液,超声处理40min	色谱柱: Diamonsil C$_{18}$(250mm×4.6mm,5μm);流动相:甲醇-水-冰乙酸(17:83:1.5);流速:1.0ml/min;柱温:25℃	UV:237nm
环烯醚萜类:京尼平苷酸、京尼平苷 苯丙素类:绿原酸	杜仲冲剂	1.0g样品+10ml 50%甲醇溶液,超声提取30min	色谱柱: Diamonsil C$_{18}$(150mm×4.6mm,5μm);流动相:甲醇-水-冰乙酸(14:86:1.2);流速:1.0ml/min;柱温:25℃	UV:237nm
环烯醚萜类:京尼平苷酸、京尼平苷 苯丙素类:绿原酸	杜仲叶	0.25g样品+10ml 50%甲醇水溶液,超声提取两次,每次30min	色谱柱: Waters Nova-Pak C$_{18}$(75mm×3.9mm,4μm);流动相:甲醇-水-冰乙酸(9:90:1);流速:1.0ml/min;柱温:室温(20~25℃)	UV:237nm
木脂素类:松脂醇二葡萄糖苷 苯丙素类:绿原酸	杜仲饮料	一定体积的杜仲饮料,减压浓缩至干,然后用甲醇溶解并定容至一定体积	色谱柱: YWG-C$_{18}$(250mm×4.6mm,10μm);流动相:28%甲醇水溶液流速:1.0ml/min;柱温:N/A	UV:232nm

成分/指标	样品	提取方法	色谱条件	检测条件
木脂素类:松脂醇二葡萄糖苷 苯丙素类:绿原酸	杜仲栓皮、内皮、枝、叶	绿原酸:1g样品+50ml 50%甲醇,超声提取30min 松脂醇二葡萄糖苷:2g样品+三氯甲烷适量,超声提取30min,弃去三氯甲烷液,药渣挥干;药渣再加入甲醇适量超声提取45min	绿原酸: 色谱柱:Agilent Zorbax Eclipse XDB C$_{18}$(250mm×4.6mm,5μm);流动相:乙腈-0.4%磷酸溶液(13:87);流速:1.0ml/min;柱温:25℃ 松脂醇二葡萄糖苷: 色谱柱:Agilent Zorbax Eclipse XDB C$_{18}$(250mm×4.6mm,5μm);流动相:甲醇-水(25:75);流速:1.0ml/min;柱温:25℃	绿原酸:UV 327nm 松脂醇二葡萄糖苷:UV 277nm
苯丙素类:绿原酸 环烯醚萜类:京尼平苷酸	杜仲雄花茶	2g+10倍量60%的乙醇浸泡30min后,60℃回流提取两次,每次30min	京尼平苷酸: 色谱柱:Kromasil C$_{18}$(250mm×4.6mm,5μm);流动相:甲醇-水-冰乙酸(50:50:0.04);流速:1.0ml/min;柱温:25℃ 绿原酸: 色谱柱:Kromasil C$_{18}$(250mm×4.6mm,5μm);流动相:乙腈-0.4%磷酸溶液(8:92);流速:1.0ml/min;柱温:25℃	京尼平苷酸:UV 240nm 绿原酸:UV 327nm
苯丙素类:绿原酸 黄酮类:槲皮素	杜仲叶	半仿生提取法:适量样品依次加入pH值为2.0、7.5、8.3的缓冲溶液,70℃回流提取3次,每次1h,合并提取液 酶解法:适量样品+2.0ml果胶酶(质量分数为0.5%)处理后,加入pH值为4.5的缓冲溶液,80℃回流提取3次,每次1h,合并提取液 超声波法:样品适量加入pH值为4.5的缓冲溶液,在50℃的水浴超声30min,提取2次,合并提取液 水提法:适量样品加入pH值为4.5的缓冲溶液,80℃回流提取3次,每次1h,合并提取液	绿原酸: 色谱柱:Hypersil C$_{18}$(250mm×4.6mm,10μm);流动相:甲醇-水-乙酸(25:75:0.5);流速:1.0ml/min;柱温:室温 槲皮素: 色谱柱:Hypersil C$_{18}$(250mm×4.6mm,10μm);流动相:甲醇-水-乙酸(55:45:0.5);流速:1.0ml/min;柱温:室温	绿原酸:UV 325nm 黄酮:UV 370nm

成分／指标	样品	提取方法	色谱条件	检测条件
环烯醚萜类：桃叶珊瑚苷 苯丙素类：绿原酸 木脂素类：松脂醇二葡萄糖苷	杜仲叶、皮	1g 样品 + 50% 甲醇超声处理 1h（杜仲叶 25ml，杜仲皮 10ml）	色谱柱：Sunfire C$_{18}$（250mm×4.6mm，5μm）；流动相：乙腈 - 水（2∶98）（桃叶珊瑚苷）、乙腈 -0.4% 磷酸水溶液（13∶87）（绿原酸）、乙腈 - 水（12∶88）（松脂醇二葡萄糖苷）；流速：1.0ml/min；柱温：30℃	桃叶珊瑚苷：UV 206nm 绿原酸：UV 327nm 松脂醇二葡萄糖苷：UV 275nm
苯丙素类：绿原酸 环烯醚萜类：京尼平苷、京尼平苷酸	杜仲皮、叶	样品 + 10 倍量水于 40℃下浸提 5 次，每次 30min	色谱柱：YWG-C$_{18}$（250mm×4.6mm，10μm）；流动相：甲醇 - 水 - 冰乙酸（19∶81∶1.5）；流速：1.0ml/min；柱温：室温	UV：240nm
苯丙素类：绿原酸 环烯醚萜类：京尼平苷酸	杜仲雄花和杜仲叶，杜仲叶绿茶，杜仲雄花茶（不同产地）	0.5g 样品 + 8 倍量水，超声提取 30min	色谱柱：Shim-pack VP-ODS（150mm×4.6mm，5μm）；流动相：甲醇 - 水 - 乙酸（24∶75∶1）；流速：1.0ml/min；柱温：30℃	UV：240nm
苯丙素类：绿原酸 环烯醚萜类：京尼平苷酸	杜仲颗粒	0.1g 样品 + 25ml 50% 甲醇水溶液，超声 20min，提取 2 次	色谱柱：Polygosil C$_{18}$（250mm×4.6mm，5μm）；流动相：甲醇 - 水 - 冰乙酸（14.5∶85∶0.5）；流速：1.0ml/min；柱温：25℃	UV：236nm
木脂素类：松脂醇二葡萄糖苷 苯丙素类：绿原酸	杜仲皮及叶（贵州各杜仲药材基地）	2g 样品+25ml 60% 甲醇溶液，在水浴上回流提取 1h	色谱柱：Diamonsil C$_{18}$（250mm×4.6mm，5μm）；流动相：乙腈 - 水 -0.4% 磷酸水溶液（15∶85∶0.5）；流速：1.0ml/min；柱温：30℃	UV：227nm
环烯醚萜类：京尼平苷酸、京尼平苷 苯丙素类：绿原酸	杜仲雄花	0.5 样品+50ml 60% 甲醇超声处理 60min	色谱柱：Agilent Zorbax Extend C$_{18}$（250mm×4.6mm，5μm）；流动相：甲醇 - 水乙酸（15∶85∶1）；流速：1.0ml/min；柱温：30℃	京尼平苷酸：UV 238nm 绿原酸：UV 327nm
木脂素类：松脂醇二葡萄糖苷 苯丙素类：绿原酸 环烯醚萜类：京尼平苷酸	杜仲皮（16 批）	2g 样品+50ml 50% 甲醇回流提取 1h	色谱柱：Welchrom C$_{18}$ 110A（250mm×4.6mm，5μm）。流动相：甲醇（A）-0.3% 冰乙酸溶液（B）梯度洗脱，0~15min，12%A；15~20min，12%→20%A；20~25min，20%A；35~55min，20%→30%A；55~75min，30%A。流速：1.0ml/min。柱温：20℃	UV：238nm

成分/指标	样品	提取方法	色谱条件	检测条件
苯丙素类:绿原酸 环烯醚萜类:京尼平苷、京尼平苷酸	杜仲叶(不同产地)	1g 样品 +30ml 50% 丙酮,超声 1h,重复提取 3 次,合并提取液	色谱柱:Nova-pak C$_{18}$(75mm×3.9mm,4μm);流动相:甲醇-水-冰乙醇(10:90:1);流速:1.0ml/min;柱温:N/A	UV:232nm
木脂素类:丁香脂素二糖苷、松脂醇二葡萄糖苷 环烯醚萜类:京尼平、京尼平苷、京尼平苷酸 苯丙素类:绿原酸	杜仲皮(不同炮制方法)	料液比1:25,65% 甲醇回流提取 2h	色谱柱:Diamonsil C$_{18}$(250mm×4.6mm,5μm)。流动相:乙腈-1%乙酸水溶液梯度洗脱,0~12min,8%~13%A;12~35min,13%A。流速:1.0ml/min。柱温:N/A	UV:240nm,277nm
环烯醚萜类:京尼平苷、京尼平苷酸 苯丙素类:绿原酸	杜仲皮	2g 样品 +60ml 三氯甲烷,索氏提取,弃去三氯甲烷液,药渣挥干,再加入甲醇 60ml 提取	色谱柱:ODS-C$_{18}$(200mm×4.6mm,10μm);流动相:甲醇-水-磷酸溶液(12:87.96:0.04);流速:1.0ml/min;柱温:N/A	UV:240nm
环烯醚萜类:京尼平苷酸、京尼平苷 苯丙素类:绿原酸、cis-绿原酸 黄酮类:芦丁、异槲皮苷、烟花苷、槲皮素3-O-α-阿拉伯糖基-(1-2)-β-葡萄糖苷、槲皮素3-(6"-O-乙酰)-β葡萄糖苷、山奈酚3-(6"-O-乙酰)-β葡萄糖苷	杜仲叶,杜仲茶	杜仲叶:0.5g杜仲叶碎片+4ml甲醇室温提取 3h	色谱柱:Cosmosil 5C$_{18}$-MS-Ⅱ Waters(150mm×4.6mm,5μm)。流动相:0.1%乙酸水 A-0.1%乙酸乙腈(B)梯度洗脱,0~45min,5%~26%B;45~50min,26%~100%B;50~55min,100%B。流速:1.0ml/min。柱温:30℃	UV:200~400nm;MS:ESI,负离子模式,扫描范围 m/z 150~1 000

成分/指标	样品	提取方法	色谱条件	检测条件
环烯醚萜类:京尼平苷、京尼平苷酸 黄酮类:表儿茶素	杜仲叶	酶辅助水提法:100g样品+1 000ml水(柠檬酸调pH值到4.5),加入1g纤维素酶,磁力搅拌5min后,置于50℃水浴锅提取2.5h 回流提取:100g样品+500ml乙醇,回流提取2h	色谱柱:Waters C$_{18}$ reverse (250mm × 4.6mm,5μm);流动相:甲醇-水-乙酸(20:80:1);流速:1.0ml/min;柱温:室温	UV:240nm MS:ESI,负离子模式,扫描范围 m/z 50~2 200

由表4-4可见,多数报道是针对杜仲中2类成分进行测定,亦有少数报道是同时测定4类成分。例如,采用UPLC-UV-MS法,对不同产地、不同方法炮制的杜仲皮及杜仲的不同部位(皮、叶、枝)中的环烯醚萜类(京尼平苷酸、京尼平苷、京尼平)、苯丙素类(绿原酸)、木脂素类(松脂醇二葡萄糖苷、丁香脂素二糖苷)、黄酮类(licoagroside F、黄芩素、汉黄芩素、千层纸素A)10个成分的同时测定分析。样品制备采用50%甲醇水溶液(料液比1:50)超声提取30min。以0.1%甲酸水溶液和乙腈进行梯度洗脱,在Acquity UPLC BEH C$_{18}$柱上16min内可实现目标化合物的良好分离,而采用普通HPLC要实现4类成分的同时分离分析需要大约50min,因此,UPLC可以大大提高分析效率。需要注意的是,由于桃叶珊瑚苷和京尼平苷酸等成分中羟基、羧基极性很强,并且羧基在水溶液中容易发生电离,造成色谱峰拖尾严重,因此加入少量酸(甲酸、磷酸等)调节溶液pH值,可使羧基的电离受到抑制,有利于增强在固定相上的保留,使分离效果和峰形得到改善。对于化合物的检测,可采用正负离子MS模式,根据化合物的分子离子峰及碎片离子进行定性。再根据不同成分的紫外吸收特征,选择237nm(环烯醚萜类)、277nm(绿原酸及黄酮类)和227nm(木脂素类及licoagroside F)三个波长按时间段进行检测,外标法进行定量。另有采用MS的选择离子监测(SIM)模式,以369［M+Na］$^+$(桃叶珊瑚苷)、397［M+Na］$^+$(京尼平苷酸)、353［M-H］$^-$(绿原酸)、179［M-H］$^-$(咖啡酸)、411［M+Na］$^+$(京尼平苷)、519［M-hexose］$^-$(松脂醇二葡萄糖苷)、609［M-H］$^-$(芦丁)、303［M+H］$^+$(槲皮素)和287［M+H］$^+$(山柰酚)离子对化合物进行定量分析。此外,若对照品制备困难、价格昂贵、不稳定或难以获得时,可以采用一测多评法。例如通过一测多评法测定了杜仲药材中不同类成分包括松脂醇二葡萄糖苷、绿原酸、京尼平苷酸的含量,绿原酸对照品相对廉价易得,且在杜仲中含量较高,因此可选绿原酸为内标。

杜仲不同部位中有效成分的含量有较明显的差异,河南产杜仲皮中的京尼平苷酸(4 592.36μg/g)和松脂醇二葡萄糖苷(3 058.79μg/g)含量很高,绿原酸、京尼平、京尼平苷和丁香脂素二糖苷的含量也相对较高,但 4 个黄酮类成分(licoagroside F、黄芩素、汉黄芩素和千层纸素 A)含量却很低。同样是河南产的杜仲叶中含有大量的绿原酸(18 816.59μg/g),是相应的杜仲皮中含量的 18 倍,京尼平苷酸在叶中的含量也稍高于皮中的含量。因此,绿原酸和京尼平苷酸可能是杜仲叶中的有效成分。此外,前面提到的 10 个主要成分在枝中的含量远低于皮,因此杜仲枝不适合作为药用。不同产地杜仲皮样品中有效成分特别是京尼平的含量差异亦很大(RSD 为 149%),可能是产地的气候条件、采收季节、采收年份等因素所致。事实上,不同产地杜仲皮及杜仲叶中的主要成分含量均存在较大的差异。比较杜仲叶所含的 5 个次生代谢产物(绿原酸、京尼平苷酸、京尼平苷、桃叶珊瑚苷和总黄酮)含量可知,原产地(略阳、慈利、遵义)与引种地(杨陵)生态条件相差越大,对杜仲叶次生代谢物含量影响越大。与略阳和慈利相比,遵义地区与杨陵地区纬度和气候条件相差较大。遵义纬度低,处在一个日照短、绝对最低温度高的条件,而杨陵与之相反,致使遵义产地的杜仲树体内代谢受到影响。产地土壤中的矿质元素亦是杜仲中有效成分累积的关键因素,例如微量元素 Mn、Se、Zn 很大程度上调控着杜仲叶有效成分的合成与积累,且该影响远大于气候条件的影响。其中 Se 对京尼平苷酸、绿原酸含量有显著的正影响,Mn 对绿原酸、京尼平苷、桃叶珊瑚苷、总黄酮含量有显著的正影响,Zn 对总黄酮含量有显著的正影响。但另一研究却得出了不完全相同的结果,对同一立地条件下生长的 40 个杜仲无性系叶中次生代谢物及吸收的 6 种矿质元素(Cu、Mg、Zn、Fe、Mn 及 Co)进行测定,结果发现不同个体对矿质元素的吸收差异极显著。对 6 种矿质元素与次生代谢物含量的通径分析结果显示,Mg 对杜仲叶中 6 种次生代谢产物(京尼平苷酸、绿原酸、京尼平苷、桃叶珊瑚苷、总黄酮及杜仲胶)的合成和积累有一定的促进作用,而 Mn 则有抑制作用。采收期对主要活性成分影响也很大,5 月杜仲叶中绿原酸和芦丁的含量均较高,而秋季采收的叶中两者的含量都有所降低,落叶中两者的含量更是大幅下降,提示不宜采收落叶作为杜仲叶药材使用。同一产地,相同采收时间,不同施肥方案杜仲叶中京尼平苷酸、绿原酸、京尼平苷的含量也有明显的差异。此外,在乔林和叶林两种栽培模式下,杜仲树皮中次生代谢物的含量存在较大差异,其中乔林栽培模式下杜仲醇、总黄酮和杜仲胶的含量比叶林模式下高,如从提高杜仲胶产量的目的出发,培育树龄较大的乔木较好;而京尼平苷酸、绿原酸和桃叶珊瑚苷的含量则在叶林模式下较高,可能是叶林模式的树皮是每年新萌发出来的当年生树枝树皮,京尼平苷酸、绿原酸和桃叶珊瑚苷在当年生树皮和多年生乔林树皮内部的变化不同所致。

杜仲药材的炮制方法对其有效成分的含量有较大的影响。清炒杜仲皮(炭化)样品中各主要成分含量与生杜仲皮相比下降了 20%~95%,其中京尼平的含量下降最多。在炭化样品中 10 个主要成分(京尼平苷酸、京尼平苷、京尼平、绿原酸、松脂醇二葡萄糖苷、丁香脂素二糖苷、licoagroside F、黄芩素、汉黄芩素、千层纸素 A)的总量仅为生品中的三分之一。而按《中国药典》(2010 年版)收载的盐制法炮制的杜仲皮样品中绿原酸的含量较生品有所提高,但京尼平苷酸为生品的四分之一,其他成分的含量未发生大的变化。在杜仲皮及叶的初加工过程中,将杜仲叶于沸水中浸泡 5min,60℃烘干,药材中桃叶珊瑚苷和绿原酸的含量最高,特别是桃叶珊瑚苷的含量明显高于其他处理方法;若 80℃直接烘干,药材中桃叶珊瑚苷的含量最高,绿原酸和松脂醇二葡萄糖苷的含量无明显变化。杜仲叶于沸水中浸泡 5min 使得桃叶珊瑚苷的含量明显增高,而于 100℃直接烘干有效成分含量却很低,可能是药材细胞中相应苷类的分解酶在高温下失活使得有效成分的含量增高,但如果过长时间处于高温下,又会导致桃叶珊瑚苷中的缩醛结构发生变化,所以含量显著下降。

在多种成分同时提取方面,半仿生法是利用"灰思维方式"将整体药物研究法与分子药物研究法相结合的方法,即将药料先用一定 pH 值的酸水提取,再以一定 pH 值的碱水提取,提取液分别滤过、浓缩,制成药剂。从生物药剂学的角度,模拟口服给药及药物经胃肠道转运的原理,为经消化道给药的中药制剂设计的一种新的提取工艺,得到含药理指标高的活性混合成分。酶解法和超声法都是破壁提取的方法,果胶酶能分解杜仲叶中含量较高的胶质成分,使细胞内物质充分溶解出来,既缩短提取时间、减少溶剂用量,也可以提高有效成分的提取率。超声法通过强烈振动、空化效应和搅拌等特殊作用,也能达到破坏植物药材细胞的作用。以绿原酸和黄酮含量为指标进行比较时,发现半仿生法的提取效果最好,酶解法和超声法次之,水提法最差。影响杜仲叶中绿原酸半仿生提取效果的因素按影响从大到小排列为:提取时间>提取温度>固液比,而影响黄酮半仿生提取效果的因素按影响从大到小排列为:提取温度>提取时间>固液比。因此结合两种活性成分同时考察,选定最佳工艺条件为第一煎提取液 pH 值为 2.0,第二煎提取液 pH 值为 7.5,第三煎提取液 pH 值为 8.3,提取温度为 70℃,固液比为 1:20,提取时间为 1h。

(六) 指纹图谱

HPLC 指纹图谱技术在杜仲研究中应用广泛,例如用绿原酸为参照物建立杜仲叶的指纹图谱,用松脂醇二葡萄糖苷为参照物建立杜仲皮的指纹图谱,采用主成分分析法(PCA)和 HPLC 指纹图谱法,对 4 个不同产地 20 个批次杜仲叶的质量进行评价。杜仲的 HPLC 指纹图谱研究见表 4-5。

表 4-5　HPLC 在杜仲的指纹图谱分析中的应用

样品	提取方法	色谱条件	检测条件
杜仲皮(不同产地)	3g 样品 +25ml 纯水浸泡 12h 后煮 3h	色谱柱:Agilent Zorbax Eclipse XDB-C$_{18}$(250mm × 4.6mm,5μm);流动相:甲醇(A)-0.1% 乙酸水溶液(B) 梯度洗脱,0~100min,10%~45%A;流速:0.8ml/min;柱温:室温	UV:360nm MS:ESI,负离子模式,扫描范围 m/z 100~1 500

样品	提取方法	色谱条件	检测条件
杜仲叶	60% 乙醇在 75℃温度条件下浸提 2h 后,滤出清液,浓缩至干,加入 30ml 甲醇,5ml 浓盐酸,1ml 水摇匀,使之全部溶解后,放入 92~95℃的水溶锅中,水解 90min,取出冷却后,用 50% 甲醇定容至 100ml	色谱柱:N/A;流动相:甲醇 -0.4% 磷酸溶液(55∶45);流速:1.0ml/min;柱温:25℃	UV:360nm
盐杜仲	5g 样品 +25ml 60% 乙醇水溶液,超声提取 30min	色谱柱:Agilent Eclipse XDB-C$_{18}$(150mm×4.6mm,5μm)。流动相:乙腈 -1% 乙酸水溶液梯度洗脱,0~60min,6%→24% 乙腈;60~70min,24%→40% 乙腈。流速:1.0ml/min。柱温:25℃	UV:277nm
杜仲皮及其盐炙品	2g 样品以 10 倍量水浸泡 1h,直火加热煎煮 1.5h,过滤,滤渣分别用 10、8 倍量水煎煮两次,时间分别是 1、0.5h,合并 3 次滤液,浓缩至 30ml 左右;以石油醚萃取提取液,直至石油醚无色为止,萃取后的溶液水浴浓缩定容	色谱柱:SP-120-5-ODS-AP(150mm×4.6mm,5μm)。流动相:乙腈 -0.1% 磷酸水溶液梯度洗脱,0~60min,6%→24% 乙腈;60~75min,24%→35% 乙腈;75~80min,35% 乙腈。流速:1.0ml/min。柱温:25℃	UV:230nm
杜仲皮及其盐炙品	2g 样品(盐杜仲 4g)+50ml 50% 甲醇水溶液,超声提取 40min,重复提取 1 次,20min,合并滤液	色谱柱:Lichrospher C$_{18}$(250mm×4.6mm,5μm)。流动相:甲醇(A)-0.1% 磷酸水溶液(B)梯度洗脱,0~10min,90%→82%B;10~30min,82%→70%B;30~40min,70%→65%B;40~75min,65%→30%B;75~77min,30%→90%B;77~92min,90%B。流速:1.0ml/min。柱温:30℃	UV:230nm
杜仲皮	2g 样品 +50ml 50% 甲醇,超声 40min,重复提取 1 次 20min,合并滤液	柱温:30℃;其他色谱条件同上	UV:230nm
杜仲皮	10g 样品加少量石英砂及适量蒸馏水研磨 20min 成匀浆,加水至 150ml,以 3 500r/min 第一次离心 20min,第二次离心 10min,合并上清液,抽滤,冷冻干燥;取 10mg 杜仲蛋白质样品于安瓿管中,加入 6mol/L HCl 溶液 10ml 后,充氮烧结封口,移入 110℃恒温箱中加热 24h	色谱柱:Shim-pack VP-ODS(150mm×4.6mm,5μm)。流动相:0.1mol/L 乙酸钠(pH 6.50)- 乙腈(93∶7)(A)与乙腈 - 水(4∶1)(B)梯度洗脱,0~9min,100%→93%A;9~12min,93%→77%A;12~18min,77%→67%A;18~21min,67%→0%A。流速:1.0ml/min。柱温:36℃	UV:254nm

样品	提取方法	色谱条件	检测条件
杜仲皮	5g 样品 + 25ml 60% 乙醇, 超声提取 30min	色谱柱: Agilent Eclipse XDB-C$_{18}$(150mm × 4.6mm, 5μm)。流动相: 乙腈 -1% 乙酸水溶液梯度洗脱, 0~60min, 6%→24% 乙腈; 60~70min, 24%→40% 乙腈。流速: 1.0ml/min。柱温: 25℃	UV: 277nm
杜仲干燥叶	0.5g 样品 + 30ml 50% 甲醇超声提取 40min	色谱柱: Welchrom C$_{18}$(250mm × 4.6mm, 5μm); 流动相: 0.05% 磷酸溶液 - 甲醇梯度洗脱, 0~12~35~60min, 87 : 13→83 : 17→65 : 35→45 : 55; 流速: 0.8ml/min; 柱温: 25℃	UV: 220nm
杜仲皮、叶	60g 样品 +100ml 蒸馏水搅拌, 使其充分润湿 2h, 再加入 500ml 50% 甲醇浸泡 30min, 间歇超声提取 1h, 离心, 收集离心清液; 加入 60% 甲醇 500ml 于残渣中继续间歇超声提取 1h, 离心, 收集上层清液; 药渣再依次加入70%、80%、90%、100% 甲醇溶液各 500ml, 进行间歇式的超声各 1h, 合并所有上层清液, 减压浓缩, 然后加入纯净水继续浓缩除尽甲醇溶剂, 制成水浸膏; 将水浸膏转移进分液漏斗中, 依次用正己烷、乙酸乙酯、正丁醇分别萃取, 并分别收集得到不同萃取相以及水相, 在低温条件下减压蒸发浓缩, 定容至 30ml	水相溶解物和正丁醇萃取相溶解物: 色谱柱: Dickma C$_{18}$(250mm × 4.6mm, 5μm); 流动相: 水 -95% 乙腈梯度洗脱; 流速: 0.8ml/min; 柱温: 45℃ 乙酸乙酯萃取相和正己烷萃取相: 色谱柱: YMC-Pack C$_8$(250mm × 4.6mm, 5μm); 流动相: 水 -95% 乙腈梯度洗脱; 流速: 0.7ml/min; 柱温: 45℃	UV: 205nm, 238nm
杜仲皮	1g 样品 +10 倍量水, 浸泡 1h, 分别以 10、10 及 8 倍量水各直火煎煮 1 次, 时间分别为 90、60 及 30min, 合并 3 次续滤液, 滤液用石油醚萃取至石油醚层无色, 水层浓缩定容至 10ml, 摇匀, 离心, 取上清液	色谱柱: SP-120-5-ODS-AP(150mm × 4.6mm, 5μm)。流动相: 乙腈(A) -0.1% 甲酸水溶液(B) 梯度洗脱, 0~60min, 6%→24%A; 60~75min, 24%→35%A; 75~80min, 35%A。流速: 1.0ml/min。柱温: 25℃	UV: 230nm MS: ESI, 负离子模式, 扫描范围 *m/z* 100~3 200
杜仲皮	2g 样品 + 三氯甲烷适量回流 6h, 除去三氯甲烷, 药渣挥干; 药渣用 95% 乙醇浸泡过夜后再回流提取 6h	色谱柱: Nucleosil 硅胶键合 -C$_{18}$(150mm × 4.6mm, 5μm); 流动相: 三氯甲烷 - 正丁醇 - 水 - 乙酸(5 : 4 : 0.5 : 0.5); 流速: 1.0ml/min; 柱温: N/A	UV: 334nm

样品	提取方法	色谱条件	检测条件
杜仲皮	2g 样品 +50ml 50% 甲醇回流提取 1h	色谱柱：Welchrom™ C$_{18}$ 110A (250mm × 4.6mm, 5μm)。流动相：甲醇(A)-0.3% 冰乙酸水溶液(B)梯度洗脱, 0~15min, 12%A; 15~20min, 12%→20%A; 20~25min, 20%A; 25~35min, 20%→25%A; 35~55min, 25%→30%A; 55~75min, 30%A。流速：1.0ml/min。柱温：20℃	UV: 238nm
杜仲叶	1g 样品 +25ml 50% 甲醇水溶液, 超声提取 30min	色谱柱：Agilent Zorbax SB-C$_{18}$ (150mm × 4.6mm, 5μm)。流动相：0.1% 磷酸水溶液(A)- 乙腈(B)梯度洗脱, 0~10min, 5%→10%B; 10~50min, 10%→40%B; 50~55min, 40%→50%B; 55~60min, 50%→50%B。流速：1.0ml/min。柱温：室温	UV: 254nm
杜仲叶	0.25g 样品 + 25ml 60% 乙醇, 超声提取 30min	色谱柱：Aichrom AQ C$_{18}$ (250mm × 4.6mm, 5μm)。流动相：0.1% 甲酸水溶液(A)- 甲醇(B)梯度洗脱, 0~25min, 15%→27.5%B; 25~30min, 27.5%→50%B; 30~50min, 50%→70%B; 50~55min, 70%→15%B; 55~70min, 15%B。流速：1.0ml/min。柱温：30℃	UV: 323nm
杜仲叶 (10 批重庆产)	1g 样品 +25ml 50% 甲醇, 加热回流 40min, 重复提取 1 次 20min, 合并 2 次滤液	色谱柱：PLATISIL ODS (250mm × 4.6mm, 5μm)。流动相：0.2% 磷酸水溶液(A)- 甲醇(B)梯度洗脱, 0~20min, 30%→40%B; 20~30min, 40%→50%B; 30~45min, 50%→70%B; 45~55min, 70%B。流速：1.0ml/min。柱温：30℃	UV: 260nm
杜仲叶、杜仲平压片	微波辅助提取：0.5g 样品按液固比(50：1, V/W)加乙醇：水(60：40, V/V), 微波辅助提取 2min 超声提取：0.5g 样品按同上液固比加同上提取液, 超声提取 80min 浸提：0.5g 样品按同上液固比加同上提取液, 封闭容器中浸提 30h 回流提取：0.5g 样品按同上液固比加同上提取液, 回流提取 6h	HPLC-DAD: 色谱柱：Agilent C$_{18}$ (150mm × 4.6mm, 5μm)。流动相：甲醇(A)-0.5% 乙酸(B), 梯度洗脱, 0~16min, 30%A; 17~25min, 30%→60%A; 25~26min, 60%→30%A。流速：1.0ml/min。柱温：30℃ LC–MS: 色谱柱：ODS-3 柱(150mm × 2.1mm, 5μm); 流动相：甲醇 -0.5% 乙酸(30：70)等度洗脱; 流速：1.0ml/min; 柱温：30℃	DAD: 332nm MS: APCI

多数杜仲 HPLC 指纹图谱研究缺乏成分的归属, 有研究采用对照品比对结合 HPLC-TOF/MS 推测对色谱峰进行成分归属, 通过对照品比对确认了 10 个化合物(桃叶珊瑚苷、京尼平苷酸、绿原酸、京尼平苷、咖啡酸、松脂醇二葡萄糖苷、芦丁、紫云英苷、槲皮素和山奈

酚),通过 HPLC-TOF/MS 技术推测了 14 个化合物(二氢去氢二松柏醇、橄榄素单糖苷、1- 羟基松脂素二糖苷、京尼平、橄榄素二糖苷、中脂素二糖苷、丁香素二糖苷、柑橘素 B、1- 羟基松脂素单糖苷、耳草素二糖苷、松脂醇单糖苷、杜仲醇、丁香素单糖苷和中脂素单糖苷),两种方法的结合对杜仲指纹图谱中化学成分进行了较为全面地归属,可为杜仲的指纹图谱研究提供参考。HPLC-UV 指纹图谱结合 MS 定性现已被一些研究者所采用。此外,多数指纹图谱研究都是针对杜仲中的次生代谢产物,而初生物质例如糖、脂类及氨基酸亦可作为杜仲指纹图谱的研究对象。

通过分析不同采收期样品的 HPLC 指纹图谱,杜仲叶中的次生代谢物在芽开绽期含量最高;次月由于营养物质集中用于植株生长,次生代谢含量逐渐降低;5 月中旬杜仲树生长处于低谷期,次生代谢物合成、积累速率加快,含量出现一个明显的高峰;此后植株生长最旺盛,至 7 月次生代谢物含量达最低值;8 月植株生长的速度趋缓,次生代谢物含量开始逐渐升高,至落叶盛期的 10 月、11 月,杜仲树基本停止生长,成分积累在叶片组织中,此时次生代谢物出现了一个含量高点。此外,通过分析同一立地条件下的雌、雄杜仲树叶中主要成分的积累趋势,发现性别对杜仲叶中化学成分的积累规律无影响。

采用色谱指纹图谱可以更加全面地比较炮制前后杜仲化学成分的变化。采用药典委员会推荐的"中药色谱指纹图谱相似度评价系统"对 10 批盐杜仲的指纹图谱进行相似度的分析,以相关系数(均数)代表其相似度,10 批杜仲药材及其盐制品的相似度均在 0.90 以上。盐杜仲与杜仲药材 HPLC 指纹图谱的特征峰存在较大差异,杜仲经盐制之后特征峰由 23 个减少为 16 个,消失部分色谱峰,但同时出现一些新的色谱峰。可见杜仲盐制之后化学成分出现较大的变化。从指纹图谱共有模式比较结果分析,10 批杜仲药材及其盐制品各自均有良好的相似性,直观分析杜仲经盐制后其指纹图谱的相似度大都有一定的提高,可见盐制使杜仲的质量进一步得到稳定。杜仲生品与盐炙品 HPLC 指纹图谱的差异性在相关报道中得到类似的结果。

(七) 聚戊烯醇

聚戊烯醇(polyprenols)是植物中天然的类脂化合物,是以 C_5 异戊烯基为结构单元,由一系列异戊烯基单元组成的同系聚合物。天然的聚戊烯醇可分为四大类:① ω-(反)$_n$-OH 全反式茄尼醇型;② ω-(反)3-(顺)$_n$-OH 菲卡醇型;③ ω-(反)2-(顺)$_n$-OH 桦木醇型;④ 萜醇型。植物聚戊烯醇不仅是人体多萜醇重要的原料中间体,具有生理和药效作用,在保健食品和新药的开发方面具有巨大潜力,而且在合成聚戊烯醇磷酸酯及其衍生物方面有很好的应用前景。此外,聚戊烯醇是聚异戊二烯生物合成的重要中间体,而杜仲胶的化学结构式为反式 - 聚异戊二烯。杜仲胶在杜仲中含量较高,普遍存在于各组织中,成熟果实中含量最高,为 10%~18%;干树干皮为 6%~10%;干树根皮为 10%~12%;成熟干树叶中为 3%~5%。聚异戊二烯可能是由聚丙烯基例如焦磷酸香叶酯与大量的异戊烯基焦磷酸发生聚合链反应生成,而聚戊烯醇被认为是合成聚异戊二烯的中间体。因此,分析杜仲中的聚戊烯醇类成分具有重要的意义。

分析杜仲中的聚戊烯醇通常采用 RP-HPLC(填充柱、整体柱或毛细管整体柱)和超临界流体色谱法(SFC)。RP-HPLC 法分析杜仲的聚戊烯醇类化合物,发现皮及种子中的聚戊烯醇分别含有 15~21 和 15~23 个聚合单元,然而在叶、种皮及根的聚戊烯醇在 15~20 个聚合单元出现峰重叠,提示其中含有聚戊烯醇的几何异构体。进一步以 Inertsil Ph-3(苯基键合硅胶为填料)色谱柱为固定相,采用 SFC 分析杜仲叶中的聚戊烯醇类化合物,收集流出组分采用场解吸质谱(FD-MS)及 ^{1}H-NMR 进行分析,发现杜仲叶的顺式 - 聚异戊烯醇含有 15~20 个结构单元,而反式 - 聚异戊烯醇含有 13~37 个或更多的结构单元。采用同样的方法分析了杜仲皮、种子、种皮和根中的聚戊烯醇。结果发现在种皮和根中均含有反式 - 和顺式 - 聚戊烯醇,然而在种子和树皮中不含全反式 - 聚戊烯醇,但含有 ω-(反)3-(顺)$_n$-OH 菲卡醇型聚戊烯醇。全反式 - 聚戊烯醇被认为是合成反式 - 聚异戊二烯的中间体,杜仲皮中的全反式 - 聚戊烯醇因已用于合成高分子量的杜仲胶而在皮中未被检测到。

(八)其他

维生素 K_1 又名叶绿醌,参与凝血蛋白在肝内的合成,能促进血液凝固。采用 RP-HPLC 法测得新鲜杜仲叶中维生素 K_1 含量为 12.4μg/g。在样品处理过程中,为了避免皂化处理中维生素 K_1 的损失,利用失活的磷酸盐处理过氧化铝色谱柱,通过改变洗脱液的极性,可以有效地去除绿色植物中的叶绿素、类胡萝卜素、胡萝卜素等干扰物质。

此外,尚有采用 HPLC-FD 法测得杜仲中含有 497ng/g 的褪黑素;采用柱前衍生化 -HPLC 法测定复方杜仲口服液中 18 种氨基酸的含量;固相微萃取(SPME)结合 HPLC-荧光检测(HPLC-FLD)法用于杜仲叶及杜仲茶中 15 个多环芳香烃(PAHs)类物质(重要的环境和食品污染物)的测定;LC-MS 还用于杜仲叶中成分的鉴定。

四、毛细管电泳法

毛细管电泳法(CE)亦被用于分析杜仲中的主要活性成分。其中毛细管区带电泳(CZE)是最为常用的方法,主要应用于测定其中的绿原酸,但也有研究采用毛细管胶束电动色谱法(MEKC)同时测定杜仲叶中的三大类成分。毛细管电泳法(CE)在杜仲分析中的应用见表 4-6。

表 4-6　毛细管电泳在杜仲分析中的应用

成分 / 指标	样品	提取方法	电泳条件	检测条件
绿原酸	杜仲叶、人工培养的杜仲皮细胞	3g 杜仲皮样品或 14g 培养的杜仲皮细胞 +100ml 水煮 1h	毛细管柱：47.3cm × 75μm I.D.（39.7cm 有效长度）；缓冲液：25mmol/L 硼砂 - 磷酸二氢钾 +0.2mmol/L CTAB + 10%（V/V）甲醇，pH 值 8.6；电压：20kV；进样：10s；温度：25℃	UV：214nm
黄酮、芦丁、槲皮素、绿原酸、咖啡酸 -1、咖啡酸 -2 和原儿茶酸	杜仲叶	法 1：70% 甲醇 - 水溶液，回流提取 30min 法 2：沸水提取 30min 法 3：3.5g 样品加丙酮 - 二氯甲烷索氏提取 20h 法 4：超临界流体萃取。1g 样品用甲醇 - 水（2：1）浸润，CO_2 在 120 ℃，40.5MPa 下，15min 静态模式提取后，25min 动态模式（1ml/min 的流速）提取	毛细管柱：87cm × 50μm I.D.（80cm 有效长度）；缓冲液：30mmol/L 磷酸二氢钠 - 磷酸氢二钠，pH 值 7.0；电压：30kV；进样：5s（3.5kPa）；温度：25℃	UV：220nm
京尼平苷、京尼平苷酸、芦丁、绿原酸、原儿茶酸	杜仲叶、皮	10g 样品 +150ml 甲醇回流提取 4h	毛细管柱：57cm × 50μm I.D.（50cm 有效长度）；缓冲液：50mmol/L 的硼酸缓冲液，pH 值 9.5，含 50mmol/L SDS，4% 正丁醇；电压：20kV；进样：5s（138kPa）；温度：20℃	UV：214nm
芦丁、抗坏血酸、金丝桃苷、绿原酸、槲皮素	杜仲叶、杜仲皮药材和 3 批杜仲保健食品	2g 样品 +10ml 80% 的乙醇超声提取 1h	毛细管柱：75cm × 25μm I.D.；缓冲液：50mmol/L 的硼酸缓冲液，pH 值 9.0；电压：16kV；进样：8s（16kV）；温度：N/A	300μm 碳圆盘电极，检测电位为 +950mV（vs.SCE）
桃叶珊瑚苷、京尼平苷、松脂醇二葡萄糖苷、绿原酸、哈巴苷	杜仲不同产地（批次）、杜仲炮制品	2g 样品 +25ml 50% 甲醇，超声提取 30min	毛细管柱：Agilent 64.5cm × 75μm I.D.（56cm 有效长度）；缓冲液：60mmol/L 硼砂 -20mmol/L 磷酸二氢钠 -10% 甲醇，pH 值 10.0；电压：20kV；进样：6s（5kPa）；温度：25℃	UV：210nm
绿原酸	杜仲愈伤组织	1g 样品 + 适量去离子水加热提取 1h	毛细管柱：N/A；缓冲液：硼酸缓冲液，pH 值 8.0；电压：20kV；进样：5s；温度：(30 ± 0.5)℃	N/A

成分/指标	样品	提取方法	电泳条件	检测条件
绿原酸	杜仲(不同产地)	5g 样品 +25ml 60% 乙醇超声提取 30min	毛细管柱：94.5cm × 50μm I.D.(86.3cm 有效长度)；缓冲液：80mmol/L 硼砂缓冲液-100mmol/L 氢氧化钠(20∶1)，pH 值 9.32；电压：20kV；进样：20s(4kPa)；温度：25℃	UV: 340nm
绿原酸	杜仲叶	2.0g 样品 +70ml 三氯甲烷回流 24h，另换 80ml 三氯甲烷再提取 30h 脱脂，烘干；脱脂后样品 1.0g+0.5ml 20% 硫酸，拌匀过夜，次日用 80ml 乙醚回流 10h，加入 30ml 纯水，蒸去乙醚，将水溶液转入 50ml 容量瓶中定容	毛细管柱：58cm × 50μm I.D.；缓冲液：磷酸 - 氢氧化钠；电压：20kV；进样：20s；温度：35℃	UV: 254nm

　　紫外检测是分析天然药物活性成分最常用的检测方法，而 CE 与电化学检测方法(ED)联用，对电活性物质具有很高的灵敏度和选择性，在传统中药的分析中也具有很大的潜力。例如采用 CE/ED 同时分离测定了杜仲叶、杜仲皮及市售杜仲保健食品中芦丁、抗坏血酸、金丝桃苷、绿原酸、槲皮素等多种生物活性成分的含量。在最优化条件下，以 300μm 碳圆盘电极为检测电极，检测电位为 +950mV(vs.SCE)，在 50mmol/L 硼砂为运行缓冲液(pH 值 9.0)中，上述各组分在 20min 内可基本实现基线分离。此外，为了提高 CE 方法的重现性和可靠性，可以根据待测物质的迁移时间、电渗流、标记物(marker)的迁移时间和毛细管的有效长度测定待测物质的迁移指数，继而通过迁移指数对化合物进行准确定性。另外，可通过加入内标(internal standard)以提高化合物定量的准确性和重现性。采用三苯基乙酸和苯甲酸作为标记物，利尿酸、扁桃酸和内消旋 -2,3- 二苯基琥珀酸为内标，对杜仲叶中的黄酮、芦丁、绿原酸、咖啡酸 -1、咖啡酸 -2 和原儿茶酸进行了准确的定性定量分析。

　　如前所述，杜仲的指纹图谱分析通常采用 HPLC 法。CE 也可以作为指纹图谱分析的有效分析手段之一。例如采用 CE 进行色谱分离，以 60mmol/L 硼砂 -20mmol/L 磷酸二氢钠 -10% 甲醇(pH=10.0)为运行缓冲液，分离电压为 20kV，波长为 210nm，以松脂醇二葡萄糖苷为参照物，测定杜仲及其炮制品指纹图谱，并作模糊聚类法分析和相似度评价，建立了以 10 个共有峰为特征指纹信息的杜仲饮片 CE 指纹图谱，发现少数杜仲饮片的指纹图谱有一定差异，生品与其炮制品的指纹图谱中共有峰相对峰面积差异显著。

五、气相色谱法

　　气相色谱(GC)与质谱联用(GC-MS)通常用于杜仲样品(皮、叶)中挥发性成分的分析。

例如采用 GC-MS 分析杜仲皮和叶挥发油中的成分,直观推导式演进特征投影法(HELP)和交互移动窗口因子分析法(AMWFA)算法辅助 MS 技术对化合物进行定性,结果分别从皮和叶的挥发油样品中鉴定出 68 和 73 个化合物,并且在检测到的 108 个化合物中有 33 个共有成分。由此可见,杜仲皮和叶中的挥发性成分具有较大的差异。另有研究表明杜仲雌、雄株叶片中挥发性成分差别亦较大,杜仲雄株叶片中 3- 己烯 -1- 醇和呋喃甲酯相对含量较高,为 38.11% 和 51.31%;反 -3- 己烯 -1- 醇、呋喃甲醇、罗勒烯相对含量分别为 0.21%、0.13%、0.11%;植醇、芳樟醇、软脂酸相对含量分别为 0.93%、0.28% 和 0.56%。而杜仲雌株叶中反 -3-己烯 -1- 醇相对含量高达 39.53%,罗勒烯相对含量为 0.15%,芳樟醇、植醇、软脂酸相对含量分别为 1.97%、3.42% 和 0.66%。雄株皮中软脂酸和植醇相对含量分别为 12.30% 和 5.70%,分别是其叶片的 13 倍和 10 倍。在杜仲雌株皮挥发性成分中软脂酸相对含量达到 16.25%。

GC-MS 也被用于杜仲样品(种子油、叶)中的脂肪酸类成分分析。采用硫酸 - 甲醇法对杜仲种子油中的脂肪酸进行甲酯化,根据色谱保留指数(等效链长,equivalent chain length,ECL)和 MS 裂解规律对化合物进行结构鉴定。结果发现杜仲种子油中的多不饱和脂肪酸主要为 α- 亚麻酸(占总脂肪酸的 56.509 3%)和反亚油酸(占总脂肪酸的 12.656 3%);单不饱和脂肪酸主要为油酸(占总脂肪酸的 15.800 8%);饱和脂肪酸主要为棕榈酸(占总脂肪酸的 9.816 5%)和硬脂酸(占总脂肪酸的 2.594 2%),不饱和脂肪酸和饱和脂肪酸的比例为 6.57,高于营养学的推荐值 3。

GC-MS 在杜仲的初生代谢产物,如糖、氨基酸等成分的分析中也有较多的应用。例如杜仲叶采用 6mol/L 盐酸提取,提取液经 BSTFA+1%TMCS 衍生化后进行 GC-MS 分析,全扫描定性,选择离子监测(SIM)内标法定量。采用此方法对 4 个不同产地的杜仲叶中的氨基酸含量进行了测定,共鉴定出 15 种氨基酸,7 种为人体必需氨基酸,且不同产地杜仲叶中氨基酸的含量存在较大差异。此外,提取杜仲的游离糖成分和多糖成分,用三氟乙酸将多糖水解,依次加入盐酸羟胺、吡啶和乙酸酐进行乙酰化反应,GC-MS 测定杜仲游离糖成分和多糖成分,分析杜仲的糖类成分。结果表明杜仲糖类成分种类丰富,含有 D- 木糖、D- 核糖、D-阿拉伯糖、D- 木糖醇、D- 吡喃葡萄糖、α-D- 吡喃葡萄糖、β-D- 吡喃甘露糖、葡萄糖醇、肌醇、纤维二糖、曲二糖和蔗糖等糖类成分。GC 在杜仲分析中的应用见表 4-7。

GC 还应用于杜仲中有害物质多环芳烃(PAHs,农药残留)的测定,例如凝胶过滤色谱(GPC)和固相萃取(SPE)结合处理样品,采用同位素稀释 GC-MS/MS(ID-GC-MS/MS)测定杜仲中 16 个 PAHs。将加速溶剂萃取(ASE)与分散固相萃取(DSPE)结合,将样品的提取和净化集于一体,用于杜仲叶中有机氯菊酯类农药残留的提取净化,以 GC- 电子捕获检测器(GC-ECD)进行检测。采用该法对杜仲叶中 14 种有机氯菊酯类农药进行测定。此外,还采用 GC-ECD 测定包括杜仲在内的 30 种中药中 18 个有机氯农药(OCPs)的残留。杜仲胶

（聚异戊二烯）除了前述的 FT-IR 或 FT-NIR 法之外，亦可采用裂解 GC-MS（pry-GC-MS）进行分析测定。

表 4-7　气相色谱法在杜仲分析中的应用

成分 / 指标	样品	提取方法	色谱条件	检测条件
杜仲皮：鉴定成分 68 个 杜仲叶：鉴定成分 73 个	杜仲皮、叶	100g 样品水蒸气蒸馏提取 5h，挥发油用正己烷稀释至 2ml	色谱柱：OV-1 毛细管柱（30m×0.25mm×0.25μm）；柱温：60℃保持 3min，以 8℃/min 升至 180℃，以 18℃/min 升至 250℃，再以 10℃/min 升至 280℃，并在 280℃保持 2min；载气（氦气）流速：1.0ml/min；进样口温度：280℃	MS：EI，离子源温度 200℃，扫描范围 m/z 30~450
丝氨酸、天冬氨酸、苯丙氨酸、丙氨酸、亮氨酸、脯氨酸、缬氨酸、谷氨酸、异亮氨酸、蛋氨酸、组氨酸、酪氨酸、甘氨酸、苏氨酸、赖氨酸	杜仲叶	6mol/L 盐酸提取，提取液经 BSTFA + 1%TMCS 衍生化	色谱柱：Agilent HP-5MS 石英毛细管柱（30m×0.25mm×0.25μm）；柱温：100℃保持 3min，以 8℃/min 升至 300℃，保持 6min；载气（氦气）流速：1.0ml/min；进样口温度：280℃	MS：EI，离子源温度 230℃，选择离子监测（SIM）定量，扫描范围 m/z 35~800
脂肪酸（鉴定成分 15 个）	杜仲籽油	100ml 油 + 900ml 正己烷稀释，50μl 杜仲油稀释液 + 2ml 5% 硫酸 - 甲醇，70℃水浴反应 30min，用 2ml 正己烷萃取 30s，萃取 2 次	色谱柱：OV-1（30m×0.25mm×0.25μm）；柱温：70℃，以 20℃/min 升至 150℃，以 6℃/min 升至 180℃，再以 20℃/min 升至 220℃，并在 220℃保持 6min；载气（氦气）流速：1.0ml/min；进样口温度：250℃	MS：EI，离子源温度 250℃，扫描范围 m/z 35~450
杜仲胶	杜仲叶（不同采收时间）	索氏提取法：150mg 冷冻干燥的粉末 + 100ml 乙醇，120℃索氏提取 10h；再用 50ml 甲苯在 150℃提取 15h，甲苯提取物用甲醇淋洗微量提取法：15mg 样品 +1.2ml 乙醇，涡旋混匀，弃去上清液，沉淀继续用 1.2ml 乙醇处理直至上清液无色；残渣加甲苯冷冻离心，取上清甲苯液	色谱柱：THERMO TRWaxMS（60m×0.25mm×0.25μm）；柱温：40℃保留 5min，以 8℃/min 升至 130℃，保持 14min；裂解温度：450℃；进样口温度：180℃	MS：EI，离子源温度 200℃，扫描范围 m/z 50~650

成分/指标	样品	提取方法	色谱条件	检测条件
雌株杜仲叶: 鉴定成分 21 个 雌株杜仲皮: 鉴定成分 18 个 雄株杜仲叶: 鉴定成分 29 个 雄株杜仲皮: 鉴定成分 14 个	(雌、雄)杜仲皮和叶	20g 样品 +1 000ml 水和正己烷 4ml 进行水蒸气蒸馏, 得油状物	毛细管柱: OV-1701 (30m×0.25mm×0.25μm); 柱温: 初始温度 50℃, 以 10℃/min 升温到 260℃, 维持 20min; 载气 (氦气) 流速: 0.5ml/min; 进样口温度: 260℃	MS: EI, 离子源温度 200℃, 扫描范围 m/z 10~550
杜仲游离糖乙酰化衍生物: 鉴定成分 13 个 杜仲多糖乙酰化衍生物: 鉴定成分 6 个	杜仲皮	游离糖: 5.0g 样品 +20 倍量石油醚加热回流 2h 后, 挥干石油醚, 干燥, 再加入 20 倍量乙醚回流 2h, 挥干乙醚, 干燥, 加入 200ml 蒸馏水 100℃回流 2h, 重复提取 1 次, 合并两次滤液; 乙酰化 多糖: 20g 样品分别用 20 倍石油醚、乙醚、80% 乙醇各回流提取 4h, 药渣挥干溶剂; 用 20 倍蒸馏水回流提取 4h, 醇沉法制得多糖; 水解后乙酰化	毛细管柱: DB-5 (30m×0.25mm×0.25μm); 柱温: 120℃保持 3min, 以 8℃/min 升至 250℃, 250℃保持 10min; 载气流速: 1.0ml/min; 进样口温度: 250℃	MS: EI, 离子源温度 220℃扫描范围 m/z 20~600
杜仲多糖乙酰化衍生物: 鉴定成分 6 个 脂类: 鉴定成分 32 个	杜仲皮	多糖: 同上一栏 脂类: 20g 样品 +300ml 石油醚, 80℃回流提取 10h; 0.1g 提取物 +1ml 浓硫酸-甲醇 (2∶98) 混合液进行甲酯化	多糖: 毛细管柱: DB-5 (30m×0.25mm×0.25μm); 柱温: 120℃保持 3min, 8℃/min 升温至 250℃, 250℃保持 15min; 载气 (氦气) 流速: 1.0ml/min; 进样口温度: 240℃ 脂类: 柱温: 初为 40℃, 保持 3min, 以 6℃/min 升温至 290℃, 保持 15min; 其他条件同上	多糖: MS: EI, 离子源温度为 220℃, 扫描范围 m/z 20~600 脂类: MS: EI, 离子源温度 200℃, 扫描范围 m/z 50~550
鉴定成分 38 个	杜仲叶	杜仲叶经水蒸气蒸馏得挥发油	毛细管柱: HP-5 (30m×0.25mm×0.25μm); 柱温: 80℃保留 4min 后, 以 2℃/min 速率升温至 240℃, 保温 6min; 载气流速: N/A; 进样口温度: N/A	MS: EI, 离子源温度: 230℃, 扫描范围 m/z 30~450

成分 / 指标	样品	提取方法	色谱条件	检测条件
杜仲:鉴定成分68个 杜仲叶:鉴定成分73个	杜仲皮、叶	100g样品放入挥发油提取器中,按照《中国药典》(2005年版)的方法,索氏提取5h	毛细管柱: OV-1(30m×0.25mm×0.25μm);柱温:60℃保持3min,以8℃/min升至180℃,以18℃/min升至250℃,再以10℃/min升至280℃,并在280℃保持2min;载气(氦气)流速:1.0ml/min;进样口温度:280℃	MS: EI,离子源温度200℃,扫描范围 m/z 30~450
鉴定成分99个	杜仲叶	350g样品 + 3 500ml水,浸泡4h后,水蒸气蒸馏提取挥发油5h,收集挥发油,馏出液用乙醚萃取、无水硫酸钠干燥	毛细管柱: DB-5MS(30m×0.25mm×0.25μm);柱温:60℃,先以3.0℃/min升至160℃,保持1min,再以4℃/min升至210℃,保持1min,最后9℃/min升至250℃,保持1min;载气(氦气)流速:0.8ml/min;进样口温度:250℃	MS: EI,离子源温度230℃,扫描范围 m/z 20~400

六、原子吸收和原子荧光光谱法

原子吸收分光光度法(火焰或石墨炉)常用于杜仲(皮、叶、花粉等)中钾(K)、钙(Ca)、钠(Na)、镁(Mg)、铁(Fe)、锌(Zn)、铅(Pb)、铜(Cu)、锰(Mn)、镉(Cd)、铬(Cr)、钴(Co)、钼(Mo)、铝(Al)、磷(P)、硒(Se)等元素的测定。原子荧光光谱法常用于杜仲(皮、叶)中砷(As)、汞(Hg)等的测定。此外,电感耦合等离子发射光谱法(ICP)也用于杜仲中 Cu、镍(Ni)、Zn、Fe、Mn、Cr、Co、Mo、钒(V)、Se、硼(B)、Cd、Pb、As、Hg 等元素的测定。X 射线能谱仪用于测定杜仲树皮、树叶、树枝的无机元素组成。ICP-MS 用于测定镧(La)、锶(Sr)、Zn 等元素。测定过程中常用的样品制备方法有: HCl 浸提法、热水消煮法、浓硝酸消化法、混酸消化法、干灰法(灰化法)、微波消解法等。比较不同制备方法用于测定杜仲叶中 Zn、Cu、Fe、Mn 的含量,结果表明用 HCl 浸提法和热水消煮法处理样品最简单,但溶液过滤的速度慢,这两种处理方法所测得的含量均较低,其中热水消煮法测得含量最低,铁的溶出率大约为 20%。浓硝酸消化法能把植物组织完全消化,溶液过滤的速度快,但处理过程要求严格,硝酸的沸点接近水,在消化的过程中易被水赶走,反而增加了消化时间或使消化不完全,使得测定结果偏低。混酸消化法能把植物组织完全消化,过滤快,浓硫酸沸点高,能保证消化完全,结果比较理想。干灰法能完全破坏植物组织和硅化物,而且污染少,处理也简单方便,测得各元素的含量最高。但灰化法和消化法耗时较长,有研究采用非完全消化法处理杜仲叶,在低温下用浓硝酸消解样品,加入乳化剂 Triton X-100(OP)溶解消化过程中所产生的油脂,获得均匀的样品乳浊液,取适量的乳浊液制成试液即可进行测定。采用此方法,杜仲叶中 Ca、K、Mg、Fe、Zn、Cu 的测定结果与灰化法测得的结果无明显差异,说明用非完全消化法对杜仲叶进行预处理可以取代灰化法,且方法简便、准确。近年来,微波辅助消解法亦用于杜仲元素含量测定的样品制备,该方法样品的用量少,耗时低,样品消解完全,但是仪器价格昂贵,难以推广。

杜仲叶中 K、Na、Ca、Mg 含量极高,Zn、Cu、Fe、Mn 含量也比较丰富。对杜仲皮及叶中无机元素(Ca、Mg、Zn、Cu、Fe、Co、Ni、Mo、Cr、Mn、Cd、Pb)含量的测定结果表明杜仲叶中富含人体必需的微量元素和宏量元素;除 Cu、Ni 元素含量稍低外,其余元素含量均高于杜仲皮。尽管杜仲皮及叶中有害元素 Pb、Cd 含量较高,但同一般药用植物中 Pb、Cd 含量相比,属于低级含量。杜仲雄花中亦富含 K、Ca、Cu、Fe、Mn 等元素,Zn 含量很低,且杜仲雄花中矿质元素 K/Na 及 Cu/Zn 值较高。另有研究考察不同采集期杜仲叶中元素含量发现宏量元素 Ca 随生长时间延长含量增加,10 月达最大值;Mg 含量 5—7 月升高,8、9 月有所下降,10 月达到最大值。微量元素 Mn 含量随叶的生长时间增加而增加,但 10 月叶中含量较 8、9 月有所降低;Fe 含量变化显著,5 月最高含量(1 349μg/g)与 8 月(218μg/g)相差 6 倍多;Ni、Cr 也以 5 月含量最高,6—10 月比较稳定;Co、Mo 以 4 月芽叶中含量最高,其次是 8、9 月,两者变化规律相似;Zn、Cu 含量数值差别不大。此外,杜仲实生苗样品中,Cu、Zn、Mn、Co 的含量高于无性系苗样品,而 Fe、K、Ca、Mg、Na 的含量低于无性苗。比较栽培杜仲和正品杜仲皮中主要的微量元素(Cu、Zn、Fe、Mn、Cr、Co、Mo、V、Se、B、Cd、Pb、As、Hg)发现人体所需的微量元素除 Zn 在栽培杜仲中含量大大高于正品杜仲外,其他元素如 Fe、Mn、V、Cu、Se 在栽培杜仲中的含量均低于正品杜仲。

对杜仲各器官营养元素含量及其对土壤各营养元素的富集能力进行了探索,结果显示,杜仲对土壤中元素富集能力与土壤中同名元素含量的表现并不一致。宏量元素富集能力总趋势是:N>P>Ca>Mg>K,而微量元素富集能力总趋势是 Cu>Zn>Mn>Co>Ni>Fe。特别是宏量元素 K 及微量元素 Fe,尽管在土壤中含量最高,但杜仲对它的富集能力却最低。杜仲各营养器官对土壤营养元素的富集能力也同样表现出明显差异,如树叶对宏量元素 N、P、K、Mg 的富集能力最强,而干材最弱。其中树叶 N、P、Mg 的富集系数几乎是树干的 10 倍。用 X 射线能谱仪测定杜仲树皮、树叶、树枝的无机元素组成,发现它们由相同的元素组成(Mg、Al、Si、S、K、Ca、Fe),但 Mg、Ca、Al、Fe 的质量分数差异较大。同时对杜仲所生存土壤进行 X 射线能谱分析,统计分析杜仲树皮、树叶、树枝对土壤中无机元素的吸收情况发现,杜仲对土壤中 S、Ca、K 的吸收能力强,对 Fe 的吸收能力弱,无法吸收土壤中的钛(Ti),可能是由于 Fe、Ti 是以无效态存于土壤中所致。杜仲不同器官对土壤中无机元素的吸收能力同样存在差异,如树叶对 Ca、S 等生命必需元素吸收能力较强。杜仲对重金属元素也具有富集特性,杜仲中重金属如 As、Hg 的含量与种植环境有密切关系。锡矿废弃区重金属污染严重,Cd、Zn、Pb、As、Cu含量很高,所在区杜仲重金属污染也较严重,各部分干重Cd、Zn、Pb、As、Cu平均含量分别为11.007、1 528.873、76.706、38.425、8.184mg/kg,其中杜仲皮的污染最为严重。通过对杜仲不同器官对As、Hg、Pb、Al、Cd五种元素富集能力的研究,发现在土壤环境轻度污染区(综合污染指数为1.0<PN≤2.0),杜仲不同器官对五种元素的综合富集能力表现为:叶>根>皮>枝>干;就单元素看,As、Pb元素主要富集器官为根和叶,Hg、Cd元素主要富集器官为叶和皮,Al元素主要富集器官为根和干。在土壤环境清洁区(综合污染指数为PN<1.0),杜仲不同器官对五种元素的综合富集能力表现为:叶>枝>根>皮>干;就单元素看,As、Hg、Al、Cd元素主要富集器官为根和叶,Pb元素主要富集器官为叶和枝。此外,通过对杜仲产地土壤化学特征研究表明,Cd和Zn元素对杜仲道地药材土壤质量影响明显,因此,应加强该两种元素的田间管理。由此可见,在杜仲的种植过程中,需对种植地土壤的矿质元素进行仔细的考察研究以保证杜仲药材的质量。

事实上,杜仲的药理作用与其所含的微量元素密切相关。人体缺Mg会导致疲乏、易激动、心跳加快、易抽搐。Ca对维持细胞通透性,抑制神经系统兴奋,降低毛细血管通透性起重要作用,缺Ca可使神经肌肉兴奋性增高,从而引起抽搐。杜仲叶中含有丰富的Mg、Ca,这与杜仲具有镇静作用是一致的。Cu^{2+}、Fe^{3+}与它们的配合物具有明显的抗菌、消炎作用。杜仲叶中含有丰富的Cu、Fe,这与杜仲叶的抗菌、消炎作用是一致的。高血压患者红细胞中Zn/Cu比值明显高于正常人,而杜仲叶中的Zn/Cu值为3.05。因此杜仲叶对降低患者红细胞中的Zn/Cu比值有一定作用,这与杜仲叶的降压作用是一致的。Zn、Mn是人体内上千种酶的组成成分和激活因子,同时Zn还参与核酸和蛋白质的合成,从而影响着细胞分裂、生长和再生。杜仲中含有Zn、Mn,与杜仲可加速创伤、烧伤、胃溃疡、皮肤炎症等的愈合作用一致。

在杜仲的炮制过程中,其矿质元素的含量亦会发生变化。比较杜仲及其炮制品中Zn、Mn、Cu、Fe、Ca、P、Pb 7种微量元素的含量表明,杜仲经盐制之后,Pb的含量下降达30%以上,这可能是食盐中氯离子的影响所致。其他6种元素含量都升高,尤其以Zn、Mn、Cu、Fe升高更为明显。这说明杜仲炮制对其微量元素的含量有影响。盐杜仲系由食盐水炒制而成,其食盐及铁锅表面的微量元素可能在炮制过程中渗入药材而使元素含量增高。另为探讨不同工艺制备杜仲茶中无机元素含量,测定了三种不同工艺(炒青法、烘青法及蒸青法)制备的杜仲茶中12种无机元素(Ca、Mg、Zn、Cu、Fe、Co、Ni、Mo、Cr、Mn、Cd、Pb)的含量,并与杜仲叶中无机元素含量进行了比较。从测定结果来看,不同工艺所制杜仲茶中无机元素与杜仲叶中相比,其含量不同程度地有所下降(少数元素如Zn、Cu、Cr等例外),主要因揉搓过程中随汁液损失所致。蒸青茶中元素含量普遍高于炒青、烘青茶,可能是前者汁液损失较少的缘故。蒸青茶中个别元素含量高于杜仲叶中含量,认为是蒸青过程竹竿污染所致。

参考文献 ···

［1］ 国家药典委员会. 中华人民共和国药典 [M]. 北京: 中国医药科技出版社, 2020.

［2］ 唐慎微. 重修政和经史证类备用本草 [M]. 北京: 人民卫生出版社, 1957.

［3］ 吴修辉, 吕海云, 李淑华. 杜仲及常见伪品的鉴别 [J]. 时珍国医国药, 2006, 17 (1): 81.

［4］ 李铁柱, 杜红岩, 刘慧敏, 等. 杜仲果实和叶片转录组数据组装及基因功能注释 [J]. 中南林业科技大学学报, 2012, 32 (11): 122-130.

［5］ 周明兵, 肖月华, 朱冬雪, 等. 杜仲胶合成相关基因 EuFPS 的克隆及序列分析 [J]. 分子植物育种, 2003, 1 (1): 66-71.

［6］ 王瑷琦, 黄璐琦, 邵爱娟, 等. 孑遗植物杜仲的遗传多样性 RAPD 分析和保护策略研究 [J]. 中国中药杂志, 2006, 31 (19): 1583-1586.

［7］ WANG D W, LI Y, LI Z Q. Identification of a male-specific amplified fragment length polymorphism (AFLP) and a sequence characterized amplified region (SCAR) marker in *Eucommia ulmoides* Oliv.[J]. International Journal of Molecular Sciences, 2011, 12 (1): 857-864.

［8］ 张康健, 王蓝, 张凤云, 等. 杜仲叶与皮有效成分含量的比较研究 [J]. 西北林学院学报, 1996, 11 (2): 42-46.

［9］ 兰小艳, 张学俊. 杜仲叶中绿原酸含量检测的研究 [J]. 中国畜牧兽医, 2010, 37 (4): 53-56.

［10］ 宋宏新, 戴瑜, 李东. 杜仲叶药效成分酶法提取工艺研究 [J]. 陕西中医, 2006, 27 (11): 1425-1427.

［11］ 房李艳, 赵亚洲, 朱燕, 等. 微波辅助浸提杜仲叶中绿原酸的工艺研究 [J]. 江苏调味副食品, 2010, 27 (1): 39-42.

［12］ 彭胜, 彭密军, 卜晓英, 等. 双水相体系萃取分离杜仲叶中桃叶珊瑚甙的研究 [J]. 天然产物研究与开发, 2010, 22 (2): 264-267.

［13］ 杜红岩, 李钦, 杜兰英, 等. 杜仲雄花茶营养成分的测定分析 [J]. 中南林业科技大学学报, 2007, 27 (6): 88-91.

［14］ 陈伟, 刘青梅, 杨性民, 等. 微波技术在杜仲黄酮提取工艺中的应用研究 [J]. 食品科学, 2006, 27 (10): 285-288.

［15］ 李强, 唐微, 石园园, 等. 蒽酮- 硫酸法和 3, 5- 二硝基水杨酸法测定杜仲水提液多糖含量 [J]. 食品工业科技, 2010, 31 (10): 370-371, 374.

［16］ 孔强, 吕文海. 13 批不同产地杜仲药材质量检测分析 [J]. 中成药, 2010, 32 (5): 803-805.

［17］ 李伟, 孙素琴, 覃洁萍, 等. 近红外漫反射法测定杜仲中松脂醇二葡萄糖苷的含量 [J]. 中国中药杂志, 2010, 35 (24): 3318-3321.

［18］ TAKENO S Y, BAMBA T S, NAKAZAWA Y H, et al. High-throughput and highly sensitive analysis method for polyisoprene in plants by pyrolysis-gas chromatography/mass spectrometry [J]. Japan Society for Bioscience, Biotechnology, and Agrochemistry, 2010, 74 (1): 13-17.

［19］ 王欣, 陈先良, 戚泽明, 等. 同步辐射显微红外光谱法应用于杜仲的研究 [J]. 化学学报, 2011, 69 (12): 1491-1495.

［20］ 刘媚, 林颖云, 苏艳, 等. 杜仲叶中绿原酸的协同增敏荧光光谱法测定 [J]. 化学研究与应用, 2011, 23 (3): 360-363.

［21］ 吕志阳, 狄留庆, 赵晓莉, 等. 盐杜仲饮片质量标准研究 [J]. 中药材, 2010, 33 (1): 30-33.

［22］ 姜晓芳, 张翠利, 李钦, 等. RP-HPLC 法测定不同产地杜仲皮中桃叶珊瑚苷的含量 [J]. 河南大学学报 (医学版), 2011, 30 (1): 14-16.

［23］ 巩卓, 王耀欣, 陈鑫, 等. RP-HPLC 法测定杜仲中杜仲醇的含量 [J]. 中国药房, 2012, 23 (11): 1023-1024.

［24］ 刘静, 吕海涛. 正交试验法优选杜仲叶中桃叶珊瑚苷和京尼平苷酸的提取工艺研究 [J]. 中南药学, 2010, 8 (9): 661-664.

［25］ 赵骏铭, 张紫佳, 孙庆龙, 等. 超高效液相色谱法测定杜仲中松脂醇二葡萄糖苷 [J]. 中草药, 2010, 41 (11): 1896-1898.

［26］ WANG J L, LIU E W, ZHANG Y, et al. Validation of a HPLC-tandem MS/MS method for pharmaco-kinetics study of (+)-pinoresinol-di-β-d-glucopyranoside from *Eucommia ulmoides* Oliv. extract in rats' plasma [J]. Journal of Ethnopharmacology, 2012, 139 (2): 337-342.

［27］ 石少澜, 王祝举, 邵爱娟, 等. 高效液相色谱法测定杜仲皮中绿原酸的含量 [J]. 中国中药杂志, 2005, 30 (9): 715-716.

［28］ 王太霞, 赵红艳, 柴志艳, 等. 杜仲叶生长发育过程中结构和绿原酸含量的变化 [J]. 时珍国医国药, 2009, 20 (3): 635-636.

［29］ 伍庆, 王兴宁, 张明时, 等. 高效液相色谱法同时测定杜仲叶药材中芦丁等 3 种黄酮类有效成分的含量 [J]. 时珍国医国药, 2009, 20 (5): 1186-1187.

［30］ ZHOU J F, ZHANG T M, CHEN W A, et al. Comparative analysis of chemical components between barks and leaves of *Eucommia ulmoides* Oliver [J]. Journal of Central South University of Technology, 2009, 16 (3): 371-379.

［31］ CHAI X, WANG Y F, SU Y F, et al. A rapid ultra performance liquid chromatography-tandem mass spec-trometric method for the qualitative and quantitative analysis of ten compounds in *Eucommia ulmoides* Oliv. [J]. Journal of Pharmaceutical and Biomedical Analysis, 2012, 57: 52-61.

［32］ 徐咏梅, 苏印泉, 彭锋, 等. 杜仲乔林与叶林树皮中次生代谢物含量的比较 [J]. 西北农林科技大学学报 (自然科学版), 2006, 34 (4): 55-57.

［33］ 林芳, 王云红, 万丽, 等. 一测多评法结合指纹图谱对杜仲质量控制的研究 [J]. 中国实验方剂学杂志, 2012, 18 (13): 78-82.

［34］ 严瑞娟, 张水寒, 罗跃龙, 等. 不同产地初加工方式处理杜仲叶的 HPLC 指纹图谱研究 [J]. 中草药, 2013, 44 (15): 2085-2091.

［35］ 傅兴圣, 韩乐, 刘训红, 等. 高效毛细管电泳测定杜仲中桃叶珊瑚苷等 5 种指标成分的含量 [J]. 中国药学杂志, 2012, 47 (9): 720-723.

［36］ 李岩, 赵德刚. 杜仲挥发性成分测定及差异性研究 [J]. 中华中医药杂志, 2010, 25 (10): 1641-1644.

［37］ 周正礼, 李峰, 李静文. 杜仲糖类成分的气相色谱- 质谱联用分析 [J]. 时珍国医国药, 2010, 21 (6): 1362-1363.

［38］ 彭密军. 火焰原子吸收法测定杜仲纯粉中八种微量元素的含量 [J]. 经济林研究, 2000, 18 (1): 40-41.

第五章

杜仲的药理学研究

第一节 对心血管系统的作用

一、调血压

自 1955 年俄国科学家首次报道杜仲提取物具有降压作用以来,国内外学者从成分、药效及临床等多个方面对杜仲调节血压作用进行了系统研究,明确杜仲叶、杜仲皮、杜仲花粉等均有降压作用,故有"天然降压药"之美称。

杜仲降压效应平稳而持久,临床不良反应少,对原发性高血压和继发性高血压均有较好的降压作用。目前已有全杜仲胶囊、复方杜仲片、杜仲平压片、复方杜仲胶囊等各类剂型中成药用于临床降压治疗。此外,以杜仲为原料加工制成的辅助调节血压的营养保健食品也相继问世。杜仲降压的物质基础和药理机制的明确,是其合理应用和开发的重要前提。

(一) 杜仲调节血压的物质基础

研究表明,从杜仲中分离出的已知降压成分主要分为四大类,分别为木脂素类、苯丙素类、环烯醚萜类和黄酮类,其中木脂素类是研究最多、组分最明确的一类。其中木脂素类化合物(如松脂素二葡萄糖苷、脱氢二松柏醇二糖苷、松脂素单糖苷、柑橘素 B 等)、苯丙素类化合物(如咖啡酸、阿魏酸等)、环烯醚萜类化合物(如京尼平苷酸和京尼平苷)降压活性较好。此外,杜仲中的黄酮类化合物,如槲皮素和芦丁同样具有降压作用。

(二) 杜仲调节血压的药效研究

杜仲降压效果明确。研究显示,杜仲提取物通过静脉给药或灌胃给药均可显著降低自发性高血压大鼠(spontaneously hypertensive rat, SHR)的血压水平(图 5-1、图 5-2)。

科学家们还对杜仲不同药用部位、炮制工艺和剂型的降压作用进行了比较。以家兔和狗为动物模型,证实生杜仲经炒制或砂烫后降压作用比炮制前增加将近两倍。而造成上述现象的原因可能是生杜仲中含有大量的胶质成分,经炮制断丝后胶质被破坏,药效增强。研究发现,在杜仲炒制前加入 2% 的盐水浸泡闷润,发现盐炙后杜仲降压活性提高,同时产生降低心率的活性。以往杜仲药用多以树皮为主,但要满足剥皮供药需要经历 20 年左右的生长周期,皮剥树死,长期供不应求。对杜仲皮、杜仲绿叶和落叶的降压作用进行比较,发现杜仲绿叶毒性甚微,降压作用显著,具有代替杜仲皮降压的潜力;但是,落叶降压幅度和持续时间远不如皮,不宜用作代用品。此外,杜仲花粉通过调节血浆中内皮舒缩因子一氧化氮(NO)、内皮源性超极化因子(EDHF)、前列环素(PGI_2)、血管紧张素 II(angiotension II, Ang II)、内皮素 -1(ET-1)的含量可保护自发性高血压模型大鼠血管内皮功能,发挥降压作用,此项研究进一步扩大了杜仲降压的药用部位来源。还有研究显示,杜仲煎剂比浸提物制

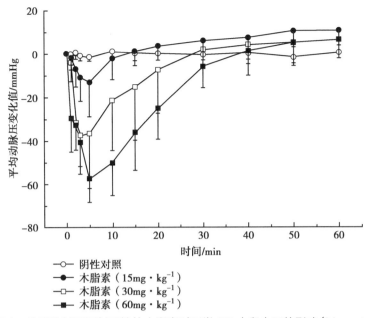

图 5-1　静脉注射不同剂量杜仲木脂素对正常 SD 大鼠血压的影响（Mean ± SD）

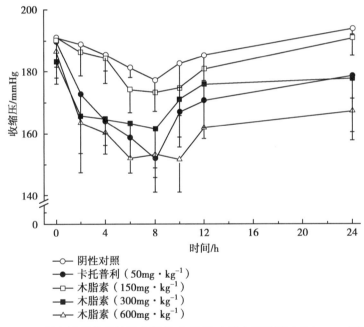

图 5-2　单次灌胃给予杜仲木脂素对 SHR 大鼠血压的影响（Mean ± SD）

剂、酊剂的降压作用更明显。综上，杜仲无论在临床前还是临床研究中均有令人满意的降压作用，而其降压效果与药用部位、炮制工艺和剂型差异相关。因此，规范杜仲的药用来源及质量标准是保障其优质降压作用的前提与基础。

　　杜仲除了有较好的降压效果外，对于血压持续升高对心、脑、肾等靶器官引起的器质性损伤，如左心肥厚、充血性心衰、脑中风、肾脏衰竭等并发症也具有较好的改善作用。

(三) 杜仲调节血压的机制研究

1. 调节激素水平 杜仲木脂素类化合物(eucommia lignan，EUL)可降低 SHR 的血压，且能够抑制醛糖还原酶(aldose reductase，AR)的表达和活性，进一步抑制 Ang Ⅱ、肿瘤坏死因子 -α(TNF-α)等诱导的炎症通路激活，推测杜仲木脂素可能通过抑制 AR 进而抑制 Ang Ⅱ诱导的炎症和氧化应激信号通路发挥降压作用。槲皮素是黄酮类中研究最多的降压物质，研究发现槲皮素是血管紧张素转化酶(angiotensin converting enzyme，ACE)的抑制剂，可通过抑制 ACE 干扰肾素 - 血管紧张素 - 醛固酮系统(RAAS)，抑制 Ang Ⅱ合成，降低血压，减少高危人群心血管事件发生率。

2. 辅助神经调节 在 EUL 对大鼠胸主动脉环作用的研究中发现，EUL 不能舒张氯化钾预收缩的主动脉环，却能舒张去甲肾上腺素预收缩的血管，证明 EUL 不是通过影响血管平滑肌细胞中 Ca^{2+} 浓度来舒张血管。槲皮素可以增强乙酰胆碱对 SHR 离体主动脉环的舒张效应，并降低去氧肾上腺素对其的收缩效应，从而发挥舒张血管、降血压的作用，该作用可能与促进内皮源型 NO 生物合成并提高其利用度有关。

3. 改善内皮功能 杜仲含有的苯丙素类化合物中的咖啡酸和阿魏酸具有较好的降压效果。有研究表明，咖啡酸和阿魏酸能增加 NO 浓度，舒张血管；咖啡酸和阿魏酸还能够降低血浆中 ET-1 浓度，并拮抗缩血管作用，进而降低血压。槲皮素在体内主要通过保护血管内皮细胞、提高 NO 水平和外周血总抗氧化力等方式发挥抗氧化作用，从而降低由于氧化应激反应而升高的血压。芦丁是槲皮素的糖苷，降压作用弱于槲皮素，其舒张血管作用与血管内皮细胞释放 NO 有关，而汉黄芩素的降压作用与清除活性氧(reactive oxygen species，ROS)有关。杜仲多糖可有效降低自发性高血压大鼠的血压，该作用可能与血浆中 ET-1 浓度降低，NO 浓度升高有关。

4. 调节钙离子通道 槲皮素能够激活血管平滑肌的钙激活性钾通道，诱导细胞超极化，抑制 Ca^{2+} 内流以及胞内 Ca^{2+} 的释放，从而引起血管舒张，血压降低。有研究表明，汉黄芩素和木蝴蝶素 A 也可同时抑制细胞内 Ca^{2+} 的释放和细胞外 Ca^{2+} 的内排从而降低胞内 Ca^{2+} 浓度，产生舒张血管作用。

5. 其他 热休克蛋白 70 是近几年发现的参与高血压发病的因素之一，咖啡酸和阿魏酸可抑制脱氧皮质酮醋酸酯盐(DOCA- 盐)高血压大鼠热休克蛋白 70 基因的表达，进而降低血压。京尼平和京尼平苷酸可使高血压大鼠血压降低，其降压机制尚未明确，可能与影响环腺苷酸(cAMP)有关；桃叶珊瑚苷对血压具有双向调节作用，但机制尚不明确。

二、调血脂

21 世纪初，科学家研究指出杜仲复方在临床前和临床研究中均具有降血脂作用。杜仲能够平稳血脂,且具有极强的软化修复血管功能,能迅速扩张血管而改善人体血液循环、预防心脑缺氧、增强脑细胞活力,最后达到改善记忆力、保持心脑功能和解除过度疲劳的目的,特别适用于中老年人。此外,杜仲不仅能缓解心脏功能的衰退,而且还能养心、强心,促进新的心肌细胞再生,使心脏动力逐步恢复、强化心脏功能。其中,杜仲籽中富含天然的高纯度α-亚麻酸,具有极强的软化血管和营养血管的特殊效果,也是目前能从植物中提取的纯度最高的α-亚麻酸。

(一)杜仲调血脂的物质基础研究

对杜仲具有降血脂作用的成分研究主要集中于黄酮类物质、绿原酸。此外,环烯醚萜类化合物也具有较好的调节血脂作用,杜仲叶中所含的环烯醚萜类化合物主要由京尼平、京尼平苷、京尼平苷酸、桃叶珊瑚苷等组成。而目前对于杜仲叶环烯醚萜类化合物的研究多集中于提取工艺和测定方法研究,关于其调节血脂作用的研究较少,山茱萸、栀子、车前子、鸡屎藤等中药中环烯醚萜类化合物调节血脂的研究相对较多。

(二)杜仲调血脂的药效研究

由于杜仲叶具有与杜仲类似的活性成分,围绕杜仲叶降血脂作用的研究一直受到相关学者的关注。杜仲茶是以杜仲叶为原料,采用绿茶加工工艺制作而成,具有辅助降血脂的功能。杜仲茶经水提后真空浓缩得到浓缩液,配制成低、中、高3个剂量组作为给药组;使用高脂高胆固醇饲料诱导的高血脂模型小鼠,给药40天后,与模型组、对照组比较发现,高剂量组血清总胆固醇(TC)、甘油三酯(TG)含量均明显降低,表明杜仲叶茶具有辅助降血脂功能。采用微波辅助提取的杜仲叶总黄酮喂食高血脂大鼠1个月,对比给药组(高、中、低剂量组和阳性组)与模型组,发现给药组中TC、TG、低密度脂蛋白胆固醇(LDL-C)、脂蛋白以及载脂蛋白B含量较模型组均显著降低,高密度脂蛋白和载脂蛋白A较模型组有不同程度升高,且高剂量组与阳性组(喂食非诺贝特)对比发现,高剂量组对于改善大鼠血脂效果更好。杜仲还可通过改善高脂饮食(high fat diet,HFD)引起的肝应激,进而影响血脂水平。

(三)杜仲调血脂的机制研究

1. 调节血液流变性 杜仲中的绿原酸可显著改善高脂血症模型小鼠的血液流变学参数,包括降低高血脂小鼠的全血黏度、血浆黏度、红细胞比容、血沉、纤维蛋白原、红细胞刚性指数和聚集指数,使细胞膜的流动性增高,血液处于低浓、低黏、低聚、低凝状态,可有效防止高脂血症的发展。因此,杜仲通过全面降低血液黏稠度而改善血液流动性,从而调节血脂。

2. 调节代谢 人体内的胆固醇主要来源于自身合成和肠道吸收途径。杜仲可调节脂代谢及代谢相关酶活性,进而抑制肠道胆固醇的吸收,减少肝脏胆固醇的合成。Hao的研究证实,杜仲绿原酸可抑制HepG2细胞中的HMG-CoA还原酶(HMGCR)从而调节胆固醇代谢,抑制肝脏脂质积累,用于预防肥胖症和血脂异常。杜仲中的木脂素可以抑制油酸(OA)

孵育的 HepG2 细胞的甘油三酯聚集,其机制可能与激活过氧化物酶体增殖物激活受体 α 亚型(PPARα),上调肉毒碱棕榈酰基转移酶 1A(CPTlA),促进脂肪酸氧化有关。胆汁分泌过少可能引起疾病,例如肥胖症患者胆汁分泌少于正常人,过多的油脂得不到分解,进而使代谢异常加剧。肥胖症患者进行手术后,体内肝肠循环改善,使胆汁水平升高以及胆汁酸组成改变。机体在肠道吸收胆固醇必须与胆汁中的胆盐结合,形成混合微胶粒形式,将不溶于水的脂肪分解产物运输到肠黏膜纹状缘而吸收。研究表明,在 0.05~0.09mg/ml 的浓度范围内,杜仲叶绿原酸提取物能剂量依赖性地抑制离体胆固醇微胶粒形成,说明其具有抑制肠道胆固醇吸收的作用,同时绿原酸提取物抑制离体胆固醇微胶粒形成的作用明显强于相同浓度的绿原酸纯品($P<0.05$),推测绿原酸提取物中可能还含有其他协同有效成分。

3. 调节肠道菌群　肠道环境稳态与人体健康和疾病密切相关,肠道微环境改变可造成肠道菌群失调,并引发一系列的疾病。在 HFD 致肥胖实验中发现,杜仲叶提取物有效降低了 HFD 大鼠体重,下调 TC、TG 和 LDL-C 含量,上调高密度脂蛋白胆固醇(high-density lipoprotein cholesterol,HDL-C)含量,减轻炎症,并能有效稳定 HFD 大鼠肠道内环境(增加肠道内拟杆菌、毛螺菌科、双歧杆菌、乳酸杆菌和理研菌科的相对丰度,降低大肠埃希菌、梭菌及厚壁菌的相对丰度)。

4. 抗氧化　在高脂膳食条件下,杜仲能有效提高血液的天然抗氧化防御能力(包括血细胞抗氧化力、细胞内抗氧化酶活性)。

三、抑制心血管重构

2011 年中国学者发现杜仲除了降压作用外,对高血压所致靶器官损伤同样具有改善作用。汉黄芩素可下调尼克酰胺腺嘌呤二核苷酸磷酸氧化酶 4(Nox4)、TNF-α 和 COX-2 基因表达水平,并上调超氧化物歧化酶 1(SOD1)、过氧化氢酶(CAT)和谷胱甘肽还原酶(GSR)基因表达水平,抑制过氧化氢对人脐静脉细胞融合细胞的损伤,并抑制其引起的细胞凋亡,其机制与抗炎、抗氧化和促进 NO 释放有关。

第二节　对泌尿系统的作用

一、抗肾纤维化

(一)杜仲抗肾纤维化作用的发现

2012 年,中南大学欧阳冬生教授团队报道杜仲木脂素对自发性高血压大鼠的高血压性肾损伤具有保护作用。2014 年,他们建立了从杜仲翅果制备高纯度桃叶珊瑚苷的工艺路线,解决了桃叶珊瑚苷来源难题,发现并证实了桃叶珊瑚苷具有抗特发性纤维化、抗肝纤维化、抗肾间质纤维化作用。上述研究推动了杜仲在抗肾纤维化中的应用。

杜仲是一味传统的补阳药物,临床上常用于辅助活血化瘀药物延缓肾间质纤维化的进程,说明杜仲抗肾纤维化的作用值得肯定。

(二)杜仲抗肾纤维化的机制

肾纤维化(renal fibrosis)是一种病理生理改变,是各种原因所致的肾脏功能由健康到损伤,再到损坏,直至功能丧失的渐进过程;其病理学基础是在各类致病因子如炎症、损伤、药物等的作用下,由 α- 平滑肌肌动蛋白(α-SMA)阳性的肌成纤维细胞(MFB)产生的细胞外基质(extracellular matrix,ECM)在肾间质大量异常积聚,导致肾小球硬化和小管间质纤维化。导致肾纤维化的疾病很多,包括慢性肾小球肾炎、慢性肾盂肾炎、阻塞性肾病、系统性红斑狼疮性肾病、遗传性肾病如 Alport 综合征、糖尿病肾病、高血压肾病、药源性肾病、乙肝或艾滋病病毒引起的肾病及肾移植等。研究认为其发生机制主要包括两点:①间质炎细胞浸润和各种细胞因子释放,成纤维细胞激活和肾小管上皮细胞表型转化,生成肌成纤维细胞(myofibroblast,MF),MF 具有强大的增殖、分泌能力,可产生过多的 ECM 成分;②调控 ECM 代谢的基质降解酶系统(MMPs/TIMPs 系统和 PA/PAI 系统)在各种细胞因子、细胞等因素作用下发生功能紊乱,使 ECM 降解减少。

1. 抑制 TGF-β1 水平及其下游信号传导 杜仲对单侧输尿管梗阻(UUO)模型大鼠肾纤维化具有显著改善作用。程虹等人发现,灌胃给予 6g/(kg·d)的杜仲水提取物可下调肾组织转化生长因子 -β1(TGF-β1)、Smad2 的表达及增加 Smad7 的表达而抑制 UUO 模型大鼠肾间质纤维化,且效果与厄贝沙坦无明显差异;其机制与杜仲可以部分调节 TGF-β1/Smad 信号传导通路有关。杜仲对 TGF-β1 的抑制作用,是治疗肾纤维化的关键,通过抑制该蛋白的表达可阻止肾小球及肾小管细胞肥大,减少 ECM 积聚。Smad 蛋白作为 TGF-β 受体胞内激酶底物,介导了 TGF-β1 的胞内传导过程。迄今为止,在哺乳动物中已经分离鉴定到了 9 种 Smad 蛋白,其中抑制 Smad2/3 可减少整合素连接激酶的表达,进而降低纤维连接蛋白的表达,使 ECM 沉积减少,破坏间充质转化的表型。Smad7 作为一种内源性 TGF-β 拮抗剂,具有负性调节作用,可以抑制疾病状态下 TGF-β 诱导的细胞凋亡和胶原合成分泌增加。

结缔组织生长因子(connective tissue growth factor,CTGF)是一种富含半胱氨酸的分泌多肽,是 TGF-β 的另一类下游效应因子,可介导促纤维化作用。杜仲通过抑制 CTGF 的过度表达,减少间质炎细胞浸润和影响各种细胞因子释放,激活成纤维细胞及肾小管上皮细胞表型转化生成肌成纤维细胞,避免产生过多的 ECM 成分,进而减缓肾纤维化的病程进展。

2. 抑制 Ang Ⅱ Ang Ⅱ 是肾素 - 血管紧张素系统(renin-angiotension system,RAS)的主要血管活性物质,它通过上调大鼠肾间质细胞纤维连接蛋白(FN)、α-SMA 和基质金属蛋白酶（MMP）的表达，激活间质成纤维细胞，参与肾小管间质纤维化。杜仲木脂素能有效抑制 Ang Ⅱ 诱导的肾系膜细胞的增殖，延缓肾小管损伤及间质纤维化的进展。其具体机制包括：①增强 Ang Ⅱ 下游 MMP-2 在 UUO 大鼠肾小管上皮表达的上调，使 ECM 降解；②增加细胞周期相关基因 P21 和 P27，以及细胞凋亡相关基因 Bax 的表达，抑制肾小球系膜细胞增殖并促进其凋亡，逆转 Ang Ⅱ 对肾脏的损伤。

二、改善男性性功能

（一）杜仲对生殖系统的保护作用

1. 对生殖器官及精子参数的影响　睾丸是男性生殖系统的重要组成部分，具有精子发生和合成雄性激素两大重要功能。睾丸支持细胞可以为各级生精细胞提供营养、支持和保护作用，同时还可以通过细胞之间的紧密连接参与血睾屏障的构成，为生精细胞的发育提供一个良好的微环境。附睾紧贴睾丸的上下缘，是精子在睾丸内发育成熟后的重要储存场所。睾丸及附睾的正常形态及组织结构对于精子的发生具有重要意义，反之，精子参数也可以有效地反映性器官的结构和功能状态。

2005 年，庞慧民等明确杜仲水提物在 1.25~10.0g/kg 剂量范围内灌胃给药，不会引起小鼠精子畸形频率和精原细胞 SCE 频率增高，对小鼠生殖细胞非程序 DNA 合成（UDS）亦无诱导作用，说明杜仲对生殖细胞无遗传损伤作用。刘东璞等观察杜仲对老年小鼠睾丸的组织学与组织化学的影响，研究表明，杜仲水煎液能明显增加 D-半乳糖所致雄性衰老小鼠睾丸的重量，睾丸组织形态恢复且结构趋向年轻化，粗线期初级精母细胞和间质细胞数量增多，生精过程活跃化。吕圭源等研究表明，杜仲提取物对雌二醇（E_2）致肾阳虚小鼠的性欲减退有一定的恢复作用；与模型组比较，杜仲水提取物和正丁醇提取物能显著增加小鼠抓力、游泳时间、自主活动次数、睾丸和精囊腺指数。精子膜是精子引起顶体反应和完成与受精过程有关活动的基础。精子膜在有氧条件下极不稳定，易发生精子膜脂质过氧化，造成精子膜的损伤和细胞死亡。而精子膜的结构与其活动功能有着密切的关系。杜仲叶提取物干预后的精子膜破损率明显低于对照组，且精子顶体完整率和精子尾部低渗膨胀显著增加，提示杜仲对精子膜结构和功能具有显著保护作用。多项研究表明，以杜仲为君药的杜仲补天素胶囊剂对不同化学试剂，如腺嘌呤、己烯雌酚、环磷酰胺、雷公藤多苷、白消安等诱导的雄性大鼠生殖功能损伤具有改善作用，给予该方后，由腺嘌呤诱导的大鼠体重、睾丸、附睾及精囊腺系数显著增加，附睾、睾丸及肾脏形态结构明显恢复，同时增加精子数、提高精子活力、降低精子畸形率。

2. 对性功能的影响　性功能的主要评价指标为交配试验和阴茎勃起试验，上述试验中有一项结果为阳性，即可判定该受试药物具有改善性功能的作用。张国红等通过探讨杜仲康茶对大鼠性功能的影响及其对小鼠的急性毒性作用时发现,杜仲康茶可明显增加雄性大鼠交配试验中的扑捉次数和射精次数,缩短射精潜伏期,具有增强雄性大鼠性功能的作用,且无毒性作用。杜仲能够显著提高增加糖尿病大鼠血清和阴茎组织睾酮水平,对糖尿病大鼠勃起功能障碍(erectile dysfunction,ED)具有明显的防治作用。李刚等通过电镜观察杜仲干预后的糖尿病大鼠阴茎组织的损伤修复情况,发现药物处理组阴茎组织的平滑肌细胞、内皮细胞、有髓神经纤维及多种细胞器等损伤相较于未处理对照组明显降低。

3. **对生殖系统相关神经的影响** 阴茎海绵体平滑肌舒张主要是在非肾上腺非胆碱能(NANC)神经和胆碱能神经 - 血窦内皮系统调节下,通过左旋精氨酸 - 一氧化氮(NO)- 环磷酸鸟苷通路完成的。多个实验发现,糖尿病动物离体阴茎海绵体的内皮依赖性降低,NANC神经舒张反应受损,局部 NO 水平降低被认为是海绵体舒张反应受损的直接原因。阴茎组织中的一氧化氮合酶(NOS)种类以神经元型一氧化氮合酶(neuronal nitric oxide synthase,nNOS)为主,其活性与勃起功能密切相关。糖尿病引起的阴茎海绵体局部 NO 水平降低首先是通过降低局部 NOS 活性介导的。Podlasek 等对糖尿病性 BB/WOR 大鼠进行研究发现,糖尿病大鼠海绵体 nNOS 的表达较同龄正常对照组明显降低。研究发现,灌服杜仲 4 周后糖尿病大鼠阴茎组织平滑肌细胞、线粒体、微丝等数量显著增多,这有利于阴茎海绵体血管正常舒张功能的维持,而有髓神经纤维病变明显减轻,提示杜仲具有抗糖尿病所致有髓神经纤维损伤的作用。

桃叶珊瑚苷(AU)可以防止氧化应激引起的睾丸损伤、干细胞 SCs 凋亡、精子形态异常和血睾屏障(blood-testis barrier,BTB)破坏。欧阳冬生团队的研究表明,其机制是通过上调抗氧化应激相关通路的转录因子 Nrf2 和诱导抗氧化反应来抑制 c-Jun 氨基末端激酶(JNK)和内质网应激中内质网激酶(PERK)/ 融合蛋白(CHOP)细胞凋亡信号通路。结果还表明,在预防氧化应激诱导的睾丸损伤和男性不育方面,AU 可能是有潜力的候选化合物。此外,作为杜仲的主要活性成分,AU 的药理机制和作用研究表明杜仲可能对男性生殖系统疾病具有有效的预防作用。

(二) 杜仲对生殖系统保护作用的相关机制

1. **抗氧化损伤** ROS 是细胞正常代谢产生的氧化性物质,精子对其十分敏感,少量的 ROS 就能对生精细胞的功能产生干扰作用。正常情况下,精液中含有很多抗氧化酶,在清除氧自由基中发挥着重要的作用。超氧化物歧化酶(superoxide dismutase,SOD)是一种专一性很强的抗氧化酶,丙二醛(malondialdehyde,MDA)是氧化剂进行链式反应的产物,因此 SOD 和 MDA 常作为反映氧自由基对睾丸的损伤程度的指标。

张万宏等证实杜仲可提高糖尿病大鼠阴茎组织中 SOD 活性,减轻阴茎组织实质性损伤,为预防和降低糖尿病合并勃起功能障碍的治疗提供了新的思路和治疗途径。通过次黄嘌呤-黄嘌呤氧化酶产生 ROS,使其对人精子产生过氧化作用,观察杜仲叶提取物对人精子膜结构和功能氧化损伤的保护作用。结果表明,在 ROS 的作用下,人精子膜结构和膜功能明显受损。不同浓度的杜仲均可降低精子悬液 MDA 含量,提高 SOD 活力,提高精子顶体完整率和精子尾部低渗膨胀,说明杜仲叶提取物对 ROS 所致精子膜的氧化损伤和精子膜结构、膜功能具有保护作用。与维生素 C 相比较,大剂量杜仲叶提取物的保护作用更显著,说明杜仲对羟基自由基有清除作用,具有很好的抗脂质过氧化作用,可以显著提高精子存活率,减少脂质过氧化过程所导致的精子细胞死亡。

Fu 等研究表明,杜仲叶提取物能显著提高链脲佐菌素(STZ)诱导的糖尿病勃起功能障碍大鼠海绵体内的内压、NO 水平和 cGMP 的浓度,减轻氧化应激,可以通过激活 Akt-eNOS 并抑制 JNK 和 STAT3 活化以恢复内皮功能,剂量依赖性地增强勃起功能。经雷公藤内酯处理后的动物出现睾丸萎缩,BTB 破坏,ROS 水平升高和生精功能障碍。当使用杜仲桃叶珊瑚苷进行预防给药后,有以下发现:①睾丸重量和精子形态恢复正常;②显著抑制了 p-JNK1/2 的表达,使氧化应激标志物和抗氧化剂恢复正常水平;③上调小鼠睾丸中的 ZO-1、Claudin-11、Occludin 和 Connexin43 mRNA 和蛋白表达,有效防止雷公藤内酯诱导的 BTB 组成蛋白的降解和定位错误,从而保持正常的 BTB 结构和功能。

2. 调节性激素水平 睾丸作为男性生殖系统的核心,与下丘脑和垂体共同参与睾丸雄激素的合成及精子发生。雄激素主要由睾酮(testosterone,T)及双氢睾酮(dihydrotestosterone,DHT)组成。睾丸生精小管内保持较高浓度的 T 对促进精子发生具有重要作用,T 缺乏的患者往往表现为原发性无精子或精子发生完全停止,故临床上常用睾酮水平来判断睾丸生精功能。T 的分泌有基础分泌和促性腺激素诱导分泌两种形式,后者受下丘脑-垂体-性腺(hypothalamic-pituitary-gonadal,HPG)轴内分泌激素的调节。下丘脑合成及分泌的促性腺激素释放激素(gonadotropin-releasing hormone,GnRH)经垂体门脉系统作用于垂体的促性腺激素细胞,使之分泌促性腺激素(gonadotropic hormone,GTH)、黄体生成素(luteinizing hormone,LH)和卵泡刺激素(follicle-stimulating hormone,FSH)。当其中一种激素分泌量改变,或者其受体活性发生改变时,将影响精子的发生和性腺功能。越来越多的实验证实,杜仲可以通过调节性激素起到保护生殖系统的作用。

研究发现,杜仲皮水提取物可通过 HPG 轴增加肾阳虚大鼠睾丸系数、精囊腺系数,提高精浆果糖含量,升高 GnRH、T 水平,降低 E_2、FSH、LH 水平,从而不同程度地改善肾阳虚证之性欲减退、腰膝酸软等症状,有增强生殖能力的作用。

3. 抑制生精细胞凋亡 现代研究证明精子减少与生精细胞发生凋亡密切相关。细胞凋亡亦称细胞程序性死亡,指细胞在一系列内源性基因的调控下发生的自然或生理性死亡过程。细胞凋亡主要由两条途径引发:内源性途径和外源性途径。在细胞凋亡的内源性途径中,线粒体接受来自细胞内外各种凋亡信号的刺激后,其膜的通透性增加,并释放细胞色素 C(cytochrome C,CytC)到胞质中,胞质中的 CytC 在 dATP 存在下与凋亡酶激活因子 1(apoptotic protease activating factor-1,Apaf-1)结合,形成多聚体,并促进胱天蛋白酶 -9(caspase-9)与其结合形成凋亡小体,进而激活 caspase-3,引发细胞凋亡。

赵茹等研究表明,杜仲水提液通过下调 caspase-9 的表达,减少幼鼠睾丸间质细胞(Leydig cell)的凋亡,促进其增殖,提高其合成睾酮的能力。Leydig 细胞是雄性动物体内合成睾酮的主要细胞,位于睾丸间质中,胞浆内含有大量连接成网状的滑面内质网、发达的高尔基复合体和管状嵴线粒体。Leydig 细胞具有较强的增殖活性,在生理情况下,其凋亡与增殖处于动态的平衡之中,得以维持其数量和质量的稳定,而使机体睾酮水平在一定范围内维持稳定。在遇到损伤、肿瘤等刺激下,会导致 Leydig 细胞凋亡的增加,引起睾酮合成减少。此外,杜仲桃叶珊瑚苷(10mg/kg)可通过降低睾丸组织中 Bax/Bcl-2 比值,减少 caspase-3 和聚腺苷二磷酸核糖聚合酶(PARP)裂解激活,预防雷公藤内酯诱导的生精细胞的凋亡。

三、其他

目前有关杜仲利尿的报道及研究甚少,杜仲籽中含有的主要环烯醚萜类成分为桃叶珊瑚苷(aucubin),能刺激副交感神经中枢,加快尿酸转移和排出,利尿作用明显。

肾炎(nephritis)是由免疫介导、炎症介质(如补体、细胞因子、活性氧等)参与,最后导致肾固有组织发生炎症改变,引起不同程度肾功能减退的一组肾脏疾病,可由多种病因引起。1993 年,首次报道桃叶珊瑚苷有抗炎作用。2002 年,有研究发现,桃叶珊瑚苷可抑制 RBL-2H3 细胞中 TNF-α、白细胞介素 -6(IL-6)的表达。

第三节　对中枢神经系统的作用

一、抗抑郁

(一) 改善抑郁样行为

为研究杜仲水、正丁醇和乙酸乙酯 3 个提取部位对肾阳虚小鼠的抗抑郁作用,采用腹腔注射苯甲酸雌二醇复制小鼠肾阳虚模型,给药 30 天后检测小鼠抗抑郁指标——悬尾实验、单胺氧化酶(MAO)活性。结果显示,杜仲乙酸乙酯部位能延长小鼠悬尾活动时间,杜仲 3 个部位均能抑制 MAO 活性,表明杜仲乙酸乙酯部位可能是其抗抑郁的主要药效群物质基础。在慢性轻度应激小鼠模型中的研究显示,灌胃 450mg/kg 的杜仲水提取物能够显著缩短大鼠的不动时间,以及逆转慢性应激引起的大鼠体重增加。以 3 月龄快速老化 SAMP6 小鼠及其同源正常对照 SAMR1 小鼠为研究对象,不同配比杜仲丸连续治疗 12 周后,杜仲丸能明显缩短 SAMP6 小鼠强迫游泳和小鼠悬尾实验的不动时间。采用摘除双侧卵巢结合慢性不可预知性刺激构建完全去势围绝经期合并抑郁小鼠模型,给予杜仲总黄酮 30 天,随后进行自主活动测试、避暗实验(小鼠提前 24h 进入暗室适应)、强迫游泳和悬尾实验,观察小鼠对不同环境的适应情况和记忆能力。结果发现杜仲总黄酮能够显著改善模型小鼠的活动能力及记忆能力,延长避暗实验潜伏期,减少电击次数,缩短小鼠强迫游泳和悬尾实验不动时间,说明杜仲总黄酮可改善小鼠的环境适应能力,整体调节雌激素水平降低引起的围绝经期抑郁症。此外,杜仲提取物还可降低 JNK、AP1 磷酸化水平进而提高抑郁小鼠的骨密度。

(二)抗抑郁的活性成分

杜仲提取物、杜仲总黄酮、绿原酸。

(三)抗抑郁作用机制

1. 调节单胺类神经递质 有学者证明抑郁的发生可能与长期暴露于压力导致糖皮质激素水平显著升高和 5- 羟色胺(5-HT)释放减少有关。基于此提出了单胺类神经递质假说,认为抑郁症的发生与中枢神经系统内单胺类神经递质去甲肾上腺素(NE)、多巴胺(DA)和 5-HT 及其受体含量减少、敏感度降低、功能异常等密切相关。开发出的 5-HT 再摄取抑制剂(SSRIs)成为临床常用的抗抑郁药物。

绿原酸是杜仲主要活性化合物之一,可透过血脑屏障,具有改善认知和保护神经的作用。吴建明等观察了杜仲绿原酸对皮质醇诱导的胎鼠中缝背核多巴胺神经元损伤的作用,发现杜仲绿原酸可以通过增强体外大鼠胎鼠中缝背核多巴胺神经元突触素 I (synapsin I)的表达来刺激轴突和树突生长并促进 5-HT 的释放。此外,杜仲总黄酮也可提高围绝经期合并抑郁小鼠脑组织中 5-HT 和 DA 的含量。研究表明,促进 5-HT 和 DA 释放可能是杜仲发挥抗抑郁作用的基础。

2. 调控下丘脑 - 垂体 - 肾上腺轴,降低血浆皮质酮水平 大量的研究证实,重度抑郁症患者的下丘脑 - 垂体 - 肾上腺(HPA)轴会出现功能障碍,提示 HPA 轴过度激活在抑郁症的发病机制中发挥重要作用。杜仲提取物干预慢性轻度应激小鼠 14 天后,采集小鼠颊囊血液,用超高效液相串联质谱分析血浆中的皮质酮水平,结果显示,慢性应激模型小鼠血浆皮质酮含量显著增高,而给予杜仲提取物后其水平明显降低,表明杜仲提取物可能通过调控 HPA 轴减轻抑郁症状。

3. 促进神经干细胞增殖、海马神经发生 将小鼠神经干细胞种植于 96 孔板中,加入杜仲水提取物孵育 48h,MTS 检测神经干细胞的增殖情况,发现杜仲水提取物促进神经干细胞增殖,相比于对照组,增殖率提高了 163%~166%。杜仲水提取物处理慢性轻度应激小鼠 14 天后,注射 100mg/kg 胸腺嘧啶核苷类似物(BrdU),免疫组织化学分析小鼠海马中 BrdU 的表达,发现杜仲水提取物显著逆转了慢性轻度应激引起的海马前体细胞缺失,增加 BrdU 阳性细胞数量,表明杜仲水提取物改善抑郁行为可能与促进神经发生有关。

二、调节中枢神经

1. 镇静催眠 使用药理生理多用仪观察给予杜仲的小鼠活动次数,发现杜仲皮(15g/kg)、叶(20g/kg)煎剂灌胃 1~3h 内均可显著减少小鼠自主活动次数,首次报道了杜仲具有中枢镇静作用。之后,孙宇章等通过药理实验观察复方杜仲片的镇静催眠作用,结果显示,复方杜仲片能明显减少小鼠自主活动,降低小鼠异戊巴比妥钠催眠阈剂量,与异戊巴比妥钠有较好的催眠协同作用,可延长小鼠睡眠时间,提高小鼠的入睡率,说明复方杜仲片具有明显的镇静催眠作用。

炮制能增强杜仲的催眠作用。对不同杜仲炮制品催眠作用进行比较,发现相同剂量下(10g/kg)盐炒杜仲醇煎液和杜仲炭醇煎液可使注射戊巴比妥钠小鼠的入睡率分别达到65% 和 90%;10g/kg 的杜仲炭醇提取液可将入睡时间延长至 1h 以上。提示杜仲炭和盐炒杜仲均有较强的催眠作用,但杜仲炭的药理活性更强。这可能是因为不同炮制方法引起的杜仲胶被破坏,有效成分易于煎出,直接影响该药材的质量和临床疗效,导致药理作用的差别。

李欣课题组先后对杜仲雄花水提物、正丁醇、乙酸乙酯提取物的镇静作用进行研究,发现正丁醇和乙酸乙酯提取物各剂量均能有效增加阈下剂量戊巴比妥钠诱导的小鼠入睡率,显著减少小鼠自主活动,显著缩短小鼠的睡眠潜伏期,延长睡眠时间,且上述作用具有剂量依赖性,其中 40mg/kg 正丁醇和 20mg/kg 乙酸乙酯提取物的药效均显著强于地西泮;而水提取物只有在大剂量(20mg/kg)下才有上述疗效。该课题组进一步分离杜仲化学成分,并利用动物评估了其活性,发现杜仲黄酮类化合物黄芪苷可减少小鼠自主活动次数,中高剂量的镇静作用与地西泮相当。给予阈下剂量的戊巴比妥钠时,黄芪苷将小鼠睡眠率提高到 80%,可缩短睡眠潜伏期和延长睡眠时间,且高剂量的黄芪苷对睡眠潜伏期的影响比地西泮更强。给予超阈值剂量的戊巴比妥钠时,黄芪苷仍有镇静催眠作用,且与戊巴比妥钠表现出协同作用。杜仲醇表现出相似的镇静催眠作用。提示杜仲醇和黄芪苷可能是杜仲镇静催眠的活性成分。

2. 抗惊厥作用 使用复方杜仲片干预昆明小鼠 1h 后,腹腔注射硝酸士的宁 1.5mg/kg,观察小鼠的惊厥情况。结果显示,复方杜仲片能延长惊厥潜伏期,使惊厥小鼠数减少,且惊厥率随剂量的增加而降低,说明复方杜仲片具有抗惊厥作用。

尼可刹米是一种用于刺激小鼠中枢神经系统并引起惊厥的经典药物,小鼠给予尼可刹米后发生惊厥,而黄芪苷处理的小鼠惊厥次数减少,惊厥潜伏期延长。杜仲醇也表现出抗惊厥作用。

匹罗卡品是毒蕈碱受体激动剂,可触发和维持癫痫发作。匹罗卡品诱导的持续性癫痫模型与自发性复发性癫痫发作相似,出现脑部结构和神经细胞损伤,对抗癫痫药物产生耐受,是复制人类颞叶癫痫的理想模型。氯化锂可在增强匹罗卡品的致癫痫作用同时降低死亡率。欧阳冬生课题组利用杜仲提取物桃叶珊瑚苷处理氯化锂-匹罗卡品致癫痫小鼠发现,桃叶珊瑚苷能够显著降低癫痫发作强度,延长发作潜伏期,降低小鼠死亡率。桃叶珊瑚苷可抑制癫痫小鼠星形胶质细胞和小神经胶质细胞活化,降低炎症因子 IL-1β、高速泳动族蛋白 B1(high-mobility group protein B1,HMGB1)和 TNF-α 表达;桃叶珊瑚苷可增加海马组织中 γ- 氨基丁酸(GABA)水平,降低谷氨酸含量,上调 GABA 受体 α1 和谷氨酸转运体 -1(GLT-1)蛋白表达。该课题组还发现桃叶珊瑚苷能诱导自噬和抑制细胞坏死性凋亡,进而抑制癫痫后海马神经元损伤。结果表明桃叶珊瑚苷可能调控神经递质及其受体表达及抑制神经元损伤、胶质细胞活化和炎症因子释放进而发挥抗癫痫作用。

3. 兴奋中枢神经 从杜仲雄花中提取的槲皮素 -3-O- 山梨糖苷(100mg/kg)对中枢神经系统具有兴奋作用,但当剂量增加到 200mg/kg 时,则会引起惊厥。杜仲中同时含有抗惊厥作用和兴奋中枢神经的成分,导致其对中枢神经系统具有双向调节作用,值得进一步探讨。

三、调节学习和记忆功能

(一)杜仲对学习记忆障碍的调节作用——对空间定位能力的影响

Morris 水迷宫(Morris water maze,MWM)是用于研究啮齿类动物学习记忆的经典行为学实验方法,能较好地反映动物空间学习记忆的形成和维持,是记忆量化的良好指标。MWM 实验动物通过一定时程的多次训练而获得对空间的认知,常用于学习记忆机制研究、疾病模型评估及药物评价。学者多采用测试期的逃避潜伏期平均数差别是否具有统计学意义来评价模型是否成功或药物是否起作用,潜伏期越短,说明其学习能力越强;在撤除平台后,通过检测动物游过原平台区域的次数或在原平台所在象限的停留时间来评价其对于训练的记忆能力,跨平台次数越多或停留时间越长,说明其记忆力越强。采用 MWM 实验评估杜仲籽提取物(含 3.18% 桃叶珊瑚苷)对 D- 半乳糖致衰老小鼠学习记忆能力的影响,结果表明,杜仲干预后小鼠潜伏期明显缩短($P<0.01$),穿越原平台的次数明显增加($P<0.01$),提示杜仲籽可改善衰老小鼠的认知功能障碍,提高其学习记忆能力。利用腹腔注射半乳糖促衰老,再反复结扎双侧颈总动脉致脑缺血,最后大鼠侧脑室一次性注射 Aβ1-40 制备异质性及多因性阿尔茨海默病模型(H/MAD)。结果发现 H/MAD 模型大鼠空间探索潜伏期明显延长,在 1min 内经过平台的次数减少,而杜仲 60% 乙醇提取物可逆转实验动物上述行为。采用小鼠跳台实验发现杜仲总黄酮各治疗组均可对抗小鼠铅中毒所致记忆障碍,使小鼠在平

台上停留的潜伏期延长,且错误次数减少。综上,杜仲对不同造模方法下导致的空间定位能力障碍均有一定改善作用。β-淀粉肽(Aβ)是脑内斑块的主要成分,可引起脑内氧化应激及炎症,是多种神经退行性疾病的发病机制之一。在小鼠实验中,给予杜仲皮提取物均能对Aβ介导的学习和记忆障碍起到神经保护作用。在Y-迷宫和水迷宫实验中,杜仲的水溶性提取物能够显著改善Aβ介导的记忆障碍,缩短认知损害的逃逸潜伏期;而在被动回避实验中能显著延长学习和记忆缺陷的步入潜伏期。阿魏酸也被发现可以抑制Aβ在脑内的毒性。

(二) 改善学习记忆的物质基础

杜仲水提物、杜仲总黄酮、京尼平苷酸、绿原酸、桃叶珊瑚苷、灰毡毛忍冬素G、阿魏酸。

(三) 改善学习记忆的机制

1. 降低乙酰胆碱酯酶含量和活力　学习记忆与中枢胆碱能神经系统关系极为密切,其通路是构成学习记忆的主要通路,而乙酰胆碱则是记忆形成的必要神经递质和长期记忆的物质基础。乙酰胆碱酯酶(acetyl cholinesterase,AChE)是胆碱能神经系统的重要功能酶,AChE活性常作为反映中枢胆碱能神经系统功能状态的重要指标。杜仲提取物能使H/MAD模型大鼠血清中T-AOC的活力恢复,降低AChE含量,同时防止神经递质的减少,从而有效缓解阿尔茨海默病导致的学习记忆障碍(图5-3)。

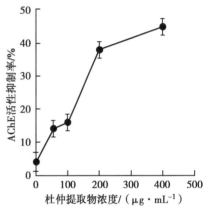

图 5-3　杜仲提取物对体外乙酰胆碱酯酶活性测定的影响

2. 抗神经炎症　杜仲京尼平苷可抑制星形胶质细胞和小胶质细胞的活化,下调促炎症细胞因子和iNOS的表达,并上调抗炎症细胞因子和精氨酸酶-1(Arg-1)的表达。此外,京尼平苷下调HMGB1受体(TLR2、TLR4和RAGE)的基因表达,然后介导髓分化因子88(MyD88)、泛素连接酶TRAF6和磷酸化ERK1/2,随后调节关键AP-1和NF-κB家族成员的表达(c-Fos、c-Jun和p65)。

3. 促进海马神经发生　现有研究显示杜仲可通过肠道菌群促进小鼠海马成体神经发生和学习记忆能力。其具体机制仍有待挖掘。

四、调节神经修复

1. 抑制乙酰胆碱酯酶　杜仲水提取物对AChE有较强的抑制作用。其浓度在20mg/kg时,对海马和额叶皮层中AChE的活性有不同程度的抑制。在体外研究中,不同浓度的杜仲水提取物对AChE也均有呈浓度相关性的抑制作用。研究显示该提取物还能保护人类神经节细胞 SH-SY5Y,对抗 H_2O_2 介导的神经细胞凋亡。

2. 抑制神经细胞凋亡 在体外培养的海马神经元中加入京尼平苷后发现,其可透过细胞膜发挥保护作用。京尼平苷是通过诱导 PC12 细胞神经突起生长,发挥营养神经、抑制细胞毒性的作用。研究人员采用 1-甲基-4-苯基-1,2,3,6-四氢吡啶(MPTP)诱导帕金森病(PD)小鼠模型,通过行为学实验、免疫染色等手段发现:京尼平苷能够明显改善 MPTP 引起的小鼠行为功能障碍症状,同时促进黑质酪氨酸羟化酶(TH)的表达,抑制细胞凋亡,从而发挥其抗凋亡和保护神经作用。

近期研究显示,在处理经癫痫发作后的大鼠海马神经元时,桃叶珊瑚苷展现出了特殊的神经保护作用。其能有效地减轻实验对象体内由锂-毛果芸香碱诱发的神经细胞损伤,对海马的神经保护机制依靠的是对自体吞噬和细胞凋亡的调节。

PD 的病因现在尚不明确,但仍有相当一部分学者关注环境中神经毒素的暴露与遗传易感因素的相互作用。近年来,越来越多的 PD 研究显示,不饱和脂肪酸在抗神经细胞凋亡作用中具有特异性,其在调节神经炎症及神经退行性病变相关的基因中能发挥重要作用。其对 PD 的动物模型的神经保护作用在实验中被多次验证。涵盖的机制均符合 PD 发病机制中黑质细胞凋亡程序的特征。一项发表于 2003 年横跨 30 年的队列研究曾对美国檀香山日本亚裔人群(共 8 006 人),就居住的环境、生活方式及物理化学属性接触等因素进行了追踪,在研究中发现:人群中出现的 137 例新发 PD 患者可以通过增加不饱和脂肪酸的摄入有效减少疾病发作频率。杜仲种子油脂含量较丰富,从中共鉴定出 11 种脂肪酸,其中不饱和脂肪酸相对含量高达 91.26%,主要是亚油酸(10.66%)、油酸(16.9%)和 α-亚麻酸(63.15%)。亚油酸是合成体内其他不饱和脂肪酸的前体,能够调节机体免疫活动;人体从食物中摄取 α-亚麻酸后,在酶促反应下生成了二十碳五烯酸(EPA)和二十二碳六烯酸(DHA)。由此可见,杜仲种子中的这些有效成分对降低 PD 的发病率的作用不容忽视。

第四节　对代谢内分泌的影响

一、调节垂体功能

垂体是人体最重要的内分泌腺,包括前叶和后叶两部分。其作用是分泌多种激素,如生长激素、促甲状腺激素、促肾上腺皮质激素、促性腺素、催产素、催乳素、黑素细胞刺激素等,还能够贮藏并释放下丘脑分泌的抗利尿激素。这些激素对代谢、生长、发育和生殖等有重要作用。

20 世纪 80 年代徐诗伦等首次报道杜仲具有兴奋垂体-肾上腺皮质系统,提高肾上腺皮质功能的作用,并推测此作用与杜仲助阳补肾、安胎功效相吻合。目前有关杜仲对垂体功能调节的研究主要围绕杜仲对激素分泌的调节及对抗垂体后叶所致流产两个方面展开,随之产生的作用包括延缓运动疲劳,提高运动能力,促进骨骼、软骨和其他组织的生长,增强生殖能力和安胎作用等。

(一) 调节激素分泌

1. 促性激素分泌 下丘脑分泌 GnRH 调节腺垂体 FSH、LH 的释放,FSH、LH 调节性腺激素(T、E_2)的分泌。同时,性腺激素对垂体及下丘脑存在负反馈调节机制。下丘脑、垂体、性腺三者之间存在正负反馈调节,同时在功能上又密切联系和互相影响,构成了 HPG 轴。HPG 轴功能低下,势必影响促性腺激素的分泌,引起睾酮分泌不足,最终导致生精功能障碍。临床研究表明肾阳虚患者下丘脑 - 垂体 - 性腺轴往往会发生明显的改变,表现为垂体缩小,LH 和 FSH 水平代偿性升高,T 呈下降趋势,E_2 呈升高趋势。

苏洁等围绕"甘,入肾经"中药药性的现代科学内涵,观察杜仲甘味补肾对苯甲酸雌二醇致肾阳虚大鼠的生殖能力及性激素等的影响。实验发现苯甲酸雌二醇会造成雄性大鼠体内 E_2 水平的急速上升,致使性腺不同程度受损,由雌二醇所模拟的肾阳虚状态反映出下丘脑 - 垂体 - 性腺轴功能的异常。杜仲水提取物干预后可升高肾阳虚大鼠体内的 GnRH、T 水平,降低 E_2、FSH、LH 水平,从而可调节肾阳虚证引起的下丘脑 - 垂体 - 性腺轴功能紊乱。田硕等观察杜仲叶总黄酮对不完全去势法建立围绝经期大鼠模型的性激素水平的调节作用,发现大、中、小剂量杜仲叶总黄酮(200、100、50mg/kg)均可调节下丘脑 - 垂体 - 性腺轴的上游器官,刺激雌激素产生,从而达到激素的整体平衡,改善围绝经期综合征的相关症状;即可显著提高模型动物血清 E_2、T、骨钙素(BGP)、血浆脑脊液 β- 内啡肽水平,降低 LH、FSH、GnRH 水平,显著升高下丘脑、垂体、子宫、卵巢中雌激素受体(ER)含量,调节下丘脑、垂体中雄激素受体(AR)水平。

2. 促生长激素分泌 生长激素由脑垂体前叶嗜酸性细胞分泌,主要作用是促进蛋白质合成,升高血糖。高强度运动可引起体内自由基紊乱,对垂体等造成氧化损伤,导致生长激素下降,从而引起机体激素水平和物质代谢改变。生长激素还可促进骨骼、软骨和其他组织的生长,促进氨基酸进入细胞,加速蛋白质合成,促进葡萄糖的吸收,减少尿中氮的排出。在禽类中,生长激素的作用比较复杂,血液生长激素水平和动物生长速度并不平行,大量研究发现,垂体分泌的生长激素并不能直接促进生长,而是在生长激素与受体结合后,诱导肝细胞产生的胰岛素样生长因子 1(IGF-1)的介导下才能发挥作用,它不仅对下丘脑和垂体具有反馈作用,还能直接促进腺体细胞的生长。

王新军等通过建立大鼠大强度耐力运动训练模型,发现杜仲水提物通过兴奋垂体 - 肾上腺皮质系统,促进大鼠生长激素的分泌,进而激发 IGF-1,加强骨骼肌细胞间隙氨基酸和葡萄糖转运,促进肌肉合成糖原和蛋白质;同时杜仲水提取物的抗氧化作用可保护垂体及腺体细胞,使其发挥正常功能。宁康健等的研究表明复方杜仲(等量的杜仲、党参、黄芪、白术、黄柏混合水煎物,生药浓度0.5g/ml)各给药浓度均可使4周龄肉鸡血清中的生长激素的含量提高,但随着肉鸡周龄的增长,这种促进作用不再明显,至第6周龄时给药组与对照组血清中生长激素含量差异无统计学意义。上述研究表明杜仲及其复方对诱导肝细胞产生IGF-1有正向干预作用,可促进腺体细胞的生长,增加生长激素的分泌,具有抗疲劳、促进骨骼增长的作用。但杜仲诱导肝细胞产生IGF-1,增加肝细胞酶的活性的机制,尚待进一步研究。

(二)拮抗垂体后叶

杜仲叶浸膏及杜仲叶颗粒剂对垂体后叶所致子宫平滑肌的强烈收缩具有显著的对抗作用,且随剂量增加而增强,与对照组比较,子宫平滑肌收缩频率显著减少、活动力显著降低;同时显著减少垂体后叶所致的流产动物数,产仔数相对增加,具有保胎作用,且无急性毒性反应。但杜仲盐炙是否可增强其治疗胎动不安的疗效尚有争论,还需进一步全面阐明杜仲炮制意义。

二、调节血糖

1997年日本北海道大学教授检测包括杜仲在内的28种食用植物中α-葡萄糖苷酶抑制剂对酵母α-葡萄糖苷酶的抑制强度,结果显示,杜仲叶以高达92%的抑制率居首位。此为首次报道杜仲是有效的α-葡萄苷酶抑制剂。随后各国学者对杜仲调节血糖的作用进行了全方位、多领域开发研究。德国科学家对杜仲叶中绿原酸及其合成衍生物的降血糖作用进行了研究;日本学者对杜仲叶次生代谢物的降血糖作用进行了研究;大量资料证实,杜仲叶及其次生代谢物均具有显著的降血糖作用。杜仲黄酮、多酚、多糖等为其降血糖的主要活性成分;降糖机制可能为抑制糖苷酶、抗氧化、调节糖代谢,从而保护胰岛细胞,增加体内葡萄糖的转运和消耗。

(一)物质基础

杜仲叶中有5种α-葡萄糖苷酶抑制物,主要是槲皮素、儿茶素-(7,8-b,c)-4α-(3,4-二羟苯基)-α(3H)吡喃糖、儿茶素-(7,8-b,c)-4β-(3,4-二羟苯基)-2(3H)-吡喃糖、山奈酚-3-O-β-葡萄糖苷、杜仲醇。它们对α-葡萄糖苷酶的抑制率分别为57%、46%、48%、22%、8%。由此说明,杜仲叶中的黄酮类成分降血糖作用显著。杜仲多糖(*Eucommia ulmoides* Oliv. polysaccharides,EOP)能降低糖尿病小鼠的血糖,而且还能提高糖尿病小鼠胸腺指数和脾脏指数,提示其降低血糖的机制与提高糖尿病小鼠的免疫力和体内抗氧化能力有关。

（二）杜仲对血糖控制和胰岛细胞的保护作用

1. 增强胰岛素阳性 β 细胞功能　杜仲叶对链脲佐菌素诱导的糖尿病大鼠的降血糖试验结果显示：服用了杜仲叶粉末和杜仲叶粉末提取液的糖尿病大鼠的血糖明显下降。观察胰腺切片可见：服用杜仲叶粉末和杜仲叶粉末提取液的糖尿病大鼠胰岛体积增大，胰腺上分布较多的胰岛素阳性 β 细胞，而未饲喂杜仲叶粉末和杜仲叶粉末提取液的糖尿病大鼠，胰腺上胰岛素阳性 β 细胞只见零星分布。由此说明杜仲叶次生代谢物降血糖作用与增强胰岛素阳性 β 细胞功能有关，通过增加胰岛素的分泌，达到降血糖的目的。由于胰岛素阳性 β 细胞是胰腺中分泌胰岛素的细胞，胰岛素是体内唯一降低血糖的激素，胰岛素阳性 β 细胞功能的增强和胰岛素分泌物的增多，自然会降低血糖的水平。

2. 增加脂肪细胞的葡萄糖转运和消耗　葡萄糖转运是糖酵解的限速步骤，在脂肪细胞主要由葡萄糖转运子 -4（Glut4）转运葡萄糖，受胰岛素的调控，研究认为，胰岛素刺激 Glut4 的转运主要通过磷脂酰肌醇激酶 PI3-K 和 c-cb1 相关蛋白（cb1-associated protein，CAP）两条途径，现已证明噻唑烷二酮类药物可通过调控 CAP 基因的表达增加胰岛素的敏感性，但其作用需要胰岛素的存在。孙燕荣等研究发现，杜仲提取物单独作用能显著增加 3T3-L1 脂肪细胞的葡萄糖的基础转运率和消耗量，当杜仲提取物浓度为 100μg/ml，可使葡萄糖消耗量增加 130%，并且呈剂量依赖性，其作用不需要胰岛素的存在，提示杜仲提取物亦可发挥胰岛素样作用。

（三）杜仲降血糖机制

1. 抑制糖苷酶　饮食中的碳水化合物是人类的主要营养物质，餐后高血糖被认为是威胁糖尿病患者的重要因素之一。糖苷酶在碳水化合物的消化中起着重要的作用，碳水化合物通过唾液和消化道中分泌的酶（例如 α- 淀粉酶和糊精酶）被消化成寡糖，然后通过小肠黏膜中的二糖酶将其转化为单糖，故抑制糖类消化被认为是解决餐后高血糖的主要方法。研究表明，杜仲乙醇提取物可通过抑制消化过程中的碳水化合物降解酶（主要是蔗糖酶和麦芽糖酶）和葡萄糖转运来降低高血糖，其机制可能是杜仲乙醇提取物通过空间阻塞，竞争性地干扰蔗糖酶的活性，这与体外 α- 葡萄糖苷酶动力学分析一致。

2. 抗氧化　越来越多的研究证实氧化应激是糖尿病及其并发症的共同发病途径之一，糖尿病患者在体内高糖状态下，活性氧簇（ROS）生成过多，超过了清除速度，继而在体内蓄积引起脂质、蛋白质和 DNA 的氧化损伤，导致组织损伤；破坏胰岛细胞，增加胰岛素抵抗而引起胰岛素分泌不足、血糖升高，并导致脂质的过氧化。SOD 通过清除超氧阴离子而保护细胞免受损伤，它的活性高低间接反映机体清除自由基的能力，从而间接地反映出细胞损伤的程度；而丙二醛（MDA）是脂质过氧化反应产物，其含量可以体现氧自由基的含量和脂质过氧化程度；谷胱甘肽过氧化物酶（GSH-Px）是广泛存在体内的重要的催化氧化酶，与 SOD

作用一样,GSH-Px 能清除氧自由基,它的活性下降引起氧自由基代谢产物蓄积在体内。

杜仲多糖、杜仲黄酮被证实能显著降低糖尿病模型动物血糖浓度,且能明显减少血清中 MDA 的含量,提高 SOD、GSH-Px 的水平,并能降低大鼠的空腹血糖(FBG),改善糖耐量,提高游离胰岛素(FINS)水平。病理切片显示,经杜仲处理后大鼠的胰岛面积增加、细胞数明显增多,对胰岛细胞具有较好的保护作用,提示杜仲预防和控制糖尿病及其并发症的作用与其抗氧化活性有关。邓云云等用不同浓度的甲醇和乙醇及蒸馏水超声提取杜仲叶的活性成分,结果表明,杜仲叶总黄酮含量与二苯基苦基苯肼(DPPH)清除能力、自由基介体物质(ABTS$^+$)清除能力和 α- 葡萄糖苷酶活性抑制能力之间的相关系数为 −0.984、−0.891、−0.873($P<0.01$),具有显著相关性。杜仲叶总酚含量与 DPPH 清除能力、ABTS$^+$ 清除能力和 α- 葡萄糖苷酶活性抑制能力之间的相关系数为 −0.544、−0.316、−0.519($P<0.05$),具有一定相关性。由此推断,杜仲叶提取物中具有 DPPH 清除能力,ABTS$^+$ 清除能力和 α- 葡萄糖苷酶活性抑制能力的活性成分主要为黄酮类化合物和多酚类物质。所以,获取高含量的杜仲总黄酮和总酚意义重大。

3. 调节糖脂代谢　糖尿病是以慢性血糖增高为特征的代谢系统疾病,常合并脂质代谢紊乱。脂质代谢紊乱既可加重糖代谢紊乱,又可促进糖尿病并发症的发生和发展。因此,积极降血糖、降血脂治疗有利于糖尿病患者的病情控制及生活质量的提高。

邢冬杰等观察杜仲叶水提取物对糖尿病大鼠糖脂代谢的影响,结果显示杜仲叶水提取物组(2.5、5.0g/kg)TG、TC、LDL-C 水平显著降低,HDL-C 水平显著升高,提示杜仲对糖尿病大鼠血糖、血脂均有一定调节作用。彭小芳通过实时荧光定量 PCR 法检测杜仲叶对谷氨酸钠诱导的肥胖小鼠肝脏和回肠中的糖脂代谢相关基因的表达量,显示各给药组在肝脏和回肠中可不同程度地上调过氧化物酶体增殖物激活受体(PPAR)α、PPARγ、GLUT4 mRNA 的表达量,同时下调硬脂酰辅酶 A 去饱和酶 1(SCD1)、脂肪酸合成酶(FAS)、甾醇调节元件结合蛋白 -1c(SREBP-1c)、过氧化物酶体增殖物激活受体 γ 共激活因子 1α(PPARgc1α)、磷酸烯醇式丙酮酸羧激酶(PEPCK)、葡萄糖 -6- 磷酸酶(G-6-P)mRNA 的表达量。

三、减少糖尿病并发症

2006 年,有学者提出杜仲的抗氧化活性可能是其防治糖尿病并发症的一个重要机制。科学家们陆续对杜仲防治糖尿病引起的继发性病变,如勃起功能障碍、肾病、骨质疏松症、视网膜病变等进行了研究,发现杜仲及其次生代谢物在治疗糖尿病性勃起功能障碍方面具有自身的特点和优势,提示杜仲为防治糖尿病相关并发症提供了新的治疗途径。

(一)改善糖尿病性勃起功能障碍

勃起功能障碍(erectile dysfunction,ED)是糖尿病的主要并发症,其发病机制是多种因素的结果,例如晚期糖基化终产物(AGEs)、一氧化氮-环磷酸鸟苷(NO-cGMP)信号传导途径不足、氧化应激、神经损伤和性腺功能低下。

1. 抗氧化　有研究发现,在四氧嘧啶诱导的糖尿病大鼠模型中,服用杜仲水提取物组糖尿病大鼠阴茎组织中平滑肌细胞、线粒体、微丝等数量显著增加,这有利于阴茎海绵体血管正常舒张功能的维持,而有髓神经纤维病变明显减轻,说明杜仲可以减少糖尿病所致有髓神经纤维损伤。综合电镜和免疫组化结果进行分析,推测杜仲改善阴茎勃起功能的机制与其对阴茎组织神经传导通路的良好保护作用有关。杜仲还可显著增加糖尿病大鼠的性行为次数,是空白组(给予赋形剂)的 2.67 倍;其机制为杜仲可减轻阴茎组织中有髓神经损伤、增强 nNOS 表达,提高 SOD 活性,进而增强阴茎勃起功能。在 STZ 诱导的糖尿病大鼠勃起功能障碍实验中,经杜仲水提取物治疗 16 周后,大鼠海绵体内的内压升高,血清 SOD 和 GSH-Px 水平显著上调,而血清 MDA 水平则降低。

2. 增强下丘脑 - 垂体 - 性腺轴功能　杜仲除了通过抗氧化活性发挥对阴茎组织的保护作用外,还可增强 HPG 轴,刺激靶器官中 GnRH、FSH、LH、T 浓度的增加,提高 GnRH、FSH、LH 受体表达水平,改善勃起功能。

(二) 改善糖尿病肾病

Niu 等认为杜仲皮可改善糖尿病肾病(diabetic nephropathy,DN),而不会改变 1 型糖尿病大鼠的血糖水平。经杜仲治疗后,STZ 糖尿病大鼠肾小球肥大、蛋白尿和肾纤维化等肾损伤得到逆转,肾小球滤过率增加;肾脏组织中 TGF-β 和结缔组织生长因子(connective tissue growth factor,CTGF)的过度表达明显减少,但对高血糖引起的 STAT 蛋白活化无影响。TGF-β 作为一种效应分子,已被广泛认为是糖尿病肾病中肥大性和纤维化的主要介质。此外,已有研究明确抑制 CTGF 可显著改善肾纤维化,阻碍 DN 的进一步恶化。故抑制 CTGF 与 TGF-β 的表达,可降低两者在高糖状态下协同诱导持续性肾纤维化的发生。

慢性高血糖状态下晚期糖基化终末产物(advanced glycation end product,AGE)在肾小球中积累,增加了细胞外基质中Ⅳ型胶原蛋白和层粘连蛋白的表达,并诱导不可逆的交联蛋白形成。故抑制 AGE 的积累被证明是抑制或延缓糖尿病肾病的另一种有效策略。通过激活核因子 E2 相关因子 2(nuclear factor erythroid 2-related factor 2,Nrf2)信号通路可抑制 AGE 的积累和形成,并降低 RAGE 的表达。杜仲中提取的木脂素、萜类和黄酮类成分可有效抑制 AGE。

(三) 预防糖尿病性骨质疏松症

糖尿病患者易发生骨质疏松,其骨质疏松的患病率高达 50%~60%,且骨折的发生率远比非糖尿病患者高。糖尿病性骨质疏松症(diabetic osteoporosis,DO)是指糖尿病并发骨量减少,骨组织显微结构改变,易发生骨折的一种全身性代谢性骨病,是糖尿病在骨骼系统的重要并发症之一,表现为骨量减少,骨形成下降且缓慢,骨形成与骨吸收平衡失调。

糖尿病影响骨代谢的机制尚不清楚,可能与以下因素有关:①胰岛素的相对或绝对不足。在成骨细胞表面存在胰岛素受体,胰岛素缺乏时可导致成骨细胞数目减少,活性降低,骨基质分解,钙盐丢失,引起骨质疏松。②持续的高血糖状态。高血糖引起的渗透性利尿作用将大量的钙、磷、镁离子排出体外,引起钙、磷代谢紊乱而影响骨代谢,同时尿镁排出增加,引起低镁血症,也可引起和 / 或加重糖尿病骨质疏松的发病。③ AGE 增加。动物实验证实 AGE 增加,对大鼠成骨细胞的促增殖作用减弱,促分化作用延迟,导致成骨作用降低。④ IGF-I 减少。研究证明,IGF-I 能刺激成骨细胞的复制和骨基质的合成,当其减少时,成骨细胞数量减少,骨基质减少。⑤糖尿病微血管病变。有文献报道糖尿病并发微血管病变的患者骨量进一步丢失。⑥糖尿病并发垂体和性腺功能减退时,生长激素和性激素缺乏,尤其是雌激素缺乏会促进骨质疏松产生或加重骨质疏松症状。

白立纬等观察杜仲叶醇提取物对患糖尿病大鼠骨密度的影响,发现饲喂杜仲叶醇提取物的糖尿病大鼠的股骨线密度、面密度均显著高于未饲喂杜仲叶醇提取物的对照组糖尿病大鼠,表明杜仲叶醇提取物可以阻止糖尿病大鼠的骨丢失。病理切片亦证实,杜仲叶次生代谢产物能增加大鼠股骨骨小梁的宽度和密度,减小骨小梁间隙,与马中书等报道的杜仲能抑制大鼠的骨丢失,抑制或减慢骨吸收,增加骨量的结果相一致。上述研究说明杜仲叶及杜仲次生代谢产物能预防糖尿病性骨质疏松症。

四、其他

胸腺是位于胸部上方的腺体,可产生各种激素,最主要的作用是调节体内环境稳态和维持内分泌平衡。胸腺主要产生淋巴细胞,尤其有助于 T 淋巴细胞的生成,是人体最大的免疫器官和内分泌腺体。作为内分泌脏器,胸腺可分泌胸腺激素,胸腺激素分泌的多肽是调节体液功能最重要的肽类物质。但胸腺的调节免疫和稳定内环境功能会随年龄而逐渐减退,在儿童 12 岁前达到最高峰,成年后逐渐下降,到 35 岁以后降至最低。

杜仲总多糖能减轻环磷酰胺所致小鼠体重的下降,升高免疫低下小鼠的胸腺指数,明显增加小鼠腹腔巨噬细胞的吞噬率和吞噬指数,提示杜仲总多糖具有一定的非特异性免疫增强功能。较低浓度的杜仲粗提物还能减轻 $^{12}C^{6+}$ 离子束辐照小鼠胸腺脾脏细胞的损伤,可使受照小鼠胸腺和脾脏细胞中 G_0、G_1 期细胞比例显著降低,G_2-M 期和 S 期的细胞比例明显上升,受照细胞的拖尾率和拖尾长度也显著降低,提示杜仲对辐射损伤具有一定的防护作用。杜仲具有兴奋垂体 - 肾上腺皮质系统,持续增强肾上腺皮质功能的作用(分泌类固醇激素)。

第五节　对免疫系统的作用

一、抗补体作用

目前研究较多的杜仲药用成分主要是木脂素类和环烯醚萜苷类,其中萜烯类化合物地芰普内酯具有免疫抑制活性,而且是一种主要干扰 T 细胞功能的免疫抑制物质,环烯醚萜苷类中的半缩醛部分有很好的抑制补体作用。已有文献证明,杜仲能有效治疗相关的自身免疫性疾病,如风湿性关节炎。

补体系统作为重要的免疫组成部分之一,对机体的防御功能、免疫功能的调节以及免疫病理过程起着重要作用。补体由多种成分组成。补体系统的激活需各成分相继激活,对任一成分的抑制都会影响补体系统的功能。补体系统的非正常激活会引发人体自身组织严重的病理损伤,如类风湿性关节炎、哮喘、红斑狼疮等各种与自身免疫失控相关的疾病,此类疾病常以补体含量的变化作为一项重要的检测指标。因此,如果能筛选出抑制补体过度活化的药物,则有利于对相关疾病的治疗。已有实验表明,抗补体 C5 单克隆抗体能预防免疫化动物关节炎的产生,改善病情。

二、调节非特异性免疫功能

孟晓林等的研究结果显示,4% 杜仲叶粉,0.1%、0.15% 杜仲纯粉均可显著提高草鱼血清 SOD、溶菌酶活性,表明杜仲对草鱼非特异性免疫功能具有改善作用。但 4% 杜仲叶粉、0.15% 杜仲纯粉对碱性磷酸酶(AKP)具有显著降低作用,其原因尚不清楚,有待进一步研究。AKP 是一种膜结合蛋白,在体内直接参与磷酸基团的转移和代谢生理过程,与维持体内适宜的钙磷比例有关,并在免疫反应中发挥作用。上述研究提示杜仲可激活非特异性免疫反应。

三、调节细胞免疫功能

杜仲的皮、叶、枝、再生皮及杜仲煎剂灌服,可以显著提高小鼠单核吞噬细胞的碳粒廓清指数和吞噬指数,显著提高吞噬细胞的吞噬能力,提高小鼠的免疫能力。

Th1 细胞分泌 IL-2、γ 干扰素(IFN-γ)等 Th1 型细胞免疫特征因子,主要介导迟发型超敏反应和巨噬细胞活化等细胞免疫反应;Th2 细胞分泌 IL-4、IL-5、IL-6 等 Th2 型体液免疫特征因子,主要促进 B 细胞增殖分化成浆细胞,分泌特异性抗体,提高黏膜免疫力,介导体液免疫和 Ⅰ 型超敏反应。杜仲雄花水提液可显著促进 IFN-γ 的产生,而对 IL-4 的影响不大,表明其主要增强细胞免疫功能,对体液免疫无显著性影响。李天来等的研究结果表明,口服杜仲叶茶可增强小鼠体内 NK 细胞杀伤活性。低剂量顺铂不影响 NK 细胞杀伤活性,加入刀豆蛋白 A(ConA)后 NK 细胞活性仍未变,与正常对照组比较差异不显著,用 128μg/ml 的杜仲雄花水提液作用于小鼠脾细胞后,当效靶比为 20∶1 时,NK 细胞杀伤活性增加达 43.85%;当效靶比为 10∶1 时,杜仲雄花水提液亦可增加 NK 细胞活性,但其数值较低(25.57%)。

体外和体内试验都证明了杜仲多糖有增强免疫的作用。体外试验表明,杜仲多糖显著增强了 T 和 B 淋巴细胞单独或与 ConA 和 LPS 结合增殖,可促进 T 淋巴细胞产生 IL-4 和 IFN-γ,并刺激骨髓来源树突状细胞(DC)增殖和成熟。体内实验表明,杜仲多糖的给药可以增强口蹄疫病毒(FMDV)特异性 IgG、IgG1、IgG2a、IgG2b 抗体滴度和 T 细胞增殖。这些数据表明,杜仲多糖可以增强免疫反应,并且可以用作疫苗设计的潜在佐剂。

第六节 对消化系统的影响

一、保护肝脏功能

肝脏是人体内新陈代谢的中心站,是人体重要的解毒器官,是许多药物、外源性化学物质、氧化性毒物的重要靶点。肝损伤是多种严重肝脏疾病的发生、发展及最终走向肝功能衰竭的始动环节和共同途径。各种有害因素所致的肝损伤可表现为肝坏死、脂肪肝、胆汁淤积、肝纤维化、肝硬化、肝癌等。

一般认为,肝内免疫反应是造成肝损伤的重要机制之一。以卡介苗-脂多糖(BCG-LPS)诱导的肝损伤模型,为肝损伤的研究开辟了新的途径,对研究病毒性肝炎的防治具有重要意义。造模方法为:先给小鼠注射 BCG,激活致敏 T 淋巴细胞,同时也激活肝内库普弗细胞和巨噬细胞,同时使多核中性粒细胞或巨噬细胞聚集于肝。然后注射低剂量 LPS,可激发这些细胞释放对肝细胞有毒性作用的可溶性因子,如 NO、TNF、IL、自由基、白三烯、血小板激活因子(PAF)、前凝血质等,用于免疫性肝损伤研究。

2006 年中国科学家首次报道杜仲叶水提物对四氯化碳(CCl₄)诱导的肝损伤具有保护作用,随后相继对杜仲粕、杜仲雄花及杜仲叶其余部位提取物进行了肝脏保护作用的研究。

(一)杜仲对肝损伤的保护作用

1. 对肝指数和肝脏组织形态学的影响 脏器系数是毒理学试验中常用的指标,较为敏感。试验动物正常时脏器系数(脏器重量/体重)较为恒定,在脏器水肿、充血或增生等情况下脏器指数随之增加,出现萎缩以及其他退行性改变时脏器系数随之减小。

在 CCl₄ 诱导的大鼠肝毒性试验中,杜仲水提取物能降低肝脏系数,有效缓解肝毒性引起的肝细胞混浊肿胀、淋巴细胞浸润、细胞质空泡化、肝坏死、纤维结缔组织增生等组织损伤。此外,杜仲绿原酸能有效减少肝细胞浑浊肿胀、胞质液泡化、淋巴细胞浸润,甚至肝坏死和纤维结缔组织增生的发生。

2. 改善脂肪代谢与相关基因表达 总胆固醇(total cholesterol,TC)和甘油三酯(triglyceride,TG)的含量是脂肪在肝脏中代谢障碍的敏感指标,血液中 TG、TC 含量升高表明肝脏对脂肪的代谢能力下降,肝脏可能发生脂肪性病变,同时会引起与胆固醇在体内运输相关的高密度脂蛋白胆固醇(HDL-C)和低密度脂蛋白胆固醇(LDL-C)浓度发生改变。脂肪酸合成酶(fatty acid synthetase,FAS)、激素敏感性脂肪酶(hormone-sensitive triglyceride lipase,HSL)、酰基辅酶 A 氧化酶(acyl-CoA oxidase,ACO)和肉碱脂酰转移酶(carnitine-palmityl-acyl CoA transferase,CAT)均是脂肪代谢过程中的关键脂酶。HSL 是脂肪分解的限速酶,和其他脂酶一起可以调控脂肪细胞中的脂肪动员,已经成为治疗脂质紊乱的潜在靶点。ACO 和 CAT 都是脂肪酸 β- 氧化的限速酶,研究报道 ACO 基因敲除引起小鼠因缺乏 ACO 造成脂肪在肝脏中大量蓄积。CAT 在转运脂肪酸通过线粒体内膜的过程中起重要作用,是脂肪氧化中的关键酶。

蒋远明等通过对 SD 大鼠腹腔注射 Vit D$_3$ 注射液,同时给予高脂饲料(配方:3% 胆固醇,0.5% 猪胆盐,0.2% 丙硫氧嘧啶,5% 白糖,10% 猪油,81.3% 基础饲料),连续造模 8 周,成功建立高脂血症脂肪肝模型,用高、中、低剂量(70、140 和 420mg·kg^{-1}·d^{-1})杜仲提取物进行干预 6 周后,大鼠血清中 TG 浓度分别下降了 75.9%、68.9% 和 62.6%,TC 浓度分别下降了 57.6%、59.6% 和 45.1%。该研究提示杜仲能够改善脂肪代谢功能,对高脂状态下的肝损伤具有一定修复作用。

潘永芳等将杜仲叶提取物作为试验药物灌胃给药于 ICR 小鼠后,杜仲各剂量组都能抑制小鼠肝脏 FAS 蛋白表达,减少脂肪合成;能显著提高小鼠肝脏中 HSL 蛋白和 mRNA 表达量,促进脂肪分解,提高 CAO 和 CAT 的 mRNA 表达,促进脂肪氧化,减少体内脂肪沉积。该研究提示适宜浓度的杜仲能在一定程度上改善肝脏异常脂肪代谢,具有肝保护作用。

3. 改善肝脏功能 谷丙转氨酶(glutamic-pyruvic transaminase,GPT)为谷氨酸和丙酮酸之间的转氨酶,存在于肝细胞浆内,细胞内浓度高于血清,其正常参考值为 9~50U/L,而且只要有 1% 肝细胞坏死,就可使其血清浓度增高一倍,因此被世界卫生组织(WHO)推荐为肝功能损害最敏感检测指标。谷草转氨酶(glutamic-oxaloacetic transaminase,GOT)主要存在于肝细胞线粒体(mGOT)和胞浆(sGOT)内,在血清中含量极少,当肝脏发生轻度破坏时,仅 sGOT 释放入血,当发生严重破坏时,mGOT 也会相继释放入血,因此血清中 GOT 浓度随肝细胞损害程度增高,可反映肝组织炎症状态。若血清 GOT 一直处于高水平,则提示肝细胞肿胀、坏死等病变持续存在,因此血清 GOT 可用于脂肪肝诊断及预后判断。

蒋真真等将杜仲总黄酮提物连续 7 天灌胃给 CCl₄ 诱导急性肝损伤小鼠,比较分析发现杜仲总黄酮各剂量组($200mg \cdot kg^{-1}$、$50mg \cdot kg^{-1}$)和联苯双酯组对造模小鼠的 GPT 和 GOT 活性升高均有显著的降低作用,且呈现良好的剂量依赖性,说明杜仲总黄酮具有保肝作用。

(二) 杜仲对肝损伤的保护机制

1. 抗氧化应激 杜仲可改善糖尿病、运动疲劳、缺血再灌注等原因引起的肝组织氧化应激水平的升高,保护肝组织抗氧酶活性,提高肝脏整体功能。

在 2 型糖尿病小鼠模型中,发现杜仲提取物能显著增强红细胞 SOD、CAT、GSH-Px 等抗氧化酶活性,并降低红细胞、肝脏和肾脏的过氧化氢和脂质过氧化物水平,展现出强大的抗氧活性。研究发现杜仲醇提物可显著升高造模后大鼠肝组织机体 3 类抗氧化酶的活性,包括 SOD、CAT、GSH-Px;其中 T-AOC、T-SOD、Cu-SOD、Zn-SOD、Mn-SOD 活性分别升高了 25.41%、12.72%、11.63% 和 8.59%;GSH-Px、CAT 活性分别升高 19.18% 和 20.29%。肝脏缺血缺氧时,可通过线粒体呼吸链、黄嘌呤氧化酶、吞噬细胞等途径生成大量 ROS,与此同时,体内对抗 ROS 的内源性抗氧化剂,如 SOD 却生成较少,甚至消失,导致 ROS 清除减少并在机体聚集。杜仲绿原酸能够降低缺血性肝脏损伤模型大鼠肝脏 MDA 水平而提高 SOD 活性,提示杜仲绿原酸有抗氧化作用,能减轻缺血性肝损伤。

2. 抗炎症反应 近期研究表明,肝缺血再灌注损伤(hepatic ischemia reperfusion injury,HIRI)实质是一种无菌炎症反应。杜仲绿原酸高、中、低剂量组($25、50、100mg \cdot kg^{-1} \cdot d^{-1}$)均可抑制 HMGB1 的表达,进而下调造模后肝组织中 IL-1β、TNF-α 等炎症因子的水平,减少局部炎症细胞聚集、黏附等作用,改善局部微循环,从而减轻炎症反应;且杜仲绿原酸高剂量组的肝保护效应优于乌司他丁组。杜仲绿原酸的抗炎作用还与其抑制 Toll 样受体 4(Toll-like receptor 4,TLR4)信号通路有关。石海涛等人的研究证实绿原酸通过抑制 TLR4/MyD88/NF-κB 的表达,降低促炎性细胞因子 COX-2 和 iNOS 的水平,对肝纤维化具有一定的改善作用。

桃叶珊瑚苷属于环烯醚萜类成分,大量分布于杜仲叶、皮和翅果中,具有较强的抗炎活性。其抗炎机制主要有以下 3 种途径:①通过抑制 NF-κB 进入细胞核,从而降低 IL-6、TNF-α 等炎症因子的水平;②能有效抑制炎症因子 IL-6、IL-10 和 NO 的释放;③通过抑制 IFN-γ 磷酸化而阻碍 IL-8、单核细胞超化蛋白 -1(MCP-1)和人表皮胶质细胞的趋化因子 -10(IP-10)的表达,从而达到抗炎作用。京尼平苷和桃叶珊瑚苷一样属于环烯醚萜类,也具有一定的抗炎作用。有实验显示,京尼平苷可通过 PI3K/Akt 信号通路抑制炎症介质的产生,进而阻碍 NF-κB 发挥抗炎作用,并在 $50\sim100\mu mol \cdot L^{-1}$ 时呈剂量依赖性抑制 iNOS 表达和 NO

合成,间接实现抗炎作用。

3. 抑制细胞凋亡 肝脏细胞在受到 ROS 等损伤因素刺激时会出现一定程度的细胞凋亡,各种损伤作用在引起细胞凋亡时的最终通路都是引起 Casepase-3 的激活。Casepase-3 家族是细胞凋亡通路中具有关键作用的半胱氨酸蛋白酶。Casepase-3 在激活核酸内切酶的同时会引起 DNA 损伤修复酶的降解,最终引起细胞凋亡。有研究人员利用人肝细胞系研究发现桃叶珊瑚苷可调节棕榈酸诱导的内质网应激反应以及脂质基因的表达,抑制肝细胞免于凋亡。大量研究证实京尼平苷也具有保肝作用,其保肝作用还可通过多种途径发挥:①抑制由 Ca^{2+} 内流引发的肝细胞线粒体膜渗透压增高从而抑制肝细胞凋亡;②通过提高谷胱甘肽转硫酶的 mRNA 水平增加其含量和活性,增强其解毒功能;③抑制肝脏星状细胞活性进而逆转肝纤维化。

4. 调节脂质代谢调控分子 PPAR 表达 过氧化物酶体增殖物激活受体(peroxisome proliferator-acvitated receptor,PPAR)作为配体激活的核转录因子包括 3 种类型,即 PPARα、PPARβ/δ 和 PPARγ,含有 4 个结构域,其中的 C 末端区域是能够特异性地与靶基因结合的反应元件,其内部含有配体结合域和配体依赖的转录激活域。相关研究表明 PPARα 在肝纤维化、脂肪酸氧化、炎症反应和氧化应激等方面都发挥着重要作用。PPARα 与配体结合后被活化从而发挥其生物学效应,包括调节脂肪细胞分化、抑制炎症因子生成和炎症的形成,能够调节某些脂肪代谢相关基因的表达。脂肪酸合成酶(fatty acid synthetase,FAS)是脂肪酸合成的关键酶,是多功能复合酶,有乙酰基转移酶、丙二酰基转移酶、酮脂酰合酶、酮脂酰还原酶、酮脂酰脱水酶、烯脂酰还原酶、硫酯酶等多个功能域,因而具有多个活性调控位点,能够抑制 FAS 活性,可抑制脂肪酸的合成。

李慧采用油酸诱导 HepG2 细胞甘油三酯聚集模型,发现杜仲木脂素通过抑制 AR 的表达而激活 PPARα mRNA,上调 CPT1A mRNA 和蛋白的表达,从而调节甘油三酯,促进脂肪酸氧化,最终降低 TG 水平。

二、保护胃黏膜

杜仲提取物具有胃黏膜保护作用。研究桃叶珊瑚苷对乙醇诱导的小鼠胃黏膜损伤的作用时,发现桃叶珊瑚苷可显著降低髓过氧化物酶(MPO)活性和 MDA、TNF-α、IL-6 的水平。此外,桃叶珊瑚苷还可升高谷胱甘肽(GSH)、热休克蛋白 70(HSP-70)的水平,提高 SOD 活性;并纠正小鼠胃组织中表皮生长因子(EGF)、血管内皮生长因子(VEGF)和环氧合酶 1(COX-1)的水平。上述研究表明,桃叶珊瑚苷可通过抗炎和抗氧化作用,对乙醇诱导的急性胃黏膜损伤产生保护作用。此外,桃叶珊瑚苷可通过上调 HSP-70 水平和使 EGF、VEGF 和 COX-1 正常化来增强对胃黏膜的保护作用。

三、其他

利胆 在常见的肝胆疾病中,由于胆汁淤积、肝细胞分泌功能障碍、胆管痉挛,常引起以反复发作的右上腹疼痛、腹胀、厌食、消化不良、黄疸等症状为主的胆石症及胆管系统炎症。利胆即促进胆汁分泌,促使肝脏分泌胆盐、胆色素等固体成分,促使肝脏分泌富含水分的胆汁等。黄莉娜等开展杜仲绿原酸对小鼠胆汁分泌的影响研究,发现杜仲绿原酸各组均能增强小鼠胆汁分泌的功能,具有一定的利胆作用。

第七节　对骨骼、肌肉的影响

骨质疏松症(osteoporosis,OP)是一种代谢性骨病,主要病理特征为骨量减少和骨的微细结构破坏,导致骨的脆性增加,仅在轻微的外力作用下也会发生骨折。骨质疏松症是一种多因素共同导致的慢性疾病,女性多于男性,常见于绝经后妇女。当今国内外治疗绝经后妇女骨质疏松症的方法一直是激素替代疗法。雌激素能够比较理想地防治绝经后骨质疏松症,但是存在一定的不良反应和禁忌证限制,且可接受性低。大部分妇女因担心癌症风险和阴道出血等不良反应无法长期坚持治疗。

《神农本草经》记载杜仲"主腰脊痛,补中,益精气,坚筋骨,强志",其骨保护作用广泛被人们应用。大量研究表明,杜仲具有抗骨质疏松的作用,适用于骨质疏松患者长期服用。

一、杜仲的骨保护作用

(一) 调节骨代谢平衡

骨吸收和骨生成的动态平衡维持着骨组织的不断更新。骨钙素、脱氧吡啶啉(DPD)、钙、磷等生化指标,分别代表了骨组织中有机物以及无机物的状态,可全面反映骨代谢情况。阳春华等人的研究表明杜仲三七颗粒则可提高去势大鼠的股骨中心骨密度,股骨远心端骨密度及骨钙含量,提高去势大鼠的骨密度。近年研究发现,盐炙杜仲较生杜仲,可明显提高骨组织 BMP-2 的活性,促进骨密度增加,加速成骨细胞代谢,利于骨质矿化,同时降低血钙浓度、增加血清碱性磷酸酶(ALP)与胰岛素样生长因子 1(IGF-1)的活性,促进钙盐沉积。

(二) 对骨细胞的影响

骨组织由细胞及细胞外基质构成,细胞成分主要由成骨细胞(osteoblast,OB)、破骨细胞(osteoclast,OC)和骨细胞(osteocyte)组成,细胞外基质由骨的无机盐和骨的有机基质组成。其中 OB 起源于骨髓基质的间充质干细胞,是骨形成的主要功能细胞,负责骨基质的合成、分泌和矿化;OC 是来源于单核/巨噬细胞系统的多核巨细胞,是体内唯一能吸收骨质的细胞。

1. 对成骨细胞的影响　人体内骨质代谢平衡依赖于成骨细胞介导的骨重建和破骨细胞介导的骨吸收之间的平衡。当骨吸收强于骨重建时,会导致骨质丢失,而长期的骨质丢失会形成骨质疏松。成骨细胞是体内介导骨重建的主要细胞。成骨细胞数量减少或其功能活性降低,都可能影响骨质代谢。Li 等发现杜仲叶和皮都可以促进假年龄大鼠模型肉芽肿 I 型胶原蛋白的合成,提示杜仲可能调节骨质代谢。杜仲总提取物可提高乳鼠颅骨前成骨细胞 ALP 的活性,显著促进细胞的增殖分化,同时促进 I 型胶原蛋白的表达。此外,杜仲还可促进乳鼠颅骨前成骨细胞 OCN mRNA 和蛋白的表达,促进成骨细胞系 MC3T3-E1 表达成骨细胞分化特异性转录因子 Osterix。

2. 对破骨细胞的影响　破骨细胞起源于造血干细胞,是高度分化的多核巨细胞,也是骨吸收的主要功能细胞。抗酒石酸酸性磷酸酶(tartrate-resistant acid phosphatase,TRAP)是反映骨吸收和破骨细胞活性的标志物。研究表明,杜仲可通过抑制破骨细胞增殖分化及其功能发挥抗骨质疏松作用。研究还发现杜仲叶总提取物可显著减少乳鼠破骨细胞 TRAP 染色阳性细胞的数目。通过骨片吸收陷窝计数也发现,杜仲叶总提取物可显著减少吸收陷窝的数目,杜仲叶总提取液对破骨细胞骨吸收功能有明显的抑制作用。杜仲正丁醇部位还可显著降低 TRAP 的活性。考察成骨细胞中 TRAP 的活性,发现杜仲中分离得到的桃叶珊瑚苷、松脂醇二葡萄糖苷、京尼平苷、京尼平苷酸单体能浓度依赖性地抑制 TRAP 的活性。

3. 对骨髓间充质干细胞的影响　骨髓间充质干细胞(bone marrow mysenchymal stem cells,BMSCs)是多潜能干细胞,可分化为成骨细胞、脂肪细胞、软骨细胞等。BMSCs 的成骨分化和成脂分化相互制约,成脂分化会抑制成骨分化。因此,通过抑制 BMSCs 的成脂分化、促进成骨分化可成为治疗骨质疏松的一条新途径。

杜仲叶提取物可呈浓度依赖性地促进 BMSCs 的增殖,而杜仲皮的水提物和醇提物对 BMSCs 的增殖活性无影响,但可上调成骨分化标志物 ALP 的活性,并对钙化结节的形成具有显著的促进作用,这可能与杜仲提取物及其单体可促进成骨分化特异性转录因子 Runx2 和 Osterix 的表达有关。曾建春等发现杜仲含药血清能促进 BMSCs 向成骨分化并刺激细胞增殖,这可能与杜仲促进细胞分化、骨矿化过程并上调细胞活力相关蛋白表达有关。经杜仲诱导的人 BMSCs 脂肪空泡数量明显减少,且甘油三酯的含量也显著降低,表明杜仲可抑制人 BMSCs 向脂肪细胞分化。杜仲叶提取物也可浓度依赖性地下调 PPARγ2、C/EBPα mRNA 的表达水平,进而抑制大鼠 BMSCs 的成脂分化。也有研究表明杜仲叶提取物能诱导羊 BMSCs 的成骨分化,同时抑制其成脂分化。通过分析杜仲醇提物诱导大鼠 BMSCs 分化早期成骨 / 成脂相关基因表达的变化,发现杜仲对 BMSCs 的成骨 / 成脂分化具有双重调节作用。Tan 等进一步证实,杜仲可促进 BMSCs 成骨相关基因 ALP、COL I α、OCN mRNA

的表达,同时抑制成脂相关基因 PPARγ、FABBP4、C/EBPα mRNA 的表达。此外,杜仲还可减弱高浓度地塞米松对羊 BMSCs 成骨分化的抑制作用,而高浓度的地塞米松可促进 BMSCs 向脂肪细胞分化,证实了杜仲可抑制 BMSCs 的成脂分化,促进成骨分化。

4. 对脂肪基质干细胞的影响 脂肪基质干细胞(adipose-derived stem cells,ADSCs)是存在于脂肪组织中,具有多向分化潜能的成体干细胞,因其来源丰富、获取便捷、适宜自体移植,成为近年来骨再生研究的热点。研究发现,杜仲对体外培养的兔脂肪基质干细胞的增殖虽无明显影响,但可明显促进 ALP 活性上调,说明杜仲可促进脂肪基质干细胞向成骨细胞分化。将体外培养的 ADSCs 与杜仲提取物复合后的细胞悬液滴加至羟磷灰石支架材料上,并用该复合材料充填至新西兰大耳兔的骨缺损处,发现骨缺损愈合程度、成骨速度及其质量明显优于对照组,也证实了杜仲具有促进脂肪干细胞向成骨细胞转化的作用。

(三)对骨微结构的影响

实验研究发现,杜仲提取物或杜仲联合其他药物的水煎剂,对去势大鼠及维甲酸致骨质疏松的小鼠模型都具有很好的干预作用,均可提高模型动物的骨质量,优化骨小梁结构。其中通过研究杜仲与续断配伍、杜仲与牛膝配伍的水煎剂对卵巢切除 OP 大鼠的血清雌二醇(E_2)和股骨骨密度(BMD)的影响,发现其水煎剂可显著提高去卵巢 OP 大鼠 E_2 的水平和股骨 BMD,显示了其对绝经后骨质疏松症(PMOP)的治疗效果。而对于杜仲提取物,骆瑶等将其作用于去卵巢 OP 大鼠模型上,发现通过药物的干预,大鼠第 5 腰椎骨小梁数、骨体积分数、骨小梁连接密度显著升高,骨小梁分离度显著降低,并且改善了大鼠不同部位的骨密度。陈立强等发现杜仲叶醇提取物作用于去卵巢大鼠 OP 模型,可增加血清中的 ALP 含量,提高股骨重量,使得胫骨的抗弯能力明显提升。饶华等提取杜仲叶总提取物对去势大鼠 OP 模型进行灌胃,并分别与雌二醇组、生理盐水组进行对比,发现杜仲叶提取物可改善 OP 模型动物的骨代谢,增强骨密度,减少骨破坏,促进骨稳定,可有效防治骨质疏松症。其他不同剂型的杜仲合成物也可改善骨的微观结构,达到增加骨小梁的目的。其中有研究观察杜仲壮骨丸(DZ)对维甲酸致小鼠 OP 的治疗情况,通过仙灵骨葆胶囊对照组与 DZ 高、中、低剂量组(DZ-H、DZ-M、DZ-L)的对比发现,DZ-H、DZ-M 组的小鼠股骨骨小梁百分比明显高于其他组别($P<0.01$)。

二、杜仲骨保护作用的相关机制

(一)抑制血清中有机物和无机物的含量

临床上通过检测血液或尿液中的骨钙素、脱氧吡啶啉(DPD)、钙、磷等生化指标和其他物质,间接推断骨骼的各种代谢状态。杜仲提取物通过降低血清中的骨钙素的含量,降低尿中 DPD、钙离子、磷离子的含量,调节去卵巢大鼠的骨代谢平衡,降低骨转换率,发挥抗骨质疏松的作用。杜仲总黄酮可以抑制去卵巢大鼠骨密度降低,减少骨矿物质和骨胶原的丢失,对骨组织具有保护作用。杜仲籽可以降低去卵巢骨质疏松大鼠尿液中钙离子、磷离子、骨碱性磷酸酶（bone alkaline phosphatase，BALP）的含量，血清中雌二醇含量和骨钙素显著升高，说明杜仲籽提取物具有调节骨质疏松动物骨代谢，增加骨密度，提高骨骼强硬度，改善骨组织微结构的作用。

（二）调节雌激素水平

已有研究证实，成骨细胞、破骨细胞、骨细胞、骨髓间充质干细胞都会表达雌激素受体（estrogen receptor，ER）α 和 β。雌激素受体激活可诱导骨质形成。Wang 等发现杜仲中含有雌激素样活性成分，这些成分可通过选择性结合细胞上的 ERα 和 ERβ，促进 ER 高表达的乳腺癌细胞 MCF-7 和 MDA-MB-231 增殖，用 ER 拮抗剂 IC182780 则可以阻断此效果。国内多项研究发现，杜仲可提高去势大鼠血清中雌二醇的含量。去势雌性大鼠分别连续灌胃盐制杜仲和生杜仲 12 周，发现生杜仲和盐制杜仲都可显著升高血清雌二醇的含量，且生杜仲效果优于盐制杜仲，长期用药对子宫无明显刺激作用。体外研究也证实，杜仲提取物可呈剂量依赖性地促进颗粒细胞增殖和雌二醇的分泌。但是杜仲及其活性代谢产物是否可与成骨细胞、破骨细胞等参与骨代谢细胞表达的 ER 直接作用，尚需证实。

绝经后骨质疏松症是骨质疏松的主要类型，它是绝经、卵巢合成的激素降低引起的骨质疏松，特征为全身性骨量减少，以松质骨改变最为显著。现代医学中常使用激素替代疗法来治疗骨质疏松，但长期使用激素会引起明显的副作用，所以寻找无副作用或者低副作用的药物具有重要的现实意义。左涛等以卵巢颗粒细胞的肿瘤细胞系 KGN 作为激素的转化系统，明确了杜仲中 3 种主要的环烯醚萜类物质（京尼平、京尼平苷和京尼平苷酸）对性激素的转化作用；结果表明，高浓度剂量的京尼平（50μmol/L）能同时促进孕酮、睾酮和雌二醇的合成，但睾酮和雌二醇合成水平的提升相较孕酮而言要高得多，提示京尼平是杜仲中具有补骨功效的重要组分之一，其机制可能是差异性提高 3β-HSD、CYP17A1 以及 17β-HSD 的表达水平，提高各性激素合成水平，使其调控朝有利于增强骨质密度的方向发展。

（三）促进护骨素生成

成骨细胞和激活的 T 淋巴细胞可分泌 NF-κB 受体激活蛋白配体（receptor activator of NF-κB ligand，RANKL）。RANKL 与前破骨细胞或破骨细胞表面的 NF-κB 受体激活蛋白（receptor activator of NF-κB，RANK）结合后，可促进前破骨细胞的分化和破骨细胞的增殖。护骨素（osteoprotegerin，OPG）在体内主要由成骨细胞分泌，是 RANKL 的诱饵受体，可以与 RANK 竞争性结合 RANKL，从而阻断 RANKL 对前成骨细胞和成骨细胞的刺激作用，抑制骨吸收。多种细胞因子及激素均可通过 OPG/RANKL/RANK 通路调节骨代谢，是近年来骨代谢领域研究的热点之一。研究发现，杜仲提取物可促进大鼠成骨细胞 OPG mRNA 和蛋白的表达。杜仲可提高大鼠成骨细胞 OPG mRNA 的表达，降低 RANKL mRNA 表达，提高

OPG/RNAKL 的比值,从而抑制破骨细胞生成,抑制骨吸收。国内多项研究也观察到相似的结果。但杜仲醇提取物和杜仲水提取物均对大鼠骨髓间充质干细胞 OPG 的表达无影响。

（四）抗炎作用

研究表明,在类风湿性关节炎（RA）中,特别是疾病明显活跃的患者,骨吸收是增加的。许多慢性炎症性疾病与全身骨质疏松和骨折发生率增加有关。事实上,炎症已被证明能够导致过度的骨吸收,损害骨形成。滑膜巨噬细胞产生大量的炎症细胞因子,如 TNF-α、IL-6 等,刺激成骨细胞和 RA 滑膜成纤维细胞（RASF）RANKL 的表达,并通过 RANKL 非依赖途径介导破骨细胞前体的分化进而参与骨侵蚀。TNF-α 由巨噬细胞、滑膜衬里层细胞和激活的 T 细胞分泌,可刺激成骨细胞分泌 RANKL 和骨髓基质细胞（M-CSF）的表达间接诱导破骨细胞分化、抑制其凋亡,增强骨吸收。IL-6 主要由单核巨噬细胞、Th2 细胞、血管内皮细胞、成纤维细胞等产生,能促进破骨细胞生成,可使颗粒 - 巨噬集落刺激因子（GM-CSF）增生,与其他骨吸收因子共同作用,促进骨吸收。TNF-α 能促进 IL-6 的分泌,两个细胞因子共同作用,加强了促进骨吸收的作用。

研究发现,杜仲叶醇提取物能够降低去势大鼠血清 IL-6、TNF-α 表达水平,通过调节细胞因子的表达来减少破骨细胞增殖,抑制骨吸收,减少骨质的破坏,调节骨代谢平衡,提高骨密度。IL-6 可以促进炎症相关的 B 细胞和 Th17 细胞的分化以及急性期蛋白的合成。杜仲皮、雄花醇提物可能通过抑制 Th2 类细胞因子,调节 Th1/Th2 细胞因子平衡,降低 Th17 细胞含量,抑制炎症因子。复方杜仲片能通过降低腰椎间盘突出症患者外周血中 IL-6 浓度及下调其 mRNA 表达水平,抑制炎症渗出,通过改善微循环,达到治疗腰椎间盘突出症的作用。杜仲醇提物及其萃取部位对类风湿性关节炎模型大鼠的骨破坏具有一定的抑制作用,能够抑制类风湿滑膜增生及相应炎症细胞的浸润,降低血清中 IL-6 和 IL-17 mRNA 的表达水平,改善 RA 的关节炎症状,控制关节骨侵蚀效果显著。杜仲黄酮可以减少胶原诱导性关节炎模型小鼠血清中的白细胞介素 -1β（IL-1β）和 TNF-α 的含量。NF-κB 信号通路是炎症发生发展的主要通路,NF-κB 调控促炎症细胞因子 TNF-α 和 IL-6 等的表达。杜仲醇提物可能通过调节 NF-κB 通路,调控下游炎症因子,抑制 NF-κB 受体 RANKL 与 RANK 的结合,间接抑制 OC 的分泌,钝化 OC 的骨吸收功能。桃叶珊瑚苷是杜仲抗炎作用的主要活性成分。桃叶珊瑚苷抗炎作用的机制与抑制 NF-κB 的活性有关。桃叶珊瑚苷能降低 NF-κB 的活性,引起 TNF-α 和 IL-6 表达下调,抑制炎症反应。杜仲苷可抑制 IL-1β 激活软骨细胞内 NF-κB 通路,减少炎症因子的释放,抑制 IL-1β 诱导的软骨细胞凋亡及相关的蛋白表达,减少骨破坏。杜仲皮 70% 醇提物经乙酸乙酯萃取,用于 RA 大鼠可提高 ANKL/OPG 比值,抑制 NF-κB 信号通路的活化,减轻炎症因子浸润关节腔,有利于维持 RA 大鼠关节结构的完整性。

参考文献 ⋯⋯⋯⋯⋯⋯⋯⋯⋯⋯⋯⋯⋯⋯⋯⋯⋯⋯⋯⋯⋯⋯⋯⋯⋯⋯⋯⋯⋯⋯⋯⋯⋯⋯⋯

［1］冯晗, 周宏灏, 欧阳冬生. 杜仲的化学成分及药理作用研究进展 [J]. 中国临床药理学与治疗学, 2015, 20 (6): 713-720.

［2］LUO L F, WEI W H, ZHOU Y J, et al. Antihypertensive effect of *Eucommia ulmoides* Oliv. extracts in spontaneously hypertensive rats [J]. Journal of Ethnopharmacology, 2010, 129 (2): 238-243.

［3］贺庆, 张萍, 张横, 等. 杜仲不同炮制品降压活性的比较研究 [J]. 药物分析杂志, 2015, 35 (9): 1574-1577.

［4］GU J, WANG J, YAN J, et al. Effects of lignans extracted from *Eucommia ulmoides* and aldose reductase inhibitor epalrestat on hypertensive vascular remodeling [J]. Journal of Ethnopharmacology, 2011, 133 (1): 6-13.

［5］AJAY M, ACHIKE F I, MUSTAFA A M, et al. Direct effects of quercetin on impaired reactivity of spontaneously hypertensive rat aortae: comparative study with ascorbic acid [J]. Clinical and Experimental Pharmacology & Physiology, 2006, 33 (4): 345-350.

［6］潘龙, 支娟娟, 许春国, 等. 杜仲糖苷对肾性高血压大鼠血压及血浆 ET、NO 的影响 [J]. 现代中医药, 2010, 30 (2): 54-56.

［7］LI Z Y, GU J, YAN J, et al. Hypertensive cardiac remodeling effects of lignan extracts from the tree barks of *Eucommia ulmoides* Oliv.—a famous traditional Chinese medicine [J]. The American Journal of Chinese Medicine, 2013, 41 (6): 1-15.

［8］曾桥, 韦承伯. 杜仲叶药理作用及临床应用研究进展 [J]. 药学研究, 2018, 37 (8): 482-486, 489.

［9］HAO S, XIAO Y, LIN Y, et al. Chlorogenic acid-enriched extract from *Eucommia ulmoides* leaves inhibits hepatic lipid accumulation through regulation of cholesterol metabolism in HepG2 cells [J]. Pharmaceutical biology, 2016, 54 (2): 251-259.

［10］李文娜, 韩宇东, 刘银花, 等. 杜仲叶绿原酸提取物对脂代谢关键酶活性的影响 [J]. 中药新药与临床药理, 2012, 23 (1): 30-33.

［11］LV P Y, FENG H, HUANG W H, et al. Aucubin and its hydrolytic derivative attenuate activation of hepatic stellate cells via modulation of TGF-stimulation [J]. Environ Toxicol Pharmacol, 2017, 50: 234-239.

［12］JING X, HUANG W, TANG Y, et al. *Eucommia ulmoides* Oliv. (Du-Zhong) lignans inhibit angiotensin Ⅱ-stimulated proliferation by affecting P21, P27, and Bax expression in rat mesangial cells [J]. Evidence-based Complementary and Alternative Medicine, 2015, 2015 (2015): 987973-987973.

［13］赵娇玲, 胡文淑, 江明性. 杜仲的强壮作用及中枢镇静作用 [J]. 同济医科大学学报, 1989 (3): 198-200.

［14］李欣, 王卉, 朱文学, 等. 杜仲雄花乙酸乙酯提取物镇静催眠作用研究 [J]. 食品科学, 2009, 30 (21): 360-363.

［15］LI X, TANG Z, FEI D, et al. Evaluation of the sedative and hypnotic effects of astragalin isolated from *Eucommia ulmoides* leaves in mice [J]. Natural Product Research, 2016, 31 (17): 2072-2076.

［16］WANG J, LI Y, HUANG W H, et al. The protective effect of aucubin from *Eucommia ulmoides* against status epilepticus by inducing autophagy and inhibiting necroptosis [J]. American Journal of Chinese Medicine, 2017, 45 (3): 557-573.

［17］CHEN S, ZENG X, ZONG W, et al. Aucubin alleviates seizures activity in Li-pilocarpine-induced epileptic mice: involvement of inhibition of neuroinflammation and regulation of neurotransmission [J]. Neurochemical Research, 2019, 44 (2): 472-484.

［18］方松. Morris 水迷宫实验中海马相关空间学习记忆的研究进展 [J]. 临床与病理杂志, 2010, 30 (4): 321-326.

［19］袁带秀, 兰康云, 张永康. 杜仲粕对 *D*- 半乳糖致衰老小鼠学习记忆能力的影响 [J]. 中国老年学杂志, 2013, 33 (17): 4188-4190.

［20］KWON S H, LEE H K, KIM J A, et al. Neuroprotective effects of *Eucommia ulmoides* Oliv. bark on amyloid beta (25-35)-induced learning and memory impairments in mice [J]. Neuroscience Letters, 2011, 487 (1): 123-127.

［21］ZHOU Z, HOU J, MO Y, et al. Geniposidic acid ameliorates spatial learning and memory deficits and alleviates neuroinflammation via inhibiting HMGB-1 and downregulating TLR4/2 signaling pathway in APP/PS1 mice [J]. European journal of pharmacology, 2020, 869: 172857.

［22］KWON S H, MA S X, HONG S I, et al. *Eucommia ulmoides* Oliv. bark attenuates 6-hydroxydopamine-induced neuronal cell death through inhibition of oxidative stress in SH-SY5Y cells [J]. Journal of Ethnopharmacology, 2014, 152 (1): 173-182.

［23］田硕, 白明, 苗明三. 杜仲叶总黄酮对围绝经期大鼠模型的影响 [J]. 中华中医药杂志, 2018, 33 (12): 5386-5391.

［24］王新军, 王一民, 吴珍, 等. 杜仲提取物抗运动疲劳作用的实验研究 [J]. 西北大学学报 (自然科学版), 2013, 43 (1): 64-69, 74.

［25］罗伟, 王亚芹, 冯晗, 等. 杜仲抗骨质疏松及其机制研究进展 [J]. 中国临床药理学与治疗学, 2016 (12): 1434-1440.

［26］ZHANG Y, ZHANG H, WANG F, et al. The ethanol extract of *Eucommia ulmoides* Oliv. leaves inhibits disaccharidase and glucose transport in Caco-2 cells [J]. Journal of Ethnopharmacology, 2015: 99-105.

［27］RAIINS J L, JANIN S K. Oxidative stress, insulin signaling, and diabetes [J]. Free Radical Biology & Medicine, 2011, 50 (5): 567-575.

［28］邓云云, 张俊娥. 杜仲叶活性成分提取方法对其抗氧化性和降血糖能力的影响 [J]. 分子植物育种, 2018, 16 (19): 6504-6508.

［29］NIU H S, LIU I M, NIU C S, et al. Eucommia bark (Du-Zhong) improves diabetic nephropathy without altering blood glucose in type 1-like diabetic rats [J]. Drug Design Development & Therapy, 2016, 10: 971-978.

［30］HUNG M Y, FU Y C, SHIH P H, et al. Du-Zhong (*Eucommia ulmoides* Oliv.) leaves inhibits CCl_4-induced hepatic damage in rats [J]. Food & Chemical Toxicology, 2006, 44 (8): 1424-1431.

［31］SHI H T, DONG L, JIANG J, et al. Chlorogenic acid reduces liver inflammation and fibrosis through inhibition of toll-like receptor 4 signaling pathway [J]. Toxicology, 2013, 303 (1): 107-114.

［32］LING L, YAN J, HU K, et al. Protective effects of Eucommia lignans against hypertensive renal injury by inhibiting expression of aldose reductase [J]. Journal of Ethnopharmacology, 2012, 139 (2): 454-461.

［33］王欣桐, 曾祥昌, 罗伟, 等. 杜仲降压和靶器官保护作用及其机制 [J]. 中国临床药理学与治疗学, 2016 (12): 1429-1433.

［34］陈伟才, 罗军. 杜仲叶提取物诱导羊骨髓间充质干细胞成骨及抑制其成脂肪分化 [J]. 中国组织工程研究与临床康复, 2009, 13 (10): 1960-1964.

［35］TAN X L, ZHANG Y H, CAI J P, et al. 5-(hydroxymethyl)-2-furaldehyde inhibits adipogenic and enhances osteogenic ogenic differentiation of rat bone mesenchymal stem cells [J]. Natural Product Communications, 2014, 9 (4): 529-532.

［36］LI Z Y, DENG X L, HUANG W H, et al. Lignans from the bark of *Eucommia ulmoides* inhibited Ang

II -stimulated extracellular matrix biosynthesis in mesangial cells [J]. Chinese Medicine, 2014, 14, 9 (1): 8.

［37］ 骆瑶, 陈兰英, 官紫祎, 等. 杜仲提取物对去卵巢骨质疏松大鼠骨代谢、骨密度及骨微结构的影响 [J]. 中药材, 2016, 39 (11): 2624-2628.

［38］ WANG H, LI M, YANG J, et al. Estrogenic properties of six compounds derived from *Eucommia ulmoides* Oliv. and their differing biological activity through estrogen receptors α and β [J]. Food Chemistry, 2011, 129 (2): 408-416.

［39］ 李三华, 陈全利, 何志全, 等. 杜仲总黄酮对大鼠成骨细胞护骨素表达的影响 [J]. 安徽农业科学, 2011 (25): 15279-15280.

［40］ NADERA S, ANJALI S, REBEKAH H, et al. Tocilizumab in the treatment of rheumatoid arthritis and beyond [J]. Drug Design Development & Therapy, 2014, 8: 349-364.

第六章

杜仲的临床应用

第一节　传统临床应用

杜仲是地质史上第三纪冰川运动残留下来的古生树种。公元前100多年(距今约2 000多年),我国第一部药书《神农本草经》,就记载了杜仲皮的药效,将杜仲列为上品。我国明朝伟大医药学家李时珍在《本草纲目》中考证了杜仲药名的由来。《本草纲目》中记载:"杜仲古方只知滋肾,惟王好古言是肝经气分药,润肝燥、补肝虚,发昔人所未发也。盖肝主筋,肾主骨。肾充则骨强,肝充则筋健。屈伸利用,皆属于筋。杜仲色紫而润,味甘微辛,其气温平。甘温能补,微辛能润。故能入肝而补肾,子能令母实也。"这就是说杜仲能补肝肾、强筋骨。

除此之外,杜仲作为我国名贵中药材,在《名医别录》《本草经集注》《雷公炮炙论》《新修本草》《证类本草》《本草求真》《本草新编》等上百种历代医书典籍中均有记载。杜仲历来有补肝肾、强筋骨、益腰膝、除酸痛的功效。2020年版《中国药典》中,记载杜仲:味甘,性温。归肝、肾经。补肝肾,强筋骨,安胎。用于肝肾不足,腰膝酸痛,筋骨无力,头晕目眩,妊娠漏血,胎动不安。

杜仲的传统临床应用主要体现在以下几个方面:

一、补肝肾、强筋骨

明代医家缪希雍说杜仲:"主腰脊痛,补中益精气,坚筋骨,强志,除阴下痒湿,小便余沥,脚中酸痛不欲践地。久服轻身耐老。"临床常见的肾病主要是由肾虚引起的。传统医学认为肾虚是肾脏精气阴阳不足,主要分为肾阴虚和肾阳虚。

肾阳虚是由于肾阳虚衰,温煦失职,气化失权所表现的一类虚寒证候。主要表现为腰膝酸软而痛;男子阳痿早泄,女子宫寒不孕;畏寒肢冷,浮肿,腰以下为甚;面色白,头目眩晕,精神萎靡面色黧黑无泽;小便频数、清长,夜尿多;大便不实,久泻或五更泻;舌淡胖苔白,脉沉弱而迟。腰膝酸软而痛是因为肾阳虚衰不能温养腰府及骨骼;男子阳痿早泄,女子宫寒不孕是由于肾阳不足,命门火衰,生殖功能减退;久泻不止,完谷不化,五更泻起因于命门火衰,火不生土,脾失健运;小便频数,清长,夜尿多则由于肾司二便,肾阳不足,膀胱气化障碍;浮肿,腰以下为甚,源自于水液内停,溢于肌肤;面色黧黑无泽由于肾阳极虚,浊阴弥漫肌肤;畏寒肢冷,下肢为甚则因为阳虚不能温煦肌肤;精神萎靡是阳气不足,心神无力振奋;面色白,头目眩晕由于气血运行无力,不能上荣于清窍;舌淡胖苔白,脉沉弱而迟均为阳虚之征。

肾阴虚是由于肾阴亏损,失于滋养,虚热内生所表现的证候。其病位在肾,常涉及肝、肺、心等脏。肝肾阴虚的症状主要为：肝肾阴虚，肝络失滋，肝经经气不利，则胁部隐痛；肝肾阴亏，水不涵木，肝阳上扰，则头晕目眩；肝肾阴亏，不能上养清窍，濡养腰膝，则耳鸣、健忘、腰膝酸软；虚火上扰，心神不宁，故失眠多梦；肝肾阴亏，相火妄动，扰动精室，精关不固，则男子遗精；肝肾阴亏，冲任失充，则女子月经量少；阴虚失润，虚热内炽，则口燥咽干，五心烦热，盗汗颧红；舌红少苔，脉细数，为阴虚内热之征。

杜仲补肝肾，强筋骨，安胎。治腰脊酸疼，足膝痿弱，小便余沥，阴下湿痒，胎漏欲堕，胎动不安，高血压。治肾虚腰痛、足膝酸痛、筋骨痿软配其他补肝肾药，如续断、狗脊、桑寄生、补骨脂、胡桃肉等；治肾虚阳痿尿频，常与山萸肉、菟丝子、补骨脂、益智仁等同用。

（一）杜仲补肝肾、强筋骨的历史记载

明清时期对于杜仲补肝肾、强筋骨的研究达到顶峰，其间相关名著20余部，见表6-1。

表6-1　杜仲补肝肾、强筋骨的历史记载

序号	朝代	书名	序号	朝代	书名
1	东汉	《神农本草经》	14	明	《本草经疏》
2	汉末	《名医别录》	15	明	《景岳全书》
3	唐	《药性论》	16	明	《本草乘雅》
4	五代	《日华子本草》	17	清	《本草崇原》
5	宋	《开宝本草》	18	清	《本草备要》
6	金元	《药性赋》	19	清	《本经逢原》
7	元	《汤液本草》	20	清	《本草经解》
8	元	《本草衍义补遗》	21	清	《神农本草经百种录》
9	元	《本草发挥》	22	清	《得配本草》
10	明	《本草蒙筌》	23	清	《本草求真》
11	明	《本草纲目》	24	清	《本草分经》
12	明	《药鉴》	25	清	《本草新编》
13	明	《药性解》	26	清	《本草思辨录》

1. 治腰膝酸疼

《药性论》：味苦。能治肾冷臀腰痛也。腰病人虚而身强直，风也，腰不利加而用之。

《日华子本草》：暖，治肾劳，腰脊挛倨，入药炙用。

《药性赋》：味辛、甘，平，性温，无毒。降也，阳也。其用有二：强志壮筋骨，滋肾止腰痛。酥炙去其丝，功效如神应。

《本草衍义补遗》：洁古云：性温，味辛甘。气味俱薄，沉而降，阳也。其用壮筋骨及［足］弱无力以行。东垣云：杜仲能使筋骨强。石思仙治肾冷暨腰痛。患腰病人虚而身强直，风

也。腰不利,加而用之。

《药鉴》:气平温,味辛甘,气味俱薄,降也,阴也,无毒。补中强志,益肾添精。腰痛不能屈者,同芡实、枣肉丸之神方。足疼不能践者,入黄芪、苍术煎之灵丹。

《本经逢原》:杜仲,古方但知补肾,而《本经》主腰脊痛,补中,益精气等病,是补火以生土也。王好古言是肝经气分药,盖肝主筋,肾主骨,肾充则骨强,肝充则筋健。屈伸利用,皆属于筋,故入肝而补肾,子能令母实也。但肾虚火炽,梦泄遗精而痛者勿用,以其辛温,引领虚阳下走也。

《本草崇原》:杜仲皮色黑而味辛平,禀阳明、少阴金水之精气。腰膝痛者,腰乃肾府,少阴主之。膝属大筋,阳明主气。杜仲禀少阴、阳明之气,故腰膝之痛可治也。补中者,补阳明之中土也。益精气者,益少阴肾精之气也。肾筋骨也,坚阳明所属之筋,少阴所主之骨也。强志者,所以补肾也。

《本草汇言》:凡下焦之虚,非杜仲不补下焦之湿,非杜仲不利足胫之酸,非杜仲不去腰膝之痛,非杜仲不除……补肝益肾,诚为要药。

《玉楸药解》:杜仲益肝肾,养筋骨,去关节湿淫。治腰膝酸痛,腿足拘挛。

《得配本草》:恶玄参。辛、甘、淡,气温。入足少阴经气分……凡因湿而腰膝酸疼,内寒而便多食沥,须此治之。得羊肾,治腰痛……肾中之气不足,因之寒湿交侵,而腰足疼痛。用杜仲温其气,燥其湿,而痛自止。故合破故、胡桃为蟠桃果,治腰膝酸疼之胜药。

《本草经解》:杜仲气平,秉天秋降之金气;味辛无毒,得地润泽之金味,专入手太阴肺经。气味升多于降,阴也。腰者肾之府,膝者肾所主也,杜仲辛平益肺,肺金生肾水,所以腰膝痛自止也……杜仲入肺,肺主气而生水,所以益精气,精气益,则肝有血以养筋,肾有髓以填骨,所以筋骨坚也。

《神农本草经百种录》:味辛,平。主腰脊痛,补中益精气,坚筋骨,强志,其质坚韧者,其精气必足,故亦能坚定人身之筋骨气血也。……久服,轻身耐老。强健肢体。杜仲,木之皮,木皮之韧且厚者此为最,故能补人之皮。又其中有丝连属不断,有筋之象焉,故又能续筋骨。因形以求理,则其效可知矣。

《本草求真》:杜仲专入肝。辛甘微温。诸书皆言能补腰脊,为筋骨气血之需,以其色紫入肝,为肝经气药。盖肝主筋,肾主骨,肾充则骨强,肝充则筋健,屈伸利用,皆属于筋,故入肝而补肾,子能令母实也……杜仲能治腰膝痛,以酒行之,则为效容易矣……功与牛膝、地黄、续断相佐而成,但杜仲性补肝肾,能直达下部筋骨气血,不似牛膝达下,走于经络血分之中;熟地滋补肝肾,竟入筋骨精髓之内;续断调补筋骨,在于曲节气血之间之为异耳。

《本草分经》:甘,温,微辛。入肝经气分。润肝燥,补肝虚,又兼补肾。能使筋骨相着,补腰膝。

《本草思辨录》：本经杜仲主腰脊痛，脊有误作膝者，注家即以腰膝释之。不知杜仲辛甘色黑，皮内有白丝缠联，为肝肾气药非血药。其温补肝肾之功，实在腰脊。……别录谓脚中酸疼不欲践地。不欲之故，自在腰脊，与不能有异。总当以主腰脊痛为用是物之主脑。即后世治频惯堕胎，亦岂为脚膝事哉？

2. 治足膝痿弱

《名医别录》：味甘，温，无毒。主治脚中痿疼痛，不欲践地。

《开宝本草》：味辛、甘，平、温，无毒。脚中酸疼，不欲践地。

《本草发挥》：洁古云：性温，味辛、甘。气味俱薄，沉而降，阳也。其用壮筋骨，及足弱无力以行。

《本草蒙筌》：味辛、甘，气平、温。凡为丸散煎汤，最恶玄参、蛇蜕。补中强志，益肾添精。腰痛不能屈者神功，足疼不能践者立效。

3. 治阴下湿痒、小便余沥

《神农本草经》：味辛平。主腰脊痛，补中，益精气，坚筋骨，强志，除阴下痒湿，小便余沥。

《药性解》：杜仲，味辛甘，性温，无毒，入肾经。主阴下湿痒、小便余沥，强志壮筋骨，滋肾止腰疼。恶蛇蜕，玄参。

《汤液本草》：味辛甘平温，无毒。阳也，降也。

《本草经解》：杜仲气平，秉天秋降之金气；味辛无毒，得地润泽之金味，专入手太阴肺经。气味升多于降，阴也……肺主气，辛平益肺，则气刚大，所以志强。阴下者，即篡间，任脉别络也，湿痒者湿也，杜仲辛平润肺，则水道通而湿行也。小便气化乃出，有余沥，气不收摄也，杜仲益肺气，气固即能摄精也。……盐水炒则入肾，醋炒则入肝，以类从也。

《神农本草经百种录》：味辛，平。主腰脊痛，补中益精气，坚筋骨，强志，其质坚韧者，其精气必足，故亦能坚定人身之筋骨气血也。除阴下痒湿，补皮利湿。小便余沥。坚溺管之气。

（二）杜仲补肝肾、强筋骨的传统应用

1. 治疗腰痛

（1）腰痛的病因分析：腰痛是指腰部感受外邪，或因劳伤，或由肾虚而引起气血运行失调，脉络绌急，腰府失养所致的以腰部一侧或两侧疼痛为主要症状的一类病证。腰痛一年四季都可发生，其发病率较高，国外有报告认为世界人口的80%患过腰背痛。本病为中医内科门诊较为常见的病种之一，中医有较好的疗效。

腰痛一病，古代文献早有论述，《素问·脉要精微论》指出："腰者，肾之府，转摇不能，肾将惫矣。"说明了肾虚腰痛的特点。《素问·刺腰痛》认为腰痛主要属于足六经之病，并分别阐述了足三阳、足三阴及奇经八脉经络病变时发生腰痛的特征和相应的针灸治疗。《黄帝内

经》在其他篇章还分别叙述了腰痛的性质、部位与范围,并提出病因以虚、寒、湿为主。《金匮要略》已开始对腰痛进行辨证论治,创肾虚腰痛用肾气丸、寒湿腰痛用干姜苓术汤治疗,两方一直为后世所重视。隋代《诸病源候论》在病因学上,充实了"坠隋伤腰""劳损于肾"等病因,分类上分为卒腰痛与久腰痛。唐代《备急千金要方》《外台秘要》增加了按摩、宣导疗法和护理等内容。金元时期,对腰痛的认识已经比较充分,如《丹溪心法》指出腰痛病因有"湿热、肾虚、瘀血、挫闪、痰积",并强调肾虚的重要作用。清代,对腰痛病因病机和证治规律已有系统的认识和丰富的临床经验。《七松岩集》指出:"然痛有虚实之分,所谓虚者,是两肾之精神气血虚也,凡言虚证,皆两肾自病耳。所谓实者,非肾家自实,是两腰经络血脉之中,为风寒湿之所侵,闪肭挫气之所碍,腰内空腔之中,为湿痰瘀血凝滞不通而为痛,当依据脉证辨悉而分治之。"对腰痛常见病因和分型作了概括。《证治汇补》指出腰痛治法:"治惟补肾为先,而后随邪之所见者以施治,标急则治标,本急则治本,初痛宜疏邪滞,理经隧,久痛宜补真元,养血气。"这种分清标本先后缓急的治疗原则,对临床很有意义。

(2)杜仲治疗腰痛的方药

杜仲酒(《外台秘要》引《经心录》):杜仲、丹参各半斤,芎劳五两,上切,以酒一斗渍五宿,随性少饮之。补肾壮腰,活血化瘀。主突然腰痛。方中杜仲配伍各药有补肝肾、强筋骨的功效。

杜仲酒(《圣济总录》):杜仲(去粗皮,炙)、干姜(炮)、熟干地黄(焙)、萆薢、羌活(去芦头)、天雄(炮裂,去皮脐)、蜀椒(去目并闭口者,炒出汗)、桂(去粗皮)、芎、秦艽(去苗土)、乌头(炮裂,去皮脐)、细辛(去苗叶)各三两,五加皮、石斛(去根)各五两,续断、栝楼根、地骨皮(去土)、桔梗(炒)、甘草(炙)、防风(去叉)各一两。上咬咀,如麻豆大,用酒二斗,浸四宿。每服1盏,不拘时饮,常令酒力相续为效。此方治肾着,腰中疼痹,沉重,兼治五种腰痛。

补髓丹(《百一选方》):杜仲(去粗皮,炒黑色)、补骨脂(用芝麻五两同炒,候芝麻黑色、无声为度,筛去芝麻)各十两,鹿茸(燎去毛,酒炙)二两,没药(别研)一两。方中杜仲、补骨脂的主要功效为补髓生精,和血顺气,主治老年肾虚,腰痛,臂痛,久痨愈后,髓干精竭,血枯气少,疲惫未复。

思仙续断丸(《本事方》):思仙木(即杜仲,去皮,锉,炒令黑)五两,五加皮、防风(去叉股)、薏苡仁、羌活(洗,去土)、川续断(洗,锉,焙干)、牛膝(洗,锉,焙,酒浸一宿,再焙),各三两,萆薢四两,生干地黄五两。上为细末,用好酒三升,化青盐三两,用大木瓜半斤,以盐酒煮木瓜成膏,和杵为丸,如梧桐子大。每服五十丸,空腹时用温酒或盐汤送下。此方治肝肾不足,风湿外侵,脚膝不可践地,腰背疼痛,行步艰难,小便余沥。

2. 治疗痿痹

(1)痿痹的病因分析:痿为热伤血脉之病。因火热之邪伤于血脉,皆能发为经筋、骨髓、血脉、肌肉、皮毛之痿。然其致病之源，则以肺、胃为主。肺位最高而主燥、主气、畏火而行制节，但必金清而后气行，充于一身之筋骨血肉皮毛间，使其正常，不至于痿。若起居失度，嗜欲无端，饮食非宜，以致火动，邪热乘金，肺先受克，内则叶焦，外则皮毛虚弱，由是而着于筋脉骨肉，则病生痿躄。所以然者，肺为诸脏之长，又为心盖，一切起居、嗜欲、饮食，皆足伤气，气伤即肺受之而亦伤；且心火上乘，肺气虚而受其乘，则为喘鸣；金失清肃，火留不去，故肺热叶焦，五脏因肺热自病，气不行，发为痿躄。又古人有治痿独取阳明之说，因阳明为脏腑之海，阳明虚，则五脏无所禀，不能行气血，濡筋骨，利关节，故肢体中随其不得受水谷气处而成痿。此外，冲为十二经之海，主渗灌溪谷，与阳明合于宗筋，而阳明为之长，皆属于带脉，络于督脉，阳明虚则宗筋缓，故足痿不用。

痹，为风寒湿三气犯其经络之阴而成病。痹者闭也。三气杂至，壅蔽经络，气血不行，不能随时驱散，故久而为痹。

(2) 杜仲治疗痿痹的方药

杜仲汤（《圣济总录》）：杜仲（去粗皮，微炙，为细末）三两，生地黄汁三合。上药先将杜仲末以水二盏，煎至一盏，去滓，入地黄汁三合，酒二合，再煎三五沸，温服，空腹、近晚各一服。主治脚气缓弱肿疼。

独活寄生汤（《备急千金要方》）：独活三两，桑寄生、杜仲、牛膝、细辛、秦艽、茯苓、肉桂心、防风、芎䓖、人参、甘草、当归、芍药、干地黄各二两。具有祛风湿，止痹痛，补肝肾，益气血的功效。主治肝肾两亏，气血不足，风寒湿邪外侵，腰膝冷痛，酸重无力，屈伸不利，或麻木偏枯，冷痹日久不愈。现用于慢性关节炎，坐骨神经痛等属肝肾不足，气血两亏者。

天麻钩藤饮（《中医内科杂病证治新义》）：天麻，钩藤，生决明，山栀，黄芩，川牛膝，杜仲，益母草，桑寄生，夜交藤，朱茯神。本方为平肝降逆之剂。治高血压头痛，晕眩，失眠。

参茸虎骨酒（《全国中药成药处方集》）：虎胫骨 4 两，麻黄 3 两，防风 2 两，红人参 1 两，贯筋 5 两，桂枝 3 两，怀牛膝 2 两，白花蛇 4 两，炙马钱 2 两，防己 4 两，陈皮 3 两，杜仲 2 两，当归 2 两，木瓜 4 两，没药 2 两，灵仙 3 两，秦艽 2 两，肉桂 4 两，鹿茸 1 两，乳香 2 两，川断 1 两，补骨脂 1 两，龟甲胶 1 两，羌活 2 两，血竭花 3 两。每早晚各温服 1 杯（约 2 钱）。具有舒筋活血，止痛散风的功效。主治筋骨疼痛，麻木不仁，半身不遂，胃腹寒胀，腰酸腿痛，瘰疬拘挛，瘫痪痿痹，一切风寒湿病。

3. 治疗小便余沥、阴下湿痒

(1) 小便余沥、阴下湿痒的病因分析：小便余沥不尽，是中医肾系疾病的常见症状，中医认为多是因为肾气不固，膀胱失约所致。造成小便余沥的主要因素有：①下焦湿热：湿热之邪侵袭膀胱，湿邪易阻遏气机，邪热亢盛加速气的运行使气机逆乱、湿热之邪交争于膀胱，则肾气的气化与固涩功能不能协调，就出现小便时时溢出或者小便余沥不尽。临床表现为小便余沥不尽、小便频数、涩痛同时出现,伴有烧灼感,小便黄,可出现身热,口干或苦,舌红苔黄腻,脉滑数。②肝郁气滞:气机郁滞,肝疏泄太过影响肾气固约膀胱功能,可导致小便余沥不尽,小腹拘急胀闷,常太息,情志抑郁,小便涩滞,舌淡苔薄白,脉弦或弦数。③中气下陷:脾胃气虚,中气下陷,影响肾气固摄作用。常伴有小便浑浊,小腹坠胀,全身乏力,疲倦。④肾虚不固:膀胱气化无力,约束无权而溺不得出,致小便余沥不尽。《圣济总录》卷九十二:"虚劳小便余沥者,肾气虚弱,而膀胱不利故也,膀胱不利,则气不能化,气不化,则水道不宣,故小便后有余沥。"同时伴有腰膝酸软,小便清而频数,男性滑精早泄,女性白带清稀等。阴下湿痒多是源于大虚劳损,肾气不足,故阴汗阴冷,液自泄,风邪乘之,则瘙痒也。

(2)含杜仲的治疗小便余沥的方药:杜仲通过温肾助膀胱气化而达治疗目的。

杜仲散(《太平圣惠方》):杜仲一两半(去粗皮,微炙,锉),蛇床子三分,五味子半两,熟干地黄一两,桂心三分,巴戟一两,菟丝子一两半(酒浸三宿,曝干,别捣为末),牛膝一两(去苗),肉苁蓉二两(酒浸一宿,刮去皴皮,炙干),鹿茸一两(去毛,涂酥炙微黄),车前子一两,石龙芮一两。捣细,罗为散,每服食前以温酒调下二钱。

附子鹿角霜圆(《杨氏家藏方》):鹿角霜二十两(令末),杜仲(去粗皮,细锉,用生姜汁制炒令丝断,为末),青盐(研),山药(令取末),附子(炮去皮脐,令末),阳起石(火煅醋淬七次,令末),鹿角胶六味各二两。用好酒二升,先下鹿角胶,次逐味下,不住手搅,可圆即圆,如梧桐子大。每服五十丸,温酒、盐汤任下,空心食前。啬精养神,益阴助阳,治小便频数,遗泄诸疾。

4. 治疗中风筋脉挛急,腰膝无力

(1)中风筋脉挛急,腰膝无力的病因分析:中风、筋脉挛急多是气血不足,脏腑俱虚,加上过度操劳伤及脏腑;虚损未复,又被风邪冷气客于肌肤经络,形成顽痹,加之体虚,风、寒入筋脉,肌肉痉挛急剧发作,致中风身体不遂、机关纵缓、筋脉不收,故四肢皆不能用。腠理开疏,风邪伤脾胃经络,脾胃既虚,四肢无所禀养。另肝藏筋,筋为肝所养。筋得其养,则能俯仰屈伸。

(2)杜仲治疗中风筋脉挛急,腰膝无力的方药

杜仲饮(《圣济总录》):杜仲一两半(去粗皮,炙,锉),芎䓖一两,附子半两(炮裂、去皮、脐)。上三味,锉如麻豆。每服五钱匕,水二盏,加生姜一枣大(拍碎),煎至一盏。去滓,空心温服,如人行五里再服,汗出慎外风。此方主治中风筋脉挛急,腰膝无力。

二、安胎

《本草求真》记载:"杜仲,入肝而补肾……在肾经虚寒者,固可用此温补以固胎元。"中医学认为男女肾气的旺盛,天癸成熟,冲任二脉功能正常使男精女血得到有机地结合,乃可

构成胎孕。《灵枢·决气》曰:"两神相搏,合而成形。"《女科正宗》说"男精壮而女经调,有一子之道也"。《景岳全书》引朱丹溪言"阴阳交媾胎孕乃凝,所藏之处名曰子宫"。这是古人于妊娠机制简要的描述,溯其根源无不系之于肾,并与冲任二脉的充盛有关。《女科经纶》曰:"女子肾脏系于胎,是母之真气,子所系也。若肾气亏损便不能固摄胎元。"胎孕初成依赖肾精的滋养肾气的巩固方能发育生长。如肾虚冲任损伤胎失所系无以载胎、养胎,胎元不固则致胎漏、胎动不安、滑胎。因此先兆流产以肾虚为本。

杜仲甘、温,入肝、肾经,有补益肝肾,调理冲任,固经安胎之功,常用于肝肾不足,冲任不固,妊娠漏血,胎动不安。杜仲能够抑制子宫的收缩,从而起到稳定安胎的作用。常配伍山药、桑寄生。

(一) 杜仲安胎的历史记载

《景岳全书》:味甘辛淡,气温平。气味俱薄,阳中有阴。其功入肾。用姜汁或盐水润透,炒去丝……因其气温,故暖子宫;因其性固,故安胎气。内热火盛者,亦当缓用。

《本草备要》:甘温能补,微辛能润。色紫入肝经气分,润肝燥,补肝虚。子能令母实,故兼补肾……阴下湿痒,小便余沥,胎漏怀孕沥血。胎坠。惯坠胎者,受孕一两月,用杜仲八两,糯米煎汤浸透,炒断丝,续断二两,酒浸,山药六两,为糊丸,或枣肉为丸,米饮下。二药大补肾气,托住胎元,则胎不坠。

《本草求真》:独怪今世安胎,不审气有虚实,辄以杜仲、牛膝、续断等药引血下行。在肾经虚寒者,固可用此温补以固胎元;如古方之治三四月即坠者,于两月前以杜仲八两,糯米煎汤浸透、炒断丝,续断二两,酒浸,山药六两,为末糊丸,或枣肉为丸,米饮下。固肾托胎之类,绣见今时医士,不审虚实,用此安胎甚多,殊为可惜。若气陷不升,血随气脱,而胎不固者,用此则气益陷不升,其血必致愈脱无已。故凡用药治病,须察脉症虚实,及于上下之处,有宜不宜,以为审用,若徒守其一曲(胎动症类甚多,若不细心揣摩,安得不守一曲)以应无穷之变,非惟无益,且以增害。

(二) 杜仲安胎的传统应用

1. 治疗胎动不安

(1)胎动不安的病因分析:妊娠期出现腰酸腹痛,胎动下坠,或阴道少量流血者,称为"胎动不安",又称"胎气不安"。本病类似于西医学的先兆流产、先兆早产。胎动不安是临床常见的妊娠病之一,经过安胎治疗,腰酸、腹痛消失,出血迅速停止,多能继续妊娠。若因胎元有缺陷而致胎动不安者,胚胎不能成形,故不宜进行保胎治疗。本病以腰酸、腹痛为主,或伴阴道少量流血,故辨证中应注意腰腹疼痛的性质、程度,阴道流血的量、色、质等征象,以及出现的兼症、舌脉,进行综合分析,指导治疗。对有外伤史、他病史、服药史者,应在诊察胎儿状况的基础上确定安胎还是去胎的原则。安胎大法以补肾固冲为主,并根据不同情况辅以益气、养血、清热等法,总宜辨证施治。若经治疗后腰酸、腹痛加重,阴道流血增多,以致胎堕难留者,又当去胎益母。

胎动不安的临床常见病机有:①肾虚。素禀肾气不足,或孕后房事不节,损伤肾气,肾虚冲任不固,胎失所系,以致胎动不安。②气虚。孕妇素体虚弱,或饮食过度,损伤脾气,或大病损伤正气,气虚冲任不固,胎失所载,以致胎动不安。③血虚。素体阴血不足,或久病耗血伤阴,或孕后脾胃虚弱,恶阻较重,化源不足而血虚,血虚则冲任血少,胎失所养,而致胎动不安。④血热。孕妇素体阳盛,或肝郁化热,或过食辛燥助阳之品,或外感邪热,致阳盛血热,热扰冲任,损伤胎气,遂致胎动不安。⑤外伤。孕后不慎,跌仆闪挫,或登高持重,或劳力过度,使气血紊乱,冲任失调,不能载胎养胎,而致胎动不安。⑥癥瘕伤胎。孕妇宿有瘕瘤之疾,瘀阻胞脉,孕后冲任气血失调,血不归经,胎失摄养,而致胎动不安。

(2)杜仲治疗胎动不安的方药

杜仲汤(《圣济总录》):杜仲二两(去粗皮,锉,炒),人参一两,阿胶一两(炙令燥),川芎一两,当归二两(微炙),艾叶一把(焙)。上为粗末。每服三钱匕,酒一盏,加大枣三枚(擘),同煎至七分,去滓温服,相次三服,腹中当暖即血止。功能主治:妊娠卒然下血不定,令胎不安,小腹疼痛。

保胎丸(《产科心法》):杜仲八两(用糯米煎汤浸透,拌蒸,晒干,炒),续断四两(盐水炒),山药六两(炒,另磨,留粉二两,打糊法丸),当归二两(酒炒)。共研为细末,用山药粉打糊为丸,亦可用枣肉打为丸。有孕即合服之,服过七个月可止。此方可防止小产,使产后多乳。

安胎丸(《集成良方三百种》):川续断、杜仲(炒黑)、山药(炒)、当归、真阿胶(炒)、白芍、熟地、砂仁、黄芩(酒炒)、甘草各四两,川芎、艾叶各二两,白术五两(炒)。上为细末,糯米糊为丸,如梧桐子大。每服三钱。主治胎动不安,腹中作痛,下血胎漏,势将堕胎,或闪跌误伤,天癸复来,或惯好小产,不能到期。

安胎丸(《全国中药成药处方集》):人参五钱(去芦),白术一两,甘草三钱,橘皮二钱五分,川芎三钱,当归一两,白芍八钱,紫苏叶一钱五分,黄芩一两,香附八钱(制),杜仲一两,续断六钱,砂仁一钱五分。益气安胎。主妊娠气弱,腰酸腹痛,胎动失常。

安胎丸(《叶氏女科》):生地黄四两(砂仁末一两拌酒蒸晒九次),当归身(酒炒)、白芍(酒炒)、白术各三两(切片,饭上蒸晒五次,蜜炙),陈皮(去白)、条芩(酒炒)、川续断(盐水炒)、杜仲(盐水炒断丝)、麦冬(去心)各二两。和中保胎,养血调气,健脾进食。用于头痛眩晕,胁痛,腹痛,四肢挛痛,血虚萎黄,月经不调,自汗,盗汗。

补肾固冲丸(《古今名方》引罗元恺方):菟丝子250g,川续断90g,白术90g,鹿角霜90g,巴戟天90g,枸杞子90g,熟地150g,砂仁150g,党参120g,阿胶120g,杜仲120g,当归头60g,大枣50个。上为细末,炼蜜为丸。每服6~9g,1日3次,连服3个月为1疗程。补肾固冲,补气健脾,养血安胎。适用于先兆流产和习惯性流产有先兆症状者。

2. 治疗崩漏

(1)崩漏的病因分析:本病的病因主要是肾-天癸-冲任-胞宫轴的严重失调。冲任损伤,不能制约经血,使子宫藏泄失常。历代医著对崩漏的论述不断深化,其历史沿革见图6-1、表6-2。

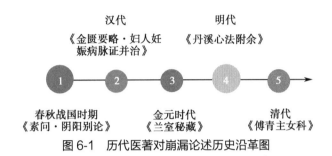

图 6-1　历代医著对崩漏论述历史沿革图

表 6-2　历代医著对崩漏论述的历史记载

朝代	著作	描述
春秋战国时期成书	《素问·阴阳别论》	首先指出"阴虚阳搏谓之崩",是泛指一切下血势急的妇科血崩证
汉代	《金匮要略·妇人妊娠病脉证并治》	首先提出"漏下"之名和宿有症病,又兼受孕,症瘤害胎下血流不止,以及瘀阻冲任、子宫之病机、治法及方药。在同篇的胶艾汤证中,对漏下、半产后续下血不止、妊娠下血三种不同情况所致的阴道出血做了初步鉴别,并以胶艾汤异病同治之。又指出妇人年五十,病下血数十日不止,温经汤主之,是冲任虚寒兼瘀热互结导致更年期崩漏的证治。此外,本篇还记载"妇人陷经,漏下黑不解,胶姜汤主之"和以脉诊断半产漏下。《黄帝内经》论崩和《金匮要略》论漏下,为后世研究崩漏奠定了基础
金元	《兰室秘藏》	认为"肾水阴虚,不能镇守胞络相火,故血走而崩也"
明	《丹溪心法附余》	提出治崩三法"初用止血以塞其流,中用清热凉血以澄其源,末用补血以还其旧"。后世医家继承并发展了三法的内涵
清	《傅青主女科》	指出"止崩之药不可独用,必须于补阴之中行止崩之法",创制了治疗气虚血崩昏暗的"固本止崩汤"和治血瘀致崩的"逐瘀止血汤",均为后世常用

崩漏的常见病机有:①脾虚。素体脾虚,或劳倦思虑、饮食不节损伤脾气。脾虚血失统摄,甚则虚而下陷,冲任不固,不能制约经血,发为崩漏。②肾虚。先天肾气不足,或少女肾气未盛,天癸未充,或房劳多产损伤肾气,或久病大病穷必及肾,或七七之年肾气渐衰,天癸渐竭,肾气虚则封藏失司,冲任不固,不能制约经血。③血热。素体阳盛血热或阴虚内热,或七情内伤,肝郁化热,或内蕴湿热之邪,热伤冲任,迫血妄行,发为崩漏。④血瘀。七情内伤,

气滞血瘀,或灼热、寒凝、虚滞致瘀;或经期、产后余血未净而合阴阳,内生瘀血;或崩漏日久,离经之血为瘀。瘀阻冲任、子宫,血不归经而妄行,遂成崩漏。

(2)杜仲治疗崩漏的方药:主要通过补益肝肾以治本,而间接地发挥止崩漏的作用,故常需通过配伍补肾固涩止血之品,治肝肾不足,冲任不固之崩漏。

育阴止崩汤(《百灵妇科》):熟地黄、山萸肉、杜仲各20g,海螵蛸、白芍、牡蛎各25g,川断、桑寄生各20g,黄胶、怀牛膝各15g,炒地榆50g。此方具有育阴潜阳,固冲止血的功效,主治崩漏(青春期),证属肝肾阴虚者。

第二节　杜仲的现代临床应用

杜仲临床应用广泛,是我国独有的珍贵中药材。传统研究表明其具有补益肝肾、强筋壮骨、调理冲任、固经安胎的功效,可治疗肾阳虚引起的腰腿痛或酸软无力,肝气虚引起的胞胎不固,阴囊湿痒等症,在《神农本草经》中被列为上品。现代专家、学者在继承前人的研究基础上,积极进行临床研究,大大拓展了杜仲的适用范围,将其广泛应用于免疫系统、内分泌系统、中枢神经系统、循环系统、泌尿系统等各个系统相关的疾病。据统计,1998—2018年报道杜仲相关临床应用、基础研究的文献多达5 792篇。杜仲临床研究主要集中在治疗高血压、肾脏相关疾病、原发性坐骨神经痛、骨质疏松等各类疾病(图6-2)。

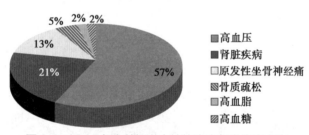

■高血压	
■肾脏疾病	
□原发性坐骨神经痛	
▨骨质疏松	
▧高血脂	
▨高血糖	

图6-2　近20年文献报道中杜仲治疗各类疾病占比

一、高血压

随着经济的快速发展,人民生活方式的改变,社会老龄化进程加速,高血压等慢性非传染性疾病严重威胁人类的身体健康。高血压是临床常见的心血管疾病,常引起心、脑、肾等脏器发生病变。近年来高血压发病率逐年上升并有年轻化趋势,因此对高血压的预防及治疗具有重要的意义。现代临床研究表明杜仲对高血压具有独特的治疗效果,1998—2018年临床报道的杜仲主治或参与治疗高血压疾病的例数多达1 071例,杜仲在其中运用频次占比高达 57%,因而被誉为理想的天然降压药物。杜仲对于原发性高血压和继发性高血压(包括老年高血压、肾性高血压、妊娠高血压)均有良好的治疗效果(图 6-3)。

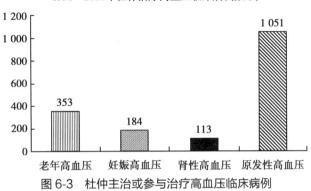

图 6-3 杜仲主治或参与治疗高血压临床病例

(一)高血压发病机制

动脉血压形成的基本因素有外周血管阻力、心脏功能和血容量,这些因素主要通过交感神经系统和肾素 - 血管紧张素 - 醛固酮两个系统的调控来保持血压的相对稳定(图 6-4)。高血压常见发病机制主要有:①肥胖者脂肪过多,对血管造成一定的挤压,管道压力也会随之加大形成高血压;②血液及其他疾病引起的血栓造成血液的新陈代谢产物排出不够彻底,血管堵塞使压力升高;③老年性血管硬化及疾病性硬化造成高血压;④疾病造成的毛细血管堵塞和外伤性毛细血管堵塞;⑤部分高血糖患者因为消化系统太过亢奋引起胃肠道病变,形成一定的血液循环堵塞,也会造成高血压;⑥先天及后天心脏方面的缺失引起高血压;⑦脑血管疾病引起;⑧血液干涸造成的高血压。降压药物的降压机制主要是通过舒张血管、降低外周血管阻力、调节血流动力学等。

中医理论认为杜仲可以通过"补益肝肾"功效防治高血压。高血压的中医病机是本虚标实。所谓"本虚",即情志内伤、饮食失节、劳倦、虚衰等导致的肝肾阴虚;所谓"标实",乃内生痰火及瘀,加之阴不制阳、肝阳上扰而发此病。高血压无论肝火上亢型,还是阴虚阳亢型或阴阳两虚型,其本皆在肝肾不足,肝肾不足则阴阳失衡。杜仲是补益肝肾之药,肝肾不亏则阴阳平衡,阴阳平衡则气血平和,其病自消。高血压可见头痛、头晕、心悸气短、肢体麻木等肝肾阴虚、肝阳上亢之象。

(二)杜仲治疗高血压的临床研究

老年高血压主要由于老年人大动脉血管硬化,弹性减退,顺应性降低,血液黏稠度增加所致。通过体内外药理试验表明,杜仲可以软化血管,清除血液中的沉积物,降低血液黏稠度,扩张血管,改善血液流变性。华志民等将 120 例年龄在 60 岁以上的高血压患者随机分成 2 组,治疗组 68 例,口服强力天麻杜仲胶囊,5 粒 / 次,3 次 / 天,卡托普利 12.5mg/ 次,

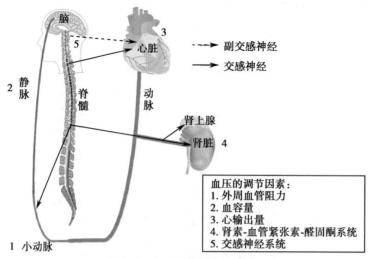

图 6-4　血压调节因素模式图

3 次 / 天；对照组 52 例，口服卡托普利 25mg/ 次，3 次 / 天。共治疗 4 周，分别观察两组降压疗效、临床症状改善情况及血液流变学的改变并进行对照分析。结果显示，治疗组降压显效率 44.12%，总有效率 82.35%；对照组降压显效率 36.53%，总有效率 65.38%，两组对比有显著性差异（$P<0.05$）。临床症状改善率治疗组为 91.18%，对照组为 78.85%，两组对比有极显著差异（$P<0.01$）。两组治疗后的血液流变学改变对比有显著性差异（$P<0.05$）。不良反应发生率治疗组为 4.41%；对照组为 17.31%，并有 3 例因不能耐受而停药治疗。裴颜荣等收治年龄在 60 岁以上的高血压患者 100 例，随机分成两组，各 50 例。治疗组口服强力天麻杜仲胶囊 5 粒 / 次，3 次 / 天，卡托普利 12.5mg/ 次，3 次 / 天；对照组口服卡托普利 25mg/ 次，3 次 / 天。共治疗 4 周，分别观察两组降压疗效、临床症状改善情况及血液流变学的改变，并进行对照分析。结果表明，强力天麻杜仲胶囊加小剂量的卡托普利联合应用治疗老年高血压，疗效显著，治疗中的不良反应发生率也得到了降低。

　　妊娠高血压是妊娠期特有的疾病，严重威胁母儿生命，其发病越早，母婴结局越差。彭红梅等采用由杜仲及杜仲叶混合制成的杜仲颗粒治疗，用于 60 例小于 34 周的妊娠高血压患者，监测患者治疗前及治疗 2 周后均行血流动力学检测及 24h 动态血压监测，观察治疗前后两项检查指标的变化及妊娠结局。杜仲颗粒可显著改善母体心功能、治疗时间、妊娠结局，降低血压。路慧娟等（2018）以杜仲颗粒结合乌拉地尔治疗 43 例妊娠高血压。结果提示，乌拉地尔联合杜仲颗粒可改善妊娠高血压患者血清内皮型一氧化氮合酶（endothelial nitric oxide synthase，eNOS）、ET-1 水平，降低血压，改善母婴结局，用药安全性好。高血压是慢性肾脏疾病的常见并发症，两者往往合并存在，肾性高血压由于其发病机制复杂，往往难以控制，与原发性高血压比较，更易进展为恶性高血压。现代研究表明：杜仲有一定的降压作用,药性平和,寒热适中,降压作用缓慢,幅度均匀,对慢性肾脏疾病合并高血压患者有一定的疗效,尤其对辨证属于肝肾阴虚型疗效较好。朱伟珍等将符合慢性肾衰竭诊断标准、高血压诊断标准及辨证属于肝肾阴虚证的218名患者,随机分配为对照组和治疗组。对照组106例,口服左旋氨氯地平片,5mg/次,2次/天。治疗组112例左旋氨氯地平用法同对照组,全杜仲胶囊口服,4~6粒/次,2次/天。观测临床症状、血压、心电图。4周为1疗程,连续治疗1疗程,随访2个月,判定疗效。结果提示,症状、血压及心电图两组均有不同改善,治疗组改善均优于对照组($P<0.05$)。

综上所述,以杜仲或结合降压药治疗高血压均有良好的临床效果。

(三) 杜仲降压的机制

杜仲良好的降压效果,其物质基础是杜仲含有的降压有效成分。现代研究表明,从杜仲的皮、叶中分离提取得到的已知降压成分有10种,主要分为四大类:木脂素类、苯丙素类、环烯醚萜类和黄酮类,其中木脂素类是研究最多、组分最明确的一类。其机制主要通过抑制环磷酸腺苷(cyclic adenosine monophosphate,cAMP)、抑制 Ca^{2+} 内流、调控NO含量、抑制肾素-血管紧张素-醛固酮系统、舒张血管、增加冠脉血流量等来产生降压作用。

1. 保护血管内皮功能　王梦华等观察杜仲叶对家兔离体主动脉血管条的舒张作用,结果显示:杜仲叶醇提物(AEFE)可以舒张去氧肾上腺素(Phe)预收缩的主动脉条,用一氧化氮合酶抑制剂左旋硝基精氨酸(L-NNA)及去除内皮细胞后,AEFE舒张血管作用减弱,但前列腺素合酶抑制剂吲哚美辛对AEFE作用则无明显影响。这说明AEFE舒张血管作用至少部分具有内皮依赖性,与内皮细胞释放的NO有关。使用β受体阻滞剂后,小剂量AEFE反而使Phe预收缩的血管条收缩更明显,大剂量才表现出舒张效应,而α受体阻滞剂哌唑嗪则能阻断小剂量AEFE的血管收缩作用,这说明当β受体被阻断时小剂量的AEFE可激活α受体,引起血管收缩;随着AEFE剂量增加,与普萘洛尔竞争β受体,从而使血管舒张。研究表明,杜仲中的苯丙素类(如:咖啡酸和阿魏酸)和黄酮类(如:芦丁与槲皮素)均具有内皮依赖性,可通过促进内皮细胞释放NO从而舒张血管。由于NO是舒张血管物质,杜仲可激活α、β受体及促进NO释放,自然可以降低外周阻力达到降血压的效果。

2. 拮抗钙离子通道　Mary Akinyi等评估了内皮衍生因子参与杜仲诱导血管舒张的作用,研究发现:杜仲可抑制细胞外 Ca^{2+} 内流,选择性松弛血管平滑肌,此途径能预防和延缓心血管重构;同时可呈浓度依赖性地抑制高 K^+ 去极化引起的 Ca^{2+} 浓度升高,对去甲肾上腺素(NE)、血管紧张素Ⅱ通过受体介导引起的 Ca^{2+} 浓度升高也具有明显的抑制作用。高 K^+ 使细胞膜发生去极化,明显增加血管平滑肌细胞 Ca^{2+} 浓度,引起血管收缩,血压升高;抑制

细胞外 Ca^{2+} 内流,导致血管平滑肌松弛自然可降低血压。其中黄酮类成分(如:芦丁、槲皮素)为杜仲发挥此作用的主要成分。

3. 抑制肾素 - 血管紧张素 - 醛固酮系统 HACKL 等报道,用 Ang Ⅰ 诱导 Wistar 大鼠血压升高,槲皮素处理组 ACE 活性较对照组降低,表明槲皮素为 ACE 抑制剂。ACE 为含锌的水解酶,槲皮素可与 Zn^{2+} 螯合,抑制 ACE 活性。槲皮素抑制 ACE 活性的机制与 ACEI 类药物相同,是通过与酶活性位点的 Zn^{2+} 结合,减少 Ang Ⅰ 向 Ang Ⅱ 的转化。同时,槲皮素可使肾脏血管紧张素Ⅱ1型受体自身抗体(AT1)受体下调,导致尿量增加,尿钠排泄增多。

4. 调节血管平滑肌细胞的凋亡与增殖 血管平滑肌细胞(VSMC)的增殖,新生内膜的形成是高血压的重要病理特征及发展因素。NE 可以促进人主动脉血管平滑肌细胞的增殖,槲皮素可抑制 VSMC 的增殖及 DNA 的合成,拮抗 NE 的促增殖作用。VSMC 的增殖与原癌基因 c-myc 的表达增高有关,c-myc 为原癌基因,槲皮素抑制该原癌基因的转录,抑制翻译蛋白促进的 VSMC 增生。

5. 抑制磷酸二酯酶活性 杜仲可抑制磷酸二酯酶的活性,使 cAMP 增加,从而激活蛋白激酶 A,抑制钙离子的内流,舒张血管,降低血压。其中木脂素类和环烯醚萜类(如:京尼平苷酸、京尼平)为抑制磷酸二酯酶活性的主要成分。

二、糖尿病

糖尿病是一种严重的慢性病,是重要的公共卫生问题之一。WHO 调查显示:过去几十年中,糖尿病的病例数和患病率都在稳步上升。2014 年全球有 4.22 亿成人患有糖尿病;其中低收入和中等收入国家糖尿病患病率的上升速度超过了高收入国家,且有超过 80% 的糖尿病死亡发生在低收入和中等收入国家。据 WHO 预测,到 2030 年,糖尿病将成为第七项主要死亡原因。糖尿病是由遗传因素、免疫功能紊乱、微生物感染及其毒素、自由基毒素、精神因素等各种致病因子作用于机体,导致胰岛功能减退、胰岛素抵抗等而引发的糖、蛋白质、脂肪、水和电解质等一系列代谢紊乱综合征。临床上以高血糖为主要特点,典型病例可出现多尿、多饮、多食、消瘦等表现,即"三多一少"症状。糖尿病(血糖)一旦控制不好会引起并发症,导致肾、眼、足等部位的衰竭病变且无法治愈。近几年来我国糖尿病的患病率正在逐年增高。有关资料显示中国已经超越了印度成为糖尿病第一大国。在我国糖尿病不仅仅是患病的人数增多,患病的年龄也在逐渐年轻化。我国糖尿病流行率以及相关风险因素的流行情况见表 6-3。杜仲具有降血糖作用,其发挥降糖作用的药效物质基础是其中所含的绿原酸和黄酮类化合物。

表6-3　糖尿病流行率以及相关风险因素的流行情况

风险因素	流行率		合计
	男性	女性	
糖尿病	10.5%	8.3%	9.4%
超重	37.2%	33.6%	35.4%
肥胖症	6.2%	8.5%	7.3%
缺乏身体活动	22.2%	25.4%	23.8%

(一) 高血糖发病机制

人体在高血糖和高游离脂肪酸(FFA)的刺激下生成大量自由基,进而启动氧化应激。氧化应激信号通路的激活会导致胰岛素抵抗、胰岛素分泌受损和糖尿病血管病变。由此可见氧化应激不仅参与了2型糖尿病的发病过程,也构成糖尿病晚期并发症的发病机制。氧化应激与糖尿病相互促进,形成一个难以打破的怪圈。

胰岛素抵抗可以先于糖尿病发生,疾病早期在胰岛素抵抗的作用下胰岛素代偿性分泌增加以保持正常糖耐量。当胰岛素抵抗增强、胰岛素代偿性分泌减少或两者共同出现时血糖开始升高,疾病逐渐向糖耐量减退和糖尿病发展。高血糖和高FFA共同导致ROS大量生成和氧化应激,也激活应激敏感信号途径,从而又加重胰岛素抵抗,临床上表现为糖尿病持续进展与恶化。体外研究显示ROS和氧化应激可引起多种丝氨酸激酶激活的级联反应。最近的抗氧化剂改善血糖控制试验也证实ROS和氧化应激会引起胰岛素抵抗。

β细胞也是氧化应激的重要靶点,β细胞内抗氧化酶水平较低,故对ROS较为敏感。ROS可直接损伤胰岛β细胞,促进β细胞凋亡,还可通过影响胰岛素信号传导通路间接抑制β细胞功能。β细胞受损,胰岛素分泌水平降低、分泌高峰延迟、血糖波动加剧,因而难以控制餐后血糖的迅速上升,对细胞造成更为显著的损害。

德国和日本的科学家研究发现,绿原酸和黄酮类化合物通过抑制肝6-磷酸葡萄糖位移酶和肠α-葡萄糖苷酶的活性,阻碍或延迟葡萄糖的生成以及肠道的吸收从而维持体内适当的血糖值。α-葡萄糖苷酶参与多种生物过程,如碳水化合物的消化、糖蛋白的合成等。α-葡萄糖苷酶的功能主要是从多糖、二糖的非还原末端切下葡萄糖。人体对淀粉等糖类食品的最终消化都依赖于小肠上皮杯状细胞边缘上α-葡萄糖苷酶的作用。所以在糖尿病的治疗及预防方面,通过抑制存在于小肠上皮的膜结合态α-葡萄糖苷酶的活性,可以阻碍或延迟葡萄糖的生成以及肠道的吸收,从而维持体内适当的血糖值。用非糖类的α-葡萄糖苷酶抑制剂有效地减少了人体肠道对糖的吸收,这在糖尿病及肥胖症治疗的临床应用中已得到证实。6-磷酸葡萄糖酶体系在体内平衡、血糖调控中发挥着重要的作用。它与内糖原异生和糖原分解产生内源性葡萄糖的形成过程密切相关。德国科学家发现,绿原酸是肝 6- 磷酸葡萄糖位移酶的特效性抑制剂。绿原酸及其合成衍生物有助于降低非胰岛素依赖型糖尿病患者所表现出的较高的肝糖排泄速度。杜仲叶中富含绿原酸,具有降低血糖功能。6- 磷酸葡萄糖酶体系在体内平衡血糖调控中发挥着重要的作用。

(二) 杜仲治疗糖尿病的临床研究

杨梅等选取按照长安米氏内科流派特色诊疗方案辨证论治为津气两伤证的 2 型糖尿病患者 100 例,随机分为治疗组和对照组,各 50 例。治疗组给予基础治疗(中药汤剂及降糖药物)+ 穴贴 2 号(药物组成:黄芪、党参、炒白术、牡丹皮、生地、杜仲等),对照组给予单一的基础治疗(中药汤剂及降糖药物)。比较两组的临床疗效,治疗前后两组患者临床证候评分,血糖、糖化血红蛋白、血压、血脂等水平。结果发现治疗组患者的疗效显著高于对照组($P<0.05$),表明穴贴 2 号联合降糖药物、长安米氏诊疗方案治疗 2 型糖尿病津气两伤证具有较好的临床疗效,对改善临床症状,稳定血糖、血脂,延缓 2 型糖尿病并发症的发生均具有较好的作用。

陈琳等运用含杜仲的中成药——强力天麻杜仲胶囊联合西药治疗糖尿病合并周围神经病变患者,共计 140 例,分为强力天麻杜仲胶囊联合甲钴胺治疗组(A 组)35 例、卡马西平联合甲钴胺治疗组(B 组)35 例、单用强力天麻杜仲组(C 组)和单用甲钴胺治疗组(D 组)各 35 例。结果发现与 D 组比较,A、B 组患者周围神经症状缓解率提高。A 组患者感觉神经传导波幅改善更为明显,胫神经 H 反射潜伏期缩短。下肢动脉超声显示 A 组和 C 组患者用药后下肢动脉多普勒流速曲线参数增加。A 组和 C 组患者用药后血 IL-6、TNF-α 水平显著降低、血液流变学指标改善。可见强力天麻杜仲胶囊联合甲钴胺能够明显缓解糖尿病周围神经病变患者临床症状、改善下肢动脉血流和神经传导速度及胫神经 H 反射、减轻机体炎症反应。

(三) 杜仲降血糖的机制

1. α- 葡萄糖苷酶抑制作用 日本北海道大学教授测定了包括杜仲在内的 28 种食用植物中的 α- 葡萄糖苷酶抑制剂对酵母 α- 葡萄糖苷酶的抑制强度。结果显示,杜仲叶茶以高达 92% 的抑制率居首位。主要是槲皮素、儿茶素 -(7,8-b,c)-4α-(3,4- 二羟苯基)-α(3H) 吡喃糖、儿茶素 -(7,8-b,c)-4β-(3,4- 二羟苯基)-2(3H)- 吡喃糖、山奈酚 -3-O-β- 葡萄糖苷、杜仲醇发挥了 α- 葡萄糖苷酶抑制作用。它们对 α- 葡萄糖苷酶的抑制率分别为 57%、46%、48%、22%、8%,说明杜仲叶中的黄酮类成分能显著降低血糖。

2. 增强胰岛素阳性 β 细胞功能 杜仲叶次生代谢产物〔如:绿原酸、槲皮素、儿茶素 -(7,8-b,c)-4α-(3,4- 二羟苯基)-α(3H) 吡喃糖、儿茶素 -(7,8-b,c)-4β-(3,4- 二羟苯基)-2

(3H)- 吡喃糖山柰酚 -3-*O*-β- 葡萄糖苷等]的降血糖作用与增强胰岛素阳性 β 细胞功能有关。Lee M K 的研究发现服用杜仲叶粉末和杜仲叶粉末提取液的糖尿病大鼠胰岛体积增大,胰腺上分布较多的胰岛素阳性 β 细胞,而未饲喂杜仲叶粉末和杜仲叶粉末提取液的糖尿病大鼠胰腺上胰岛素阳性 β 细胞只见零星分布。说明杜仲叶粉末及其提取物通过增加胰岛素的分泌从而达到降血糖的目的。

3. 增加脂肪细胞的葡萄糖转运和消耗 孙燕荣等研究认为杜仲提取物单独作用能显著增加 3T3-L1 脂肪细胞的葡萄糖的基础转运率和消耗量,其作用并不需要胰岛素的存在。说明杜仲提取物亦可发挥似胰岛素作用。

许多专家推荐杜仲类产品(杜仲茶、杜仲胶囊、杜仲口服液、杜仲软胶囊等)与降血糖西药同时服用,既有显著的降血糖效果,又由于杜仲具有很好的补肝肾功效,能预防降血糖西药对肝、肾功能的损伤,对保持血糖的稳定和保护肝肾功能具有良好的作用。

三、高脂血症

高脂血症是指血浆中一种或几种脂质高于正常水平,进而引发血脂代谢异常的一种疾病,高脂血症通常会诱发动脉粥样硬化、冠心病、胰腺炎等疾病。血脂是血液中所含类脂质的总称。血脂中主要包含胆固醇、甘油三酯(即中性脂肪)、磷脂、脂肪酸等。血脂异常一般是指血中胆固醇、低密度脂蛋白胆固醇、甘油三酯超过正常水平和 / 或高密度脂蛋白胆固醇水平低下,在临床中血脂异常通常是指高脂血症。高脂血症是一种常见病症,在中老年人中发病率较高,可引起动脉粥样硬化乃至冠心病、脑血栓、脑出血等,危及生命。因此高脂血症不止是血脂高一点,其严重性绝对不能忽视。血脂过高的原因是进食含脂肪和胆固醇类食物过多,同时与遗传因素等有关系。

高脂血症对身体的损害是隐匿、逐渐、进行性和全身性的,它的直接损害是加速全身动脉粥样硬化。因为全身的重要器官都要依靠动脉供血、供氧,一旦动脉被粥样斑块堵塞就会导致严重后果。动脉硬化引起的肾衰竭等与高脂血症密切相关。大量研究资料表明高脂血症是导致脑卒中、冠心病、心肌梗死、心脏猝死独立而重要的危险因素。大量医学研究表明:高脂血症的治疗不能仅仅通过药物,还要注意身体的调养。此外,高脂血症也是导致高血压、糖耐量异常、糖尿病的一个重要危险因素。高脂血症还可导致脂肪肝、肝硬化、胆石症、胰腺炎、眼底出血、失明、周围血管疾病、跛行、高尿酸血症。有些原发性和家族性高脂血症患者还可出现腱状、结节状、掌平面及眼眶周围黄色瘤、青年角膜弓等。

由于杜仲有极强的软化及修复血管功能,因此被广泛用于临床高脂血症的治疗,其作用机制主要表现在扩张血管解除血管痉挛、增加血氧含量、改善机体氧化代谢进程、改善心脑缺氧、增强脑细胞活力,最后达到改善记忆力、保护心脑功能、解除适度疲劳和降低血脂水平的目的。

(一) 高脂血症发病机制

随着生活水平的提高,由于活动量少、营养不平衡而患高脂血症者逐年增加。世界卫生组织根据脂蛋白的种类和严重程度将血脂异常分为Ⅰ、Ⅱ、Ⅲ、Ⅳ、Ⅴ五种类型,五型中任何一型脂质代谢异常都会导致某特定脂蛋白升高,通过判断哪一型脂蛋白的升高,就可以判断是哪一类型的高脂血症,最常见的是Ⅱ和Ⅳ型。由于血浆脂质为脂溶性,在血液中须与蛋白质结合成为水溶性复合物才能运转到全身,它与动脉粥样性硬化、糖尿病、脂肪肝、肾病等关系十分密切,尤其在心脑血管病的发病中有重要地位,应引起人们的高度重视。根据病因可将高脂血症分为原发性高脂血症和继发性高脂血症两大类。

1. 原发性高脂血症 ①遗传因素。遗传可通过多种机制引起高脂血症,某些可能发生在细胞水平上,主要表现为细胞表面脂蛋白受体缺陷,以及细胞内某些酶的缺陷(如脂蛋白脂酶的缺陷或缺乏),也可发生在脂蛋白或载脂蛋白的分子上,多由于基因缺陷引起。②饮食因素。饮食因素作用比较复杂,高脂蛋白血症患者中有相当大的比例与饮食因素密切相关。③血液中缺乏负离子(负氧离子)。临床试验表明:血液中的正常红细胞、胶体质点等带负电荷,它们之间相互排斥并保持一定的距离,而病变老化的红细胞由于电子被争夺带正电荷,由于正负相吸,则将红细胞凝聚成团造成血液黏稠。

2. 继发性高脂血症 继发性高脂血症是由于其他中间原发性疾病所引起,这些疾病包括糖尿病、肝病、甲状腺疾病、肾脏疾病、胰腺炎、肥胖症、糖原累积病、痛风、肾上腺皮质功能减退症、库欣综合征、异常球蛋白血症等。①糖尿病与高脂蛋白血症。在人体内糖代谢与脂肪代谢之间有着密切的联系,临床研究发现约40%的糖尿病患者可继发引起高脂血症。②肝病与高脂蛋白血症。现代医学研究资料证实许多物质包括脂质和脂蛋白等是在肝脏进行加工、生产、分解、排泄的。一旦肝脏有病变,则脂质和脂蛋白代谢也必将发生紊乱。③肥胖症与高脂蛋白血症。某地临床研究资料表明,肥胖症最常继发引起血甘油三酯含量增高,在部分患者中血胆固醇含量也可能会首先增高,大多主要表现为Ⅳ型高脂蛋白血症,其次为Ⅱ型中的Ⅱb高脂蛋白血症。

(二) 杜仲治疗高血脂的临床研究

康存战等研究杜仲口服液对高脂血症的作用,根据来诊的先后顺序,将60例高血脂病受试者随机分为两组,对照组仍服用原来的降血脂药物(种类和剂量不变),试服组加服杜仲口服液(由杜仲、山楂、怀菊花、怀牛膝、葛根、天麻等组成,含生药量10g)20ml,4周为1疗程,每日3次,连续服用4周,观察4周后血脂的变化。结果显示(表6-4),试服组TC下降明显($P < 0.05$),表明杜仲口服液有明显调节血脂的作用。

表 6-4　杜仲治疗前后血脂变化比较

项目	杜仲组(n=30)		对照组(n=30)	
	试服前	试服后	试服前	试服后
TC/(mmol/L)	5.07 ± 0.96	4.76 ± 0.91[*]	3.95 ± 1.56	3.92 ± 1.46
TG/(mmol/L)	1.57 ± 0.85	1.43 ± 0.71	1.86 ± 1.88	1.83 ± 1.14
HDL/(mmol/L)	1.46 ± 0.40	1.51 ± 0.33	1.15 ± 0.58	1.20 ± 0.46

注:自身对照 *P<0.01。

吴娜等(2015)将杜仲叶与夏枯草、麻黄、墨旱莲、丹参、牛膝、羌活、白术、蒺藜、三七、茵陈、桑白皮、鸡血藤、钩藤、红花、香菊、茯苓、雪莲、当归、川芎、陈皮、虎杖、地龙、马齿苋、银杏叶、葛根、决明子、夜交藤、金银花、车前子、何首乌等组合,制成胶囊剂后临床应用于 200 例高脂血症患者,连续治疗 2~4 个疗程。结果表明,服用心可舒片、降脂灵片的对照组无效 35例,有效 11 例,显效 29 例,治愈 25 例,总有效率为 65%;而服用该组合制剂的无效 4 例,有效 7 例,显效 13 例,治愈 76 例,总有效率为 96%,疗效远高于对照组。

（三）杜仲降血脂的机制

杜仲通过全面降低血液黏稠度,改善血液流动性调节血脂。王建辉等在研究杜仲提取物在猪生产中的作用发现,杜仲素能够显著降低血清中尿素氮水平,影响转氨酶含量,提高生产性能,表明杜仲提取物能影响动物机体蛋白质代谢,提高饲料蛋白质吸收率,改善猪免疫能力。贾宁等在杜仲对促进小鼠胶原蛋白合成的研究中发现,杜仲能抵抗氧化应激对生物膜造成的损伤,对胶原蛋白合成起到促进作用。文飞亚等在对小鼠高脂血症的试验中发现,在灌服杜仲翅果油试验组中小鼠血清中总胆固醇(TC)、甘油三酯(TG)、高密度脂蛋白(HDL)相较对照组显著降低,由此可见对于高脂血症和肝脏脂肪变性方面,杜仲翅果油有显著的保护作用。

日本学者采用来自中国的杜仲叶进行降血脂试验,每 100g 干叶中加入 1L 蒸馏水,煮沸提取 3h,将提取液过滤、冷冻干燥,制得提取物(320mg/100g 干叶)。将大鼠分为 A、B 两组,均喂食胆固醇与脂肪使其肥胖和患上高脂血症。给 A 组老鼠喂食杜仲叶提取物,B 组不喂食杜仲叶提取物。历时 35 天后比较两组喂食结果:A 组大鼠腹腔脂肪含量降低 35%,血清中总胆固醇含量降低 20%,中性脂肪含量降低 70%,均恢复正常值;但对人体有益的磷脂和高密度脂蛋白没有影响。没有喂食杜仲叶提取物的 B 组大鼠的肥胖与高血脂症状没有改善。此外,A 组大鼠肝脏中的中性脂肪含量仅为 B 组老鼠的一半,说明杜仲叶提取物能够降低与脂肪肝形成密切相关的肝脏中甘油三酯的含量,表明杜仲对脂肪的沉积具有抑制作用。该试验结果说明杜仲叶提取物对高胆固醇和高甘油三酯症均有一定的预防作用,从而证实了杜仲具有降低血脂功能。其他动物实验表明,给予大鼠十二指肠京尼平苷后,大鼠胆汁中的胆固醇含量明显降低,可阻止以胆固醇为主要成分的胆固醇结石的形成;实验中同时发现杜仲黄酮中的槲皮素能降低高胆固醇模式大鼠体内血脂及胆固醇水平。

综上所述,杜仲叶提取物能降低胆固醇和甘油三酯水平,预防高脂血症。

四、肾脏病

肾脏病的种类繁多,较常见的有免疫伤害引起的肾小球肾炎、细菌感染有关的肾盂肾炎等。另外糖尿病、高血压及全身性红斑狼疮等患者也常并发肾脏病变。肾脏疾病的主要临床表现有蛋白尿、血尿、水肿、高血压、肾功能不全、腰痛等。与其他危害人类健康的重大疾病相比,慢性肾脏疾病表现得更为隐匿,起病时没有明显症状,常常在开始就医时已经发展成为尿毒症。慢性肾脏疾病是一种由各种病因,如慢性肾小球肾炎、糖尿病肾病、高血压、慢性肾盂肾炎等导致肾脏损害,从而出现全身多个器官受累的综合病症。部分慢性肾脏疾病患者可以没有症状,只是在常规体检中发现病情。早期症状表现为胃口不好,不想吃东西甚至恶心、呕吐;部分患者出现注意力不集中、记忆力下降、容易疲劳;很多患者也会伴随血压升高;还可伴随贫血、骨质疏松、性功能减退、月经失调等。虽然慢性肾脏疾病并不罕见,但是由于肾脏病早期症状常常不明显,需要尿液检查才能发现,因此容易被人们所忽视,等到首次到医院就诊时往往发现病情已经到了晚期,错过了治疗的最佳时机。最终造成肾衰竭(尿毒症),只能依靠透析或肾移植来维持生命,甚至有不少年轻患者因合并心脑血管疾病等早逝。此外,慢性肾脏疾病还会增加患者罹患其他疾病的风险,比如肾脏疾病患者的心血管病变发生率要比正常人群高数十倍,并且还可以引起水肿、贫血、肾性骨病、营养不良、性功能下降等。

杜仲味甘,性温,归肝、肾、胃经,可补益肝肾、强筋壮骨、调理冲任、固经安胎。现代研究证实,杜仲化学成分主要有木脂素类、黄酮类、环烯醚萜类、苯丙素类、多糖类及杜仲抗真菌蛋白,此外富含多种氨基酸、脂肪酸、维生素、微量元素等,具有调节免疫、保护神经、降血脂、降血压、利尿及减轻肾小球损伤的作用,进而延缓肾纤维化进程。

(一) 肾脏病发病机制

肾病种类繁多,可分为原发性和继发性。原发性肾病主要包括急性肾炎、慢性肾小球肾炎、隐匿性肾炎、IgA 肾病、肾病综合征、急进性肾小球肾炎等;继发性肾病主要是指糖尿病肾病、高血压肾病、尿酸性肾病,也包括狼疮性肾炎、紫癜性肾炎、乙肝病毒相关性肾炎等。无论是哪种肾病最终均可能导致肾衰竭。而杜仲在各种肾病中均能发挥良好的治疗作用。近年文献报道的杜仲治疗各类肾脏相关疾病的占比如图 6-5 所示。

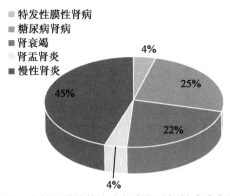

特发性膜性肾病
糖尿病肾病
肾衰竭
肾盂肾炎
慢性肾炎

4%
25%
22%
4%
45%

图 6-5　文献报道杜仲治疗各类肾脏相关疾病占比图

1. **糖尿病肾病**　糖尿病肾病是由糖尿病引起的肾脏疾病,属于糖尿病最常见的微血管并发症,已成为世界终末期肾脏病的第二位原因,仅次于肾小球肾炎,且易合并大血管事件。目前认为其与多种因素有关,在一定的遗传背景、危险因素共同作用下发病,可导致蛋白尿、水肿、高血压等,严重者可引起肾衰竭,危及生命。糖尿病肾病的发生一般认为与代谢状态、氧化应激作用、免疫炎症因素、遗传因素和肾脏血流动力学改变相关,好发于糖尿病患者、经常摄入高蛋白的患者、吸烟者等,可由高血糖、肥胖等因素容易诱发。

2. **慢性肾小球肾炎**　慢性肾小球肾炎(CGN)是一组以血尿、蛋白尿、水肿和高血压为主要临床表现的肾小球疾病。病情迁延并呈缓慢进展,伴或不伴肾功能损害,部分患者可能发展为终末期肾衰竭。慢性肾小球肾炎主要是由免疫反应、炎症反应以及肾小球毛细血管内高压力、蛋白尿、高脂血症等非免疫因素引起。本病好发于免疫力低下的人、高血压患者、过于肥胖者,可由过度疲劳感染诱发。慢性肾小球肾炎是一组以慢性肾小球病变为主的肾小球疾病,仅 15%~20% 从急性肾小球肾炎转化而来,慢性肾小球肾炎可发生于任何年龄,但以青、中年多见,男性多于女性。

3. **肾盂肾炎**　肾盂肾炎是指肾脏盂的炎症,大都由细菌感染引起,一般伴下泌尿道炎症,临床上不易严格区分。根据临床病程及疾病,肾盂肾炎可分为急性及慢性两期,慢性肾盂肾炎是导致慢性肾功能不全的重要原因。肾盂肾炎是由各种致病微生物直接侵袭所引起的肾盂肾盏黏膜和肾小管、肾间质感染性炎症。近年来发现,在一些肾盂肾炎患者的肾疤痕组织中存在病菌抗原,表明在肾盂肾炎的发病机制中,免疫性肾组织损害也可以是炎症的原因之一。

4. **膜性肾病**　膜性肾病是导致成人肾病综合征的常见病因,其特征性的病理学改变是肾小球毛细血管襻上皮侧可见大量免疫复合物沉积。临床表现为肾病综合征(大量蛋白尿、低蛋白血症、高度水肿、高脂血症),或无症状、非肾病范围的蛋白尿。膜性肾病病因暂不明晰,目前认为膜性肾病与肾小球上的磷脂酶受体蛋白质抗原表位暴露相关,从而引起身体内产生针对它的抗体,继而激发了免疫反应。

5. 肾衰竭 肾衰竭是指肾脏功能部分或全部丧失的病理状态。按其发作之急缓分为急性和慢性两种。急性肾衰竭系因多种疾病致使两肾在短时间内丧失排泄功能,简称急性肾衰。慢性肾衰竭是由各种病因所致的慢性肾病发展至晚期而出现的一组临床症状组成的综合征。根据肾功能损害的程度将慢性肾衰竭分为 4 期:①肾储备功能下降,患者无症状。②肾功能不全代偿期。③肾功能失代偿期(氮质血症期),患者有乏力,食欲不振和贫血。④尿毒症阶段,有尿毒症症状。慢性肾衰的病因主要有糖尿病肾病、高血压、肾小动脉硬化、原发性与继发性肾小球肾炎、肾小管间质病变(慢性肾盂肾炎、慢性尿酸性肾病、梗阻性肾病、药物性肾病等)、肾血管病变、遗传性肾病(如多囊肾病、遗传性肾炎)等。

(二) 杜仲对各类肾病的临床研究

周雯静等分析 2016 年 1—6 月上海某医院中医肾病专科防治慢性肾衰竭氮质血症期中药饮片处方用药情况、用药结构等,发现中医肾病专科门诊开具中药处方共 2 347 张,处方中共用到中药饮片 251 味,使用频率最高的中药为盐杜仲(83.55%)。

使用益肾降糖汤(由黄芪 30g,熟地黄 15g,太子参 10g,丹参 30g,山茱萸 10g,枸杞子 10g,杜仲 10g,黄连 6g,玉米须 10g,牛膝 10g 组成)联合常规治疗 31 例糖尿病肾病病人,发现能显著改善患者的临床表现有效率高达(90.32%),对照组为(67.74%),方中熟地黄、太子参滋阴补肾,山茱萸、枸杞子滋补肝肾,黄芪、杜仲益气助阳,丹参活血化瘀、疏通经络,黄连清除湿热,玉米须利湿除浊,牛膝益肾活血、引药下行。诸药合用,共奏益气养阴、补肾活血、利湿除浊之效。药理学研究表明熟地黄能激活纤溶酶原而抑制血栓形成,降低血压。太子参增强机体对各种有害刺激的防御能力。山茱萸、枸杞子具有调节免疫,降血糖及降脂等作用。黄芪有提高血浆白蛋白水平,调节脂代谢,改善血液高凝状态的作用。杜仲、黄连能直接舒张血管平滑肌,排泄水钠而降压。玉米须具有利尿,降压,降低血糖及血脂等作用。丹参、牛膝具有抑制血小板聚集,扩张血管,调节免疫和脂质代谢紊乱等作用。益肾清利方可以降低慢性肾小球肾炎肾虚湿热证患者的炎症因子 TNF-α、IL-6,提高炎症抑制因子 IL-10 的含量,具有良好的治疗效果。

由茯苓皮 30g,生黄芪、杜仲、藤梨根、石韦、猫爪草、穿山龙各 20g,桑寄生、续断、僵蚕、泽兰、泽泻各 15g,白术、菟丝子各 12g,陈皮、当归、川芎各 10g 组成的处方能稳定特发性膜性肾病病人尿蛋白含量及血清中的白蛋白和肾功能。按患者特发性膜性肾病诊断明确,临床表现为肾病综合征,使用激素及多种免疫抑制剂治疗,效果欠佳。初诊时久病体虚,蛋白尿持续不减,乏力,腰酸,面色欠华,证属脾肾气虚、湿瘀阻络,治予益肾健脾、利湿通络。选用生黄芪、白术、杜仲、续断、桑寄生、菟丝子扶正固本、补益脾肾;茯苓皮、泽泻淡渗利湿,藤梨根、石韦、穿山龙、猫爪草清利湿热;僵蚕祛风通络;当归、川芎、泽兰行气活血;陈皮理气和胃。药后患者水湿渐去,尿蛋白减少,低蛋白血症得到改善。

杨艳秋总结张绍灵治疗慢性肾小球肾炎常用六味地黄汤加减方,组方为熟地黄15g,生山药50g,山萸肉25g,茯苓15g,丹皮15g,泽泻15g,仙茅40g,杜仲15g,淫羊藿15g等。临床研究发现可使得患者体力增强,腰膝酸冷疼痛、夜尿频多有所缓解,尿常规的红细胞和尿蛋白含量显著改善。现代药理研究表明,杜仲具有调节细胞免疫平衡的功能,又有明显的降压作用。炒杜仲降压的绝对值可为生杜仲的2倍。且杜仲炒用利于有效成分煎出,故多炒用以提高疗效。

肾炎康复片为中成药,其成分为人参、西洋参、地黄、黑豆、杜仲、丹参、山药、白花蛇舌草、土茯苓等,该药具有益气健脾、补肾养阴、清除余毒等功效。将其与氯沙坦钾片联合用于慢性肾小球肾炎治疗中可发挥协同功效,改善预后。李双等研究发现肾炎康复片联合氯沙坦钾片治疗38例慢性肾小球肾炎患者中,结果发现观察组治疗总有效率为94.74%,高于对照组(单一氯沙坦钾)的76.32%($P<0.05$);治疗后,观察组症状评分、炎症因子水平较对照组更低($P<0.05$),且两组不良反应发生率分别为5.26%、7.89%,差异无统计学意义($P>0.05$)。汝继玲等在相关研究中也发现,实施肾炎康复片联合氯沙坦钾片治疗下,观察组治疗总有效率为95.60%,显著高于对照组(单一氯沙坦钾)的80.00%($P<0.05$)。肾炎康复片联合厄贝沙坦治疗老年高血压肾病可通过降低血清CRP、IL-1β、TNF-α水平而减轻炎症反应,进一步减轻对肾脏血管的损伤。

(三) 杜仲对各类肾病的机制研究

随着对杜仲有效成分的深入研究发现,杜仲有较强的抗氧化活性和降血糖等作用,而杜仲提取物中含有大量黄酮类物质。研究结果发现,糖尿病肾病小鼠经杜仲黄酮干预后,血糖明显下降,血清肾功能指标有所改善,还伴随有肾脏组织SOD活性升高,MDA含量降低。杜仲黄酮可改善糖尿病肾病小鼠体内的氧化应激状态。随着深入研究发现,杜仲黄酮可激活氧化应激相关核因子E2相关因子2(Nrf2)/ 血红素加氧酶1(HO-1)通路蛋白表达相关。

傅奕等运用网络药理学研究全杜仲胶囊治疗高血压肾病的潜在作用机制。结果从全杜仲胶囊中共获得22个生物活性成分,从活性成分-靶点互作网络构建结果中得知其关键活性成分主要有β-谷固醇、山奈酚、橄榄树脂素、刺桐灵碱、槲皮素。研究显示,β-谷固醇可抑制血清总胆固醇含量,从而抑制高血压对肾脏的损害。β-谷固醇可抑制巨噬细胞M1极化,增强M2极化,降低肿瘤坏死因子-α(TNF-α)、IL-6水平,抑制TLR受体信号而发挥调节免疫作用。山奈酚可通过抑制NF-κB、Nrf-2通路而发挥其抗炎和抗氧化作用。山奈酚可通过抑制氧化应激和促炎性因子TNF-α及IL-1β表达而治疗糖尿病肾病。橄榄树脂素具有显著的抗氧化作用。刺桐灵碱抑制IκB激酶磷酸化进而抑制NF-κB发挥其抗炎作用,刺桐灵碱也可抑制 MAPKs 的磷酸化。槲皮素可通过下调 SRC/PI3K/Akt/NF-κB 炎症途径来抑制炎症反应,也可降低舒张压、收缩压和平均动脉压,还可降低超重患者血清高密度脂蛋白胆固醇浓度。综上,全杜仲胶囊可能通过发挥降低血压、抗炎、抗氧化、降脂等多药理作用而治疗高血压肾病。

通过筛选交集得到 103 个全杜仲胶囊作用于高血压肾病的共同靶点,核心靶点为 AKT1、MAPK1、IL6、FOS、VEGFA,AKT1 的激活可上调一氧化氮合酶、介导快速糖酵解骨骼肌生长,从而发挥降压、保护肾脏功能作用,MAPK1 可通过作用于 TGF-β1/Smad 信号转导通路而抑制肾小球硬化及间质纤维化;IL-6 是多效性细胞因子,与肾功能损伤程度呈正相关。FOS 为 ERK 信号通路的下游核内转录因子,其表达增加,可促进肾小球系膜细胞增殖。VEGFA 是重要的 VEGF 之一,VEGFA 与 VEGFR2 结合可加重肾间质纤维化。

现代药理研究表明,含有盐杜仲的中成药右归丸能缓解激素抵抗型肾病综合征大鼠肾组织损伤,改善脂代谢、蛋白代谢,右归丸对激素抵抗型肾病综合征大鼠肾功能的恢复可能是通过对 P38/c-Jun 氨基末端激酶通路(JNK)信号通路的抑制来实现的,同时右归丸可通过降低肾细胞凋亡进而发挥对肾脏的保护作用。含杜仲的制剂肾炎康复片可减少尿蛋白的排泄,且能够延缓终末期肾病的疾病进展。

因此,杜仲及相关复方制剂对多种肾脏疾病均有良好的治疗效果,其机制可能是通过调节相关炎症因子,降低肾细胞凋亡,抗氧化等方面发挥治疗作用。

五、原发性坐骨神经痛

坐骨神经痛是指在坐骨神经通路及其分布区内自臀部沿大腿后面、小腿后外侧向脚外侧面放射的疼痛综合征。坐骨神经痛是一组临床比较常见的综合征,分为原发性与继发性两类,按照受损部位又可分为干性或根性坐骨神经痛两种,发病多为中年以上男性,其病变部位单侧比较常见。

坐骨神经痛并不是一种病,而是常见的临床症状。很多疾病都可引起坐骨神经痛。通常我们所说的坐骨神经痛是指沿坐骨神经通路及其分布区发生的疼痛。坐骨神经分布区包括臀部、大腿后侧、小腿后外侧和足外侧。其疼痛多在夜晚明显,可以是阵发性疼痛也可以是持续性疼痛,多从臀部向大腿后侧、小腿外侧及足背外侧放射。站立、咳嗽可使疼痛加剧。屈膝屈髋或侧卧休息疼痛可以减轻。其临床特征表现为:

1. **疼痛**　是坐骨神经痛的主要症状。坐骨神经炎患者在急性起病时常先表现出下背部酸痛和腰部僵直感,很快便出现沿坐骨神经通路的剧烈疼痛。疼痛由臀部或髋部开始向下沿大腿后侧、腘窝、小腿外侧以及足背外侧发散,并且呈针刺、刀割、触电样持续或间歇性疼痛,或使劲易引起疼痛加剧。根性坐骨神经痛起病较为缓慢,患者可有较长时期的下背部疼痛或腰酸,部分患者有腰背部受伤的病史。疼痛部位好发于第4—5腰椎之间或第5腰椎与骶椎之间,因咳嗽、弯腰、喷嚏或震动可使疼痛加剧。干性坐骨神经痛起病比较缓慢,而且有明显的肌肉萎缩和感觉消失,屈曲髋关节可使疼痛加剧。

2. 其他 为减轻疼痛,患者常有特殊的减痛姿势,如向健侧卧位,髋、膝关节微屈,站立时身体重心向健侧倾斜,病侧髋、膝关节微屈,足跟不着地。沿坐骨神经通路可有明显按压痛。此外,还有小腿、足、趾背屈等肌力减弱,踝反射多减弱或消失。

(一) 原发性坐骨神经痛发病机制

坐骨神经痛不是一个独立的疾病,而是许多病的一个症状,分为原发性和继发性两种。原发性坐骨神经痛即坐骨神经炎是坐骨神经本身发生的病变,多与感染有关,受冷着凉常为诱发因素。继发性坐骨神经痛主要是由其邻近组织病变,如腰椎间盘突出、骨质增生、椎管内肿瘤等压迫坐骨神经根所引起。疼痛多由臀或下腰部开始,沿大腿后面向下放射到脚跟,疼痛呈持续性加剧,有针刺或烧灼样的感觉,常因行走、咳嗽、喷嚏、弯腰、排便而疼痛难忍。沿坐骨神经通路可有压痛,特别是臀中部、小腿中部压痛最明显。该病属中医学"痹证"范畴。多由于感受风寒湿邪、客于经络,阻滞经气;或因外伤闪挫致血络瘀阻,经气不通,不通则痛。迁延日久则损伤正气致气血亏虚、肝肾不足,而呈虚实夹杂之候。其发病原因主要是:

1. 坐骨神经病变 此为原发性坐骨神经痛,多因牙齿、副鼻窦或扁桃体等病灶的反复感染,病原体经血液而侵及神经外衣引起坐骨神经炎,也可由于久居潮湿环境或经常受凉等引起此病。

2. 椎管内病变 此为根性坐骨神经痛的发病原因,常见原因有腰椎间盘突出症,其他疾病如腰椎肥大性脊柱炎、腰椎滑脱、腰椎结核、脊椎椎管内肿瘤、椎体转移病、腰椎管狭窄、腰骶脊膜神经根炎、蛛网膜炎等,都可引起坐骨神经痛。

3. 盆腔病变 此为干性坐骨神经痛的发病原因,如盆腔炎、子宫附件炎、妊娠、盆腔内肿瘤等。

4. 其他 如髋关节炎、坐骨神经炎、骶髂关节炎、臀部肌内注射不恰当、损伤神经干、闭塞性动脉内膜炎、糖尿病等,均可引起神经损伤,导致干性坐骨神经痛。

坐骨神经痛根据病情的程度进行分类,一般分为轻度、中度、重度三类。①轻度(亦称慢性):病程时间长,可以坚持轻度体力劳动和正常生活疼痛,能忍受但遇气候变化及寒冷、潮湿或姿势不正确等即出现疼痛,疼痛不放射。检查时肌肉无萎缩,直腿抬高试验在60%以上神经反射正常。②中度(亦称亚急性):病情不稳定,时重时轻。病情轻时能参加轻度体力劳动及正常生活,疼痛发作时要服用止痛药;在气候变化、寒冷、潮湿或姿势不正确时,疼痛难忍并向下肢放射。检查时有轻度肌肉萎缩,直腿抬高试验在30%~60% 神经反射减弱。轻、中度坐骨神经痛多有陈旧性腰椎间盘突出病史,或受潮湿、寒冷因素影响。中老年人可由骨赘形成或腰椎骶化所致。③重度(亦称急性):患者病情严重,多为急性腰部损伤或慢性损伤,急性发作严重影响生活,疼痛体征呈典型放射性坐骨神经痛。检查时有明显肌肉松弛、萎缩,直腿抬高试验在 30% 以内神经反射减弱或消失。90% 以上由腰椎间盘突出症引起。

(二)杜仲治疗原发性坐骨神经痛的临床研究

许延生等对 78 例坐骨神经痛患者全部采用杜仲川归汤治疗,并根据患者具体情况随症加减。基本方药:杜仲、川芎 12g,当归 10g,桃仁 10g,防己 10g,狗脊 10g,骨碎补 10g,黄芪 20g,桑寄生 10g,甘草 10g。痛重者加制草乌(先煎 60min)12g,醋延胡索 15g;沉困者加木瓜 10g,苍术 12g;腰腿酸软者加川续断 15g,山茱萸 15g;舌质暗者加红花 10g;气血亏虚加党参 20g,当归 15g。每日 1 剂,水煎,每日服 2 次。15 天为 1 个疗程。视病情轻重可服 1~2 个疗程统计治疗结果。对重症患者用药,待病情稳定后再用本方制成丸剂或泡酒内服,或打粉外敷直到痊愈。结果:治愈 48 例,占 61.54%;显效 20 例,占 25.64%;有效 7 例,占 8.97%;无效 3 例,占 3.85%。有效率为 96.15%。

六、提高免疫力

免疫力是人体自身的防御机制,是人体识别和消灭外来侵入的任何异物(病毒、细菌等),处理衰老、损伤、死亡、变性的自身细胞,以及识别和处理体内突变细胞和病毒感染细胞的能力。现代免疫学认为,免疫力是人体识别和排除“异己”的生理反应。人体内执行这一功能的是免疫系统。数百万年来人类生活在一个既适合生存又充满危险的环境,人类得以存续也获得了非凡的免疫力。所以说免疫力是生物进化过程的产物。正常成年人的免疫功能代表人体正常免疫功能具有适度免疫力,且处在免疫稳定的动态平衡之中。对外来的细菌、病毒等病原微生物,量少时可以消灭防止感染,量大时感染后亦易于恢复;对体内的衰老死亡细胞及其他有害或无用之物能予以清除,以防止自身免疫病的发生。

(一)免疫力低下的发生机制

免疫力是人体的自身的防御机制,主要是指对外来性的病原微生物的防御能力,包括细菌、病毒、结核等,以及对体内自身的衰老的细胞,癌变的细胞,或者变异的细胞的清除能力。根据病因,免疫力低下的初步分为原发性免疫低下和继发性免疫低下。原发性是先天发育不全所致,大多数与遗传有关,多发生于儿童;继发性则由病毒、细菌、真菌等感染或药物、肿瘤、疲劳、失眠、营养不良、压力过大等原因引起,年轻人经常服用减肥药减肥,副作用随之而来,也可导致免疫力下降。免疫力低下可见于各种年龄的人群。多数病后体弱,易发感染性疾病者属继发性免疫力低下。

(二) 杜仲调节免疫功能的临床研究

王鹏等将 120 例患者随机分为对照组和观察组各 60 例,对照组口服维 D 钙片,观察组加服全杜仲胶囊,发现观察组 CD^+3、CD^+4、CD^+4/CD^+8 明显高于对照组,表明患者低下的免疫功能得到较明显恢复,进而抑制破骨细胞活性,使骨重建活跃,骨形成加速,促进骨折愈合。动物研究也提示,全杜仲胶囊可增强脾脏 T 淋巴细胞 CD^+4/CD^+8 免疫功能,进而提高肾阳虚小鼠的抗应激能力。

临床运用归脾汤加减方治疗原发性免疫性血小板减少性紫癜。方中红参、黄芪、白术、党参益气健脾,当归、龙眼肉补血养心,茯神、酸枣仁、远志安神宁心,木香理气醒脾,牛膝、杜仲、女贞子、墨旱莲补益肾气。诸药合用,补肾补血、健脾益气、养心安神。故治疗原发性免疫性血小板减少症有良好疗效,治疗后患者全身瘀斑消失,血常规指标恢复正常。

(三) 杜仲调节免疫功能的作用机制研究

大量实验研究表明,杜仲中所含的木脂素、黄酮类、环烯醚萜类等化合物,在对抗病原入侵、抗免疫缺陷、改善动物免疫力等方面具有较强作用。徐诗伦等的实验证实了杜仲对细胞免疫具有双向调节作用,杜仲可提高单核巨噬细胞系统和腹腔巨噬细胞系统的吞噬能力,可以对抗降低动物机体细胞免疫和体液免疫的氢化可的松,保证机体能够正常维持非特异性免疫功能。薛程远等开展了杜仲乙醇提取物对小鼠免疫功能影响的实验,发现杜仲提取物提高了小鼠的细胞免疫功能和非特异性免疫功能。杜仲中含糖醛酸的酸性多糖类化合物可以起到消灭导致人体免疫缺陷的病毒的作用,有可能用于预防及治疗 HIV。张春静等报道杜仲具有提高肾上腺皮质正常功能的作用;杜仲有较强的抗氧化作用。孟晓林等在草鱼日粮中添加杜仲叶粉的实验中发现,杜仲具有改善草鱼生长和提高非特异性免疫功能的作用。在异育银鲫的实验中发现了相同的结果,杜仲能够提高血清中超氧化物歧化酶的含量。陈绍红等研究发现,添加 1.5g/kg 的杜仲素在贵妃鸡的日粮中,外周血淋巴细胞转化率得到显著提高,同时加速贵妃鸡脾脏发育并且其血清中免疫球蛋白 G(IgG)含量有升高的趋势。李利生等研究发现,杜仲降压片能够增强自发性高血压大鼠机体抗氧化能力,消除氧自由基。刘波等发现在对虾日粮中添加 1% 杜仲,对虾的非特异性免疫能力得到显著提高。

此外,杜仲的雄花中富含的多糖类活性物质,可增强机体免疫力,具有双向调节细胞免疫功能,使人体的免疫功能始终处于良好状态的作用。同时参与调节心血管,对维持人体健康十分有利。

杜仲提高免疫力的作用主要是通过提高免疫细胞功能完成,对其作用机制研究如下:

1. 调节细胞免疫平衡 杜仲对正常小鼠 T 淋巴细胞百分比无明显影响,而对氢化可的松免疫抑制下的 T 细胞百分比具有显著的提升作用,表明杜仲能对抗氢化可的松免疫抑制作用,具有调节细胞免疫平衡的功能。荷瘤动物的细胞免疫水平比正常动物低下,而服用杜仲叶、皮、枝、再生皮各组的荷瘤动物的 T 细胞百分比明显回升,与正常动物组比较无显著差异($P>0.05$),与未服药的荷瘤动物组比较则有显著差别($P<0.05$),表明杜仲叶、皮、枝、再生皮均有增强荷瘤小鼠细胞免疫功能的作用。此外,杜仲皮、叶、枝、再生皮及党参 - 黄芪组能激活单核巨噬细胞系统的吞噬活血功能,提高小鼠网状内皮系统的吞噬功能。杜仲叶多糖能提高胸腺和脾脏系数,甚至在胸腺系数方面优于茯苓多糖。杜仲叶多糖还能在一定程度上提高小鼠腹腔巨噬细胞的廓清能力、吞噬速度及血清中溶血素的含量,说明杜仲叶多糖具有较好的免疫调节功能。

2. 提高机体免疫应答能力　杜仲叶多糖中($100mg\cdot kg^{-1}$)、高($200mg\cdot kg^{-1}$)剂量灌胃给药,连续 30d,可以显著提高雌性小鼠血清中白细胞介素 2(IL-2)、白细胞介素 4(IL-4)、免疫球蛋白 G(IgG)的含量,高剂量还可以提高免疫球蛋白 M(IgM)的含量,说明杜仲多糖主要是通过提高机体免疫应答能力,从而提高免疫力。

3. 对超敏反应的影响　灌胃杜仲皮、叶、枝、再生皮均能抑制 2,4- 二硝基氯苯(DNCB)所致小鼠的迟发型超敏反应。杜仲水煎剂对天花粉致小鼠速发型超敏反应均未见明显影响($P>0.05$)。

七、镇静催眠

失眠通常指患者对睡眠时间或质量不满足,并影响白天社会功能的一种主观体验,包括入睡困难、时常觉醒和 / 或晨醒过早。可引起人的疲劳感、不安、全身不适、无精打采、反应迟缓、头痛、记忆力不集中等症状,它的最大影响是精神方面,严重时会导致精神分裂。常见临床类型有:原发性睡眠障碍、继发性睡眠障碍、假性失眠。长期失眠不仅损害人的思维活动甚至会影响人的免疫系统,在临床上常用具有镇静催眠作用的化学合成药物治疗失眠。问卷调查表明,约 44% 的失眠患者长期服用苯二氮䓬类(BDZ)和巴比妥类药物催眠,但这些药物因具有较强的副作用及成瘾性使其应用受到限制。近几年来的研究结果表明许多中药成分具有良好镇静催眠作用,且不良反应较少,具有广阔的应用前景。迄今为止,从药用植物中已经分离得到了多种具有镇静作用的活性成分,其中包括一些具有联苯骨架的新木脂素类化合物。

(一) 产生睡眠问题的原因及治疗

产生睡眠问题的原因很多,如某种睡眠障碍、躯体疾病、情感因素、生活方式(过多饮用咖啡和茶叶),以及环境因素(噪声、拥挤或污染)等。失眠类型、原因及治疗原则等见表 6-5。

表6-5　按病程分的失眠类型

失眠类型	病程	原因	症状缓解指南	治疗原则
短暂性失眠	小于一周	经历压力、刺激、兴奋、焦虑、生病时；登至高海拔的地方；或者睡眠规律改变时(如时差、轮班的工作等)都会有短暂性失眠障碍	一般会随着事件的消失或时间的延长而改善	如处理不当在部分人群中会导致慢性失眠。治疗原则为：间歇性使用低剂量镇静安眠药或其他可助眠药物如抗忧郁剂，形成良好的睡眠卫生习惯
短期性失眠	一周至一个月	短期性失眠与压力有明显的相关性。严重或持续性压力，如重大身体疾病或手术，亲朋好友的过世，严重的家庭、工作或人际关系问题等可能会导致短期性失眠	学会释放和排解压力，保持身心舒畅	如果处理不适当也会导致慢性失眠。治疗原则为：短期使用低量镇静安眠药或其他可助眠药物如抗忧郁剂，行为治疗(如肌肉放松法等)
慢性失眠	大于一个月	慢性失眠的原因较复杂且较难发现，许多慢性失眠是由多种原因共同造成的。可能造成慢性失眠的原因有：①身体方面的疾病(据研究许多慢性病皆与失眠有关)；②精神疾病或情绪障碍；③使用药物、酒精、刺激物或毒品等；④有睡醒障碍或周期不规律；⑤睡前小腿有不舒服的感觉或睡觉中脚会不自主地抽动；⑥睡觉打呼、不规律的呼吸，或其他呼吸障碍；⑦原发性失眠	—	在专业人员的指导下进行认知行为治疗，包括：刺激控制＋睡眠限制，音乐疗法，催眠疗法等。或在医务人员的指导下进行药物治疗

(二) 杜仲镇静催眠的临床应用

顽固性失眠总的病机为阳盛阴衰，阴阳失调。天麻钩藤饮是治疗肝厥头痛、眩晕、失眠之良剂，出自《杂病证治新义》，为肝阳偏亢、风阳上扰而设，颇合失眠的病机。此方以天麻、钩藤、石决明平肝祛风降逆为主；辅以清降之栀子、黄芩，活血之益母草、川牛膝，滋补肝肾之桑寄生、杜仲等，滋肾以平肝之逆；并辅以首乌藤、朱茯神以镇静安神，缓解失眠。

杨运鹏运用由天麻、栀子、黄芩、杜仲、益母草、桑寄生、首乌藤、朱茯神各9g组成的天麻钩藤饮加减方治疗258例顽固性失眠患者，治疗结果良好，治愈患者224例，占比86.82%；好转29例，占比11.24%；无效5例，占1.94%。总有效率98.06%。

(三) 杜仲镇静催眠机制

中药的活性功能是由药材本身的物质基础决定的,即中药的活性功能与药材本身所含的化学成分紧密联系。目前安神类中药及其制剂广泛用于临床,与镇静催眠类西药相比具有安全可靠、毒副作用小等优势而逐渐被世界医学所认可。

李欣等研究不同剂量杜仲雄花正丁醇提取物的镇静催眠作用,确定杜仲雄花镇静催眠活性部位并分析其有效作用剂量,观察不同剂量正丁醇提取物对小鼠自主活动的影响以及直接镇静催眠作用、与戊巴比妥钠的协同作用和抗惊厥作用。结果显示杜仲雄花正丁醇提取物具有显著的镇静作用。

1. **影响自主活动** 灌胃给予杜仲雄花正丁醇提取物,高、中、低不同剂量的药物组均能使小鼠自主活动减少,使部分小鼠出现深度睡眠。与阴性对照组相比 3 个剂量的药物组均能显著地减少小鼠的自主活动($P<0.05$)。统计学分析结果显示,杜仲雄花正丁醇提取物对小鼠自主活动的影响具有显著的剂量相关性($P=0.028\,81$)。中、低剂量组表现出与地西泮相当的药效,没有显著的差异,而高剂量组药效显著高于地西泮($P<0.05$)。同时,观察结果显示杜仲雄花正丁醇提取物除了减少小鼠自主活动、具有良好的镇静效果之外,还能够直接诱导大部分小鼠出现深度睡眠,低、中、高剂量组分别有 70%、90%、90% 的小鼠入睡,与地西泮相比,镇静催眠药效有极显著提高($P<0.01$)。

2. **与戊巴比妥钠产生协同作用** 杜仲雄花正丁醇提取物与阈上剂量戊巴比妥钠协同作用后对小鼠睡眠潜伏期($P=0.047\,87$)及睡眠时间($P=0.044\,20$)的影响均具有显著的剂量正相关性。与阳性对照地西泮相比,对小鼠睡眠潜伏期的缩短作用相近;从睡眠时间来看,高剂量药物能够达到与地西泮相近的药效,中、低剂量组的药效弱于地西泮。从药物安全性角度来看,地西泮对睡眠潜伏期的缩短作用较弱,极显著地延长睡眠时间,患者服用后不易清醒,恢复较慢,药物残余反应强,具有较大的副作用。而杜仲雄花提取物对睡眠潜伏期和睡眠时间均有显著改善,同时恢复较快,副作用较小,并且不易成瘾,安全性大大提高,具有广阔的应用前景。

3. **抗惊厥作用** 杜仲雄花正丁醇提取物能明显推迟给药后小鼠惊厥症状出现,显著延长小鼠的惊厥潜伏期($P<0.05$)。药物高剂量组和中剂量组能够明显减少出现惊厥症状的小鼠数量,降低小鼠的惊厥率。随着剂量的增大,推迟小鼠惊厥症状出现的作用增强。

八、骨质疏松

(一) 骨质疏松的发病机制

骨质疏松即骨质疏松症(osteoporosis,OP),是多种原因引起的全身性骨病,骨组织有正常的钙化,钙盐与基质呈正常比例,以单位体积内骨组织量减少为特点的代谢性骨病变。在

多数骨质疏松中,骨组织的减少主要由于骨质吸收增多所致。以骨骼疼痛、易于骨折为特征。引起骨质疏松的原因主要有以下几点:

1. **内分泌因素**　女性由于雌激素缺乏造成骨质疏松,男性则是性功能减退所致睾酮水平下降引起的。骨质疏松症在绝经后妇女特别多见,卵巢早衰则使骨质疏松提前出现,提示雌激素减少是发生骨质疏松重要因素;绝经后5年内会有一突然显著的骨量丢失加速阶段:每年骨量丢失2%~5%是常见的,约20%~30%的绝经早期妇女骨量丢失>3%/年,称为快速骨量丢失者,而70%~80%妇女骨量丢失<3%/年,称为正常骨量丢失者;瘦型妇女较胖型妇女容易出现骨质疏松症并易骨折,这是后者脂肪组织中雄激素转换为雌激素的结果。与年龄相仿的正常妇女相比,骨质疏松症患者血雌激素水平未见有明显差异,说明雌激素减少并非是引起骨质疏松的唯一因素。

2. **遗传因素**　骨密度为诊断骨质疏松症的重要指标,骨密度值主要决定于遗传因素,此外,还受环境因素的影响。骨密度与维生素D受体基因型的多态性密切相关。1999年,Morrison研究发现,bb基因型者的骨密度较BB基因型高15%左右;在椎体骨折年龄上,bb基因型者可比BB型晚10年左右;而在髋部骨折的发生率上,bb基因型者仅为BB型的1/4。其他如胶原基因和雌激素受体基因等与骨质疏松的关系的研究也有报道,但目前尚无明确结论。

3. **营养因素**　青少年时钙的摄入与成年时的骨量峰直接相关。钙的缺乏导致甲状旁腺素(PTH)分泌和骨吸收增加,低钙饮食者易发生骨质疏松;维生素D的缺乏导致骨基质的矿化受损,可出现骨质软化症;长期蛋白质缺乏造成骨机制蛋白合成不足,导致新骨生成落后,如同时有钙缺乏,骨质疏松则加快出现。维生素C是骨基质羟脯氨酸合成中不可缺少的,能保持骨基质的正常生长和维持骨细胞产生足量的碱性磷酸酶,如缺乏维生素C则可使骨基质合成减少。

4. **废用因素**　肌肉对骨组织产生机械力的影响,肌肉发达,骨骼强壮,则骨密度高。由于老年人活动减少,使肌肉强度减弱,机械刺激少,骨量减少,同时肌肉强度的减弱和协调障碍使老年人较易摔跤,伴有骨量减少时则易发生骨折。老年人患有脑卒中等疾病后长期卧床不活动,因废用因素导致骨量丢失,容易出现骨质疏松。

5. **药物及疾病**　抗惊厥药,如苯妥英钠、苯巴比妥以及卡马西平,引起治疗相关的维生素D缺乏,以及肠道钙的吸收障碍,并且继发甲状旁腺功能亢进。过度使用包括铝制剂在内的制酸剂,能抑制磷酸盐的吸收以及导致骨矿物质的分解。糖皮质激素能直接抑制骨形成,降低肠道对钙的吸收,增加肾脏对钙的排泄,继发甲状旁腺功能障碍等。有报道长期使用肝素会出现骨质疏松。化疗药如环孢素A,已证明能加快啮齿类动物的骨更新。

6. **其他因素**　酗酒对骨有直接毒性作用,吸烟能增加肝脏对雌激素的代谢以及对骨的直接作用,还能造成体重下降并致提前绝经。长期的大强度运动可导致特发性骨质疏松症。

（二）杜仲治疗骨质疏松的临床研究

复方杜仲健骨颗粒是含杜仲的中药制剂,由杜仲、白芍、续断、黄芪、枸杞子、牛膝、三七、鸡血藤、人参、当归、黄柏、威灵仙组成,临床用于膝关节骨性关节炎所致的肿胀、疼痛、功能障碍等。临床上该制剂联合用药对骨质疏松具有较好的疗效。如胡建宇选取 2020 年 10 月—2021 年 7 月大连某医院收治的骨质疏松症患者 112 例,根据随机数字表法分为对照组和观察组,每组 56 例。对照组予以维 D 钙咀嚼片联合骨化三醇丸,观察组在对照组基础上联合复方杜仲健骨颗粒,2 组均治疗 6 个月。结果发现观察组治疗总有效率为 92.9%,高于对照组的 78.6%(χ^2=4.667,P=0.031)。治疗 6 个月后,两组患者骨代谢指标——骨钙素(BGP)、骨碱性磷酸酶(BAP)水平均高于治疗前,抗酒石酸酸性磷酸酶异体(TRACP-5b)、Ⅰ 型胶原交联 C 末端肽(CTX-1)水平低于治疗前,且观察组 BGP、BAP 水平高于对照组,TRACP-5b、CTX-1 水平低于对照组(P<0.05)。治疗 6 个月后,两组患者腰椎、股骨颈及髋部骨密度均高于治疗前,且观察组高于对照组(P<0.05)。复方杜仲健骨颗粒联合维 D 钙咀嚼片和骨化三醇丸治疗骨质疏松症的临床疗效确切,可有效地促进骨形成和提高骨密度,且安全性较高。

黄熠选取 2020 年 7 月—2021 年 7 月大连某医院收治的骨质疏松性椎体压缩性骨折患者 72 例,按照随机数字表法分为对照组与试验组,各 36 例。对照组予以椎体成形术治疗,试验组在对照组基础上予以针灸和复方杜仲健骨颗粒治疗。治疗 1 周、3 个月后,试验组骨密度高于对照组,表明骨质疏松性椎体压缩性骨折患者经椎体成形术、针灸联合复方杜仲健骨颗粒治疗 1 周后骨密度值改善明显,在治疗 3 个月后恢复较好,与常规的椎体成形术治疗相比效果更为明显。除此之外,试验组住院时间短于对照组,表明椎体成形术治疗后联合针灸和复方杜仲健骨颗粒辅助治疗能够加速患者的恢复进程,同时可有效减轻患者疼痛,提高日常生活能力。

孙翠英等运用选取 2019 年 3 月—2020 年 3 月北京某医院收治的 110 例 Ⅱ 型原发性骨质疏松患者为研究对象。按照随机数字表法将其分为对照组和观察组,每组 55 例。对照组给予 Ⅱ 型原发性骨质疏松常规治疗,观察组则在对照组基础上给予复方杜仲健骨颗粒治疗。结果发现观察组总有效率为 94.55%,显著高于对照组的 81.82%(P<0.05),且治疗后,观察组 L_{2-4} 和髋部骨密度均明显高于对照组(P<0.05)。证实复方杜仲健骨颗粒治疗 Ⅱ 型原发性骨质疏松不仅能有效地提高临床效果,还能有效改善患者骨量丢失,提升骨密度值。治疗期间两组均未出现明显不良反应,安全性较好。

张氏杜仲补骨汤由杜仲、杜仲叶、骨碎补、续断、菟丝子、淫羊藿、五加皮、怀牛膝、熟地黄、枸杞子、人参、黄芪、茯苓、丹参、当归、鸡血藤、甘草组成,方中以杜仲及杜仲叶共为君药。研究发现该方能有效地防治肝肾亏虚型原发性骨质疏松症患者骨密度下降、改善骨代谢生化指标水平及临床症状。

张风帅等将 90 例肝肾亏虚型原发性骨质疏松症患者随机分成对照组、试验组各 45 例，对照组予以鲑鱼降钙素联合钙尔奇 D，试验组在对照组基础上加用张氏杜仲补骨汤内服。治疗后试验组临床总有效率(93.02%)高于对照组(75%)($P<0.05$)，且试验组患者左侧股骨颈及腰椎骨密度、Ca、BGP、25-(OH)D$_3$ 水平高于对照组($P<0.05$)，BALP 水平低于对照组($P<0.05$)。

(三) 杜仲治疗骨质疏松的机制研究

杜仲在中医药中一直被用作防治 OP 的良药。人们对杜仲防治 OP 进行了广泛深入的研究。杜仲作为防治 OP 的传统中药，具有类雌激素样作用，可提高去势大鼠血清中雌二醇含量，进而有效地阻止大鼠去势引起的骨丢失，并且未发现副作用；杜仲提取物可促进成骨细胞增殖，诱导 BMSCs 向成骨方向分化而抑制其向成脂方向分化，这是杜仲防治 OP 在细胞水平的主要机制；杜仲中的黄酮类和木脂素类化合物是其防治 OP 的主要有效成分。杜仲治疗骨质疏松的机制如下。

1. 对成骨细胞的作用　李三华等研究了杜仲总黄酮对大鼠成骨细胞的作用，结果显示杜仲总黄酮可以促进骨钙素、骨保护素 mRNA 和护骨素蛋白的表达，但并不能显著地促进成骨细胞合成 I 型胶原蛋白。此外，杜仲能显著促进大鼠原代成骨细胞骨保护素的表达，并抑制核因子 κB 受体激活因子配体的表达，从而调节破骨细胞功能，抑制骨吸收，促进骨形成。成骨细胞是骨形成细胞，在骨重建中生成类骨质，修补破骨细胞骨吸收形成的陷窝，促进类骨质矿化，因而对骨组织的生长发育、损伤修复、骨代谢平衡与骨量维持起着关键作用。一定浓度范围内的杜仲可以显著促进大鼠原代成骨细胞增殖，自然能缓解骨质疏松症。

2. 对骨髓间充质干细胞的作用　杜仲提取物诱导 BMSCs 向成骨细胞分化过程中，骨桥蛋白的表达显著增加，而成脂相关转录因子脂肪酸结合蛋白的表达受到抑制。曾建春等发现，杜仲诱导 BMSCs 向成骨细胞分化的过程中，促进细胞分化的波形蛋白和核纤层蛋白 A 的表达显著上调，而钙网蛋白表达下调，这有利于释放细胞内钙，参与钙结节的形成，与体内骨矿化过程有关。杜仲通过对这些细胞分化因子的调控，促进 BMSCs 向成骨细胞分化。骨桥蛋白是一种分泌型的非胶原磷酸化糖蛋白，是成骨细胞的表型之一，能调节成骨细胞和破骨细胞的功能。BMSCs 具有多分化潜能，在不同的诱导条件下可定向分化为成骨细胞或脂肪细胞。碱性磷酸酶是成骨细胞早期分泌的特异性酶，是成骨细胞分化成熟的标志性产物。杜仲诱导培养 BMSCs 后，可显著提高碱性磷酸酶活性，促进钙结节的形成。杜仲含药血清可促进 BMSCs 增殖和向成骨细胞分化。上述研究表明，杜仲促进 BMSCs 向成骨方向分化而抑制其向成脂方向分化，是防治 OP 的重要途径。但也有研究发现，杜仲醇提取物中既含有促成骨分化的成分，也含有促成脂分化的成分。

3. 对其他骨相关细胞的作用　杜仲提取物可增加大鼠卵巢颗粒细胞的增殖和雌二醇

的生成量,且呈剂量依赖性。研究发现,杜仲叶可明显提高肾细胞分泌骨保护素的量,促进成骨作用。

第三节　杜仲的中成药制剂选方

杜仲是中国特有珍稀物种,杜仲皮是我国大宗名贵药材之一,在国际市场上享有盛名。杜仲皮入药有2 000多年的历史,我国第一部药物学专著《神农本草经》记载:"主腰脊痛,补中,益精气,坚筋骨,强志,除阴下痒湿,小便余沥。久服轻身耐老。"并将其列为上品。杜仲皮在首版《中国药典》中就有记载,杜仲叶于2005年首次被收入《中国药典》。杜仲皮与叶作用相似,均有"补肝肾,强筋骨"的作用。

《中国药典》2020年版及其增补本收载含杜仲皮的中成药42种,含杜仲叶的中成药5种。从所用杜仲皮饮片类型看,共涉及5种饮片类型,分别是杜仲(生品,10种)、盐杜仲(21种)、杜仲炭(7种)、清炒杜仲(3种)、姜汁炒杜仲(1种)(图6-6);其收载含杜仲叶中成药制剂所用大部分为盐制杜仲叶,仅腰痛丸、腰痛片是用生杜仲叶,可见杜仲中成药制剂多用杜仲盐制品,以增强其入肾功效。丹鹿通督片中配伍杜仲生品,共奏活血通督,益肾通络的功效;青娥丸中重用盐杜仲为君药,补肝肾、强腰膝、壮筋骨;二十七味定坤丸处方中炭炒杜仲重在收涩止血;当归养血丸中用炒杜仲,补肝肾、调冲任,诸药共奏养血调经之功。除部分保密品种未公布配方外,含杜仲的中成药制剂中,杜仲皮用量在10%以上的有12个品种,分别为全杜仲胶囊(100.00%)、青娥丸(48.48%)、丹鹿通督片(25.00%)、恒古骨伤愈合剂(17.54%)、妇宝颗粒(12.94%)、无比山药丸(13.95%)、强力定眩片和强力定眩胶囊(均为11.42%)、当归养血丸(11.11%)、右归丸(10.53%)、天智颗粒(10.25%)、强力天麻杜仲丸(10.23%);杜仲叶用量在10%以上的有4个品种,分别为强力定眩片和强力定眩胶囊(均为35.10%)、腰痛丸和腰痛片(均为13.25%),见表6-6。

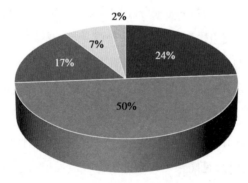

■ 生品　■ 盐杜仲　■ 杜仲炭　■ 炒杜仲　■ 杜仲(姜汁炒)

图6-6　杜仲中成药制剂中各炮制品占比

表 6-6 2020 年版《中国药典》收载含杜仲和杜仲叶中成药制剂汇总

功效	制剂名称	炮制方法	杜仲 /g	杜仲叶 /g	处方总量 /g	占比 /%
安胎	二十七味定坤丸	炒炭	24	–	600	4
	天紫红女金胶囊	盐制	40	–	1 430	2.8
	当归养血丸	炒	200	–	1 800	11.11
	妇科养坤丸	盐制	80	–	1 274	6.28
	参茸固本片	炭	45	–	612.25	7.35
	参茸保胎丸	生品	58	–	941	6.16
	妇宝颗粒	盐炙	–	183	1 414	12.94
补肝肾,强筋骨	三宝胶囊	生品	40	–	640	6.25
	千金止带丸 (水丸 / 大蜜丸)	盐制	50	–	1 400	3.57
	天麻丸	盐制	70	–	730	9.59
	天麻钩藤颗粒	盐制	107	–	1 501	7.13
	天麻祛风补片	盐制	70	–	880	7.95
	天智颗粒	生品	533	–	5 199	10.25
	丹鹿通督片	生品	500	–	2 000	20.00
	右归丸	盐制	120	–	1 140	10.53
	孕康合剂 (孕康口服液)	炒	75	–	1 658.3	4.52
	孕康颗粒	盐制	187.5	–	4 145.8	4.52
	妇科养荣丸	生品	100	–	1 760	5.68
	无比山药丸	姜汁炒	300	–	2 150	13.95
	全鹿丸	盐制	40	–	1 240	3.23
	全杜仲胶囊	生品	2 500	–	2 500	100
	龟龄集	生品	不详	–	–	无
	妙济丸	盐制	20	–	652	3.07
	青娥丸	盐制	480	–	990	48.48
	肾炎康复片	盐制	34.9	–	581.2	6.00
	恒古骨伤愈合剂	生品	30	–	171	17.54
	独活寄生丸	盐制	54	–	738	7.32
	独活寄生合剂	盐制	65	–	1 008	6.45
	健脑补肾丸	炭	36	–	815	4.42
	强力天麻杜仲丸	盐制	77.59	–	758.73	10.23
	培坤丸	炭	32	–	617	5.19

功效	制剂名称	炮制方法	杜仲/g	杜仲叶/g	处方总量/g	占比/%
补肝肾,强筋骨	添精补肾膏	盐制	45	–	720	6.25
	寄生追风酒	炒	108	–	1 275	8.47
	琥珀还睛丸	炭	45	–	1 098	4.1
	蛤蚧补肾胶囊	生品	120	–	1 396.6	8.59
	锁阳固精丸	炭	25	–	525	4.76
	舒筋丸	盐制	3	–	267	1.12
	强肾片	盐制	62.5	–	1 078.75	5.79
	疏风定痛丸	盐炙	30	–	1 030	2.91
	伸筋活络丸	炒炭	7.5	–	157.5	4.76
	腰痛丸	盐炒	–	100	755	13.25
	腰痛片	盐炒	–	108	815	13.25
降血脂	脂脉康胶囊	生品	50	–	1 030	4.85
降血压	强力定眩胶囊	盐制	273	839	2 390	46.53
	强力定眩片	盐制	273	839	2 390	46.53

1. 二十七味定坤丸

【组成】西洋参 60g、白术 18g、茯苓 30g、熟地黄 30g、当归 24g、白芍 18g、川芎 18g、黄芪 24g、阿胶 18g、醋五味子 18g、鹿茸(去毛)30g、肉桂 12g、艾叶(炒炭)60g、杜仲(炒炭)24g、续断 18g、佛手 12g、陈皮 18g、姜厚朴 6g、柴胡 18g、醋香附 12g、醋延胡索 18g、牡丹皮 18g、琥珀 12g、醋龟甲 18g、地黄 30g、麦冬 18g、黄芩 18g

【性状】为黑色的小蜜丸或大蜜丸;味苦、微甜。

【功能主治】补气养血,舒郁调经。用于冲任虚损,气血两亏,身体瘦弱,月经不调,经期紊乱,行经腹痛,崩漏不止,腰酸腿软。

【处方说明】西洋参补气养阴,熟地黄为补血要药,二药补气养血为君药。白术、茯苓健脾益气,当归、白芍、川芎养血调经,与君药相配。黄芪与白术相伍能补气健脾,使气旺血生;与当归相伍能补气生血,治气虚血亏。阿胶补血止血,与生地黄、白芍、艾叶炭相伍,均为臣药。五味子、生地黄、麦冬、龟甲滋阴潜阳,生津滋肾;鹿茸、肉桂、续断温补肾阳,肝肾同补,益精血,行血脉,而方中炭炒杜仲补肝肾同时,重在收涩止血;佛手、陈皮、厚朴、香附、柴胡、延胡索疏肝理气,调经止痛,并于补药中调理气机,使补而不滞,滋而不腻;牡丹皮、黄芩清热凉血,且有反佐温燥药之功;琥珀镇心安神;均为佐药。全方配伍,气血同补,阴阳并调,补中有疏,温而不燥。

2. 天紫红女金胶囊

【组成】炙黄芪 53g、党参 53g、山药(酒炒)53g、炙甘草 13g、熟地黄 53g、当归 80g、阿胶

(蛤粉制)53g、白术 53g、茯苓 40g、盐杜仲 40g、川芎 40g、陈皮 27g、香附(醋盐炙)80g、肉桂 27g、三七(熟)27g、砂仁(去壳盐炙)27g、桑寄生 40g、益母草 53g、盐小茴香 13g、牛膝 13g、木香 13g、酒白芍 53g、丁香 7g、艾叶(醋炙)80g、盐益智仁 27g、醋延胡索 13g、肉苁蓉 40g、酒续断 40g、地榆(醋炙)53g、荆芥(醋炙)40g、酸枣仁(盐炙)53g、海螵蛸 53g、麦冬 27g、椿皮 27g、酒黄芩 53g、白薇 13g

【性状】为硬胶囊,内容物为棕黄色至棕红色的颗粒和粉末或粉末;气清香,味苦、微涩。

【功能主治】益气养血,补肾暖宫。用于气血两亏,肾虚宫冷,月经不调,崩漏带下,腰膝冷痛,宫冷不孕。

【处方说明】方用肉桂、杜仲、桑寄生、牛膝、益智仁、续断、肉苁蓉滋补下元,温肾暖脾胃;益母草、延胡索、三七活血化瘀,调经止痛;海螵蛸、地榆、艾叶、荆芥温经止血。合以行气和血,调理冲任。黄芩、麦冬、白薇、椿皮清热凉血,收涩止血。黄芪、党参、山药、白术、茯苓、甘草甘温益气;陈皮、香附、砂仁、小茴香、木香理气宽中;丁香温中补肾;当归、熟地黄、白芍、川芎、阿胶、酸枣仁滋养营血,佐制温燥之偏。诸药合用,消补兼施,旨在益气养血,补肾暖宫,调理月经。

3. 当归养血丸

【组成】当归 150g、白芍(炒)150g、地黄 400g、炙黄芪 150g、阿胶 150g、牡丹皮 100g、香附(制)150g、茯苓 150g、杜仲(炒)200g、白术(炒)200g

【性状】为暗棕色的水蜜丸;味甜、微苦。

【功能主治】益气养血调经。用于气血两虚所致的月经不调,症见月经提前、经血量少或量多、经期延长、肢体乏力。

【处方说明】方中黄芪、白术、茯苓补中益气;当归、阿胶、地黄养血;牡丹皮活血调经;白芍养血调经,缓急止痛;香附行气促进血行;杜仲补肝肾、调冲任。诸药共奏养血调经之功。

4. 妇科养坤丸

【组成】熟地黄 119g、地黄 119g、当归(酒蒸)119g、酒黄芩 119g、木香 119g、香附(酒醋制)80g、蔓荆子(酒蒸)119g、甘草 80g、川芎(酒)60g、延胡索(酒醋制)60g、郁金 60g、盐杜仲 80g、酒白芍 80g、砂仁 60g

【性状】为棕褐色的水蜜丸或大蜜丸;气香,味苦、微辛。

【功能主治】疏肝理气,养血活血。用于血虚肝郁所致的月经不调,闭经,痛经,经期头痛。

【处方说明】方中以地黄、川芎、当归、白芍、熟地黄补血养血活血;以香附、木香疏肝解郁,理气调经;郁金、延胡索活血理气止痛;盐杜仲补肝肾;黄芩清郁热;蔓荆子升阳行气止痛;砂仁和胃行气温中;甘草补脾益气,调和诸药。诸药合用,共奏养血补气,疏肝理气,活血调经之功。

5. 参茸固本片

【组成】当归 45g、酒白芍 37.5g、山茱萸 60g、枸杞子 45g、鹿茸血 0.75g、熟地黄 120g、鹿茸(去毛)2.5g、红参15g、山药(炒)60g、茯苓60g、杜仲(炭)45g、牡丹皮24g、盐泽泻18g、五味子22.5g、菟丝子(酒制)60g

【性状】为糖衣片,除去糖衣后显棕褐色至褐色;味微苦。

【功能主治】补气养血。用于气血两亏所致的四肢倦怠、面色无华、耳鸣目眩。

【处方说明】方中红参大补元气、补脾益肺、生津益血;鹿茸补肾阳、益精血、强筋骨;熟地黄为补血要药,又善滋阴;三药合用,补气养血,扶正固本,针对病机,治疗主证,为君药。五味子益气生津,山茱萸温补肾阳,杜仲补肝肾、强筋骨,菟丝子益精补肾,山药益气补虚,鹿茸血补虚养血,当归补血活血,枸杞子养阴补血,白芍养血敛阴,以上九味药一方面补气温阳,另一方面补血养阴,辅助君药,为臣药。茯苓健脾补中、宁心安神,泽泻清利下焦湿热,牡丹皮清肝胆相火而凉血,三味药辅佐君臣,以其甘淡除湿之功,防补益阴血诸品滋腻碍湿之弊,其清热泻火之效,又制温药化燥之过,为佐使药。诸药合用,共奏补气养血,扶正固本之功。

6. 参茸保胎丸

【组成】党参66g、龙眼肉20g、菟丝子(盐炙)33g、香附(醋制)41g、茯苓58g、山药50g、艾叶(醋制)41g、白术(炒)50g、黄芩66g、熟地黄41g、白芍41g、阿胶41g、炙甘草28g、当归50g、桑寄生41g、川芎(酒制)41g、羌活20g、续断41g、鹿茸20g、杜仲58g、川贝母20g、砂仁33g、化橘红41g

【性状】为深褐色的水蜜丸;气香,味甜、微辛。

【功能主治】滋养肝肾,补血安胎。用于肝肾不足,营血亏虚,身体虚弱,腰膝酸痛,少腹坠胀,妊娠下血,胎动不安。

【处方说明】方中龙眼肉健脑安神,茯苓健脾安神,熟地黄益精补血,党参、当归、白芍补血益气,香附理气解郁,菟丝子滋肝养肾,阿胶、桑寄生、砂仁、白术、黄芩、杜仲、续断均有安胎之效,山药、鹿茸益气补虚,艾叶、羌活、川芎散寒止痛,川贝母、化橘红化痰止咳,炙甘草和中益气健脾。诸药合用,共奏滋养肝肾、补血安胎之功。

7. 妇宝颗粒

【组成】地黄133g、忍冬藤133g、盐续断100g、杜仲叶(盐炙)183g、麦冬100g、炒川楝子100g、酒白芍133g、醋延胡索100g、甘草33g、侧柏叶(炒)133g、莲房炭133g、大血藤133g

【性状】为棕黄色至棕色的颗粒;味甜、微苦,或味苦、微甜(无蔗糖)。

【功能主治】益肾和血,理气止痛。用于肾虚夹瘀所致的腰酸腿软、小腹胀痛、白带、经漏;慢性盆腔炎、附件炎见上述证候者。

【处方说明】方中地黄、侧柏叶凉血止血,莲房炭化瘀止血,忍冬藤清热解毒、疏风通络,麦冬养阴生津,续断、杜仲叶补肝肾强筋骨,川楝子、延胡索、白芍、大血藤均有止痛之效,甘草补脾益气、调和诸药。诸药合用,共奏益肾和血、理气止痛之功。

8. 三宝胶囊

【组成】人参20g、鹿茸20g、当归40g、山药60g、醋龟甲20g、砂仁(炒)10g、山茱萸20g、灵芝20g、熟地黄60g、丹参100g、五味子20g、菟丝子(炒)30g、肉苁蓉30g、何首乌40g、菊花20g、牡丹皮20g、赤芍20g、杜仲40g、麦冬10g、泽泻20g、玄参20g

【性状】为硬胶囊,内容物为深棕色粉末;气微,味微酸、甜。

【功能主治】益肾填精,养心安神。用于肾精亏虚、心血不足所致的腰酸腿软、阳痿遗精、头晕眼花、耳鸣耳聋、心悸失眠、食欲不振。

【处方说明】方中杜仲、鹿茸、肉苁蓉、菟丝子温肾壮阳;人参、玄参益气,熟地黄、当归养血安神;丹参活血化瘀;龟甲滋阴;山茱萸、山药、五味子、何首乌、灵芝益肾填精;麦冬养阴生津;菊花、牡丹皮、赤芍清热,防鹿茸、杜仲之温燥;砂仁行气;泽泻防熟地、当归之滋腻。诸药共奏益肾填精,养心安神之功。

9. 千金止带丸(水丸/大蜜丸)

【组成】党参50g、白术(炒)50g、当归100g、白芍50g、川芎100g、香附(醋制)200g、木香50g、砂仁50g、小茴香(盐炒)50g、延胡索(醋制)50g、杜仲(盐炒)50g、续断50g、补骨脂(盐炒)50g、鸡冠花200g、青黛50g、椿皮(炒)200g、牡蛎(煅)50g

【性状】为灰黑色的水丸;气微香,味涩、微苦。

【功能主治】健脾补肾,调经止带。用于脾肾两虚所致的月经不调、带下病,症见月经先后不定期、量多或淋漓不尽、色淡无块,或带下量多、色白清稀、神疲乏力、腰膝酸软。

【处方说明】方中党参、白术补脾益气;杜仲、续断、补骨脂益肾强筋骨;牡蛎平肝潜阳;当归、白芍滋阴养血调经;川芎、鸡冠花、小茴香行气止痛,活血调经;香附、木香、砂仁、延胡索行气止痛;青黛清肝泻火;椿皮清热燥湿,止带止血。诸药共奏健脾补肾,调经止带之功。

10. 天麻丸

【组成】天麻60g、羌活100g、独活50g、杜仲(盐炒)70g、牛膝60g、粉萆薢60g、附子(制)10g、当归100g、地黄160g、玄参60g

【性状】为黑褐色的水蜜丸或黑色的小蜜丸或大蜜丸;气微香,味微甜、略苦麻。

【功能主治】祛风除湿,通络止痛,补益肝肾。用于风湿瘀阻、肝肾不足所致的痹病,症见肢体拘挛、手足麻木、腰腿酸痛。

【处方说明】方中天麻、羌活、独活散风胜湿,祛邪外出;萆薢利湿下行;附子温经散寒除痹;杜仲、牛膝补肝肾,强筋骨;玄参清热凉血、滋阴降火;重用当归、地黄补血滋阴,达到扶正祛邪的目的。

11. 天麻钩藤颗粒

【组成】天麻、钩藤、石决明、栀子、黄芩、牛膝、杜仲(盐制)、益母草、桑寄生、首乌藤、茯苓

【性状】为黄棕色至棕褐色颗粒;味微苦、微甜;或微苦(无蔗糖)。

【功能主治】平肝息风,清热安神。用于肝阳上亢所引起的头痛、眩晕、耳鸣、眼花、震颤、失眠;高血压见上述证候者。

【处方说明】方中天麻、钩藤、石决明均有平肝息风之效,用以为君。栀子、黄芩清热泻火,使肝经不致偏亢,是为臣药。益母草活血利水,牛膝引血下行,配合杜仲、桑寄生能补益肝肾,首乌藤、茯苓安神定志,共为佐使药。诸药合用,共奏平肝息风,清热安神之功。

12. 天麻祛风补片

【组成】地黄160g、羌活80g、附片(黑顺片)(砂炒)60g、天麻(姜汁制)60g、酒川牛膝60g、茯苓60g、当归160g、独活50g、肉桂60g、盐杜仲70g、玄参60g

【性状】为糖衣片,除去糖衣后显棕褐色至黑褐色;味甜、苦、略麻。

【功能主治】温肾养肝,祛风止痛。用于肝肾亏损、风湿入络所致的痹病,症见头晕耳鸣、关节疼痛、腰膝酸软、畏寒肢冷、手足麻木。

【处方说明】方中天麻平肝潜阳、祛风止痉;附片、肉桂具有补火助阳,温通经脉,散寒除湿之功;当归补血活血;羌活、独活祛风除湿止痹痛;盐杜仲与酒川牛膝补肝肾,强筋骨;地黄、玄参清热滋阴凉血;茯苓利水渗湿,健脾和中。诸药合用,标本同治。

13. 天智颗粒

【组成】天麻533g、石决明533g、桑寄生533g、首乌藤533g、栀子267g、川牛膝400g、钩藤533g、杜仲533g、茯神267g、槐花267g、黄芩267g、益母草533g

【性状】为黄棕色至棕褐色的颗粒;气微,味甜、微苦涩。

【功能主治】平肝潜阳,补益肝肾,益智安神。用于肝阳上亢的中风引起的头晕目眩,头痛失眠、烦躁易怒、口苦咽干、腰膝痿软、智力减退、思维迟缓、定向性差;轻中度血管性痴呆属上述证候者。

【处方说明】方中天麻平肝潜阳、祛风止痛,钩藤息风止痉、清热平肝,二药相合共为君药。石决明平肝潜阳、息风止痉,杜仲、桑寄生补肝肾、益精血,共为臣药。茯神、首乌藤养血宁心安神,槐花、栀子、黄芩清肝泄热,川牛膝引血下行、兼活血利水,益母草合川牛膝活血利水、平降肝阳,共为佐药。诸药合用,共奏平肝潜阳、补益肝肾、益智安神之功。

14. 丹鹿通督片

【组成】丹参500g、鹿角胶167g、黄芪500g、延胡索333g、杜仲500g

【性状】为薄膜衣片,除去包衣后显棕褐色;味微苦。

【功能主治】活血通督,益肾通络。用于腰椎管狭窄症(如黄韧带增厚、椎体退行性改变、陈旧性椎间盘突出)属瘀阻督脉所致的间歇性跛行,腰腿疼痛,活动受限,下肢酸胀疼痛,舌质暗或有瘀斑。

【处方说明】方中丹参具有活血祛瘀、安神宁心、排脓、止痛的作用。治心绞痛,月经不调,痛经,经闭,血崩带下,癥瘕,积聚,瘀血腹痛,骨节疼痛,惊悸不眠,恶疮肿毒。鹿角胶可以补血,益精。治肾气不足,虚劳羸瘦,腰痛,阴疽,男子阳痿、滑精,妇女子宫虚冷、崩漏、带下;再与黄芪、延胡索、杜仲等配伍,共奏活血通督,益肾通络的功效。

15. 右归丸

【组成】熟地黄 240g、肉桂 60g、酒萸肉 90g、鹿角胶 120g、当归 90g、炮附片 60g、山药 120g、菟丝子 120g、枸杞子 120g、盐杜仲 120g

【性状】为黑色的小蜜丸或大蜜丸;味甜、微苦。

【功能主治】温补肾阳,填精止遗。用于肾阳不足,命门火衰,腰膝酸冷,精神不振,怯寒畏冷,阳痿遗精,大便溏薄,尿频而清。

【处方说明】方中以附子、肉桂、鹿角胶为君药,温补肾阳,填精补髓。臣以熟地黄、枸杞子、山茱萸、山药滋阴益肾,养肝补脾。佐以菟丝子补阳益阴,固精缩尿;杜仲补益肝肾,强筋壮骨;当归养血和血,助鹿角胶以补养精血。诸药配合,共奏温补肾阳,填精止遗之功。近年来通过临床验证,该药还可用于治疗肾阳不足的性功能减退、精子缺乏症、骨质疏松症、慢性支气管炎、坐骨神经痛、假肥大型进行性肌营养不良、老年赤白带过多症以及遗传性小脑共济失调、乳腺囊肿、白细胞减少症、红斑狼疮、慢性腹泻、胃溃疡合并大出血、人工流产后月经过多、腰肌劳损、哮喘持续发作、产后不明原因发热、慢性肾衰竭、慢性胃炎、肾病综合征等疾病。

16. 孕康合剂(孕康口服液)

【组成】山药 140g、续断 75g、黄芪 100g、当归 75g、狗脊(去毛)100g、菟丝子 75g、桑寄生 50g、杜仲(炒)75g、补骨脂 75g、党参 75g、茯苓 100g、白术(焦)75g、阿胶 25g、地黄 100g、山茱萸 75g、枸杞子 100g、乌梅 50g、白芍 75g、砂仁 50g、益智 50g、苎麻根 75g、黄芩 50g、艾叶 8.3g

【性状】为棕褐色的澄清液体;气微,味甜。

【功能主治】健脾固肾,养血安胎。用于肾虚型和气血虚弱型先兆流产和习惯性流产。

【处方说明】方中黄芪、党参、白术、茯苓、山药益气健脾;续断、狗脊、菟丝子、杜仲、补骨脂、地黄、山茱萸、枸杞子补肾益精;当归、阿胶、白芍、乌梅养血滋阴;桑寄生、砂仁、益智、苎麻根、黄芩、艾叶安胎固脱。诸药合用,共奏益气健脾,养血补肾,安胎固脱之功。

17. 孕康颗粒

【组成】山药 312.5g、续断 187.5g、黄芪 250g、当归 187.5g、狗脊(去毛)250g、菟丝子 187.5g、桑寄生 125g、盐杜仲 187.5g、补骨脂 187.5g、党参 187.5g、茯苓 250g、炒白术 187.5g、阿胶 62.5g、地黄 250g、山茱萸 187.5g、枸杞子 250g、乌梅 125g、白芍 187.5g、砂仁 125g、益智 125g、苎麻根 187.5g、黄芩 125g、艾叶 20.8g

【性状】为棕色至棕褐色的颗粒;味甜、微苦。

【功能主治】健脾固肾,养血安胎。用于肾虚型和气血虚弱型先兆流产和习惯性流产。

【处方说明】同孕康合剂。

18. 妇科养荣丸

【组成】当归200g、白术200g、熟地黄200g、川芎150g、白芍(酒炒)150g、香附(醋制)150g、益母草150g、黄芪150g、杜仲100g、艾叶(炒)100g、麦冬50g、阿胶50g、甘草50g、陈皮50g、茯苓50g、砂仁10g

【性状】为棕黑色浓缩丸;味苦、辛。

【功能主治】补气养血,疏肝解郁,祛瘀调经。用于气血不足,肝郁不舒,月经不调,头晕目眩,血漏血崩,贫血身弱及不孕症。

【处方说明】方中以当归、熟地黄、白芍、麦冬、阿胶补益精血为主药;香附疏肝解郁,调理气机;黄芪、白术、茯苓、陈皮、砂仁、甘草健脾益气,使得因肝郁不舒而失调的脾胃功能恢复;益母草活血兼能调经;川芎、艾叶理气血,逐寒湿,杜仲补肾强精。诸药合用,共奏补气养血、疏肝解郁、祛瘀调经之功效。

19. 无比山药丸

【组成】山药300g、熟地黄100g、杜仲(姜汁炒)300g、肉苁蓉400g、山茱萸(蒸)100g、茯苓100g、菟丝子300g、巴戟天100g、泽泻100g、牛膝100g、五味子(蒸)150g、煅赤石脂100g

【性状】为褐色水蜜丸;气味微香,味甘、微苦。

【功能主治】温阳益精,补肾固摄。用于肾气虚惫,头晕目眩,耳鸣腰酸,冷痹骨疼,四肢不温,遗精盗汗,尿频遗尿,带下清冷,舌质淡,脉虚软。

【处方说明】方中用山药益肾健脾,配以地黄、山茱萸、五味子培补真阴,肉苁蓉、菟丝子、杜仲、巴戟天温补肾阳,牛膝调经通脉,更以赤石脂涩精止遗,泽泻、茯苓泄肾浊、利水湿,阴阳并补、补中有运、补而不滞。诸药合用,共奏温阳益精,补肾固摄。

20. 全鹿丸

【组成】全鹿干80g、锁阳(酒炒)40g、党参40g、地黄40g、牛膝40g、熟地黄40g、楮实子40g、菟丝子40g、山药40g、盐补骨脂40g、枸杞子(盐水炒)40g、川芎(酒炒)40g、肉苁蓉40g、酒当归40g、巴戟天40g、炙甘草40g、天冬40g、五味子(蒸)40g、麦冬40g、炒白术40g、覆盆子40g、盐杜仲40g、芡实40g、花椒20g、茯苓40g、陈皮40g、炙黄芪40g、小茴香(酒炒)20g、盐续断40g、大青盐20g、胡芦巴(酒炒)40g、沉香20g

【性状】为棕褐色至棕黑色的水蜜丸或大蜜丸;气香,味甜、微咸。

【功能主治】补肾填精,健脾益气。用于脾肾两亏所致的老年腰膝酸软、神疲乏力、畏寒肢冷、尿次频数、崩漏带下。

【处方说明】方中全鹿干、补骨脂、锁阳、杜仲、菟丝子、肉苁蓉、楮实子、胡芦巴、巴戟天、续断、花椒、小茴香可温肾精,补虚损,壮阳,强腰膝;五味子、覆盆子、芡实涩精止遗;党参、炙黄芪、茯苓、炒白术、山药、炙甘草补中益气;熟地黄、酒当归补血养血;天冬、麦冬、枸杞子、地黄滋阴填精;大青盐滋阴降火;陈皮、沉香醒脾和胃,畅达气机;牛膝、川芎调经通脉,诸药合用共奏补肾填精,健脾益气之效。

21. 全杜仲胶囊

【组成】杜仲 2 500g

【性状】为硬胶囊,内容物为棕褐色粉末;气微,味微咸。

【功能主治】补肝肾,强筋骨,降血压。用于肾虚腰痛、腰膝无力、高血压见上述症状者。

22. 龟龄集

【组成】红参、鹿茸、海马、枸杞子、丁香、穿山甲、雀脑、牛膝、锁阳、熟地黄、补骨脂、菟丝子、杜仲、石燕、肉苁蓉、甘草、天冬、淫羊藿、大青盐、砂仁等药味经加工制成的胶囊。

【性状】为硬胶囊,内容物为棕褐色粉末;气特异,味咸。

【功能主治】强身补脑,固肾补气,增进食欲。用于肾亏阳弱,记忆减退,夜梦精溢,腰酸腿软,气虚咳嗽,五更溏泻,食欲不振。

【处方说明】方中君药为红参、鹿茸。其中红参大补元气,补脾益肺,生津安神;鹿茸壮肾阳,益精血,强筋骨,调冲任,两者同伍,突出本方补气固肾,益精壮阳,强身健脑之功。臣药海马、肉苁蓉、淫羊藿、雀脑、锁阳、杜仲、补骨脂、菟丝子等为臣,温补肾阳,益精填髓之品,加强君药温补肾阳之功。丁香、砂仁、熟地黄、天冬、枸杞子等为佐,其中丁香重在健运脾阳,其次温补肾阳,不仅加强了君臣温肾阳之功,而且增加了龟龄集健运脾阳的功效;砂仁温中、化湿行气,一方面加强龟龄集健运脾阳的功效,同时化湿行气,避免君臣血肉有情之品的滋腻;天冬、枸杞子、熟地黄皆属滋阴之品,益精填髓,使龟龄集温阳之中不乏滋阴,温而不燥。穿山甲、牛膝和石燕可以活血通络,清热利湿,制约龟龄集温热之性,而且使体内痰湿祛散有道,扶正不留邪。使药甘草、大青盐。甘草调和诸药,又称“国老”;大青盐引药入肾,其寒凉之性还可制约龟龄集燥热。以上诸药相合,发挥温补肾阳,健运脾阳,阴生阳长,气固血充,益精填髓之功,可强身补脑,固肾补气,增进食欲,对于肾亏阳弱,记忆减退,夜梦精溢,腰酸腿软,气虚咳嗽,五更溏泻,食欲不振。

23. 妙济丸

【组成】黑木耳(醋制)300g、酒白芍 10g、木瓜 16g、续断 32g、苍术 32g、木香 6g、母丁香 6g、茯苓 50g、龟甲(制)50g、当归 32g、川芎 12g、盐杜仲 20g、丁香 6g、川牛膝(酒蒸)32g、盐小茴香 8g、乳香(制)8g、土茯苓 32g

【性状】为黑褐色的大蜜丸;气特异,味微甜而后苦、辛。

【功能主治】补益肝肾,祛湿通络,活血止痛。用于肝肾不足、风湿瘀阻所致的痹病,症见骨节疼痛、腰膝酸软、肢体麻木拘挛。

【处方说明】方中以盐杜仲、续断、川牛膝、黑木耳、龟甲滋补肝肾,强筋壮骨;当归、白芍、川芎行气活血,取"治风先治血,血行风自灭"之意;苍术、木瓜、茯苓燥湿健脾,舒筋通络,缓解筋脉拘急疼痛;木香、丁香、母丁香、小茴香散寒止痛;乳香活血祛瘀;土茯苓解毒利湿。诸药合用,共奏壮腰健肾,祛风除湿,通络止痛之功。

24. 青娥丸

【组成】盐杜仲480g、盐补骨脂240g、核桃仁(炒)150g、大蒜120g

【性状】为棕褐色至黑褐色的水蜜丸或大蜜丸;气微香,味苦、甘而辛。

【功能主治】补肾强腰。用于肾虚腰痛,起坐不利,膝软乏力。

【处方说明】方中杜仲盐水炒制之后更能专入肾经,能补肝肾、强腰膝,为君药;补骨脂盐制后引药入肾,补肾助阳,为臣药;核桃仁补肾固精,为佐药;大蒜辛散走窜,行滞通络,为使药。诸药合用,肝肾同补。

25. 肾炎康复片

【组成】西洋参17.4g、人参5.8g、地黄58.1g、盐杜仲34.9g、山药58.1g、白花蛇舌草29.1g、黑豆58.1g、土茯苓58.1g、益母草58.1g、丹参29.1g、泽泻29.1g、白茅根87.2g、桔梗58.1g

【性状】为糖衣片或薄膜衣片,除去包衣后显黄棕色;味甘、淡。

【功能主治】益气养阴,健脾补肾,清解余毒。用于气阴两虚,脾肾不足,水湿内停所致的水肿,症见神疲乏力,腰膝酸软,面目、四肢浮肿,头晕耳鸣;慢性肾小球肾炎、蛋白尿、血尿见上述证候者。

【处方说明】方中人参、西洋参二者同用,主补气养阴,兼清未尽之热毒,共为君药。山药、黑豆、地黄、杜仲、土茯苓、白花蛇舌草、泽泻、白茅根八药合用,共为臣药,既助君药补气养阴、清解余毒,又健脾益肾、利尿消肿、凉血止血。丹参、益母草、桔梗三药相合,一则助君臣药清解余毒、凉血止血,二则因久病入络,以活血通络而行水,三则因肺为水之上源,以宣肺利水,共为佐使药。诸药合用,主补虚扶正,兼清利祛邪,除奏益气养阴、健脾补肾、清解余毒之功外,还利水消肿、凉血止血。

26. 恒古骨伤愈合剂

【组成】陈皮10g、红花15g、三七30g、杜仲30g、人参20g、黄芪40g、洋金花6g、钻地风10g、鳖甲10g

【性状】为棕褐色液体;味辛、微苦。

【功能主治】活血益气,补肝肾,接骨续筋,消肿止痛,促进骨折愈合。用于新鲜骨折及陈旧骨折,股骨头坏死,骨关节病,腰椎间盘突出症。

【处方说明】方中杜仲补肝肾,鳖甲补肝肾、强筋骨,人参、黄芪补气,红花、三七、洋金花、钻地风祛风止痛、活血养血,陈皮理气健脾。诸药合用,共奏活血益气、补肝肾、接骨续筋、消肿止痛之功。

27. 独活寄生丸

【组成】独活 54g、桑寄生 54g、熟地黄 36g、牛膝 54g、细辛 54g、秦艽 54g、茯苓 54g、肉桂 54g、防风 54g、川芎 54g、党参 54g、甘草 36g、酒当归 36g、白芍 36g、盐杜仲 54g

【性状】为黑褐色的大蜜丸或水蜜丸;味微甘而辛、麻。

【功能主治】养血舒筋,祛风除湿,补益肝肾。用于风寒湿闭阻,肝肾两亏,气血不足所致的痹病,症见腰膝冷痛,屈伸不利。

【处方说明】方中独活性味辛苦而微温,入肾经,祛下焦与筋骨间风寒湿邪,通痹止痛;桑寄生性味苦平,归肝、肾经,益肝肾,强筋骨,两药相合,祛风除湿,补益肝肾,共为君药。防风、秦艽祛风胜湿;肉桂、细辛辛散温通,祛除风寒,其中肉桂温通经脉,细辛搜剔筋骨风湿,且能止痛,对风寒湿三气而成痹病,有宣痹止痛之功;风寒湿邪所以能痹着腰膝,乃肝肾气血不足,外邪方能乘虚而入,故用牛膝、杜仲补益肝肾,强壮筋骨,兼祛风湿,以上均为臣药。当归、白芍、熟地黄、川芎养血舒筋,活血通络;党参、茯苓补气健脾,扶助正气,使祛邪不伤正,扶正不恋邪,共为佐药。甘草能调和诸药,为使药。全方以祛风寒湿邪为主,配以补肝肾、养气血之品,扶正祛邪,共奏养血舒筋,祛风除湿,补益肝肾之功。

28. 独活寄生合剂

【组成】独活 98g、桑寄生 65g、秦艽 65g、防风 65g、细辛 65g、当归 65g、白芍 65g、川芎 65g、熟地黄 65g、盐杜仲 65g、川牛膝 65g、党参 65g、茯苓 65g、甘草 65g、桂枝 65g

【性状】为棕黑色的澄清液体;气芳香,味苦。

【功能主治】养血舒筋,祛风除湿,补益肝肾。用于风寒湿闭阻、肝肾两亏、气血不足所致的痹病,症见腰膝冷痛、屈伸不利。

【处方说明】同独活寄生丸。

29. 健脑补肾丸

【组成】红参 30g、鹿茸 7g、狗鞭 14g、肉桂 30g、金牛草 12g、炒牛蒡子 18g、金樱子 12g、杜仲炭 36g、川牛膝 36g、金银花 26g、连翘 24g、蝉蜕 24g、山药 48g、制远志 42g、炒酸枣仁 42g、砂仁 42g、当归 36g、龙骨(煅)35g、煅牡蛎 42g、茯苓 84g、炒白术 42g、桂枝 35g、甘草 28g、豆蔻 35g、酒白芍 35g

【性状】为朱红色的包衣水丸或红色的薄膜衣水丸,除去包衣后显棕褐色;气微,味微甜。

【功能主治】健脑补肾,益气健脾,安神定志。用于脾肾两虚所致的健忘、失眠、头晕目眩、耳鸣、心悸、腰膝酸软、遗精;神经衰弱和性功能障碍见上述证候者。

【处方说明】方中红参、鹿茸补肾填精,健脑益智,为君药。杜仲炭、川牛膝、狗鞭、金樱子、金牛草温补肾阳,强筋健骨;山药、茯苓、白术益气健脾,共为臣药。肉桂、桂枝温经通脉;酸枣仁、远志安神定志;龙骨、牡蛎涩精止遗,安神定志;砂仁、豆蔻行气健脾,以使补而不滞;当归、白芍滋养阴血,以防诸药温燥伤阴;金银花、连翘、牛蒡子、蝉蜕性寒凉,清透燥热,可制全方温燥之性。以上共为佐药。甘草调和诸药,为使药。诸药合用,温而不燥,疏补兼施,共达健脑补肾,益气健脾,安神定志之功。

30. 强力天麻杜仲丸

【组成】天麻 73.08g、盐杜仲 77.59g、制草乌 9.13g、炮附片 9.13g、独活 45.57g、藁本 53.87g、玄参 53.87g、当归 91.35g、地黄 146.05g、川牛膝 53.87g、槲寄生 53.87g、羌活 91.35g

【性状】为黑褐色的水蜜丸;气微香,味微甜、略苦麻。

【功能主治】散风活血,舒筋止痛。用于中风引起的筋脉掣痛,肢体麻木,行走不便,腰腿酸痛,头痛头昏等。

【处方说明】方中天麻、羌活、独活祛风,配合藁本、川牛膝祛一身上下之风,通利百节;当归、地黄、玄参养血和血,配合杜仲、槲寄生补益肝肾,和血脉强筋骨;草乌、附子辛热散寒,祛风胜湿止痛。诸药合用,共奏散风活血、舒筋止痛之功。

31. 培坤丸

【组成】炙黄芪 48g、炙甘草 8g、北沙参 16g、酒当归 80g、川芎 16g、酒白芍 16g、杜仲炭 32g、盐胡芦巴 40g、龙眼肉 32g、制远志 4g、五味子(蒸)8g、陈皮 32g、炒白术 48g、茯苓 32g、麦冬 32g、炒酸枣仁 32g、砂仁 9g、核桃仁 20g、醋艾炭 16g、山茱萸(制)32g、熟地黄 64g

【性状】为黑褐色的小蜜丸或大蜜丸;气微香,味甜。

【功能主治】补气血,滋肝肾。用于妇女血亏,消化不良,月经不调,赤白带下,小腹冷痛,气血衰弱,久不受孕。

【处方说明】方中炙黄芪、炒白术、北沙参、茯苓、甘草益气健脾;当归、白芍、川芎、熟地黄补血活血;麦冬、酸枣仁、龙眼肉、五味子、远志养血补心;陈皮、砂仁理气开胃;杜仲、山茱萸、胡芦巴、核桃仁补肾填精;艾叶暖宫调经。诸药合用,共奏补气血,滋肝肾之功。

32. 添精补肾膏

【组成】党参 45g、淫羊藿 45g、茯苓 45g、酒肉苁蓉 45g、当归 45g、盐杜仲 45g、锁阳(酒蒸)45g、龟甲胶 45g、制远志 45g、炙黄芪 45g、狗脊 45g、熟地黄 60g、巴戟天(酒制)45g、枸杞子 45g、川牛膝 45g、鹿角胶 30g

【性状】为棕褐色稠厚的半流体;味甜、微苦。

【功能主治】温肾助阳,补益精血。用于肾阳亏虚、精血不足所致的腰膝酸软、精神萎靡、畏寒怕冷、阳痿遗精。

【处方说明】方中淫羊藿、巴戟天、狗脊、锁阳、肉苁蓉补肾助阳;杜仲、川牛膝补肝肾,强腰膝;龟甲胶、鹿角胶等血肉有情之品,补益精血;熟地黄、当归、枸杞子补肝肾,养精血;党参、炙黄芪、茯苓健脾益气,以后天养先天;远志健脾养心安神。诸药合用,共奏温肾助阳,补益精血之功。

33. 寄生追风酒

【组成】独活 108g、白芍 92g、槲寄生 108g、熟地黄 92g、杜仲(炒)108g、牛膝 92g、秦艽 92g、桂枝 77g、防风 92g、细辛 46g、党参 92g、甘草 46g、当归 92g、川芎 46g、茯苓 92g

【性状】为棕色或黄棕色的澄清液体;味甜、微苦。

【功能主治】补肝肾,祛风湿,止痹痛。用于肝肾两亏,风寒湿痹,腰膝冷痛,屈伸不利;风湿性关节炎、腰肌劳损、跌打损伤后期见上述证候者。

【处方说明】方中独活祛风除湿,散寒止痛,为君药。辅以槲寄生、熟地黄、杜仲、牛膝补肝肾,强筋骨;秦艽祛风湿,舒筋络;白芍养阴血,缓急止痛;桂枝、防风、细辛祛风胜湿,散寒止痛;当归、川芎养血活血,化瘀止痛;党参、茯苓健脾祛湿;甘草调和诸药。诸药合用,共奏补肝肾,祛风湿,止痹痛之功。

34. 琥珀还睛丸

【组成】琥珀 30g、青葙子 45g、黄柏 45g、石斛 40g、麦冬 45g、党参(去芦)45g、茯苓 45g、山药 45g、当归 45g、熟地黄 45g、沙苑子 60g、酒肉苁蓉 45g、炙甘草 20g、菊花 45g、羚羊角粉 15g、黄连 15g、知母 45g、地黄 90g、天冬 45g、麸炒枳壳 45g、炒苦杏仁 45g、川芎 45g、枸杞子 45g、菟丝子 45g、杜仲(炭)45g、水牛角浓缩粉 18g

【性状】为黄褐色至黑褐色的大蜜丸;味甘、微苦。

【功能主治】补益肝肾,清热明目。用于肝肾两亏、虚火上炎所致的内外翳障、瞳孔散大、视力减退、夜盲昏花、目涩羞明、迎风流泪。

【处方说明】方中熟地黄、地黄、肉苁蓉、杜仲补肝肾以治其本,枸杞子、菟丝子、沙苑子补肝肾而明目以治其标,七味合用,补肝肾,明眼目,合为君药。天冬、麦冬、知母、石斛养阴清热;黄连、黄柏清热泻火;党参、山药、茯苓健脾益气,配伍当归、川芎养血和血,合则气血双补,增加补益肝肾之功。琥珀、水牛角、羚羊角、青葙子、菊花清热平肝明目;苦杏仁、枳壳调畅气机,补而不滞,精微上注以濡养眼目;甘草调和药性。诸药合用,共奏补益肝肾、清热明目之功。

35. 蛤蚧补肾胶囊

【组成】蛤蚧 13g、麻黄(干)50g、黄芪 60g、枸杞子 80g、党参 100g、熟地黄 120g、杜仲

120g、茯苓 100g、胡芦巴 60g、鹿茸 3.6g、淫羊藿 80g、当归 80g、牛膝 80g、锁阳 80g、肉苁蓉 70g、续断 80g、山药 100g、菟丝子 80g、狗鞭 40g

【性状】为硬胶囊,内容物为浅黄棕色至棕褐色的粉末;味微苦。

【功能主治】壮阳益肾,填精补血。用于身体虚弱,真元不足,小便频数。

【处方说明】方中蛤蚧补肺温肾,益精补虚,为君药。淫羊藿、麻黄(干)、锁阳、肉苁蓉、菟丝子、胡芦巴、鹿茸、狗鞭补肾壮阳,益精填髓;熟地黄、枸杞子补益肝肾,养血填精;黄芪、当归合用补气养血;续断、杜仲、牛膝补肝肾,强筋骨;党参、山药补益脾气,补后天以养先天,共为臣药。佐以茯苓健脾渗湿,养心安神。

36. 锁阳固精丸

【组成】锁阳 20g、制巴戟天 30g、菟丝子 20g、八角茴香 25g、芡实(炒)20g、莲须 25g、龙骨(煅)20g、熟地黄 56g、牡丹皮 11g、茯苓 11g、知母 4g、牛膝 20g、肉苁蓉(蒸)25g、补骨脂(盐炒)25g、杜仲(炭)25g、韭菜子 20g、莲子 20g、煅牡蛎 20g、鹿角霜 20g、山茱萸(制)17g、山药 56g、泽泻 11g、黄柏 4g、大青盐 25g

【性状】为棕褐色至黑褐色水蜜丸、小蜜丸或大蜜丸;气微,味苦。

【功能主治】温肾固精。用于肾阳不足所致的腰膝酸软、头晕耳鸣、遗精早泄。

【处方说明】方中锁阳、肉苁蓉、巴戟天、补骨脂、菟丝子、杜仲、韭菜子、鹿角霜温肾壮阳;八角茴香温阳散寒;芡实、莲子、莲须、山茱萸、山药、牛膝、大青盐益肾固精;龙骨、牡蛎平肝潜阳;熟地黄滋阴填髓;知母、黄柏清虚热;牡丹皮、泽泻清泻,防熟地之滋腻。诸药共奏温肾固精之功。

37. 舒筋丸

【组成】马钱子粉 115g、麻黄 80g、独活 6g、羌活 6g、桂枝 6g、甘草 6g、千年健 6g、牛膝 6g、乳香(醋制)6g、木瓜 6g、没药(醋制)6g、防风 6g、杜仲(盐制)3g、地枫皮 6g、续断 3g

【性状】为棕褐色的大蜜丸;味苦。

【功能主治】祛风除湿,舒筋活血。用于风寒湿痹,四肢麻木,筋骨疼痛,行步艰难。

【处方说明】方中马钱子粉、羌活、独活、防风、地枫皮、木瓜散风通络,消肿止痛;桂枝、麻黄有温通经络,祛风散寒之效;乳香、没药活血通脉;千年健、牛膝、杜仲、续断补益肝肾;甘草调和药性。诸药合用,共奏祛风除湿,舒筋活血之功。

38. 强肾片

【组成】鹿茸 12.5g、山茱萸 62.5g、枸杞子 62.5g、补骨脂 62.5g、桑椹 62.5g、山药 125g、熟地黄 125g、丹参 125g、牡丹皮 62.5g、益母草 125g、茯苓 125g、泽泻 62.5g、盐杜仲 62.5g、人参茎叶总皂苷 3.75g

【性状】为糖衣片或薄膜衣片,除去包衣后显褐色至深褐色;味甜、微苦。

【功能主治】补肾填精，益气壮阳。用于阴阳两虚所致的肾虚水肿、腰痛、遗精、阳痿、早泄、夜尿频数；慢性肾小球肾炎和久治不愈的肾盂肾炎见上述证候者。

【处方说明】方中鹿茸补肾壮阳、益精填髓，为君药。六味地黄丸(熟地黄、山茱萸、山药、泽泻、茯苓、牡丹皮)为臣药。枸杞子滋补肝肾；桑椹滋阴补血；补骨脂补肾壮阳，固精缩尿；杜仲补肝肾，强筋骨；人参茎叶总皂苷大补元气；丹参养血活血；益母草活血祛瘀，共为佐药。诸药合用，共奏补肾填精，益气壮阳之功。

39. 疏风定痛丸

【组成】马钱子粉 200g、乳香(醋制)100g、千年健 30g、地枫皮 30g、牛膝 30g、甘草 30g、防风 30g、独活 30g、麻黄 300g、没药(醋制)100g、自然铜(煅)30g、桂枝 30g、木瓜 30g、杜仲(盐炙)30g、羌活 30g

【性状】为棕黑色或灰黑色的水蜜丸，或为灰黑色的小蜜丸或大蜜丸；气辛香，味苦、酸。

【功能主治】祛风散寒，活血止痛。用于风寒湿闭阻、瘀血阻络所致的痹病，症见关节疼痛、冷痛、刺痛或疼痛致甚、屈伸不利、局部恶寒、腰腿疼痛、四肢麻木及跌打损伤所致的局部肿痛。

【处方说明】方中马钱子通经络，消肿止痛；乳香、没药、自然铜行气活血，散瘀止痛；麻黄、桂枝温通经络，散寒除湿；羌活、独活、防风、木瓜祛风除湿，舒筋活络；地枫皮祛湿止痛；千年健、牛膝、杜仲益肝肾，强筋骨；甘草调和药性。诸药合用，共奏祛风散寒，活血止痛之功。

40. 伸筋活络丸

【组成】制马钱子 72.5g、制川乌 10g、制草乌 10g、木瓜 10g、当归 12.5g、川牛膝 10g、杜仲(炒炭)7.5g、续断 7.5g、木香 7.5g、全蝎 5g、珍珠透骨草 5g

【性状】为黑色光亮的包衣水丸，除去包衣后显棕褐色；味苦。

【功能主治】舒筋活络，祛风除湿，温经止痛。用于风寒湿邪、闭阻脉络所致的痹病，症见肢体关节冷痛、屈伸不利、手足麻木、半身不遂。

【处方说明】方中杜仲、续断补肝肾，强筋骨；川牛膝逐瘀通经，通利关节；马钱子、川乌、草乌祛风湿，散寒止痛；当归补气活血；木香行气止痛，理气疏肝；全蝎息风止痉，通络止痛；木瓜、珍珠透骨草祛风除湿，舒筋活血，止痛。诸药合用，共奏舒筋活络，祛风除湿，温经止痛之功。

41. 腰痛丸

【组成】杜仲叶(盐炒)100g、狗脊(制)75g、当归 100g、炒白术 75g、泽泻 50g、乳香(制)25g、盐补骨脂 75g、续断 75g、赤芍 40g、牛膝 75g、肉桂 25g、土鳖虫(酒炒)40g

【性状】为棕褐色至棕黑色的水蜜丸；气微香，味微苦、甘、辛。

【功能主治】补肾活血，强筋止痛。用于肾阳不足、瘀血阻络所致的腰痛及腰肌劳损。

【处方说明】方中杜仲叶、续断、狗脊、补骨脂、牛膝补肝肾，强筋骨；当归、赤芍、乳香、土鳖虫养血活血；白术、泽泻健脾渗湿；肉桂散寒止痛，活血调经。诸药合用，共奏补肾养血，强筋止痛之功。

42. 腰痛片

【组成】杜仲叶(盐炒)108g、续断81g、炒白术81g、肉桂27g、狗脊(制)81g、泽泻54g、盐补骨脂81g、当归108g、牛膝81g、乳香(制)27g、赤芍43g、土鳖虫(酒炒)43g

【性状】为薄膜衣片或糖衣片，除去包衣后显褐色；气微香，味苦。

【功能主治】补肾活血，强筋止痛。用于肾阳不足、瘀血阻络所致的腰痛及腰肌劳损。

【处方说明】同腰痛丸。

43. 脂脉康胶囊

【组成】普洱茶100g、刺五加100g、山楂100g、莱菔子50g、荷叶50g、葛根50g、菊花50g、黄芪50g、黄精50g、何首乌100g、茺蔚子50g、杜仲50g、大黄(酒制)30g、三七50g、槐花100g、桑寄生50g

【性状】为硬胶囊，内容物为棕色至棕褐色的粉末；味微苦、涩。

【功能主治】消食，降脂，通血脉，益气血。用于瘀浊内阻、气血不足所致的动脉硬化症、高脂血症。

【处方说明】方中普洱茶消肉食积滞，降脂，为君药。山楂活血祛瘀、化积降脂，荷叶健脾化湿、升阳泄浊，同助君药消食化痰、祛瘀降脂之功；三七、茺蔚子活血通脉祛瘀，助君药活血通脉之力，同为臣药。莱菔子消食除胀，降气化痰；何首乌、杜仲、桑寄生补肝肾，强筋骨，益精血；刺五加、黄芪、黄精补益气血；大黄泻下攻积；葛根升阳解肌，活血通络；菊花、槐花清热平肝，同为佐药。诸药合用，共奏消食、降脂、通血脉、益气血之功。

44. 强力定眩胶囊

【组成】天麻273g、盐杜仲273g、野菊花670g、杜仲叶839g、川芎335g

【性状】为硬胶囊，内容物为棕褐色至棕黑色的颗粒和粉末；气芳香，味微苦。

【功能主治】降压、降脂、定眩。用于高血压、动脉硬化、高脂血症以及上述诸病引起的头痛、头晕、目眩、耳鸣、失眠。

【处方说明】方中以天麻息风止痉、平抑肝阳、祛风通络，为君药。野菊花清热解毒、泻火平肝，为佐药。川芎活血行气、祛风止痛，同为佐药。杜仲及杜仲叶补肝肾、强筋骨，为使药。诸药合用，共奏平肝潜阳、行气止痛、活血化瘀之功。

45. 强力定眩片

【组成】天麻 273g、盐杜仲 273g、野菊花 670g、杜仲叶 839g、川芎 335g

【性状】为糖衣片,除去糖衣后显棕褐色;气芳香,味微苦。

【功能主治】降压、降脂、定眩。用于高血压、动脉硬化、高脂血症以及上述诸病引起的头痛、头晕、目眩、耳鸣、失眠。

【处方说明】同强力定眩胶囊。

第四节 杜仲保健食品与食疗

一、保健食品

保健食品亦称功能性食品,是一个特定的食品种类。它具有调节人体功能的作用,但不以治疗疾病为目的,适于特定人群食用。保健食品与一般食品、药品的异同见表6-7。保健食品是指声称具有特定保健功能或者以补充维生素、矿物质为目的的食品,即适宜于特定人群食用,具有调节机体功能,不以治疗疾病为目的,并且对人体不产生任何急性、亚急性或者慢性危害的食品。

表6-7 保健食品与一般食品、药品及特殊食品的异同

类别	共性与区别
保健食品与一般食品	共性:供人类食用的,能提供人体生存必需的基本营养物质(食品的第一功能),都具特定色、香、味、形(食品的第二功能)。不论是加工、半加工或未加工任何物质,包括饮料、胶姆糖,以及在食品制造、调制或处理过程中使用的任何物质;但不包括化妆品、烟草或只作药物用的物质 区别:①保健食品含一定量功效成分(生理活性物质),能调节人体功能,具有特定功能(食品的第三功能);而一般食品不强调特定功能(食品的第三功能);②保健食品一般有特定食用范围(特定人群),而一般食品没有
保健食品与药品	区别:①药品是治疗疾病的物质;保健食品的本质仍是食品,虽有调节人体某种功能的作用,但它不是人类赖以治疗疾病的物质。②食品中还有一类特殊营养食品,是"通过改变食品的天然营养素的成分和含量比例,以适应某些特殊人群营养需要的食品"。如适应婴幼儿生理特点和营养需要的婴幼儿食品、经添加营养强化剂的食品,都属于这类食品

保健食品按食用对象不同分为两大类:一类以健康人群为对象,主要为了补充营养素,

满足生命周期不同阶段的需求；另一类主要供给某些生理功能有问题的人食用，强调其在预防疾病和促进康复方面的调节功能。保健食品应有与功能作用相对应的功效成分及其最低含量。2016 年国家食品药品监督管理总局关于保健食品的申报功能为 27 项，2023 年国家市场监督管理总局、国家卫生健康委员会、国家中医药管理局联合发布了《允许保健食品声称的保健功能目录 非营养素补充剂（2023 年版）》，将 27 项声称调整为 24 项。具体见表 6-8。

表 6-8　新旧保健功能声称对应关系表

序号	原保健功能	现保健功能声称	序号	原保健功能	现保健功能声称	序号	原保健功能	现保健功能声称
1	增强免疫力	有助于增强免疫力	10	改善睡眠	有助于改善睡眠	19	对化学性肝损伤的辅助保护作用	对化学性肝损伤有辅助保护作用
2	辅助降血脂	有助于维持血脂（胆固醇/甘油三酯）健康水平	11	促进泌乳	/	20	祛痤疮	有助于改善痤疮
3	抗氧化	有助于抗氧化	12	缓解体力疲劳	缓解体力疲劳	21	祛黄褐斑	有助于改善黄褐斑
4	辅助改善记忆	辅助改善记忆	13	提高缺氧耐受力	耐缺氧	22	改善皮肤水分	有助于改善皮肤水分状况
5	辅助降血糖	有助于维持血糖健康水平	14	对辐射危害有辅助保护功能	对电离辐射危害有辅助保护作用	23	改善皮肤油分	/
6	缓解视疲劳	缓解视觉疲劳	15	减肥	有助于控制体内脂肪	24	调节肠道菌群	有助于调节肠道菌群
7	促进排铅	有助于排铅	16	改善生长发育	/	25	促进消化	有助于消化
8	清咽	清咽润喉	17	增加骨密度	有助于改善骨密度	26	通便	有助于润肠通便
9	辅助降血压	有助于维持血压健康水平	18	改善营养性贫血	改善缺铁性贫血	27	对胃黏膜损伤有辅助保护功能	辅助保护胃黏膜

（一）杜仲保健食品原料及功能分析

以"杜仲"为关键词在国家市场监督管理总局网站（http：//ypzsx.gsxt.gov.cn/specialfood/#/food）进行检索（统计数据截至 2023 年 12 月），共获得 233 个经审批的杜仲相关保健食品，所采用杜仲来源的主要原料有杜仲、杜仲提取物、杜仲叶、杜仲叶提取物、杜仲籽油 5 种。除 4 个品种未查询到原料信息外，其余 229 个品种中，以杜仲为原料的有 137 种，以杜仲提取物为原料的 50 种,以杜仲叶为原料的 21 种,以杜仲叶提取物为原料的 20 种,以杜仲籽油为原料的 2 种,使用占比情况见图 6-7。可见,杜仲保健食品开发传统入药形式以杜仲皮为主,采用杜仲及其提取物为原料的保健食品占市场主流,占比达 81.66%。杜仲籽油的保健食品品类较少,发展空间可期。

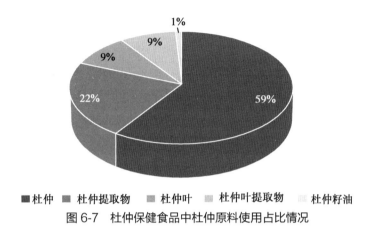

■杜仲　■杜仲提取物　■杜仲叶　■杜仲叶提取物　　杜仲籽油

图 6-7　杜仲保健食品中杜仲原料使用占比情况

统计检索结果发现,杜仲相关保健食品具有有助于增强免疫力(免疫调节)、辅助降血压(调节血压)、有助于改善骨密度(增加骨密度)、辅助降血脂(调节血脂)、辅助保护化学性肝损伤(对化学性肝损伤有辅助保护功能)、减肥及美容(祛黄褐斑)、改善睡眠、缓解体力疲劳(抗疲劳)、耐缺氧、延缓衰老、通便及调节肠道菌群 11 个方面的保健功能,杜仲保健食品所涉及的保健功能统计数据见图 6-8。在以杜仲及其提取物为原料的 191 种保健食品中,属缓解体

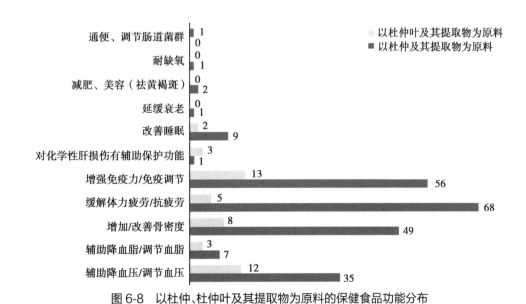

图 6-8　以杜仲、杜仲叶及其提取物为原料的保健食品功能分布

力疲劳/抗疲劳功能类的保健食品占比较大,种类较多,共检索到 68 个品种,其次为增强免疫力/免疫调节功能类 56 种;在以杜仲叶及其提取物为原料的 47 个保健食品中,属增强免疫力类的种类较多,共 13 个品种,其次为辅助降血压功能类 12 种。可以看出,杜仲(及其提取物)与杜仲叶(及其提取物)作为保健食品原料时,功能开发主方向略有差异,杜仲及其提取物以增强免疫力/免疫调节类为主,而杜仲叶及其提取物以辅助降血压/调节血压类为主。

(二)杜仲保健食品配方中的常用配伍药材

对含杜仲及其提取物的缓解体力疲劳保健食品(68 个)、增强免疫力保健食品(56 个)、增加骨密度保健食品(49 个)、辅助降血压保健食品(35 个)配方中与杜仲及其提取物配伍的单味中药进行频数统计分析,其中前 10 味中药频率分布结果见表 6-9。

表 6-9 不同功效杜仲保健食品中单味中药的频数分析

序号	缓解体力疲劳		增强免疫力		增加骨密度		辅助降血压	
	名称	频次	名称	频次	名称	频次	名称	频次
1	枸杞子	51	枸杞子	31	骨碎补	25	葛根	21
2	人参	29	人参	16	淫羊藿	22	天麻	16
3	淫羊藿	24	黄芪	16	补骨脂	8	罗布麻	16
4	西洋参	20	黄精	15	黄芪	6	山楂	9
5	山药	16	茯苓	10	葛根	6	决明子	9
6	黄芪	16	西洋参	7	牡蛎	5	丹参	7
7	黄精	14	山药	5	丹参	5	菊花	6
8	巴戟天	11	酸枣仁	5	枸杞子	5	三七	5
9	鹿茸	9	巴戟天	5	山药	2	酸枣仁	5
10	山茱萸	9	鹿茸	5	鹿茸	2	枸杞子	3

从表 6-9 中可以看出,枸杞子、人参和淫羊藿是杜仲发挥缓解体力疲劳保健功能的常用配伍。枸杞子、人参和黄芪是杜仲发挥增强免疫力保健功能的常用配伍。骨碎补和淫羊藿是杜仲发挥增加骨密度保健功能的常用配伍。此外,杜仲保健食品配伍中还常用氨基葡萄糖盐酸盐、硫酸软骨素、维生素 D 等。葛根、天麻和罗布麻是杜仲发挥辅助降血压/调节血压保健功能中的常用配伍。

(三)杜仲保健食品的功能分类及举例

1. 缓解体力疲劳 疲劳是机体失去其完成原来所从事的正常活动或者工作能力,身体功能暂时降低的现象。运动性疲劳会导致机体抗过氧化能力下降、中枢神经系统疲劳、免疫功能下降、神经内分泌功能抑制、造血系统功能抑制等。疲劳是 21 世纪危害人类健康的主要因素之一,当今社会,由于生活节奏加快,很多人长期承受着较大的心理压力,如不能合理休息、调节,长此以往,身体的重要器官,尤其是大脑皮质的中枢神经系统功能就会失调,诱发头痛、记忆力减退等一系列症状。据世界卫生组织调查,全球约有 35% 以上的人群处于疲劳状态,尤其是中年男性人群处于疲劳状态者高达 60%~75%。医学专家指出,持续过度疲劳将导致一系列不良症状,产生"疲劳综合征"。由于工作压力大、家庭负担以及人体器官的自然衰老,越来越多的人感受到身体状况大不如前,容易疲劳,因此能缓解人体疲劳的功能性产品越来越受到人们的关注。191 个含有杜仲的保健食品配方中涉及缓解体力疲劳保健功能的有 68 个,通过"频次统计"对这 68 个保健食品进行数据统计,共获得 8 个缓解体力疲劳的常用原料组合(频次>10),分别是枸杞子与杜仲、人参与杜仲、淫羊藿与杜仲、西洋参与杜仲、山药与杜仲、黄芪与杜仲、黄精与杜仲、巴戟天与杜仲,具体见表 6-9。

(1)藿杞杜仲胶囊

【主要原料】淫羊藿、枸杞子、山茱萸、人参、杜仲、微晶纤维素、微粉硅胶。

【标志性成分】每 100g 含:淫羊藿苷 0.225g。

【保健功效】缓解体力疲劳。

【适宜人群】易疲劳者。

【服用方式】每日 2 次,每次 3 粒,口服。

【禁忌】本品不适宜少年儿童、孕妇。

(2)人参杜仲黄精口服液

【主要原料】枸杞子、黄精、杜仲、人参、淫羊藿、巴戟天。

【标志性成分】每 100ml 含:总皂苷 45mg、粗多糖 38mg。

【保健功效】缓解体力疲劳。

【适宜人群】易疲劳者。

【服用方式】每日 1 次,每次 100ml,口服。

【禁忌】本品不适宜少年儿童、孕妇、乳母。

(3)西洋参杜仲淫羊藿胶囊

【主要原料】西洋参提取物、淫羊藿提取物、杜仲提取物、巴戟天提取物、枸杞子提取物。

【标志性成分】每 100g 含:总皂苷 537mg、总黄酮 819mg。

【保健功效】缓解体力疲劳。

【适宜人群】免疫力低下者、易疲劳者。

【服用方式】每日 2 次,每次 2 粒,口服。

【禁忌】本品不适宜少年儿童、孕妇、乳母。

配伍淫羊藿的依据:淫羊藿可明显延长小鼠负重游泳时间,降低血浆和组织中 MDA 含量,增加红细胞 SOD 活性,较低浓度的淫羊藿对羟基自由基有消除作用。边晓丽对淫羊藿叶中多糖及水提液对氧自由基的清除作用进行测定,表明仅水提液有明显清除作用。吕莹证明其中黄酮类成分木兰花碱对运动员运动前后血红蛋白(Hb)、葡萄糖(Glu)、血乳酸(BLA)、血尿素氮(BUN)等生化指标均有有益影响,并使心血管系统处于高动力状态,有利于运动员较长时间维持高强度运动能力而具有抗运动性疲劳的作用。

2. 增强免疫力 杜仲中所含的木脂素类、黄酮类、环烯醚萜类等化合物,在对抗病原入侵、抗免疫缺陷、改善动物免疫力等方面具有较强作用。191 个含有杜仲的保健食品配方中涉及增强免疫力保健功能的有 56 个,通过"频次统计"对这 56 个保健食品进行数据统计,共获得 5 个增强免疫力的常用原料组合(频次 ≥ 10),分别是枸杞子与杜仲、人参与杜仲、黄芪与杜仲、黄精与杜仲、茯苓与杜仲(表 6-9)。

(1)杜仲叶枸杞子口服液

【主要原料】杜仲叶、枸杞子、纯化水、蜂蜜。

【标志性成分】每 100ml 含:绿原酸 30.0mg。

【保健功效】本品经动物实验评价,具有增强免疫力的保健功能。

【适宜人群】免疫力低下者。

【服用方式】每日 2 次,每次 1 支,口服。

【禁忌】本品不适宜少年儿童、孕妇、乳母。

配伍枸杞子的依据:研究显示,平均每 100g 枸杞子中含有粗蛋白 4.5g、粗脂肪 2.3g、碳水化合物 9.1g、类胡萝卜素 96mg、甜菜碱 0.3mg。同时,还含有很多氨基酸,以及维生素,钙、钾等元素。中医认为杜仲具有补肝肾功效,而枸杞子有补益精气功效,两者配伍,有功效相加作用,同时枸杞子调脾胃,能增加食欲,促进杜仲药力吸收,亦可提高滋补功效。大量研究证实,枸杞子可作用于免疫细胞,如 T 细胞、B 细胞等,从而发挥促进细胞免疫和体液免疫的功能。枸杞多糖对 T 淋巴细胞形成的免疫效应有选择性,比如,枸杞多糖偏少时对 T 淋巴细胞转化有促进作用,枸杞多糖偏多时则会抑制该细胞的转化作用。可见,枸杞多糖具有增强免疫作用,具有非常好的药用价值与保健功效。

(2)参芪杞胶囊

【主要原料】黄芪、山茱萸、枸杞子、绞股蓝、人参。

【标志性成分】每 100g 含:粗多糖 1.4g、总皂苷 0.8g。

【保健功效】增强免疫力。

【适宜人群】免疫力低下者。

【服用方式】每日 2 次,每次 3 粒,口服。

【禁忌】本品不适宜少年儿童、孕妇、乳母。

配伍黄芪的依据:民间流传着"常喝黄芪汤,防病保健康"的谚语,意思是说经常用黄芪煎汤或泡水代茶饮,具有良好的防病保健作用。黄芪可提高 T 淋巴细胞亚群水平,防止化学治疗药物对人体免疫功能的损害,从而增强机体的免疫功能,提高治疗效果。黄芪中一种新的冷水可溶性 AMWP-1A 能够有效保护荷瘤小鼠免疫器官,促进巨噬细胞的胞饮作用,提高外周血中淋巴细胞亚群的比例,可作为潜在的天然抗肿瘤药物。黄芪对正常机体的抗体生成功能有明显的促进作用,能促进健康人和肿瘤患者的淋巴细胞转化率,提高机体细胞免疫功能;此外,AMWP 能够改善单核巨噬细胞的功能,增强单核巨噬细胞的吞噬作用,提高自然杀伤细胞的活性。黄芪以补虚为主,常用于体衰日久、言语低弱、脉细无力者。有些人一遇天气变化就容易感冒,中医称为"表不固",可用黄芪来固表,常服黄芪可以提高抵抗力,预防感冒。

3. 辅助降血压 随着人们饮食习惯、生活习惯的改变,高血压已逐渐成为常见病,通常采用药物辅助治疗高血压。对于高血压的药物治疗,通常需要持续较长时间,每日长期服用抗高血压药物不仅会给肝脏、肾脏带来较大负担,而且也会使患者产生厌恶心理,不利于身体健康。同时,对于一些西药降压药,患者一旦停药,血压会快速回升,因此,通常建议在药物治疗的基础上适当食用辅助降血压功能的保健食品。目前,以杜仲为原料,具有辅助降血压保健功能的保健食品有 35 个,通过"频次统计"对这 35 个保健食品进行数据统计,共获得 5 个辅助降血压的常用原料组合(频次 ≥ 9),分别是葛根与杜仲、天麻与杜仲、罗布麻与杜仲、山楂与杜仲、决明子与杜仲(表 6-9)。

(1)银杏叶葛根胶囊

【主要原料】葛根、杜仲、银杏叶、罗布麻、昆布、淀粉。

【标志性成分】每 100g 含:总黄酮 200mg、葛根素 800mg。

【保健功效】对化学性肝损伤有辅助保护功能、辅助降血压。

【适宜人群】有化学性肝损伤危险者、血压偏高者。

【服用方式】每日 2 次,每次 3 粒,口服。

【禁忌】本品不适宜少年儿童、孕妇、乳母。

配伍葛根的依据:葛根中有效成分葛根素、葛根黄酮具有扩张血管的作用,可增强心肌收缩力,降低主动脉压,并能调节机体肾素 - 血管紧张素系统,对抗内皮素、肾上腺素以及异丙肾上腺素等诱导的升压作用。动物研究结果也表明,葛根素可有效降低代谢综合征大鼠的血压,使其控制在理想范围内。

(2)杜仲葛根胶囊

【主要原料】天麻、葛根、杜仲、熟地黄、龟甲。

【标志性成分】每 100g 含:总黄酮 2.05g。

【保健功效】辅助降血压。

【适宜人群】血压偏高者。

【服用方式】每日 2 次,每次 1 粒,口服。

【禁忌】本品不适宜少年儿童。

配伍天麻的依据:相关研究发现,天麻素、天麻多糖均可降低收缩压和舒张压,而天麻多糖降低收缩压作用较强,降压效果呈剂量依赖性,两者的作用机制可能与促进血管内皮舒张因子—氧化氮的生成及抑制血管内皮收缩因子血浆内皮素的拮抗调节机制有关。天麻具有舒张血管的作用,其机制可能与其所含脂溶性酚性成分共同作用,抑制血管平滑肌细胞膜上电压依赖性钙离子通道(VDC)的钙离子内流有关。

4. 增加骨密度　骨密度是骨质量的一个重要标志,反映骨质疏松程度。随着社会老龄化的到来,骨质疏松症已成为人类重要的健康问题之一。其发病率已跃居常见病、多发病的第七位。它是一类伴随衰老或医学原因引起的,以骨量丢失、骨组织结构破坏、骨脆性增加、骨强度下降、骨折危险频度增大、骨痛、骨密度降低、易发生骨折为主要临床特征的代谢性、全身性骨骼疾病。其高发病率、高死亡率、高致残率严重影响着老年人的生活质量,并由此带来巨大的经济和社会健康负担。近年来,有关中药及其提取物对骨密度影响的研究日益受到重视,研究表明中药对老年人增加骨密度有独特之处。通过医学理论和现代科技手段的结合,将中药制成增加骨密度的保健食品,使各种成分合理组方、配合共用,发挥增加骨密度的保健功能。保健食品与药物相比,具有安全性高、可长期服用、可满足人们日常需要等优点,在医药市场中发挥着越来越重要的作用。《中国药典》记载,杜仲具有补肝肾,强筋骨,安胎的作用。据报道,用杜仲总黄酮,以 25μg/ml、50μg/ml、100μg/ml 浓度分别加入新生的 Wistar 大鼠颅骨分离培养的成骨细胞中,用 MTT 法评价对成骨细胞增殖的影响。结果表明,杜仲总黄酮能直接促进体外骨细胞的增殖。杜仲总黄酮具有诱导骨髓间充质干细胞分化成为骨细胞的作用,可对抗 H_2O_2 诱导的成骨细胞凋亡,还可促进骨髓间基质细胞、成脂细胞的增殖来调节骨代谢。191 个含有杜仲的保健食品配方中涉及增加骨密度保健功能的有 49 个,通过"频次统计"对这 49 个保健食品进行数据统计,共获得 5 个增加骨密度的常用原料组合(频次 ≥6),分别是骨碎补与杜仲、淫羊藿与杜仲、补骨脂与杜仲、黄芪与杜仲、葛根与杜仲(表 6-9)。

(1)补骨脂杜仲胶囊

【主要原料】补骨脂、杜仲、淫羊藿、骨碎补、乳酸钙、酪蛋白磷酸肽。

【标志性成分】每 100g 含:总黄酮 1.8g、钙 7.07g。

【保健功效】增加骨密度。

【适宜人群】中老年人。

【服用方式】每日 2 次,每次 3 粒,口服。

【禁忌】本品不适宜少年儿童、孕妇、乳母。

（2）众安和软胶囊

【主要原料】骨碎补、补骨脂、杜仲、葛根、大豆油、蜂蜡、明胶、甘油、纯化水、二氧化钛、焦糖色。

【标志性成分】每100g含：总黄酮700mg。

【保健功效】增加骨密度。

【适宜人群】中老年人。

【服用方式】每日2次，每次4粒，口服。

【禁忌】本品不适宜少年儿童、孕妇、乳母。

（3）健行胶囊

【主要原料】杜仲提取物、骨碎补提取物、淫羊藿提取物、丹参提取物、碳酸钙、硬脂酸镁。

【标志性成分】每100g含：淫羊藿苷350mg、钙13.6g。

【保健功效】增加骨密度。

【适宜人群】中老年人。

【服用方式】每日2次，每次3粒，口服。

【禁忌】本品不适宜少年儿童、孕妇、乳母。

配伍骨碎补的依据：骨碎补具有疗伤止痛，补肾强骨功效，外用消风祛斑。在历代伤科专著中骨碎补已成为骨科要药，用于治疗骨痹，目前为骨科常用药。胡其勇等通过对维甲酸诱导大鼠骨质疏松模型，发现骨碎补总黄酮可显著提高血钙、血磷水平，拮抗股骨和腰椎骨密度降低。Long M等考察骨碎补的水和醇提取液促细胞增殖作用，结果表明骨碎补水和醇提取物中分别存在有较高活性的促成骨细胞增殖、分化和钙化的物质。周荣魁等发现从骨碎补中所分离得到的黄烷 -3- 醇类成分可促进成骨样细胞 ROS17/2018 的增殖。研究表明，骨碎补提取液还可抑制破骨母细胞向成熟破骨细胞转化，从而抑制破骨细胞性骨吸收。此外，研究表明骨碎补对于激素引起的骨质疏松症也有一定的防治作用。

配伍淫羊藿的依据：淫羊藿具有促进 MSCs 向成骨细胞分化的能力，在 MSCs 向成骨细胞分化早期，对纤维连接蛋白（FN）的表达具有一定的抑制作用，提示 FN 可能是淫羊藿促成骨细胞分化作用后期的辅助因子。TFE 可促进成骨细胞的增殖、分化，增加 OPG mRNA 的表达，对 RANKL 的表达无明显影响。何伟等研究表明 $10^{-8}\sim10^{-4}$mol/L 的淫羊藿苷对成骨细胞均无增殖促进作用，但可提高成骨细胞的 ALP 活性；10^{-6}mol/L 淫羊藿苷可上调成骨细胞 Cbfα1、BMP2 和 BMP4 mRNA 的表达，从而说明淫羊藿苷可能是通过上调 Cbfα1、BMP2 和 BMP4 mRNA 的表达而促进成骨细胞的分化。此外，淫羊藿苷还能促进成骨细胞Ⅰ型胶原的表达和 BGP 的合成,从而使淫羊藿苷具有刺激体外培养成骨细胞增殖、分化和矿化的功能等。雷涛等以低、中、高剂量淫羊藿苷与成骨细胞孵育,结果显示淫羊藿苷各剂量组 I 型胶原、整合素 α2 和 β1 的表达均升高,其中 I 型胶原、整合素 α2 和 β1 在淫羊藿苷中剂量组表达最高。浓度为 20μg/ml 的淫羊藿苷能够显著促进人成骨细胞的增殖和分化,且使 BMP-2 mRNA 的表达升高,说明淫羊藿苷促进人成骨细胞增殖和分化的作用可能与其升高人成骨细胞 BMP-2 mRNA 的表达有关。杨丽等研究提示上调转化生长因子 β1、骨形态发生蛋白 2 的表达量可能是淫羊藿苷诱导各组促进 MSCs 向分化的作用机制之一。

二、食疗

食疗又称食治,是在中医理论指导下利用食物的特性来调节机体功能,使其获得健康或预防疾病的一种方法。通常认为,食物是为人体提供生长发育和健康生存所需的各种营养素的可食性物质。也就是说,食物最主要的是营养作用。其实不然,中医很早就认识到食物不仅能提供营养,而且还能疗疾祛病。食疗文化源远流长,食疗是一种长远的养生行为。如近代医家张锡纯在《医学衷中参西录》中曾指出食物“病人服之,不但疗病,并可充饥”。“药食同源”是中华原创医学之中对人类最有价值的贡献之一。《黄帝内经》提出了“五谷为养,五果为助,五畜为益,五菜为充,气味合而服之,以补精益气”的膳食配伍原则。中医强调“药疗不如食疗”。以食物为药物具有以下几大突出的优点:

(1)长期使用药物治病往往会产生各种副作用和依赖性,而且还可能对人体的健康造成影响;而食疗相对安全有效,毒副作用小。

(2)食疗使用的都是日常生活中常见的食物,人们在日常用餐中便可获得调理,这是药物无法比拟的。

(3)食物为药,让人们在享受美食的过程中祛除病痛,避免了打针、吃药,甚至手术之苦。

当然,食疗也不能包治百病,不能因此代替药物治疗。如果病情急重,或者应用食疗后疾病不减轻,应该请医生指导。

杜仲作为药食同源之品,在我国已有上千年的食用历史,一直被医家奉为温补强壮的佳品。《神农本草经》中将其列为上品,其中记载杜仲:“主腰脊痛,补中,益精气,坚筋骨,强志,除阴下痒湿,小便余沥。久服轻身耐老。”明朝医药学家李时珍认为它“甘温能补,微辛能润,故能入肝而滋肾”。民间也一直有“腰骨痛,猪腰煲杜仲”的说法。这说明杜仲已经成为药膳食疗的常用佳品。

1. 炖汤

(1)杜仲炖猪腰

【主料】杜仲 30g,猪腰 1 个,胡椒数粒。

【食用价值】健筋骨,补腰肾,润肝燥,补肝虚。对由肾亏所致的阳痿遗精,盗汗耳鸣,小便不畅等有很好的疗效。腰膝无力,精神亏弱的男士,最宜炖此汤饮用。可用于缓解高血压辨证属阳气虚弱型,见眩晕、耳鸣、心悸、腰膝酸软,畏寒肢冷、便溏、小便清长,舌质淡红,苔白,脉沉细等。

【做法】①杜仲、胡椒分别用清水洗净。②猪腰剖开,切去白色肾盂,用清水洗净尿臊味,放入沸水中飞水,捞出洗净切片。③将杜仲、猪腰及胡椒一同放入炖盅内,注入适量清水,盖上盅盖,炖至全熟,以少许细盐调味,即可饮用。

(2)杜仲山药排骨汤

【主料】杜仲15g,排骨300g,山药300g,蜜枣2颗,枸杞子30粒,盐适量,姜1片,葱1段。

【食用价值】山药、排骨和杜仲均有补脾养胃、补肾涩精、生津益肺等功效。老少皆宜,特别适合肾虚,熬夜后腰酸背痛、四肢乏力的上班族服用。且杜仲也具有治小便余沥、阴下湿痒和安胎的功效,适合体质虚弱、肾气不足的妇女和胎漏欲坠及习惯性流产者服用。

【做法】①排骨焯水洗净,山药削皮切块,蜜枣、杜仲和枸杞子洗净备用。②将所有材料都加入到汤锅中,加入水。(枸杞子在汤快煲好前20min左右加入,防止汤带上酸味)。先大火烧开后转小火煲2~3h。③盖上盖子,等汤慢炖。④煲汤时间还剩最后20min加入枸杞子,盖上盖子等汤煲好,再加入适量盐调味即可食用。

【注意事项】杜仲不宜与蛇皮、玄参同用。阴虚火旺者慎服,低血压患者禁用。

(3)杜仲羊腰汤

【主料】羊腰250g,杜仲100g,枸杞子50g,生地黄100g,核桃仁100g,姜3g,盐5g,味精2g,花生油15g,香油2g。

【食用价值】益肝补肾,强壮腰膝。适用于肝肾虚所致的腰腿痛。亦可用于坐骨神经痛、腰椎骨质增生属肝肾虚者。

【做法】①枸杞子、生地黄、杜仲洗净;②羊腰洗净,剖开,去白脂膜,切厚片,下油锅,加姜略炒;③枸杞子、生地黄、核桃仁、杜仲放进锅中,加入清水适量,用旺火煮沸;④下入羊腰片,转用文火煲2~3h,根据个人口味,加入精盐、味精、香油等调味料即成。

【注意事项】湿热腰痛者,不宜使用本汤。

(4)银耳杜仲羹

【主料】银耳、炙杜仲各20g,灵芝10g,冰糖150g。

【食用价值】养阴润肺,益胃生津。适用于中老年脾肾两虚者。

【做法】①用适量清水煎杜仲和灵芝,先后煎3次,将所得药汁全部混合,熬至1 000ml左右。②银耳冷水发泡,去除杂质、蒂头、泥沙,加水置文火上熬至微黄色。③将灵芝、杜仲药汁和银耳倒在一起,以文火熬至银耳酥烂成胶状,再加入冰糖水,调匀即成。

（5）杜仲山楂猪肚汤

【主料】杜仲30g,山楂20g,猪肚1只,姜5g,葱10g,盐5g,大蒜10g。

【食用价值】补肝肾,强筋骨,降血压。适用于高血压小便频数、腰痛、阳痿患者食用。

【做法】①杜仲用盐水炒焦;山楂去核,切片;猪肚洗净;姜切片,葱切段,大蒜去皮。②将盐均匀抹在猪肚里外两面;将杜仲、山楂、姜片、葱段、蒜装入猪肚里。③猪肚置炖锅内,加清水2 000ml,置武火上烧沸,打去浮沫,用文火炖90min,停火。④捞起猪肚,切成5cm见方的块,加入汤即可食用。

2. 炒菜——杜仲枸杞炒腰花

【主料】猪腰100g,杜仲20g,枸杞子20g,冬笋25g,木耳(水发)25g,淀粉、酱油适量。

【食用价值】补肾气,强腰膝,壮筋骨。适用于肾虚型老年腰椎病患者食用。

【做法】①猪腰洗净,切开,去腰臊及筋膜,切成腰花,加酱油腌入味,用湿淀粉30g(淀粉20g加水)抓匀;冬笋切成薄片,黑木耳用开水泡发后备用。杜仲和枸杞子用清水煮30min,去药渣,留汁。②锅置火上,入花生油烧至九成热时,将腰花入油炸至卷缩成麦穗状,加入配菜、药汁,烧开后勾芡,调味后食用。

3. 酿酒

（1）丹参杜仲酒

【主料】杜仲30g,丹参30g,川芎20g,江米酒750ml。

【食用价值】补肾益肝,活血通络。适宜肝肾虚,精血不足,腰腿酸痛,久痛络脉痹阻。

【做法】①将上述药材一同捣碎细,装入纱布袋内;②放入干净的器皿中,倒入酒浸泡,密封;③5日后开启,去掉药袋,过滤装瓶备用。

（2）核桃杜仲酒

【主料】核桃仁120g,杜仲60g,小茴香30g,白酒2 000ml。

【食用价值】补肾壮腰。适用于腰膝酸痛,四肢无力、面色无华、体倦等症。

【做法】将前3味粗碎,入布袋,置容器中,加入白酒,密封,每日振摇数下,浸泡15天后,过滤去渣,即成。

参考文献 ···

[1] 华志民, 马忠琴, 王瑞芳, 等. 强力天麻杜仲胶囊联合小剂量卡托普利治疗老年高血压的短期疗效观察 [J]. 中成药, 2006, 28 (12): 1762-1765.

［2］ SINGH G, RUMENDE C M, AMIN Z. Thymoma: diagnosis and treatment [J]. Acta Medica Indonesiana, 2011, 43 (1): 74.

［3］ 彭红梅, 李小姝, 杨亚培. 杜仲颗粒结合常规疗法治疗妊娠期高血压疾病的临床疗效 [J]. 重庆医学, 2012, 41 (31): 3262-3264.

［4］ 潘龙, 支娟娟, 许春国, 等. 杜仲糖苷对肾性高血压大鼠血压及血浆 ET、NO 的影响 [J]. 现代中医药, 2010, 30 (2): 54-56.

［5］ 姜凌宇, 姜月华, 郭金昊, 等. 杜仲治疗高血压研究进展 [J]. 山东中医杂志, 2017 (3): 249-252.

［6］ HOSOO S, KOYAMAM, KATO M, et al. The restorative effects of *Eucommia ulmoides* Oliver leaf extract on vascular function in spontaneously hypertensive rats [J]. Molecules, 2015, 20 (12): 21971-21981.

［7］ HOSOO S, KOYAMA M, WATANABE A, et al. Preventive effect of Eucommia leaf extract on aortic media hypertrophy in Wistar-Kyoto rats fed a high-fat diet [J]. Hypertension Research Official Journal of the Japanese Society of Hypertension, 2017, 40 (6): 546-551.

［8］ 王梦华, 刘颖菊, 周歧新, 等. 杜仲叶醇提取物血管舒张作用的机制研究 [J]. 中药药理与临床, 2006, 22 (2): 35-36.

［9］ 周新妹, 姚慧, 夏满莉, 等. 槲皮素与芦丁对离体大鼠主动脉环的舒张作用及机制 [J]. 浙江大学学报 (医学版), 2006, 35 (1): 29-33.

［10］ AKINYI M, GAO X M, LI Y H, et al. Vascular relaxation induced by *Eucommiae ulmoides* Oliv. and its compounds oroxylin A and wogonin: implications on their cytoprotection action [J]. Int J Clin Exp Med, 2014, 7 (10): 3164-3180.

［11］ 李家富, 章茂顺, 王家良, 等. 槲皮素对家兔主动脉血管平滑肌细胞胞内游离钙浓度的影响 [J]. 中华高血压杂志, 2000, 8 (1): 55-57.

［12］ LOIZZO M R, SAID A, TUNDIS R, et al. Inhibition of angiotensin converting enzyme (ACE) by flavonoids isolated from *Ailanthus excelsa* (Roxb)(Simaroubaceae)[J]. Phytotherapy Research, 2010, 21 (1): 32-36.

［13］ DEYAMA T, NISHIBE S, NAKAZAWA Y. Constituents and pharmacological effects of Eucommia and Siberian ginseng [J]. Acta Pharmacologica Sinica, 2001, 22 (12): 1057-1070.

［14］ LEE M K, KIM M J, CHO S Y, et al. Hypoglycemic effect of Du-zhong (*Eucommia ulmoides* Oliv.) leaves in streptozotocin-induced diabetic rats [J]. Diabetes Research & Clinical Practice, 2005, 67 (1): 22-28.

［15］ 孙燕荣, 董俊兴, 吕秋军, 等. 杜仲对脂肪细胞糖代谢的影响 [J]. 中华中医药学刊, 2004, 22 (8): 1552-1553.

［16］ 欧爱明, 薛立群, 邓治邦. 杜仲叶粉对鸡肉用性能影响的研究 [J]. 动物医学进展, 2004, 25 (5): 104-106.

［17］ 康存战, 高社干, 陈虹, 等. 杜仲口服液治疗高血压病高血脂症疗效观察 [J]. 中华中医药学刊, 2004, 22 (5): 837-839.

［18］ 贾宁, 陈怀涛. 杜仲提取液对小白鼠 T 淋巴细胞免疫功能的影响 [C]// 中国畜牧兽医学会兽医病理学分会. 中国畜牧兽医学会兽医病理学分会第十一次兽医病理学、第十次动物病理生理学学术研讨会论文集. 杭州: 中国畜牧兽医学会病理学分会, 2001.

［19］ 文飞亚, 向志钢, 陈军, 等. 杜仲翅果油对小鼠实验性高脂血症的影响 [J]. 齐齐哈尔医学院学报, 2012, 33 (8): 983-985.

［20］ 黄武光, 曾庆卓, 潘正兴, 等. 杜仲叶冲剂主要药效学及急性毒性研究 [J]. 贵州医药, 2000, 24 (6): 325-326.

［21］ 何万庆, 关永林. 杜仲腰痛丸治疗慢性腰痛的临床随机对照研究 [J]. 西部中医药, 2015, 28 (4): 7-10.

［22］ 李森, 谢人明, 孙文基. 杜仲籽总苷抗糖皮质激素所致小鼠骨质疏松的实验研究 [J]. 中成药, 2010, 32 (2): 205-208.

［23］ 程永远. 黄芪杜仲益气汤法治疗腰椎骨质增生 50 例临床分析 [J]. 中国医药指南, 2009, 7 (14): 52-53.

［24］ 张万宏, 李刚, 董汉生, 等. 杜仲对糖尿病大鼠扑捉行为和阴茎组织神经传导通路的影响 [J]. 中华男科学杂志, 2006, 12 (5): 466-469.

［25］ 薛程远, 曲范仙, 刘辉. 杜仲叶乙醇提取物对小鼠免疫功能的影响 [J]. 甘肃中医药大学学报, 1998 (3): 50-52.

［26］ 孟晓林, 冷向军, 李小勤, 等. 杜仲对草鱼鱼种生长和血清非特异性免疫指标的影响 [J]. 上海海洋大学学报, 2007, 16 (4): 329-333.

［27］ 李利生, 余丽梅, 黄燮南, 等. 杜仲降压片对自发性高血压大鼠血压的影响及机制研究 [J]. 中成药, 2011, 33 (7): 1236-1238.

［28］ 刘波, 冷向军, 李小勤, 等. 杜仲对凡纳滨对虾生长、血清非特异性免疫和肌肉成分的影响 [J]. 中国水产科学, 2013, 26 (4): 869-875.

［29］ 李欣, 樊金铃, 朱文学, 等. 杜仲雄花正丁醇提取物的镇静催眠作用研究 [J]. 食品与机械, 2009, 25 (4): 56-59.

［30］ 李三华, 何志全, 陈全利, 等. 杜仲总黄酮对成骨细胞增殖及 I 型胶原蛋白表达的影响 [J]. 西北药学杂志, 2011, 26 (4): 272-274.

［31］ 肖静, 李三华, 莫宁萍, 等. 杜仲总黄酮对体外培养大鼠成骨细胞增殖的影响 [J]. 遵义医学院学报, 2008, 31 (3): 238-240.

［32］ 邹宇云, 韩博, 王炼, 等. 杜仲水提液对大鼠成骨细胞增殖的影响 [J]. 中国兽医杂志, 2010, 46 (8): 75-76.

［33］ 曾建春, 樊粤光, 刘建仁, 等. 杜仲含药血清诱导骨髓间充质干细胞定向分化蛋白质组学研究 [J]. 时珍国医国药, 2010, 21 (2): 274-277.

［34］ 张立, 葛焕琦, 白立纬, 等. 杜仲叶醇防治糖尿病合并去势大鼠骨质疏松症的实验研究 [J]. 中国老年学, 2003, 23 (6): 370-372.

［35］ 梁雪娟, 刘浩, 黄小龙, 等. 药食同源中药杜仲应用及产品现状分析 [J]. 中国现代中药, 2021, 23 (4): 587-592.

［36］ LIU A J, YU J, JI H Y, et al. Extraction of a novel cold-water-soluble polysaccharide from *Astragalus membranaceus* and its antitumor and immunological activities [J]. Molecules, 2017, 23 (1): 62.

［37］ LONG M, QIU D, LI F, et al. Flavonoid of *Drynaria fortunei* protects against acute renal failure [J]. Phytotherapy Research, 2005, 19 (5): 422-427.

第七章

杜仲胶

第一节　杜仲胶研究历史与现状

一、杜仲胶的发展历程

杜仲胶的研究开发最早始于 20 世纪 30 年代初苏联建国初期,由于经济封锁,普通天然橡胶(三叶橡胶)的进口被切断,为解决本国硬质橡胶缺乏的问题,苏联被迫发展杜仲胶资源,大力种植杜仲树,建立提胶厂。我国在 20 世纪 50 年代初,也建立了杜仲林场,利用杜仲皮、杜仲叶提取杜仲胶,主要供海底电缆之用。

(一) 我国杜仲胶的发展历程

1982 年中国科学院化学研究所研究员严瑞芳在德国进修期间,首次在世界上用新的硫化办法将合成杜仲胶制成弹性体,并在德国申请了专利。此后不但研制出不造成污染的提胶方法,而且从微观结构和宏观性能的关系上弄清了杜仲胶获得高弹性的基本规律,把对杜仲胶的认识提高到 "材料工程学" 高度,并将杜仲胶加工成三大类用途的材料:热塑性功能塑料、热弹性形状记忆及橡胶材料,大大拓展了杜仲胶的用途。

1984 年,我国 "反式 - 聚异戊二烯硫化橡胶制法" 的问世标志着杜仲胶的研究与开发进入了一个新纪元。在此后的研究中,严瑞芳等国内众多学者围绕杜仲胶开发出一系列专利技术及各种不同用途的功能材料,并在世界上首次制造出 "杜仲胶 / 顺丁胶共混(1∶1)3.25-16 型摩托车外胎",以它为代表,形成了我国自己的知识产权体系,这一成果在 1993 年美国佛罗里达召开的国际橡胶会议上受到关注。该成果无论在学术思想上,还是在机制研究、加工工艺以及开发应用上,都体现出我国自己的独创性,开辟了一个全新的天然高分子新材料领域,并在这个领域占有自主知识产权,奠定了我国在这一材料领域的国际领先地位。1993 年农业部、中国科学院化学研究所、化工部的 16 位专家学者向中央提出《关于杜仲综合利用尽快产业化的建议》,认为 "杜仲综合开发利用是一项前无古人的、具有战略意义和开发前景的新兴事业"。国务院决定支持启动杜仲胶提取及加工的小规模开发并予以资金支持。严瑞芳的课题组配合中国农学会完成了国务院交办的小规模粗、精胶厂的建设及验收,并与有关公司合作进行了各种功能材料的生产加工,为打通以杜仲胶新材料为中心的杜仲资源综合利用高新绿色产业链奠定了基础。

我国第一个杜仲精胶示范厂于 1996 年在北京顺义建成。21 世纪初,陕西略阳县嘉木杜仲产业有限公司和安康市禾烨生物工程有限公司曾分别建成杜仲胶提取装置,但由于国内外杜仲胶市场长期以来处于待开发阶段,这两家企业杜仲胶仅偶有间断性少量生产。河南灵宝市天地科技生态有限责任公司 2007 年与西北农林科技大学、日本大阪大学、日本日立造船株式会社合作,建立了杜仲胶试验装置,曾生产少量杜仲粗胶出口日本。

2010年开始,中国橡胶工业协会成立杜仲产业化促进工作委员会,并于2011年初发起组建了杜仲产业技术创新战略联盟,国家发改委、工信部、科技部等分别在产业振兴项目、863项目、火炬计划、中小企业基金项目中对杜仲资源培育、综合开发、杜仲胶提取等给予了扶持和资助,将新型天然杜仲胶的开发推向了一个新的高潮。

我国杜仲胶的研发成果经过连续几年的努力已经进入到一个新阶段。2013年9月,青岛第派新材有限公司建成我国首套万吨级(1.5万吨/年)合成杜仲胶装置,并一次开车成功。湖北杜仲科技实业有限公司的杜仲胶综合提取装置于2013年10月建成试生产,装置正常运转后可年产杜仲胶500吨,高纯度绿原酸200吨,杜仲茶粉1 000吨。安康汉阴华晔植物药业有限公司的百吨级杜仲胶综合提取设备已于2013年底试运行。首套百吨级连续化天然杜仲胶生产装置于2015年7月在湖南湘西建成投产,成功生产出纯度大于94%的天然杜仲精胶。2015年10月,采用全酶解技术提取医药保健成分和长丝杜仲胶的全生物综合提取试验装置在贵州铜仁建成。2016年10月在浙江丽水又建成第二套酶解提取装置,生产出批量产品,提胶技术进一步改善,纯度进一步提高。2018年,江苏通用科技股份有限公司在行业内首次实现了合成型杜仲胶(TPI)在全钢子午胎中连续化生产,通过科技成果鉴定,达到国际先进水平。2020年,该公司在行业内首次开创了"杜仲黄金轮胎技术"批量应用。与现有配方技术相比,杜仲轮胎耐磨性提升超过40%,同时实现了良好的抗掉块性能。胶料的生热也稳定在较低水平,轮胎关键性能显著提升。2023年10月,西北农林科技大学朱铭强研究员团队开发的新技术将杜仲胶提取纯度提高到99.0%以上。

(二)国外杜仲胶发展概况

日本于1992年从我国购买近千吨杜仲叶,掀起杜仲叶开发医药、保健食品和饲料添加剂的高潮,并在这三方面取得明显进展。随后日方又主动与我国西北农林科技大学合作,出资于1998年和2005年两次举办国际杜仲学术会议,邀请严瑞芳以组委会副主任及学术委员会主任的名义出席会议,并作关于杜仲胶研发的专题报告。2008年11月,由日本能源部支持,日本日立造船株式会社、日本大阪大学与中国西北农林科技大学合作,在西北农林科技大学合作挂牌成立中日杜仲研究所,并在拥有我国最大杜仲林基地(集中连片3万亩)的河南灵宝挂牌成立中日杜仲研究所基地,同时建立了杜仲胶提取试验装置,把小型提胶设备设在山间等种植区,简便易行。日本可乐丽(Kurary)公司建有一套年产量400吨的合成杜仲胶生产装置,产品主要用于医用材料市场。

近年,日本在天然杜仲胶改性、性能改进,以及杜仲胶合成原理,提高杜仲胶产量方面取得了进展,为杜仲胶广泛用于汽车工业、防护领域和体育用品制造等领域奠定基础。

二、杜仲胶产业化开发的现状

回顾我国现代杜仲产业 70 余年的发展历程,基础研究、资源培育、利用技术、政策支持、市场需求等支撑产业发展的条件从无到有、从少到多,一直在不断完善和强化。

(一) 科研取得诸多进展

1. 基础研究方面　以中国科学院化学研究所研究员严瑞芳为代表的几代研究人员,对杜仲胶的分子结构、理化性质、硫化工艺等进行了开拓性的研究,科研成果在专业领域得到国际社会的高度评价。他们充分利用杜仲胶橡 - 塑二重性、优良共混性及独特的集成特性使杜仲胶新材料的开发又进入了一个新的高度,为开发不同环境下使用的新型特种功能材料及以高性能绿色轮胎为代表的工程材料奠定了基础。

2. 资源培育方面　在中国林业科学研究院、西北农林科技大学等科研机构和院校的长期不懈地努力下,在杜仲良种选育、栽培模式领域取得了重大突破,目前已经选育出十几个优良无性系,建立了国家杜仲林木良种基地,以及符合现代产业要求的栽培模式,大大提高了杜仲胶、油、药、食等产业开发的可能性,为杜仲产业的健康发展奠定了基础。

国家林业和草原局杜仲工程技术研究中心杜红岩创新团队经过多年研究,在杜仲育种、栽培、提胶、综合利用等方面取得重大成果,每公顷杜仲胶产量可达 400~600kg,在国际橡胶界引起轰动。研发团队经过 30 余年的不懈努力,选育出一批高产杜仲良种;突破了杜仲高效栽培的技术瓶颈,杜仲胶产量提高 30~40 倍,接近三叶橡胶水平。

3. 天然杜仲胶提取、合成方面　近年来吉首大学、贵州大学等高等院校和湘西老爹生物、山东贝隆、贵州五新农业等企业针对杜仲叶、果、皮等不同器官分别采取机械物理粉碎法、微生物发酵法、酶解法、化学提取法、亚临界等方法,成功实现天然杜仲胶的高效、连续、环保和优质提取,贵州、湖南百吨级天然杜仲胶生产线完成调试;此外,青岛科技大学黄宝琛教授创新了杜仲胶的化学合成技术并获国家科学技术进步奖,青岛第派新材有限公司万吨级合成杜仲胶生产线已经投产运行,天然和合成杜仲胶都已具备初步产能。

2013 年 9 月,青岛第派新材有限公司建成我国首套万吨级(1.5 万吨／年)合成杜仲胶装置,并一次开车成功。我国合成杜仲胶生产技术是自主研发的采用负载钛——AlR3 体系催化异戊二烯本体沉淀聚合的工艺路线,该新技术领先国际先进水平。国外目前是采用钒或钒／钛混合体系为催化剂,在芳烃或脂肪溶剂中进行溶液聚合,由于其催化剂活性低,胶液黏度很高,大量溶剂需回收精制,聚合物需反复后处理以脱除催化剂残渣等,工艺流程复杂,且能耗、物耗很高。与国外钒体系溶液聚合工艺相比,青岛第派新材有限公司的生产技术特点是:工艺流程简单;催化活性高,目前已超过 50kgTPI/gTi,较钒和钒／钛体系提高了约 30 倍;生产效率高;物耗小;无三废排放,设备投资可减少一半,能耗降低 2/3,因此生产成本大幅降低。目前合成杜仲胶产品质量稳定,反式异戊二烯含量98%以上,达到国际先进水平。

2015年7月,我国首套百吨级连续化天然杜仲胶生产装置在湖南湘西老爹生物有限公司建成投产,成功生产出纯度大于94%的天然杜仲精胶。该公司在开展杜仲胶工业化装置建设攻关的同时,已将通过中型装置生产的杜仲胶先后供给国内轮胎、高铁及汽车部件、运动鞋等领域开展应用试验。

2016年10月,全酶解生物杜仲胶试生产成功。为了在无污染或低污染条件下既能保护其中珍贵的杜仲天然药物成分,又能获得低成本、高品质的杜仲胶,张学俊教授及其他带领的研究团队经过多年的探索研究,筛选出一批有针对性的适合杜仲植物组织水解破坏的生物酶,在生产过程中摒弃其他的可能破坏杜仲药用化合物的生物酶,采用生物酶酶解杜仲植物组织,使天然长丝杜仲胶游离出来,通过分离过滤浓缩酶解液同时获得杜仲药物成分,实现了杜仲胶提取的无化学药品的全酶解,保证了杜仲胶长丝的高聚合度。采用酶解技术提取医药保健成分和长丝杜仲胶的全生物综合提取试验装置分别在贵州铜仁、浙江丽水建成,生产出批量产品,提胶技术进一步改善,纯度进一步提高。

4. 产品研发方面 继严瑞芳研究员首次在轮胎、卫星天线、形状记忆功能材料等领域开发试用杜仲胶成功后,一些企业和研究机构在汽车轮胎、飞机轮胎、食品、保健食品、生物制药、动物饲料、高分子材料方面进一步开展了多项试验研究,取得了初步成果,形成了多项专利技术。

近年,我国在生物基杜仲胶提取和应用研发领域取得较快发展,已经建成百吨级工业化装置,并成功开发出杜仲胶航空轮胎、杜仲胶全钢子午线轮胎、高强度杜仲胶改性环氧树脂黏合剂、新型防刺扎防弹组合物等产品。

2015年,湘西老爹生物有限公司出资,由沈阳化工大学材料科学与工程学院院长方庆红教授带领的研究团队与沈阳三橡股份公司合作,研制出国际上首批添加杜仲胶的航空轮胎。经过大量的基础研究与试验,表明添加天然杜仲胶的航空轮胎的抗撕裂强度、耐老化性能、耐疲劳性能、耐磨性及抗屈挠性能、动态生热等多项力学性能得到改善,其中,抗屈挠性能改善尤为突出。中国南车株洲时代新材料科技股份有限公司采用该公司提供的天然杜仲胶制成的高铁减震部件显示出优异的抗疲劳和抗撕裂性能。

(二) 市场的需求初步形成

从战略需求层面来看,鉴于现代杜仲产业的潜在战略价值,党和国家领导人曾给予过高度关注。在我国进入经济社会发展新常态并面临日益复杂的国际形势的情况下,粮油安全、橡胶战略安全、国民健康和老龄化进一步成为关系国家基础工业和基本民生的重大战略问题。近年来,我国食用植物油消费量持续增长,需求缺口不断扩大,对外依存度达到65%以上,食用植物油安全问题日益突出。同时,我国从2010年起连续成为国际上领先的天然橡胶消费国,2022年中国天然橡胶消费量达578.6万吨,自给率严重不足。为此,2014年《国务院办公厅关于加快木本油料产业发展的意见》(国办发〔2014〕68号),已经将杜仲列入我国重点发展的木本油料树种之一。中国橡胶工业协会2014年10月发布的《中国橡胶工业强国发展战略研究》,强调"重视我国独有的杜仲胶的开发应用,逐步培育成为我国第二天然橡胶资源"。2015年发布的《关于加大改革创新力度加快农业现代化建设的若干意见》进一步要求"启动实施天然橡胶生产能力建设规划"。根据《"健康中国2030"规划纲要》,到2030年我国健康产业规模将显著扩大,健康服务业总规模将达16万亿元。从市场需求来看,我国已经进入并将长期处于经济社会发展新常态,面对新型工业化、信息化、城镇化、农业现代化进程加快,人口老龄化、环境容量等约束条件加强等现实条件,为包括高分子材料产业、药品保健食品产业、健康食品、饲料产业等在内的现代杜仲产业提供了一个关联产业达到万亿级产值的巨大潜在市场。

(三)组织化程度不断提高

我国的现代杜仲产业发展虽历经曲折,但日益壮大。从20世纪50年代的一个生产企业(青岛橡胶二厂)、80年代一个科研攻关组(中国科学院化学研究所杜仲胶小组),发展为90年代一个全国性的协会(中国杜仲综合开发协会)。进入21世纪以来,社会各界对杜仲的综合开发利用关注程度日益提高,参与度与组织化程度有了显著的提高,2012年国家林业局批准并在中国林业科学院设立了杜仲工程技术研究中心,中国橡胶协会成立了杜仲综合利用工作委员会和杜仲产业技术创新战略联盟,中国社科院成立了国情调研项目杜仲课题组。在此基础之上,形成了几个重要的平台,即杜仲产业绿皮书、中国杜仲产业发展高峰论坛等。组织化程度的提高在很大程度上凝聚了产、学、研、商、政等相关团体机构对现代杜仲产业的发展共识,找准了现代杜仲产业发展的方向和路径。从总体来看,当前相关企业对于杜仲的综合开发利用认识比较一致,对专利技术、良种良法、产品上市等运作比较规范,对于产业发展节奏步骤认识比较理性,一个符合现代市场需求、按照市场规范运作、承担现代杜仲产业发展的市场主体正在形成。

(四)支持政策逐步完善

中共中央十八届五中全会通过的"十三五"规划建议明确要求"拓展产业发展空间。支持节能环保、生物技术、信息技术、智能制造、高端装备、新能源等新兴产业发展,支持传统产业优化升级"。2015年5月国务院印发了《中国制造2025》,强调制造业是国民经济的主体,是科技创新的主战场,是立国之本、兴国之器、强国之基,要求紧紧抓住当前全球制造业发展格局和我国经济发展环境发生重大变化所带来的难得战略机遇,突出创新驱动,优化政策环境,发挥制度优势,实现中国制造向中国创造转变,中国速度向中国质量转变,中国产品向中国品牌转变。这些对于我国独占资源优势、具有多项技术领先条件、事关制造业等国计民生重大产业的现代杜仲产业而言,是重大的发展利好。从微观政策来看,国家发展改革委2011年颁布的《产业结构调整指导目录》《战略性新兴产业重点产品和服务指导目录》《当前优先发展的高技术产业化重点领域指南》等文件,明确提出鼓励"杜仲种植生产""新型天然橡胶的开发与应用""杜仲胶生产技术及装备"等;中央财政先后支持6家企业开展以杜仲胶为主的杜仲综合利用装置建设试点;国家林业和草原局对杜仲产业发展非常支持,连续5个五年计划重点支持杜仲良种选育和栽培模式研究,以及新品种审定推广和保护,对符合条件的杜仲资源培育给予造林和抚育补贴、工程造林项目资金补助。尽管从覆盖面和力度上并不均衡,但必须看到的是,发展现代杜仲产业所需的相关扶持政策平台已经初步具备。

三、现代杜仲胶产业的发展前景

(一) 开发可再生天然橡胶资源,保障国内橡胶工业可持续发展

近年来,面临石油资源逐步枯竭和环境对非化石资源的迫切需求,世界各国纷纷把开发生物能源放在重要位置。橡胶行业也不例外,全球领先的橡胶制造企业和轮胎制造商都在积极开发生物橡胶及生物基橡胶单体。国际能源署首席科学家比罗尔教授预测,全球石油开采资源仅可以维持到2047年。我国目前年消耗合成橡胶已超过500万吨,且每年需要大量进口石油以满足各种化工产品所需。试想,如果不抓紧开发替代橡胶资源,几十年后我国橡胶工业资源将何以为继呢?

生物基橡胶规模化发展已经成为全球橡胶行业可持续发展的重要战略,多国政府均不断为生物基橡胶的研究和开发提供资金支持。国外领先的橡胶及轮胎企业均已将开发生物基橡胶列入发展规划,并陆续实现了商业化生产。我国橡胶消耗量已经连续十几年居世界首位,而由于气候条件限制我国天然橡胶自给率仅在20%左右,2013年天然橡胶进口量突破400万吨(含154万吨复合胶,其中天然胶含量在95%以上)。开发新型天然橡胶替代资源的目标不仅是减少我国天然橡胶进口依赖度,更重要的是寻求橡胶工业可持续发展的未来。这不仅是中国政府和橡胶行业的重要使命,也是全球橡胶行业共同追求的目标。

杜仲胶是我国目前唯一具有发展潜力的天然橡胶替代资源。我国拥有世界95%以上的杜仲资源,杜仲树是我国特有的树种,我国发展杜仲胶具有天然优势。我国在生物橡胶资源开发方面已经走出了领先的一步,天然杜仲胶的资源培育、提取及应用研发已经取得了重要进展。杜仲胶等生物基橡胶资源的开发对于我国橡胶工业的可持续绿色发展具有十分重要的战略价值,生物基杜仲胶的开发应用前景广阔。

(二) 杜仲胶应用范围广,助推各领域发展

杜仲胶作为一种特殊功能型高分子材料,由于其优异的耐疲劳、耐磨、防震及抗撕裂性

能,以及易结晶、熔点低、绝缘性强、耐水湿、抗酸碱、热塑性好、形状记忆优良等特征,易于加工并可与橡胶或塑料共混,从而可以得到性能广泛、用途各异且性价比更高的新型材料,广泛应用于航空、航天、交通、船舶、医疗、生活制品等领域。

在高性能轮胎橡胶制品领域,杜仲胶发展前景广阔。我国是世界上最大的轮胎出口国,2012年欧盟新的轮胎标签法规的实施给中国轮胎出口带来了极大的挑战。据调查,我国约有36%的轮胎尚未达到欧盟第一阶段标准,50%不能满足欧盟第二阶段的要求。绿色轮胎是世界轮胎发展的大势所趋,加快绿色轮胎产业化将是中国轮胎工业生存发展的必经途径。杜仲胶作为生物基橡胶,可助力高性能绿色轮胎等橡胶制品的发展,提升产品附加值。我国已成功生产数批应用杜仲胶制备的全钢和半钢子午胎试验胎,并分别进行了14万和8万公里的里程试验,取得了宝贵的试验数据,证明了杜仲胶用于绿色轮胎的可行性和独特优势。据专家介绍,一条轮胎仅使用2~3kg杜仲胶,轮胎的滚动阻力、抗湿滑性能、耐磨性能和节油效果就会得到很大改善,产品附加值也会大大高于普通轮胎。青岛第派新材有限公司生产的合成杜仲胶目前已经批量向世界知名轮胎企业供货,用于生产高性能绿色轮胎。

杜仲胶与塑料共混改性可以制造高性能塑料合金,广泛用于汽车部件、体育运动器材等。我国目前汽车部件用改性塑料耗量接近391万吨,大部分依赖进口。高档车用改性塑料合金几乎全部进口。预计到2026年汽车用改性塑料需求总量将超过590万吨。杜仲胶作为改性剂的添加量按5%计,消耗量即达10万吨。目前,国内在采用合成杜仲胶改性聚丙烯制造汽车部件方面已经取得可喜的实验结果。

杜仲胶在医用夹板、骨科材料、牙科材料方面的应用国内外已有成熟技术,应引领有条件的企业尽早投入生产和培育市场。杜仲胶在医疗领域的开拓应用,将会大大提升杜仲胶及其制品的附加价值,也将为提高国民乃至人类的健康水平和生存质量做出巨大贡献,市场前景无限广阔。

(三)带动杜仲大产业的发展

杜仲胶是拉动杜仲大产业发展的核心动力。杜仲种植和综合开发是跨行业、跨学科、跨区域、跨部门的系统工程,它包容了第一、第二、第三产业。作为一个庞大的医、农、林、工业复合体系,涉及杜仲资源的培育,杜仲胶工业化生产及市场开发应用,杜仲医药、保健食品及功能食品的开发和生产,杜仲籽油、杜仲雄花的深加工利用,杜仲饲料添加剂加工、畜禽养殖,杜仲木材加工,杜仲生态及土壤改良,杜仲林下经济,杜仲产品流通及贸易等诸多领域。杜仲胶的独特性能及其重要的战略价值决定了其在杜仲大产业链中的核心位置,对整个产业链的可持续发展发挥着关键的支撑作用。在杜仲大产业的发展进程中,杜仲胶肩负着拉动大产业链发展的重要使命。这是我国几代杜仲人在杜仲产业探索和前进中形成的共识。

四、杜仲胶产业发展面临的机遇与挑战

我国的现代杜仲产业发端于20世纪50年代,随后又经历了80年代、90年代两次启动,如今已经是第四次启动。尽管每个时期都取得了积极进展,但与现代杜仲产业应有的市场潜力还相距甚远。目前资源不足、价格高、企业创新动力不足等是现代杜仲产业的主要障碍。除此之外,还有2个重要的挑战需要面对。

(一) 相关科研仍然有待深化

近年来,我国在杜仲胶的生产和应用领域取得了一系列新进展,基础研究不断深入,应用开发不断有新突破,已经迈上了一个新的台阶,但仍然需要进一步加强杜仲胶的基础研究,包括杜仲胶合成机制的研究,高效、环保提取技术的研究,杜仲胶改性与集成特性研究等。基础研究方面,杜仲植物组织物理结构和化学成分的分析、各种有效成分的生物合成机制、从分子水平认识杜仲胶结构特点及工程性质的研究有待深化。资源培育方面,安全、丰产、高效、优质的杜仲品种选优育种尚需努力。应用基础方面,降低杜仲胶的成本,提高杜仲胶的性能的研究有待深入,如天然杜仲胶安全高效多能生物酶解提取技术、杜仲胶分子量分布差异性与材料性质关系、符合绿色轮胎标准和高稳定性能杜仲胶应用配方和技术、杜仲胶改性机制与技术等相关研究。这些科研关键技术的突破将为杜仲胶的大规模生产和应用奠定基础,有助于提升杜仲胶的经济价值,推动杜仲胶在更广范围领域的应用。

(二) 亟须进行合理产业布局

2010年开始,中国橡胶工业协会成立杜仲产业化促进工作委员会,并于2011年初发起组建了杜仲产业技术创新战略联盟,随后成立了杜仲产业技术经济专家委员会。近年来,一批骨干企业和科研院校在杜仲胶生产、应用开发方面取得了一系列突破性进展。但作为一种新型战略性新材料,杜仲胶的发展不仅关系到橡胶产业,与林业、医药行业等的关系也非常密切。但从支持这一庞大产业发展的需求而言,投入并不均衡,力量相对分散。从资源的充分利用及产品大幅度跨界的特点来看,要求在现代杜仲产业发展中必须充分重视从资源培育到企业生产的密切专业协作。强化市场主体之间,特别是油、胶、药等直接、初级产品生产商之间的专业合作。同时必须高度关注资源和产业相对集中布局,注重产品研发和产业规模协同推进,提前防范现代杜仲产业规模扩张中可能出现的有关问题。亟须更多研究机构、更多相关企业及社会资本的参与,如汽车轮胎、医疗、体育、航空、航天、航海等领域的研发和推广应用,以支撑产业健康发展。

五、对策与建议

发展现代杜仲胶产业,既要充分估计其潜力与优势,也必须理性和冷静应对问题和挑

战,特别是在资源条件不足、相关科研有待全面启动深化、产品应用市场尚未形成的情况下,首先要理清发展思路,区分轻重缓急,明确方向和任务。

(一) 继续加大呼吁力度

我们初步认识到,现代杜仲产业体量巨大、影响深远,其健康发展符合经济社会发展新常态的总体要求,符合绿色发展、自主知识产权、国家经济结构调整和产业转型升级的方向,与《中国制造 2025》提出的强化工业基础能力、提高制造业创新能力、加强质量品牌建设、全面推进绿色制造等战略任务重点直接相关。当前,西方跨国企业已经开始加大对杜仲胶资源利用研究,如果我们仍然不能够从整体上、战略上对杜仲资源的综合开发利用给予足够的关注和清醒的认识,在这一中国独占资源优势的领域就无法实现中国创造、中国质量、中国品牌,而重蹈传统中国制造的被动局面。为此,杜仲行业有责任、有义务、有必要在理清发展思路的基础上,向各级政府、主管部门、相关机构积极呼吁,特别是要利用好中国杜仲产业发展高峰论坛等重要平台的作用,发布论坛宣言,客观反映情况和诉求,积极争取将杜仲胶列入新材料产业下一个五年计划的重点产品目录,积极争取林化研究拓展覆盖杜仲胶、药、油领域,积极争取橡胶等高分子领域研究和生产,加强杜仲胶利用的基础研究和产品研发,积极争取将杜仲资源的综合开发利用上升到国家战略层面。

(二) 多方筹措研发资金

我国工业制造落后的局面与缺少研发投入直接相关。橡胶及相关高分子材料制品生产企业在国际竞争中处于低端下游,创新能力和动力严重不足;杜仲领域单个企业规模偏小、势单力孤,研发意识和资金严重不足;片面强调产业的市场属性,国家对杜仲产业领域基础研发的重视程度和支持力度严重不足。为此,建议安排国家科研经费支持杜仲基础研究和杜仲胶高效提取和利用等相关研究,组织研究机构和相关企业开展持续、系统的联合攻关和产品研发,支持开展杜仲胶轮胎等相关产品的试验推广。建议将杜仲胶应用纳入新材料应用补偿机制,国家对杜仲胶使用单位实施应用风险补偿,鼓励更多企业进行应用试验。建议研究吸引企业资金、社会资金、风险资金投入杜仲综合开发利用研发的有效机制,特别是要切实发挥企业市场主体作用,针对企业规模小、资金实力不强等情况,充分利用好产业联盟平台,成立杜仲产业基础研发基金,主攻产品研发推广,专利共享、利益均沾。

(三) 冷静掌握发展节奏

现代杜仲胶产业是一个对资金和技术需求都很大的领域,在不确定因素比较多的情况下,不宜过度强调杜仲产业发展的速度。特别是在稳定的产品市场形成之前,不应鼓励农户和资金薄弱企业盲目介入种植、加工等领域,种植规模与资源培育方式应该与开发利用紧密结合。对于已经涉足杜仲产业的相关企业,根据目前经验,在全面考察市场需求的基础上,要将与相关领域合作以及开展产品研发推广放在优先地位。

杜仲胶产业化方面,尽快实现杜仲胶提取工业化,重点开展提高杜仲胶提取率、杜仲胶纯度的研究攻关,同时进行优化杜仲胶提取工艺条件、降低提取成本、提高设备效率等方面的研究。

应用推广方面,可先行在军工、医用等特殊橡胶制品领域进行推广应用,在此基础上,进一步加大在轮胎领域的推广应用,并拓展在塑料改性、输送带等领域的推广应用。同时,强化在轮胎领域的应用开发,一旦应用研究获得突破,我国杜仲产业将产生飞跃式发展。

第二节　杜仲胶的化学组成及特性、含量与纯度检测

一、杜仲胶的化学组成与结构

杜仲胶是杜仲树的果实、叶、皮中含有的丝状物质(文末彩图24),是一种天然高分子材料。天然杜仲胶是硬性橡胶,属于非弹性体,室温下质硬、耐摩擦、熔点低、易于加工,并具有高度的绝缘性、耐水性和耐酸碱性。国际上习惯称杜仲胶为古塔波胶或巴拉塔胶,其化学结构为反式 - 聚异戊二烯$(C_5H_8)_n$,为普通天然橡胶(顺式 - 聚异戊二烯)的同分异构体。两者化学组成相同,都是聚异戊二烯,但化学结构不同,天然橡胶是顺式 -1,4 结构,其分子次甲基在双键同一侧;杜仲胶是反式 -1,4 结构,其分子次甲基在双键两侧(图 7-1)。反式的分子构型使得杜仲胶分子链具有三大特征:①分子链是柔性链,柔性分子链是构成弹性链的基础;②含双键,可以进行硫化;③反式链结构有序易堆砌结晶。其中第 3 个特征恰是与天然橡胶(NR)分子链结构的不同之处,导致其与 NR 性状完全不同。

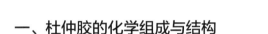

图 7-1　天然橡胶与杜仲胶的化学结构

杜仲胶由于反式链结构造成链的有序,导致其更易于结晶,是一种结晶性聚合物。正常情况下,杜仲胶存在两种稳定的晶型,分别是 α- 晶型和 β- 晶型。杜仲胶化学结构有两种类型,即 α 和 β 型。两者的恒等周期即聚合物链分子中同原子的间距不同:α 型间距为 8.8Å,β 型间距为 4.7Å,熔点分别为 62℃和 52℃。两者在常温下呈皮革状。杜仲胶在常温下会自动结晶。马三叶橡胶相比,杜仲胶键柔顺性差,玻璃化转变温度(Tg)为 –53℃,熔点为 64℃,常温下为类似硬塑料的物质。C.W.Bunn 在 1942 年用 X 射线研究了杜仲胶的结晶结构,测得 α- 晶型属于单斜晶系(monoclinic crystal system),$P2_1/C$ 空间群,链直线群为 P_C,晶胞参数 $a_0=0.789nm$,$b_0=0.629nm$,$c_0=0.877nm$,$\beta=102°$;β- 晶型属于正交晶系(orthorhombic crystal system),$P2_12_12_1$ 空间

群,链的直线群为 P_1,晶胞参数 $a_0=0.778nm$,$b_0=0.1178nm$,$c_0=0.472nm$,$\alpha=\beta=\gamma=90°$,可以看出 α 型晶体的等同周期比 β 型晶体的长 1 倍,其大分子空间排列结构见图 7-2。

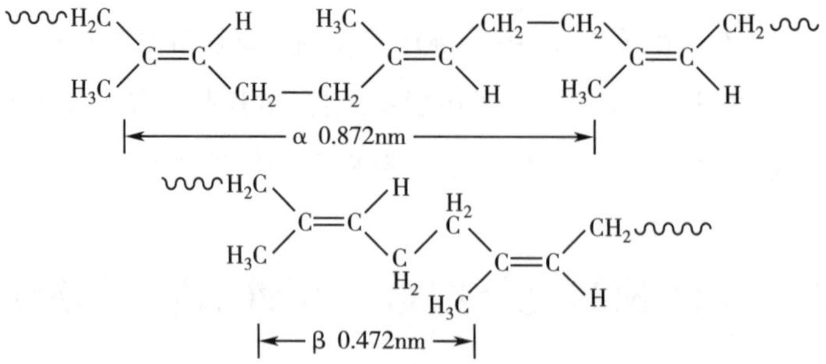

图 7-2 杜仲胶大分子 α 型和 β 型晶体空间排列结构

Fisher 通过电子衍射的方法测定拉伸条件下杜仲胶的结晶样品,发现杜仲胶还存在第 3 种晶型——γ- 晶型,也属于单斜晶系,晶胞参数 $a_0=0.59nm$,$b_0=0.92nm$,$c_0=0.79nm$,$\beta=94°$。Su 通过稀溶液喷射的方法制备杜仲胶的单链单晶和寡链单晶,并通过电子衍射的方法发现一种新的晶体结构——δ- 晶型,属于六方晶系(hexagonal crystal system),晶胞参数 $a_0=0.695nm$,$b_0=0.695nm$,$c_0=0.661nm$,$\alpha=\beta=90°$,$\gamma=120°$。但是到底存不存在这 2 种晶形,目前还存在争议。

二、杜仲胶的化学特性

由于杜仲胶链具有双键、柔性、反式结构三大特征,因而经改性的杜仲胶身兼三职,具有多重性,处于从塑料到橡胶的过渡区内。它具有热塑性、绝缘性、耐水性、耐酸耐碱性,既可作为塑料,又可作为热弹性材料,还可作为橡胶弹性材料。杜仲胶未表现出宏观弹性,不是由于分子链不具柔性,而是由于其结晶。杜仲纯胶在 10℃时结晶,40~50℃开始表现有弹性、易伸长,到 100℃时软化,具有可塑性,冷却后可恢复原来的性质。若能有效地抑制其结晶,则可体现其弹性。

(一) 化学性能

1. 抗氧性能 杜仲胶在空气中容易氧化变脆,形成白色粉状物质。故在制备杜仲胶时应加入抗氧剂,并贮存于避光的地方或存于水中。

2. 氯化性能 杜仲胶与次氯酸钠接触,容易产生氯化反应。

3. 耐溶剂性能 在常温下,杜仲胶能溶于多种芳香烃,易溶于氯化烃,在加热时部分溶于脂肪族溶剂,在丙酮和乙醇中溶解很少。不溶于水和多数酯类,也不易溶于汽油。

4. 耐酸碱性能 耐氟酸和浓盐酸,与碱不会发生反应,能溶于热硫酸和冷硝酸。

5. 抗臭氧性能 抗臭氧性能优于三叶橡胶,在一定时间内,当臭氧浓度达到 15%~20% 情况下,橡胶烃不会氧化变坏。

(二) 硫化特性

杜仲胶在高分子材料谱中位于塑料和橡胶之间,严瑞芳等的研究表明,杜仲胶(EUG)的结晶与交联度之间存在着反映硫化过程不同阶段性能突变的依赖关系。通过控制临界交联度,可将 EUG 制成弹性橡胶,这种硫化橡胶具有优良的动态拉伸疲劳性能、高定伸应力及高硬度。高弹性杜仲硫化橡胶的取得与其交联过程三阶段特性的发现有关,交联过程三阶段对应三种不同类型的材料:热塑性材料、热弹性材料和橡胶性材料。未交联时其性能与塑料相似,在部分交联的情况下是热塑性弹性体,交联度超过临界点其性能类似高弹性橡胶(表 7-1)。

EUG 硫化网络由有序链组成,因此其高弹性不能用经典的建立在无规线团模型基础上的熵弹性解释,其弹性来自交联点桥键的各向同性构象记忆。由于网络中链段的有序性,变形过程中,链段运动引起的内耗会低于无规线团网络的内耗,因此杜仲硫化橡胶具有优良的动态疲劳性能。

表 7-1　杜仲胶 3 个交联阶段性状及应用

交联度	性状	微观结构	特征	应用
A 阶段 零交联度	结晶型线性高分子		热塑性硬质材料	具有低熔点硬塑料特性。可用于制作医用功能材料,如假肢、医用夹板等
B 阶段 低交联度	结晶型网络高分子		热弹性硬质材料	热记忆性材料。可用于制作异形管接头、军事保密材料等
C 阶段 临界交联度	非结晶型网络高分子		橡胶性材料	橡胶类制品。可用于汽车配件、轮胎行业

1. 热塑性　EUG 是典型的柔性链高分子,软化点只有 60℃左右,其优良的加工性是目前已知的塑料大品种所无法比拟的。除塑料加工中所有的加工方法都适用外,还具有手

工可捏塑性及剪裁性。因此，它可以用于开发特殊形状的模型及工艺品。其独特的加工性也带来了优良的共混性，EUG 易与橡胶及塑料共混，形成很宽的材料谱，赋予了 EUG 独有的橡 - 塑二重性。作为塑料，不会烫伤皮肤，将其在热水中浸一浸或用热风吹一吹，变软后，直接贴附在身体的伤病部位，等候片刻即会冷却硬化，起到良好的固定保护作用。与传统使用的石膏绷带、钢木夹板相比，既方便卫生，又轻巧舒适，还可以随时根据病情调整形态，打开清洗换药等。对于肢体畸形、残疾的人群而言，EUG 更是一种理想的矫形康复器具和假肢材料，它可以根据个人身体的差异，像量体裁衣一样制成最符合患者身体需要的形态，譬如脖托、腰托、手足内外翻转矫形护套等。EUG 作为医用材料的优点尽显其中。

2. 热弹性　经过低度硫化交联加工的 EUG，是一种性能优秀的形状记忆功能材料。这种材料在室温下仍是硬塑料，有固定形状和刚性，但一经加热到 60℃以上，就变成了柔软的橡皮筋，可以通过拉伸、压缩、扭曲等任意改变其形状，这时将其冷却硬化，就获得一种新的形状。如果再行加热，它又会变软，通过橡胶本身的弹性恢复到最初的形态。EUG 的这种塑料、橡胶边缘特性和良好的形状记忆功能，使它可以作为热收缩管，广泛应用于电缆、光缆、管件的接头密封件和各种形状复杂器件的外包、内衬材料。

3. 橡胶性　杜仲胶与天然橡胶、丁苯橡胶、顺丁橡胶、氯丁橡胶、丁基橡胶、乙丙橡胶等其中之一二共混，硫化得到硫化胶，其滚动阻力和生热在已知轮胎用胶中是最低的。通过改变配方中杜仲胶的含量，可以获得性能优异的弹性体。该弹性体最大的特点是：滚动阻力小、动态压缩时生热低、耐疲劳性能优异，同时耐磨性和抗湿滑性也很好，是轮胎行驶性能的较佳综合平衡。这种共混硫化胶制作的飞机轮胎起降次数将大大优于进口胶制成的飞机轮胎。适用于开发航空、航天器，越野、载重车等的高性能轮胎。

（三）共混特性

由于 EUG 本身既有双键，又具有优良的共混加工性，因此，它不仅易于同橡胶共混，又易于同塑料共混，而且共混时既可硫化，也可不硫化，从而得到各种性能不同、用途各异的材料。

1. 杜仲胶与天然橡胶共混　张超等对不同共混比例的 EUG/NR 并用胶进行热氧老化。随着老化时间的增加，EUG/NR 并用胶的拉伸强度和断裂伸长率逐渐下降，100% 定伸应力、硬度和交联密度逐渐增大；EUG/NR 并用胶在老化 5 天时交联效应占优势，交联反应主要发生在老化过程中；EUG 用量为 10~20 份时，EUG/NR 并用胶的抗热氧老化性能并未明显下降。此外，热重分析（TGA）表明，在老化 5 天时，EUG/NR 并用胶在热氧老化过程中分子主链及交联网络并未出现明显的破坏。

宁永刚等研究表明，在相同温度条件下，共混硫化胶的应力 - 应变曲线、抗拉强度和断裂伸长率都随着 EUG 含量的增加而下降；当 EUG 用量为 10~30 份时，抗拉强度和断裂伸长率较好。在不同温度下，共混硫化胶的抗拉强度、撕裂强度均随着温度的升高而逐渐降低;高温条件下,加入 20~30 份 EUG 时,断裂伸长率较高。在 100℃以上且 EUG 用量较小时,EUG/NR 共混胶的黏度、储能模量及损耗模量曲线呈上升趋势;在 80℃以上且 EUG 用量超过 30 份时,随着 EUG 用量的增加,曲线呈下降趋势。

张天鑫通过原子力显微镜探测微观条件下杜仲胶填充到天然橡胶中的相态及分散性,发现少量的杜仲胶分散在天然橡胶的连续相中,杜仲胶的分散相直径非常小,同时随着杜仲相的逐渐增多,杜仲胶在开炼机的剪切作用下形成山脊状的条状连续相,在与天然橡胶的接触界面处还存在一层不规则的性能介于两相之间的过渡相。杜仲胶与天然橡胶共混后有着良好的硫化性能,同时两相共混后的共混胶的力学性能下降不是特别明显,但疲劳寿命、裂纹扩展、韧性、耐撕裂等性能有明显的提升。

刘天琦等借助 X 射线衍射对杜仲胶与天然橡胶的共混进行分析,结果发现,杜仲胶的结晶性与共混胶的性能密切相关。杜仲胶发生交联时伴随着结晶是不可避免的,因为随着交联密度的增加,杜仲胶很快就会析出。此外,由于杜仲胶的加入,共混胶体系的动态损耗峰也明显降低。杜仲胶与天然橡胶的微观分析以及热力学分析发现,两者不但没有出现相分离现象,而且具有良好的相容性。

李良萍等对 EUG 与 NR 以不同共混比共混得到的硫化胶的静态力学性能及动态伸张疲劳性能进行了研究,发现 EUG 对共混硫化胶动态伸张疲劳性能方面的影响比较复杂。结果表明:在共混硫化胶体系中,EUG 的加入对共混硫化胶的拉伸强度、300% 定伸应力、拉断永久变形影响不大;对撕裂强度及拉断伸长率的影响在 30% 左右有一转折点;EUG 对共混硫化胶的硬度影响最大。综合各因素,认为 EUG 在共混硫化胶中质量分数在 40% 以下,能较好地保持共混硫化胶优良的静态力学性能;EUG 对共混硫化胶动态伸张疲劳性能影响的大小在较高交联程度体系和较低交联程度体系中是不同的,通过差示扫描量热法(DSC)分析,初步解释了这一现象可能与 EUG 存在的微晶作用有关:有微晶存在的交联程度体系下,能较大地提高共混硫化胶的疲劳寿命;相反,在无微晶存在的交联程度体系中,对疲劳寿命的影响明显降低。

2. 杜仲胶与顺丁橡胶共混 王珬等采用机械共混法制备了 EUG/ 顺丁橡胶(BR)并用胶,利用差示扫描量热法(DSC)观察到硫化胶中存在一定的结晶。且随着 EUG 用量的增加,EUG/BR 并用胶的硬度、撕裂强度、拉伸强度不断提高,拉断伸长率降低;当 EUG 的用量为 20~40 份时,硫化胶的耐磨性、屈挠疲劳等有所改善,其中 EUG 为 40 份时性能最好。

薛兆弘等研究了 EUG 以不同比例分别与天然橡胶及顺丁橡胶共混的非硫化体系和硫化体系的力学性能。结果表明:EUG 的引入可使两体系的动态力学内耗峰降低,且对顺丁橡胶体系的效果更明显。当和天然橡胶共混硫化时,可找到一个临界共混比(1:1),此时共混体系的许多基本力学性能几乎和纯天然橡胶的优良力学性能没有差异,当和顺丁橡胶共混时,可普遍改善顺丁橡胶硫化前后的性能。

朱峰等通过不同配方比实验,研究了 EUG 对与天然橡胶及顺丁橡胶三元共混硫化胶性能的影响。实验结果表明:①含 EUG 的胶料用开炼机混炼时除降低了混炼温度外,还大大降低了混炼胶的生热性,改善了焦烧特性,同时含 EUG 的胶料还具有良好的包辊性,混炼胶外观质量较好;②掺用 EUG 的胶料定伸应力和硬度比不用者提高,滚动阻力和压缩生热降低,耐疲劳性能优异,磨耗和干湿路面摩擦因数性能保持较高水平,可用于轮胎胎面胶的开发;③ EUG 对共混硫化胶上述性能影响的大小表现在有微晶存在的交联程度体系下,能较大地提高共混硫化胶的上述性能,而无微晶存在的交联程度体系中上述性能明显降低。

3. 杜仲胶/氯丁橡胶共混 传统的氯丁橡胶(CR)具有优异的阻尼性能。EUG 具有优异的耐水、耐寒、耐酸碱等特性,同时 EUG 作为热塑性材料具有高阻尼性,可以制作隔音和减震制品。在某种交联程度下将 EUG 与 CR 共混可以提高它们在中高温度下的阻尼性能,同时可在一定程度上提高 EUG/CR 复合材料的吸声性能。任庆海等将 EUG 与 CR 共混,加入发泡剂,制备了具有良好吸声和隔音性能的 EUG/CR 复合材料。在 EUG/CR 共混体系中,EUG 用量的增加有利于改善共混胶的隔声性能,但会影响共混胶的拉伸强度,因此 EUG/CR 并用比例为 20∶80 时最佳。加入 1% 发泡剂的共混胶材料具有较好的阻尼作用,提高了材料的吸声性能以及隔声性能,但当发泡剂含量超过 1 份时会使材料的吸声及隔声性能有所下降。两者共混体系的最佳硫化温度为 170℃,硫化时间为 20min。

4. 杜仲胶与塑料共混 EUG 与塑料共混,通过改变 EUG 在共混物中的比例,可大大降低体系加工温度,硬度明显提高。可以预计,一旦 EUG 大量开发,可以给塑料工业提供一种独特的可低温成型、抗冲击性能高的新型材料,且 EUG 含有双键,具有可硫化特征,可制成性能广泛的热塑性弹性体。将少量的 EUG 和聚乙烯(PE)或聚丙烯(PP)共混,可以在硬度和拉伸强度降幅较小的情况下,明显改善材料的抗冲强度、抗撕裂性能等力学性能,获得优异的 PE 或 PP 增韧材料。另外,采取合适的工艺和配方,可以获得热刺激温度合适、成本较低的形状记忆材料。

金鑫等选用 EUG 对玻璃纤维/高密度聚乙烯进行共混改性,在一定范围内,随着 EUG 用量的增大,材料的耐热性能有一定程度的提高,力学性能较为优异,冲击强度得到较大提高。

张洵箐等通过双螺杆挤出机制备了 EUG/PP 热塑性硫化胶(TPV),结果表明,当杜仲胶用量增大时,EUG/PP TPV 的拉伸强度、拉断伸长率和邵尔 D 型硬度逐渐下降,冲击强度逐渐增大,耐溶剂性能先提高后略有下降,耐热稳定性提高,结晶度先增大后减小。

林春玲等采用了 NR、低密度聚乙烯对 EUG 进行共混改性,然后以力学性能和形状记忆性能为衡量指标对配方进行筛选。结果表明:改性复合材料的力学性能明显提高,形状记忆性能明显改善。

5. 杜仲胶与沥青共混 李清泉等将 EUG 作为改性剂与沥青共混后,对共混试样进行了红外光谱、扫描电镜分析和沥青基本指标试验。发现 EUG 中的 C=C 双键与沥青中的 C=O 双键发生交联反应,形成互穿网络结构。在沥青用量一定的条件下,增加 EUG 用量,有利于制备出分散相对均匀的 EUG 改性沥青复合体系,但是达到一定数量后,再增加效果变得不明显。EUG 改性沥青软化点比普通沥青提高了 15~20℃,而且马歇尔稳定度也较大幅度提高。这表明 EUG 改性沥青能显著改善沥青的高温抗变形能力,明显减少沥青的永久变形,表现出良好的高温性能。EUG 改性沥青的延度比普通沥青有一定提高,说明 EUG 具备改善沥青低温性能的能力;含蜡量大幅减少,这一点对改善国产普通沥青含蜡量较高影响路用性能的现状有现实意义。

戴峰等研究发现 EUG 生胶对沥青性能的改善效果有限,必须采取其他的形态来改性沥青,硫化胶就是其中之一。硫化 EUG 对软化点的提高几乎没有什么帮助,而对延度的提高却有很大帮助。从未加硫黄开始,10℃延度随硫黄含量的增加而增加;当硫黄含量达到 0.4% 的时候,10℃延度达到 90 以上,比基质沥青提高了 161.7%。但是当硫黄的含量继续增加到 0.6% 时,延度却下降,这表明 0.6% 含量的硫黄应该超过了"过硫化点"。

三、杜仲胶的纯度检测

(一) 铬酸氧化法

异戊二烯类橡胶烃含量,即纯度的测试方法,目前较常用的为铬酸氧化法,其原理为铬酸溶液将烯烃氧化为乙酸,通过蒸气排出,再以标准碱液滴定。

准确称取 0.5g 杜仲胶,用索氏提取器加入有机溶剂丙酮抽提至无色,于 75℃烘干。用铬酸氧化杜仲胶,蒸出生成的乙酸,用 NaOH 滴定至终点,按以下公式计算出杜仲胶的纯度。

$$杜仲胶纯度 = \frac{V \times N \times 0.090\ 8}{W} \times 100\%$$

式中,V 为标准 NaOH 用量(ml);N 为标准 NaOH 的当量浓度;W 为样品质量(g);0.090 8 为换算常数。

(二) 滤筛减重法

将试样剪成宽 5mm 的条状,放入洁净干燥的三角瓶中,加入含 0.5g 2- 硫醇基苯并噻唑的橡胶溶剂 150ml,加热使之溶解。然后趁热用已恒重的孔径为 45μm 的洁净的滤筛过滤,滤筛使用前要先用洁净溶剂润湿。将残留有杂质的滤筛浸泡在石油醚中,滤筛的上缘要保持高于石油醚溶液约 2mm,15~20min 后取出沥干,于烘箱中烘至恒重。

杂质含量的计算公式为:

$$杂质含量 = \frac{m_3 - m_2}{m_1}$$

式中，m_1 为试样重，m_2 为滤筛重，m_3 为滤筛和杂质总重，单位为 g。

$$杜仲胶纯度 /\% = (1 - 杂质含量) \times 100\%$$

(三) 滤袋减重法

将提取获得的杜仲胶冷冻干燥，粉碎后定量称取 0.2g(m)（精确到 0.000 1g），装入已干燥称重的滤袋，合计重量(m_1)，重复索氏提取步骤，提取完毕后用热石油醚洗涤滤袋 2 次，干燥至衡重后称重(m_2)。

$$杜仲胶纯度 /\% = \frac{m_1 - m_2}{m} \times 100\%$$

四、杜仲植物中杜仲胶的含量变化规律

随着杜仲胶特殊性能不断被发现和利用价值的迅速提高，杜仲胶的利用越来越受到国家有关部门和决策者的重视。杜仲含胶量由于组织部位、变异类型及品种、产地等因素都会存在差异，不少科研工作者也对其进行了相关变化规律研究。

(一) 不同组织部位中杜仲含量变化规律

杜仲胶主要产生和储藏于杜仲树的含胶细胞中。除木质部外，杜仲含胶细胞在根、茎、叶、皮、果实与种子均有分布。杜仲皮中含胶细胞主要分布于韧皮部；杜仲叶中含胶细胞主要分布于主脉韧皮部和各级叶脉韧皮部的上下薄壁组织中，海绵组织中也有分布；果实和种子中含胶细胞主要分布于皮的薄壁组织中。但各个部位的含胶量并不一致，其中果实含胶率可达 10%~12%，树皮含胶率为 6%~10%，叶片含胶率为 1%~3%。但是目前杜仲果实当用于育苗和药食开发，杜仲皮多作药用，而杜仲胶的提取多是以杜仲叶为原料。虽然有很多的研究认为叶片的含胶量在杜仲的各器官中是最低的，但在不影响植株生长的前提下，与其他各器官相比，叶片的优点突出：叶片年产量大，可年年更新、永续利用。加之叶片内含有与杜仲皮相似的化学成分，所以增加叶片中含胶率对杜仲药用成分含量的提高有着积极意义。

杜红岩等研究表明，不同产地、不同变异类型以及不同无性系杜仲各器官中杜仲胶含量由高到低的顺序均为：果实>树皮>叶片；不同变异类型果实含胶率是叶片含胶率的 4.34~4.89 倍，树皮含胶率是叶片含胶率的 2.83 倍到 3.84 倍；不同产地果实含胶率是叶片含胶率的 3.79~5.47 倍；不同无性系果实含胶率是叶片含胶率的 2.98~6.75 倍。由此可见，杜仲果实内杜仲胶的开发利用潜力远远大于杜仲叶。

1. 杜仲胶在杜仲叶中的含量动态变化 杜仲胶在叶片内存在于各级叶脉韧皮部及主

脉上、下薄壁组织中,在叶柄内存在于维管束韧皮部及薄壁组织中。研究结果表明,杜仲叶中含有丰富的杜仲胶。杜仲叶内杜仲胶含量随着季节的变化呈跳跃式积累,其中7月和11月的含胶率较高,而在其他月份的含胶率相对较低。由于杜仲叶片内杜仲胶分泌、积累与叶片生命周期在1年中同步,在将近黄落的11月叶片含胶率较高,可达1.11%。而在5月、6月和9月的杜仲叶胶含量变化不大,保持着相对稳定的状态。利用综合提取法测定不同生长发育时期的杜仲叶中杜仲胶含量的变化情况见表7-2。

表7-2 不同生长时期杜仲叶中的杜仲胶含量

月份	胶重/(g/10g杜仲叶)	含胶率/%
4	0.031	0.31
5	0.087	0.87
6	0.076	0.76
7	0.094	0.94
8	0.083	0.83
9	0.090	0.90
10	0.068	0.68
11	0.111	1.11

在杜仲叶林经营种植模式,即改高大乔木为灌木的经营模式下,每年可以获得大量的杜仲叶。在这种叶林模式下,6—10月,采用有机溶剂提取法测得叶中杜仲胶含量随月份的增长总体上呈递增趋势,6月最低,为2.71%,10月最高,达到3.95%。其相对高分子质量随着月份增长总体上呈增大趋势,6月最小,为8.65×10^4,10月最大,为27.88×10^4。而其相对低分子质量随着月份的增长呈“增大—稳定”的发展趋势,6月最小,为1.04×10^4,7月之后逐渐稳定,8月最大,为1.21×10^4。

2. 杜仲胶在杜仲果实中的含量动态变化 杜仲胶在果实中只存在于果皮中,种仁内不含有杜仲胶。果皮含胶率反映的是杜仲果皮内杜仲胶形成积累的密度;而果实含胶率则代表杜仲果实整体的杜仲胶含量水平。

杜红岩等研究洛阳市郊区杜仲试验基地10年生同一无性系杜仲,在2002年4月15日至10月12日生长期内其果实的含胶率动态变化,发现在5月中旬以前,杜仲胚尚未发育,杜仲果实的含胶率与果皮含胶率是一致的,杜仲果皮的含胶率即是杜仲果实的含胶率。5月中旬以后,随着杜仲幼胚的不断发育,果实含胶率和果皮含胶率的差异越来越明显,果实含胶率在7月30日以后处于一个相对稳定的状态。4月中旬至5月中旬为果皮含胶率的快速增长期,含胶率从4月15日的2.52%迅速提高到5月15日的6.85%;5月15日以后,果皮含胶率进入平稳增长阶段,9月中旬含胶率的积累达到高峰,这时含胶细胞的数量基本达到恒定；但 9 月 30 日以后果皮含胶率呈下降趋势，说明在杜仲胶的合成与代谢的动态变化中，杜仲胶分解的速度大于合成的速度。

3. 杜仲胶在杜仲皮中的含量动态变化 何文广于 2008 年 6 月至 10 月对供试采自西北农林科技大学林学院苗圃叶林模式一年生杜仲树皮进行杜仲胶含量测定发现（表 7-3），除了 7 月和 8 月杜仲胶含量差异不显著外，其余月份采集的杜仲树皮中杜仲胶含量均存在极显著差异。其中 6 月最低，为 3.91%，10 月最高，达到 8.17%。从此可以看出，杜仲树皮胶含量随着月份的增长呈递增趋势，10 月达到最高水平。

表 7-3　杜仲树皮不同月份杜仲胶含量 /%

	6 月	7 月	8 月	9 月	10 月
重复 1	3.96	4.88	5.11	5.63	7.99
重复 1	3.99	4.74	5.62	7.00	8.39
重复 1	3.75	4.99	4.99	6.38	8.14
平均	3.91	4.87	5.24	6.34	8.17
F			60.51		

（二）在不同品种及变异类型杜仲中杜仲胶的含量比较

根据杜仲树皮容易识别的形态特点，即树皮开裂状况，杜仲存在 4 个变异类型：深纵裂型、浅纵裂型、龟裂型和光皮型。不同变异类型果实含胶率和果皮含胶率均存在极显著差异。果实含胶率和果皮含胶率由高到低的顺序依次为：浅纵裂型＞龟裂型＞光皮型＞深纵裂型。浅纵裂型果皮含胶率和果实含胶率分别达到 16.19% 和 11.06%，而深纵裂型果皮含胶率和果实含胶率最低，仅分别为 13.95% 和 9.39%（表 7-4）。

表 7-4　不同变异类型杜仲果实含胶特征及含胶率比较

变异类型	果皮占果实质量百分比 /%	果皮含胶率 /%	果实含胶率 /%
光皮型	69.7	14.38	10.02
浅纵裂型	68.3	16.19	11.06
深纵裂型	67.3	13.95	9.39
龟裂型	68.5	15.63	10.71
F 值	10.32**	27.15**	26.74**

注：$F_{0.01}(3,8)=7.59$，** 极显著水平。

杜红岩等对洛阳市 8 年生不同无性系杜仲果实和树皮材料（35 个高产胶无性系和 1 个对照）进行含胶率测定发现，不同无性系间果实含胶率存在较大差异：果皮含胶率极显著高于对照的有 14 个无性系，其中 9526、9503、9516、9525、9523、9532 6 个无性系果皮含胶率达到 16% 以上；果实含胶率极显著高于对照的有 15 个无性系，其中 9503、9526、9532、9525、9509 5 个无性系果实含胶率达到 11% 以上。不同无性系树皮含胶率存在较大差异，树皮含胶率高于对照(8.15%)且差异达到极显著水平的有 9 个无性系。这些无性系的含胶率均达到 9% 以上。值得注意的是，这些含胶率较高的无性系除了 9525 外，都是浅纵裂型。其中无性系 9516 的含胶率最高，达到 10.25%，无性系 9507 的含胶率最低，仅 5.90%。

(三) 不同产地杜仲中杜仲胶含量变化规律

杜仲中心产区大致在陕南、湘西北、重庆、川东北、滇东北、黔北、黔西、鄂西、鄂西北、豫西南地区。杜仲具有广泛的适应性，在我国温带地区引种后，生长发育普遍良好。引起不同产地杜仲树皮含胶特性差异的因素包括环境因子和群体分布的遗传差异，不同产地杜仲叶皮的含胶率都会由于气候生态和土壤条件等的变化而改变。

不同产地杜仲叶片含胶率的变异具有明显的多样性和复杂性，杜仲叶片含胶率随着纬度的增加而呈逐步减小的趋势。南方产区杜仲叶片的含胶率一般比北方产区的高，测得叶片含胶率以江西井冈山的最高，河北安国最低；单叶含胶量则以河南洛阳的最高。纬度越高、年日照时数越长、土壤 pH 值越高，杜仲叶片含胶率越低；而年降雨量越大、海拔高度越高、无霜期越长，杜仲叶片含胶率越高。

吴可心等通过考察四川省和陕西省 8 个不同地域杜仲叶中杜仲胶的质量分数，将不同产地按杜仲胶质量分数大小分为 3 个类别。取自四川旺苍和蒲江的杜仲当年生长的新叶中杜仲胶质量分数最高，分别为 3.35%、3.33%；其次是取自四川朝天、平武、青川的杜仲，杜仲胶质量分数分别为 3.04%、2.89%、2.74%；杜仲胶质量分数最低的是陕西杨凌，四川昭化、峨眉，分别为 2.51%、2.47%、2.44%。杜仲胶质量分数最高的产地是最低产地的 1.25 倍以上。从胶用价值选种，四川旺苍和蒲江均可作为优良产区。通过对杜仲胶质量分数和环境因子相关性分析发现，杜仲胶质量分数与年均温、年降水、无霜期呈正相关，与海拔、日照呈负相关关系，但均无显著性。

不同产地 10 年生杜仲胸径、树皮厚度和树皮含胶率均存在极显著差异。北方产区杜仲胸径和树皮厚度普遍高于南方产区；在纬度相似的地区，东部产区高于西部产区。杜仲皮的含胶率大体上随着纬度的增加而呈逐步减小趋势，南方产区杜仲皮的含胶率一般比北方产区高。树皮含胶率最高的产区是江西井冈山，达到 8.37%，山东青岛最低，为 5.85%。树皮含胶率由高到低的顺序依次为：江西井冈山、江西九连山、贵州遵义、四川旺苍、陕西略阳、湖北郧西、湖南慈利、江苏南京、陕西安康、安徽黄山、河南灵宝、河南洛阳、河南商丘、北京市、河北安国、山东青岛。海拔越高、年降雨量越大、年均气温越高、无霜期越长，越有利于杜仲皮内杜仲胶的形成和积累，树皮含胶率越高。

第三节　杜仲胶的提取

杜仲胶与天然橡胶同为天然高分子化合物,但由于杜仲树含胶细胞中胶的含量比较低、黏度比较大,故其不能像天然橡胶一样通过割胶直接收集,因此杜仲胶的提取工艺比较特殊。总体来讲,杜仲胶的提取分为 3 大步骤:细胞壁破除、杜仲胶提取、杜仲胶的分离与纯化。根据各种工艺的特点,杜仲胶的提取方法大致可分为 3 种,如图 7-3 所示。

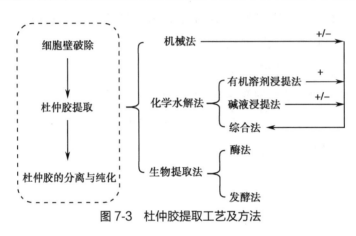

图 7-3　杜仲胶提取工艺及方法

一、机械法

机械法主要工艺流程为:备料→漂洗→发酵→蒸煮→脱水甩干→打碎→过筛→漂洗→压块成型→得杜仲粗胶。

机械法主要是利用高速搅拌将细胞壁打碎,从而析出杜仲胶。此法适用于连续大规模生产,但强力破碎、冲洗会造成胶丝严重流失,产率低;此外,强力作用也会造成胶丝一定程度的破坏,产生大量低分子量的杜仲胶片段,导致杜仲胶产品质量严重下降。通过机械法只能制得粗胶,所含杂质较多。但有学者提出,天然杜仲胶是固态物质,存在于杜仲植株的含胶细胞中。粉碎和碾压法会破坏植物组织结构,产生大量低分子量的杜仲胶片段,影响杜仲胶品质。

二、化学水解法

(一)有机溶剂浸提法

有机溶剂浸提法的原理是:杜仲胶在有机溶剂中溶解性很好,利用这一性质可以提高杜仲胶聚合物颗粒在有机溶剂中的疏解性和分散性,使其可以较为方便地穿过细胞壁纤维层,从而向溶剂中扩散。在这一过程中,纤维细胞壁属于极性物质,因此,可以通过加入少量的高极性有机溶剂使得细胞壁得以润胀、疏解,从而提高通透性。浸提法具有溶胶损失量小、纯度高的优点,但是,也存在一定的技术难点。在提取过程中需要经过多次、反复地提取,使得大量的低极性植物组分溶解于浸提液中,在对溶剂进行回收时,造成杂质不易洗出。常见的有机溶剂浸提法有石油醚-乙醇提取法、苯-甲醇提取法。

1. 石油醚-乙醇提取法 2001年,张学俊等以石油醚为提取剂,首先将杜仲树的叶和皮用 H_2SO_4 水溶液或 NaOH 水溶液煮开,之后再用索氏抽提器加有机溶剂进行回流抽提,抽提后的溶液再经过加热蒸馏,将部分溶剂回收以后,在浓缩后的提取液中缓慢地加入乙醇(作为沉淀剂使用),此时析出的杜仲胶是粗胶,之后再以丙酮为提取液在索氏抽提器中进行回流脱色去杂,就可以得到纯白色的精胶,经仪器检测,纯度为97.8%。

2. 苯-甲醇提取法 1994年,严瑞芳等采用有机溶剂苯-甲醇从杜仲叶中提取杜仲胶,这一方法的特点是先将杜仲叶表面非含胶组分利用碾磨法磨碎,使得树叶中含胶组分充分暴露出来,使得含胶量得以富集,然后再筛除废渣,最后用有机溶剂来进一步提取杜仲胶。

这一方法有两个显著优点:一是可以节省原料;二是能定时定量,且操作简单。存在的主要缺点有:①对于原料的处理不充分,在使用有机溶剂提取时,杜仲叶和皮中的胶分并不能完全浸出,产率较低;②使用大量有机溶剂产生的问题。使用的有机溶剂大多易燃,毒性大,大量使用可能会对人体产生危害。因此,在使用有机溶剂浸提时,要考虑选择使用环境友好溶剂,且要便于回收。

(二) 碱液浸提法

碱浸法主要工艺流程为:备料→漂洗→浸入质量分数为2%~3%石灰水→压碎→水洗→发酵→洗涤→捣碎→碱浸(质量分数为10%的NaOH,2~3h)、90℃温水分离杂质→氯漂→再水洗→质量分数为1%~2%盐酸浸提→干燥→得粗胶。

此法设备简单,操作简便,危险性小,无毒,析出的胶分松散、柔韧。但主要依赖碱洗除杂质,NaOH消耗量太大,成本高,环境污染严重,不符合国家环保要求;另外,多次碱洗胶丝流失大,产率低,且胶的纯度也低,目前已基本废弃。

(三) 综合法

综合法是综合无机试剂与有机溶剂、物理方法与化学方法将胶浸提出来,再通过冷冻法使胶沉淀而发生相分离。此法提取的胶纯度高,对环境污染也较小。

陆志科等利用综合法提取杜仲胶,其工艺流程为:备料→打碎→碱煮(质量分数为10%的NaOH,90~100℃,3h)→筛洗→加碱及少量甲苯(质量分数为5%)于70℃水浴15min→水洗→干燥→溶剂抽提(石油醚浸提,提取3次,每次2h)→热过滤→冷冻→过滤(加丙酮洗)→精胶。运用此法得胶率高达15.35%,含胶质量分数为83.58%。

2004 年日本报道了乙醇 - 甲苯 - 甲醇法综合提取工艺专利。其特征是实现了对杜仲叶的三级开发模式,即首先用无水乙醇溶出样品中的绿原酸、桃叶珊瑚苷、总黄酮等具有药用价值的低分子物质,实现一级开发;再用甲苯对一级开发后的叶渣提取杜仲胶实现二级开发;最后再将废渣用于疏松土壤,生产杜仲渣复合板等进行三级开发,实现了所谓"吃干用尽"的理念。

欧阳辉等对采用碱浸法分解翅果壳中的非胶部分物质、用石油醚为提取剂提取杜仲胶、用冻胶法析出杜仲胶的工艺条件进行研究,确定了从杜仲翅果壳中提取杜仲精胶的最佳工艺参数为:以碱浸法用 10% 碱液在 90℃温度下提取 3h,以石油醚为溶剂在 85℃下索氏提取 27h。将提取液在 0℃低温冷冻 1h 析出杜仲胶,计算得到杜仲翅果壳中杜仲胶提取率为 20.48%,杜仲翅果中杜仲胶提取率为 5.47%,提取的杜仲胶纯度为 87.52%。

王聪等采用高温蒸煮结合溶剂提取法提取杜仲叶中杜仲胶,可降低溶剂用量,减少环境污染。首先在 150℃加入 9% 的 NaOH 高温蒸煮 4h,使杜仲叶中的纤维素、木质素等物质分解;再依次用乙醇、石油醚提取,杜仲胶提取率为 2.96%,纯度为 86.61%。

周鹏等以盐酸为催化剂,乙酸预处理杜仲果壳,石油醚为溶剂索氏提取杜仲胶。在固液比 1 : 12.5(g/ml)、催化剂盐酸用量 0.35%(体积分数)条件下,用 80%(体积分数)乙酸溶液在 100℃下预处理 3h,石油醚索氏提取杜仲胶,杜仲胶提取率为 15.17%。乙酸预处理杜仲果壳不会破坏杜仲胶的结构,能有效提高杜仲胶的提取率。

三、生物提取法

(一)酶法

贵州大学张学俊教授于 2006 年首次提出杜仲胶部分酶解提取方法。经过低浓度氢氧化钠化学法预处理后,再用酶水解细胞壁,酶的种类、用量和条件比发酵法更容易控制,但是化学预处理破坏了其中的药物成分,只能提取杜仲胶。为了在无污染或低污染条件下获得低成本、高品质的杜仲胶,张学俊教授提出了采用全生物酶降解杜仲植物组织提取杜仲胶和天然药物成分的方法,该方法是目前研发的重点和发展方向。生物酶提取法提取植物中的天然产物具有如下优点:

1. 酶水解反应具有专一性 不破坏目标物和欲提取天然药物成分的化学结构和活性。

2. 酶解反应条件温和 温度在 50℃左右,pH 值为弱酸弱碱,保持了药物成分活性和杜仲胶原来的物理状态。

3. 有效破坏植物组织结构和细胞 胞内和胞外的天然成分全部溶于酶解液,达到高效率提取。

4. 原料不粉碎 杜仲胶保持原生状态,且分子量分布范围窄,保持原有的结构,物理化学性质稳定。

5. 无污染或污染极低 酶活性高,反复地催化降解植物组织,反应溶液体积小,排放量小,用水可以回收循环使用,实现无污染排放;化学药剂使用量极少,酶的降解产物和残渣均为生物物质,即使排放,所排放的液体和固体物对环境友好,可生物降解,可作为森林土壤和供田地作为有机肥。

6. 经济性高 生物酶专一性的最大特点是保护了杜仲胶和多种药物成分,可以实现多种组分的同时提取,降低提取成本。生物酶提取的杜仲胶,是原生态杜仲胶,具有分子量高、分子量分布集中的特点。杜仲胶的分子质量达到 10^4 Da 以上,是大分子物质,其分子所含原子数通常达几万、几十万,甚至高达几百万。分子量对高聚物材料的力学性能以及加工性能有重要影响,聚合物的分子量或聚合度只有达到一定数值后,才能显示出适用的机械强度。

张学俊等将杜仲叶(杜仲皮)经过 1% 碱液除去角质层,在 pH 值为 4,温度 50℃ 的条件下用纤维素酶水解细胞壁,提高了细胞的通透性,使得石油醚(60~90℃)可溶解出高聚合度的长丝杜仲胶,并且使杜仲胶的回收率由原来的 2.5% 提高到 3% 以上,拉伸强度也由粉碎样的 0.02MPa 提高到 60.5MPa,断裂伸长率由 0% 提高到 24%,撕裂强度由 0.5kN/m 提高到 36kN/m。

刘贵华等研究经过纤维素酶解预处理杜仲粕壳的最佳酶解工艺条件,杜仲胶的提取率达到 57.7%,是非酶解物的 1.3 倍。

任涛利用正交设计法研究了不同条件纤维素复合酶对杜仲胶提取率的影响,确定纤维素复合酶预处理杜仲叶残渣的最佳工艺条件为 pH 值 5.5,温度 50℃,酶用量为 1.6mg/g,料液比为 1:15(g:ml),酶解 4h。在该条件下,经过酶解预处理后的杜仲叶残渣中杜仲胶的提取率是未经酶解预处理的 1.49 倍。

全熙宇等为提高杜仲胶提取得率,研究了纤维素酶(CEL)、果胶酶(PEC)和淀粉酶(AMS)协同水解杜仲叶碱提残渣(底物质量分数 10%)的特性及其对杜仲胶提取得率的影响。从表 7-5 可知,PEC、AMS 及其复配酶水解后,所得杜仲胶得率为 1.22%~1.30%;当有 CEL 参与酶水解后,杜仲胶的得率为 1.82%~2.07%,其中以 CEL 单独水解后提取的杜仲胶得率最高(2.07%)。

表 7-5 酶种类对杜仲叶碱提残渣中杜仲胶得率的影响

酶种类	杜仲胶得率 /%
纤维素酶(CEL)	2.07 ± 0.03
果胶酶(PEC)	1.30 ± 0.13
淀粉酶(AMS)	1.22 ± 0.01
CEL+PEC	2.00 ± 0.11
CEL+AMS	1.82 ± 0.03
PEC+AMS	1.30 ± 0.07
CEL+PEC+AMS	1.98 ± 0.22

(二）微生物法（发酵法）

发酵法主要工艺流程为：样品→前处理→发酵（30~32℃，16 天）→碱浸（质量分数为 5%的 NaOH 溶液，90~100℃，3h）→冲洗→干燥→溶剂提取（苯、甲苯、石油醚）→蒸馏提取粗胶→加丙酮净化→得胶。

发酵法主要是利用微生物发酵，有效破坏含胶细胞壁，使杜仲胶与溶剂充分接触，从而更快速地提取杜仲胶。可用于微生物发酵法的细菌包括假单胞菌属、杆菌属中的芽孢杆菌、枯草杆菌和地衣球菌等；真菌包括霉菌、酵母菌和担子菌等；放线菌包括诺卡菌属、节杆菌、链霉菌属、高温放线菌属和小单胞菌属等。这些微生物主要通过分泌纤维素酶、半纤维素酶和木质素酶来分解细胞壁。有人认为，其缺点是植物组织被破坏，所含的天然药物也被降解，剩下的杜仲胶丝需要大量的水冲洗分离、回收，杜仲胶损失严重，污水量大。张檀等研究表明，杜仲叶经适宜菌株发酵处理后，粗纤维素含量有不同程度的减少，其中，黑曲霉 BN、绿色木霉、葡萄白腐菌的发酵效果较好；平菇菌发酵会造成杜仲胶的降解，杜仲胶收率仅为 0.03%；康氏木霉发酵杜仲叶粗纤维素含量基本没变，因此，不宜采用平菇菌、康氏木霉发酵提取杜仲胶。

陈增波的发明是：将杜仲叶或皮清洗后送入发酵池中发酵，破坏其细胞壁，再用 2%NaOH 水溶液于 80~120℃蒸煮锅中蒸煮 120~135min，漂洗后再置于水力打碎机中打碎 3min，以游离出杜仲胶丝。经过筛、漂、洗，从中除去杂质，得到杜仲胶。

刘佩岩等以杜仲干叶为原料，经稀碱和绿色木霉联合处理以除去杜仲表面覆盖的角质层，同时洗脱一些可溶性杂质，并且破坏杜仲叶的细胞壁与纤维结构，再以石油醚作为提取溶剂，得到粗胶，再经丙酮浸洗获得杜仲精胶。经测得未处理前杜仲叶中的杜仲胶的含量为 1.78%，0.45% NaOH 稀碱预处理后含量为 3.16%，绿色木霉发酵后含量为 4.36%。预处理前，有机溶剂一次提取率为 0.73%，纯度为 83.7%。稀碱与真菌联合预处理后一次提取率为 2.85%，纯度为 96.6%。以稀碱与绿色木霉共同作用，减少了有机溶剂的用量，与传统工艺相比，更加绿色环保，安全有效。

丁奋霞等利用杜仲老林区土壤及杜仲种皮腐殖质，以杜仲皮作为基质多次富集培养，分离得到优良菌株 P-24，该菌株具有降解能力强、发酵周期短、杜仲胶的发酵损失率小等优点。经过微生物发酵、高压清洗机冲洗发酵材料的研究方法，筛选出发酵的最佳工艺为：发酵温度为 30℃、基质含水率 65%、初始 pH 值 7.0。在此条件下发酵 12 天，杜仲皮的发酵物去除率可达 93.02%，发酵剩余物中杜仲胶的含量为 74.71%，杜仲胶的得率为 5.25%。

第四节 杜仲胶的工业应用

杜仲胶作为一种新型功能材料具有共混性良好的优点,这一新型材料在不同状态下会呈现出不同的特性,在未交联状态时会产生热塑性用途材料,在低交联状态时会产生热弹性用途材料,在临界交联状态时会产生橡胶弹性的用途材料。基于杜仲胶的特性,国内外杜仲胶的产品应用覆盖了医疗、建筑、交通等多个领域。作为低温热可塑材料,应用范围包括高尔夫球、医用代石膏骨科外固定及矫形用杜仲胶夹板、运动员护支具、假肢支撑腔(假肢套)、牙齿填料(文末彩图 25)、运动员护齿等。作为热弹性形状记忆材料,由于其独特的形状记忆功能,可用于实验室玻璃仪器接管、真空油泵、真空水泵密封接管等。杜仲胶可与聚丁二烯橡胶等合成橡胶共混制成综合性能优异的轮胎用集成材料,用于制备高性能轮胎。其他应用包括海底电缆、飞机遥测遥感雷达天线透雷达波用密封薄膜、塑料改性、沥青改性、高拉伸疲劳帘子布胶改性、气密性橡胶组合物、减震降噪集成材料以及其他特殊环境下使用的新型功能材料等。未来杜仲胶还能够作为高弹性材料被应用于更加安全、节能、环保的生产领域,对我国经济发展具有重要的应用价值。

一、杜仲胶在交通领域中的应用

(一) 绿色轮胎

杜仲胶能够应用于生产绿色轮胎,主要有以下三个原因:一是杜仲胶内拥有柔顺的大分子链,因此具备较好的弹性;二是杜仲胶中的大分子链柔顺具有规整的特点,使得内摩擦力较其他材料小,因此生热较低;三是大分子链柔顺比较容易形成结晶,这一特点可以提高轮胎的耐穿刺性能。综合以上三点特性,可以在生产轮胎的过程中添加杜仲胶这一新型材料,使得轮胎具备高弹性、耐磨、耐刺扎性等。杜仲胶 / 顺丁橡胶共混(1∶1)胎面 3.25-16 型摩托车轮胎,是世界上最早制成的杜仲胶轮胎,安全行驶两年,无破损,磨耗不大。

中国南车株洲时代新材料科技股份有限公司对杜仲胶在铁路、汽车减震降噪产品应用方面做了多年研究,研究结果表明,只要在天然三叶橡胶中加入 10% 的杜仲胶,减振橡胶产品的耐疲劳性提高 1 倍以上,胶料的拉伸强度和撕裂强度显著提高。同时通过检测得出,天然杜仲胶较合成杜仲胶具有熔点更低、金属离子含量更低的优势。该研究结果拓宽了杜仲胶的应用领域,在高速铁路及汽车领域中具有很大的应用发展空间。由沈阳化工大学、湘西老爹生物有限公司和沈阳三橡股份有限公司共同完成的"杜仲胶在航空轮胎中应用关键技术"项目,于 2017 年 11 月通过科技成果鉴定,首次将杜仲胶应用于高速航空轮胎,并成功制备出杜仲胶航空轮胎。青岛第派新材有限公司生产的合成杜仲胶目前已经批量向世界知名轮胎企业供货,用于生产高性能绿色轮胎。

(二)气密性薄膜

杜仲胶具有成膜强度高、气密性强等优点。通常,聚乙烯及氟塑料薄膜透雷达性能好,但粘不住,而杜仲胶薄膜可以满足这两种要求,性能指标国际领先,因此可以利用杜仲胶来制作薄膜材料。将杜仲胶与其他弹性体进行共混,可制成一种薄膜密封的材料。在航空航天等领域,飞机遥测遥感雷达波导管天线的透雷达窗要求密封且能透雷达波,可应用此项技术。

(三)耐寒道路铺设材料

在工程领域,杜仲胶经过硫化具备了良好的工程学特性,将杜仲胶与沥青共混改性,进行沥青和沥青混合料试验,结果表明硫化杜仲胶低温性能突出,非常适合西部高寒地区。在道路交通工程领域,杜仲胶与沥青共混后的新型材料,是一种具备更强耐寒性的混合材料,被用于高寒地区的道路铺设材料。在公共交通领域,杜仲胶还可以和其他橡胶共混加工成公交车弹簧拉手材料,性能稳定,结实耐用。

二、杜仲胶在医药、食品领域中的应用

杜仲胶与其他高分子材料相比具有无毒无害的优点,因此这一新型材料还可以应用于医疗领域。例如,现阶段杜仲胶已经广泛用于牙科填充的材料;并且杜仲胶自身的可塑性较强,拥有形状记忆的性能,可以将其用作骨科固定夹板的制作材料,未来还会应用于制作假肢、矫形器材等方面,可有效地降低医疗成本。

(一)口腔材料

由于杜仲胶熔点低,易加工,没有合成高分子普遍存在的金属催化剂残留等优点,可以作为理想的口腔科填充、固定和矫形材料。目前研究开发的有杜仲胶牙根管充填材料、杜仲胶复合义齿软衬材料等。

(二)骨科外用固定夹板

目前在医院的治疗中,当患者发生骨骼受伤时大多仍然使用传统的石膏或者石膏绷带作为固定患处的材料,这种材料存在着显而易见的缺点,例如质量较重、调节性较差等。杜仲胶夹板能够很好地改善这些缺点,它质量较轻,X线也能很好地透过,有较好的透气性,并且硬度适中,在使用时安全舒适,对人体没有任何的刺激性;在伤口痊愈进行拆除时,无须锯开,使用方便、安全。因此,可以利用杜仲胶低温可塑的特点制作骨科外固定夹板。

(三)假肢套

杜仲胶可以作为残疾人的假肢套进行使用,使用时假肢套可以进行加热塑型,不需要进行多次做模,调整及使用都非常便捷。

(四)运动员护具

当杜仲胶这一新型材料处于低温环境下时可以发生热变形,而处于室温环境下时会出现冷却固定的反应,利用此种可逆形变的特点可作为制作运动护具的材料。市场上目前在售的运动护具都是高温塑料护具,且型号单一,运动员不能按照自身的体型特点来选择适合的运动护具,会给运动员造成一定的潜在风险。而由杜仲胶材料制成的护腰、护腿等护具可以根据运动员的体型来进行塑形,使其与被保护的部位能够很好地吻合,不仅能够满足运动员佩戴舒适的要求,并且增加护具与身体的接触面积,这样一来就可以有效地将外界的冲击力分散开,使得运动员运动的安全性得以保障。此外,在各种球类的球拍制作方面,也可以应用杜仲胶材料,以制作出自适应的球拍,有效提高使用球拍的舒适感。杜仲胶因其抗湿滑性能可用于防滑鞋底,因其形状记忆功能可用于马拉松鞋的定型垫,因其绝缘性能和抗酸碱性能可用于军用或劳保鞋,因其环保性能可用于儿童鞋底。耐克公司和上海回力鞋业有限公司都在积极地开展这项研究。

(五)胶基质材料

杜仲胶在食品及医用辅料领域具有很广泛的应用。杜仲胶和古塔胶、阿拉伯胶一样,是制造胶囊、口香糖等的健康理想的胶基质材料。杨凤等以杜仲胶为胶质制作了口香糖,并且加入了茶叶,除具有杜仲胶的强肾补肝、抗疲劳功能外,还具有茶叶的消暑利尿、清热解毒功效。四川某公司开发的以杜仲胶为骨架材料的食品及医用胶囊为替代动物明胶制造胶囊开拓了一条新路,相信未来杜仲胶在医疗和食品健康领域还会发挥更大作用。

三、杜仲胶在建筑领域中的应用

(一)管件接头及密封材料

杜仲胶材料除了具有良好的可塑性外,还拥有形状记忆的特点,因此可以利用此特性用作开发异形管件接头的材料。此外,杜仲胶的抗水解、防渗漏、抗腐蚀性能均较强,现阶段海底、湖底、河底电缆材料以及深埋于地下的输气、输水、输油管线铺设中存在异型管件接头衔接,渗漏管件的密封堵漏等大多数由杜仲胶制成。

(二)减震降噪材料及其他应用

由于杜仲胶在低温环境下具备优良的可塑性,并且其耐寒性、耐腐蚀性、绝缘性、阻尼性均较强,因此还可以用于减震、降噪、隔音等用品的制作材料,制作爆破的静音气爆装置,在排除气体的同时,有效避免了噪声污染,保护了设备操作人员的身体健康,具有较好的应用前景。

2017 年 1 月,沈阳化工大学杜仲胶研究团队研发出基于杜仲胶的自修复功能弹性体材料。通过向杜仲胶中引入大量的动态可逆的离子或化学键,赋予其犹如生命组织体固有的自修复功能,修复效率可达 90% 以上。该自修复功能弹性体材料可应用于机器人、电动汽车、锂离子电池及人造肌肉,不仅可自动修复使用过程中造成的损耗,而且可延长使用寿命和降低成本,应用潜力广泛。

参考文献

[1] 严瑞芳. 杜仲胶研究新进展 [J]. 化学通报, 1991 (1): 1-6.

[2] 马娟, 林永慧, 刘彪, 等. 我国杜仲胶的发展现状与展望 [J]. 安徽农业科学, 2012, 40 (6): 3396-3398.

[3] 杜红岩, 谢碧霞, 邵松梅. 杜仲胶的研究进展与发展前景 [J]. 中南林业科技大学学报, 2003, 23 (4): 95-99.

[4] 宋志凌, 朱雅雄. 我国杜仲橡胶产业的现状和发展 [J]. 中国橡胶, 2010, 26 (5): 9-12.

[5] 王凤菊. 我国生物基杜仲胶发展现状、瓶颈及对策分析 [J]. 中国橡胶, 2017, 33 (3): 10-13.

[6] 高均凯. 关于现代杜仲产业发展的若干思考 [J]. 林业经济, 2016, 38 (5): 47-50.

[7] 徐承秋. 建议加快推进杜仲胶工业化发展 [J]. 中国橡胶, 2017, 33 (6): 9-10.

[8] 王凤菊. 杜仲胶的战略价值不容置疑 [J]. 中国橡胶, 2014, 30 (8): 9-10.

[9] 严瑞芳, 胡汉杰. 杜仲胶的研究与开发 [J]. 中国科学基金, 1994 (1): 51-55.

[10] 吕百龄. 杜仲橡胶的应用和发展前景 [J]. 中国橡胶, 2011, 27 (6): 10-12.

[11] 张继川, 薛兆弘, 严瑞芳, 等. 天然高分子材料——杜仲胶的研究进展 [J]. 高分子学报, 2011 (10): 1105-1117.

[12] 严瑞芳, 薛兆弘. 高弹性杜仲橡胶及其硫化弹性机理 [J]. 弹性体, 1991 (3): 12-15.

[13] 杨丹, 黄慧珍. 杜仲胶的研究与发展 [J]. 世界橡胶工业, 2009, 36 (7): 13-17.

[14] 冯志博, 张继川, 张天鑫, 等. 杜仲橡胶的研究现状与发展前景 [J]. 橡胶工业, 2017, 64 (10): 630-635.

[15] 李永鑫. 杜仲胶加氢改性研究 [D]. 北京: 北京化工大学, 2015.

[16] 郑瑞杰. 微生物发酵在杜仲叶胶提取中作用的研究 [D]. 咸阳: 西北农林科技大学, 2006.

[17] 刘慧东, 马志刚, 朱景乐, 等. 采用滤袋技术快速测定杜仲叶片中杜仲胶含量 [J]. 天然产物研究与开发, 2016, 28 (4): 498-504.

[18] 赵红艳, 蔺芳, 王太霞. 杜仲胶在杜仲叶发育过程中的含量变化研究 [J]. 湖北农业科学, 2012, 51 (18): 4065-4068.

[19] 何文广. 杜仲叶中杜仲胶含量与相对分子质量的动态变化 [J]. 经济林研究, 2011, 29 (1): 46-51.

[20] 杜红岩, 杜兰英, 李芳东. 杜仲果实内杜仲胶形成积累规律的研究 [J]. 林业科学研究, 2004, 17 (2): 185-191.

[21] 何文广. 杜仲不同器官杜仲胶含量、相对分子质量及其分布的动态研究 [D]. 咸阳: 西北农林科技大学, 2009.

[22] 谢碧霞, 杜红岩, 杜兰英, 等. 不同变异类型杜仲果实含胶量变异研究 [J]. 林业科学, 2005, 41 (6): 147-149.

[23] 杜红岩, 孙向阳, 杜兰英, 等. 不同产地杜仲叶含胶特性的变异规律 [J]. 北京林业大学学报, 2005, 27 (5): 103-106.

[24] 付文, 刘安华, 王丽, 等. 杜仲胶的提取与应用研究进展 [J]. 弹性体, 2014, 24 (5): 76-80.

[25] 严瑞芳, 杨道安, 蒋兆弘, 等. 一种提取杜仲胶的方法: CN1088601 [P]. 1994-06-29.

［26］ 张学俊, 宫本红, 王庆辉, 等. 酶水解杜仲纤维素细胞壁及长丝杜仲胶的提取 [J]. 天然产物研究与开发, 2009, 21 (1): 115-121.

［27］ 全熙宇, 彭湃, 文沛瑶, 等. 杜仲叶多糖、杜仲精粉、杜仲胶的提取分离及其性能分析 [J]. 林产化学与工业, 2019, 39 (2): 126-132.

［28］ 邓桂兰, 彭超英, 卢峰. 利用微生物和酶降解粗纤维的研究 [J]. 饲料工业, 2004, 25 (11): 48-51.

［29］ 张檀, 郑瑞杰, 李晓明, 等. 微生物在杜仲叶胶提取中的作用研究 [J]. 西北林学院学报, 2006, 21 (3): 101-104.

［30］ 丁奋霞, 苏印泉, 杜双田, 等. 生物法提取杜仲胶菌株筛选及发酵条件优化 [J]. 西北林学院学报, 2012, 27 (2): 149-154.

［31］ 王凤菊. 我国杜仲胶产业化发展及市场前景分析 [C].// 中国橡胶工业协会. 2012 中国橡胶年会论文集. 青岛: 中国橡胶工业协会, 2012: 176-180.

［32］ 罗恒, 高海, 许雪飞, 等. 杜仲胶复合义齿软衬材料的配方设计和筛选 [J]. 口腔医学研究, 2019, 35 (4): 79-82.

［33］ 严瑞芳, 薛兆弘, 李翔. 尼龙搭扣垫套低温塑型高分子骨科外固定胶带: CN1456136 [P]. 2003-11-19.

［34］ 王凤菊. 关于杜仲胶规模化发展的思考 [J]. 中国橡胶, 2013, 29 (9): 13-16.

［35］ 杨凤, 郝苏敏, 赵淼, 等. 一种杜仲胶口香糖胶基的制备方法: CN 104814240A [P]. 2015-08-05.

第八章

杜仲的其他应用

第一节　杜仲新资源食品

一、新资源食品的定义

随着社会经济的不断发展,人们生活质量的不断提高,世界人口的迅速增长,混合食物资源的日益短缺,层出不穷的新食品原料已成为市场上不可缺少的食品原料。据悉,目前国家卫生健康委员会已经批准了149种新食品原料,且国家《新食品原料安全性审查管理办法》也明确指出:国家鼓励对新食品原料进行科学研究与开发。新食品原料的基本含义就是非传统食品,无安全食用历史的食品。但在不同国家,由于不同国情,不同认识,对新食品原料的定义也不尽相同。

(一) 中国

国家卫生和计划生育委员会2013年颁布实施的《新食品原料安全性审查管理办法》规定,新食品原料是指在我国无传统食用习惯的以下物品:①动物、植物和微生物;②从动物、植物和微生物中分离的成分;③原有结构发生改变的食品成分;④其他研制的食品原料。新食品原料不包含转基因食品、保健食品和食品添加剂新品种。

(二) 欧盟

新食品原料是指1997年5月15日之前没有在市场上消费的食品和食品成分,包括:含转基因生物的;由转基因生物生产的;主要结构是有目的改造的或者新的;含有藻类、微生物或真菌或从其中分离的;含有具有安全食用史的传统动、植物或从其中分离的;新的食品在加工处理过程中,明显改变了食品和食品成分和结构,影响了食品营养价值的。在1997年5月15日之前消费的提取溶剂、食品、食品添加剂和调味品不属于新食品原料。

(三) 加拿大

新食品原料,是指过去未使用,或由传统食品改造、使用新的食品加工方法的食品或食品成分,包括微生物在内,没有食用史的物质,以未使用过的新工艺生产、加工、储存、包装的食品,且发生了较大的变化;由转基因动、植物或微生物制成的食品,食品特征部分或完全改变,或产生了新的特征。

(四) 澳大利亚

新食品原料被定义为非传统食品,即没有在澳大利亚广泛食用的食品。包括:膳食宏量成分,植物、动物和微生物提取物,单一食品成分和活的微生物。但不包括转基因食品,转基因食品依照另外法规进行管理。

中国、欧盟、加拿大和澳大利亚对新食品原料的定义均以无人类食用或消费的历史为基础,强调新食品原料必须有传统食品所不具有的新的特征,实质内容相似,但我国新食品原料中不再包含转基因食品。

新食品原料不同于保健食品,保健食品是指具有特定保健功能的食品,而且申请审批时也必须明确指出具有哪一种保健功能,并且需要在产品包装上进行保健功能标示及限定。而新食品原料具有的一种或者多种功能则不需在产品介绍中详细标示。且新食品原料既可以作为原料来制定成其他食品,也可以直接作为食品食用。由于新食品原料尚未被人们熟知,有些商家便利用这点在营销中大肆宣传新食品原料具有多种保健功能,致使很多消费者认为新食品原料就是保健食品,步入消费误区。当然,有的保健食品的确是以新食品原料加工而成的,但新食品原料并不能等同于保健食品,新食品原料还可以生产普通食品。保健食品是指适于特定人群食用,具有调节机体功能,不以治疗疾病为目的的食品;而新食品原料通俗地讲是指新的资源原料、人们以前没有食用习惯的食品原料。另外新食品原料和保健食品的适用人群不同,前者适用于任何人群,而后者适用于特定人群。如果新食品原料应用在保健食品中,还需要提供如下材料:新食品原料审批的行政许可书(含国家卫生健康委员会公告);经当地卫生厅备案的质量标准;企业的相关证照(包括 QS 证书);产品的毒理研究材料;样品;产品研究的历史文献。

人们对健康的追求以及食品行业的高速发展推动了新食品原料的开发和利用。截至目前,我国已经审批新食品原料(新资源食品)共计149多种,其中2008年发布公告批准了低聚半乳糖、水解蛋黄粉、植物甾烷醇酯、低聚木糖、短梗五加、库拉索芦荟凝胶、透明质酸钠等 17 个新食品原料,2009 年批准了多聚果糖、蛹虫草、杜仲籽油、共轭亚油酸甘油酯、棉籽低聚糖、花生四烯酸油脂、金花茶、玉米低聚肽粉等 17 个新食品原料,2011 年批准了翅果油、牡丹籽油、玛咖粉等 5 个新食品原料,2012 年批准了蛋白核小球藻、人参(人工种植)、蚌肉多糖、蔗糖聚酯等 8 个新食品原料,2013 年批准了磷虾油、显齿蛇葡萄叶、长柄扁桃油、丹凤牡丹花、茶树花、美藤果油、茶藨子叶状层菌发酵菌丝体等 18 个新食品原料,2014 年批准了线叶金雀花、奇亚籽、蛹虫草(批准蛹虫草的食用量、质量指标要求和使用范围)、水飞蓟籽油、杜仲雄花、乳酸片球菌等 22 个新食品原料。随着时间的推移,新食品原料将越来越多。

二、杜仲新资源食品及优势

(一) 杜仲叶茶

1. 杜仲茶简介 日本在盛行"乌龙茶""普洱茶"之后,又兴起了杜仲茶(由杜仲叶加工而成),这种杜仲茶受到日本国民的青睐,销售势头良好,目前日本市场上销售"杜仲茶"已超过百余种,品种繁多。在 1990 年初,杜仲茶还是无名小卒,很多人根本不知道它是什么东西,有什么功效,或比乌龙茶好在哪里。1990年底日本一家权威的健康杂志,用了足足二十页进行详尽报道后,杜仲茶才渐渐为大众认识,紧接着日本电视台对杜仲茶作了深刻探讨,于是杜仲茶摇身一变,成了炙手可热、闪闪发亮的饮料新星。杜仲茶的主要成分为绿原酸、桃叶珊瑚苷、松脂醇二葡萄苷、维生素C、酚类物质及多酚氧化酶,临床试验也证明杜仲叶具有和杜仲皮同样的药效。以杜仲叶为原料,按茶叶工艺加工成的杜仲茶,香气清高、滋味醇和、口味协调、汤色浅红、品质上乘,符合国家卫生标准,具有延缓衰老、健身强志的作用,对肝肾疾病、高血压、动脉硬化、腰膝酸痛、阳痿尿频、失眠有着特殊疗效,长期饮用,有益健康。

2. 杜仲茶开发现状 随着科学技术的发展,杜仲茶的保健功能得到越来越多的证实,杜仲茶的综合开发研究受到广大科技工作者重视,并取得了重大进展。福建农业大学茶厂以杜仲叶为原料研制成杜仲乌龙保健茶,既具有杜仲的药理作用,又有茶叶的营养,对降血压、降血脂、减肥及抗衰老有特殊效果。西北林学院主持的“杜仲药用成分提取及天然保健品开发”课题已成功地从杜仲叶中提取药用成分,并研制出杜仲速溶茶、营养口服液系列产品。西北林学院研制生产出杜仲药用纯粉、速溶茶(咖啡型、茶香型、清香型等多种)、口服液、浓缩液、浓缩营养液、可乐饮料等共四大类15个品种。湖南研制出以杜仲叶为原料的杜仲晶、美体茶等,具降血压、降血脂和增强肾上腺皮质的功能,也有以杜仲叶浸提物为原料进行生产的杜仲可乐、杜仲麦芽饮料、杜仲啤酒等产品。以杜仲皮及叶为主要原料生产的“天麻定眩宁”,对高血压引起的眩晕症有良好的治疗效果。报道的杜仲茶还包括贵州省中医药研究院与遵义杜仲林场研制出杜仲晶、重庆市冠生园食品厂生产出杜仲饮料、日本杜仲业株式会社和贵州桐梓茶厂生产的杜仲茶等。杜仲叶与传统茶叶也不断融合创新,例如樊英寿等研制出普洱茶风味的杜仲叶茶,毛克翕研制了“三尖杉杜仲叶茶”(杜仲与几味中药汁液添加于绿茶中),何焕珍以杜仲等六种植物为原料制成普洱茶风味的“六君茶”。

由上可见杜仲茶生产厂家众多,产品种类十分丰富,除药用、保健和食用外,还在饮料、化工等方面得到了很好的开发应用。但总体上,杜仲茶的产品主要集中在茶饮料和保健食品两种类型,其他产品类型较少生产。从加工深度上来看,杜仲茶主要以深加工产品面市,初加工产品极少,再加工产品更少。目前众多厂家生产的产品,绝大多数是低水平的重复,产品质量不高,又缺乏特色,一定程度上影响了杜仲茶市场的开发。

杜仲叶丰富的营养成分和独特的天然保健功能,引发了人们开发利用的热潮。20世纪80年代以来,先是日本出现了“杜仲茶热”。后又发展到欧亚一些其他的国家和地区。在这种情况下,我国也开始生产杜仲茶,产品主要出口到日本、韩国以及德国、法国、美国、加拿大、东南亚等地,1993年出口达1万吨,出口价达2美元/kg。湖南省慈利县林业局杜仲精粉厂,1995年向日本出口杜仲精粉280吨,1996年一季度出口150吨,每吨价格达1万多元。目前,陕西汉中、四川雅安、贵州遵义、鄂西北、湖南慈利等地都生产杜仲茶,但产量都不多。我国杜仲均以皮用为主,叶产量很低,每公顷仅产1.5吨干叶,而日本矮林化杜仲每公顷产4.0吨干叶。我国目前对杜仲叶资源利用率还不到三十分之一。由此可见,我国杜仲茶的生产仅是刚刚起步,还有很大的潜力可挖。

(二) 杜仲雄花茶

1. 杜仲雄花茶简介 杜仲为雌雄异株树种,其中雄株占40%~60%。杜仲雄花的花粉量大,采集容易,是我国十分珍贵的药用花粉资源。以杜仲雄花的雄蕊为原料研制生产的杜仲雄花茶,其形状与普通茶叶十分相似,不需要和其他茶种配合,具有汤色黄绿透亮、滋味浓而爽口、香气独特而持久、回味甜等特点。它充分利用了杜仲雄花资源,开拓了杜仲综合利用的新途径。杜仲雄花茶营养成分丰富,氨基酸含量达21.41%,氨基酸总量和必需氨基酸含量分别为杜仲皮的5.17和5.74倍,是杜仲叶内氨基酸总量和必需氨基酸含量的1.61~2.86倍和1.58~2.62倍,且含有人体所需的全部8种必需氨基酸,必需氨基酸与非必需氨基酸比值超过0.6,符合FAO/WHO提出的参考蛋白模式,属于优质蛋白。杜仲雄花茶含有多种人体有益的矿质元素,呈现高钾低钠的特点,钾含量比钠含量高4.7倍,具有较高的营养价值。同时,其有较高含量的抗氧化、抗衰老成分维生素C及维生素E,以及具有保肝、降血压、抗炎、防治血液循环障碍性疾病作用的黄酮类成分等。

2. 杜仲雄花茶开发现状 目前对杜仲雄花的开发主要集中在杜仲雄花茶上。其生产工艺主要是借助普通绿茶的加工工艺,品质标准主要是颜色和香味,对加工过程中活性成分的变化基本没有涉及。

杜仲雄花茶中活性成分较为复杂,其中有效成分之一绿原酸具有广泛的抗菌、抗病毒、抗诱变、抗肿瘤、抗氧化作用,同时还具有较强的降血压作用。目前在含有绿原酸的中药制剂如银黄制剂、双黄连注射液等药品的生产中已将其作为质量控制的指标之一。黄酮类化合物在杜仲雄花茶中含量较高,具有抗氧化、清除自由基、抗衰老等作用;有治疗心脑血管疾病,降血脂、降血压、降血糖的作用;还具有消炎、镇痛、增强免疫力等作用。

杜庆鑫等为了深入探究杜仲雄花氨基酸多样性与营养价值,对193份不同种质雄花的氨基酸含量与组成进行了测定。结果表明:杜仲雄花含有17种氨基酸,总氨基酸平均含量为20.60g/100g,天冬氨基酸和谷氨酸是主要的2种氨基酸。不同种质杜仲雄花氨基酸含量以蛋氨酸变异系数最大(43.13%),总氨基酸变异系数最小(12.56%)。杜仲雄花蛋白贴近度为0.887,杜仲雄花中人体必需氨基酸仅(Met+Cys)低于FAO/WHO推荐模式的比例,RAA(食品中某氨基酸的含量与FAO/WHO模式中相应氨基酸含量的比值)和RC(某必需氨基酸 RAA 与各种氨基酸 RAA 平均值的比值)值大都接近于 1。杜仲雄花中儿童必需氨基酸含量、味觉氨基酸含量与药用氨基酸含量丰富。邱高翔等以杜仲雄花乙醇提取物的石油醚萃取相、乙酸乙酯萃取相、正丁醇萃取相水相(萃余相)为研究对象,在测定各相总酚含量的基础上,选用 DPPH 自由基清除率、羟自由基清除率、还原力和抗脂质过氧化活性 4 项指标评价杜仲雄花各萃取(余)相的抗氧化活性,并与抗氧化剂二丁基羟基甲苯(BHT)和维生素 C(VC)进行比较。结果表明:杜仲雄花中含有大量的酚类化合物,其中乙酸乙酯相(393.47mg/g)和正丁醇相(287.33mg/g)中的总酚含量显著高于石油醚相(105.42mg/g)和水相(114.74mg/g),对 DPPH 自由基的清除率分别为 91.55% 和 80.32%,接近 BHT 和 VC;正丁醇相对羟自由基清除率较高(80.47%);乙酸乙酯相的还原力高于 BHT 和 VC;乙酸乙酯相、正丁醇相和水相的抗脂质过氧化活性显著高于 VC。杜仲雄花提取物的还原力、DPPH自由基清除率和抗脂质过氧化活性与其总酚含量呈显著正相关($R^2 > 0.9$),与萃取(余)相的质量浓度呈明显的量效关系,说明杜仲雄花具有较强的抗氧化活性。

杜仲雄花资源开发利用具有广阔的市场前景,目前杜仲雄花已被批准为新食品原料,以杜仲雄花为原料开发出的杜仲雄花茶、杜仲雄花酒、杜仲雄花功能饮料等产品含有多种生物活性物质,具有良好的医疗保健功能,备受市场青睐。

(三)杜仲籽油

卫生部公告 2009 年第 12 号将杜仲籽油批准为新食品原料(新资源食品)。杜仲籽油是以杜仲翅果仁为原料采用超临界 CO_2 萃取制得的,翅果仁出油率高达 27% 左右,杜仲籽油中含有 60% 左右的 α- 亚麻酸,为菜油、核桃油、橄榄油中所含 α- 亚麻酸的 8~60 倍,且杜仲籽油和紫苏籽油的气相指纹图谱非常相似,脂肪酸的组成及其含量也基本相同,杜仲籽油与紫苏籽油的外观、气味和折光指数也非常相近,这说明杜仲籽油与紫苏籽油的理化性质基本相同。人体自身不能合成 α- 亚麻酸,也无法由其他营养成分来合成,必须依靠膳食来获得。α- 亚麻酸进入人体后在脱氢酶和碳链延长酶的催化作用下转化成二十碳五烯酸(EPA)和二十二碳六烯酸(DHA)被吸收,DHA 俗称"脑黄金",EPA 俗称"血管清道夫",因此 α- 亚麻酸不仅能维持大脑和神经功能,增强人的思维、记忆和应激能力,提高儿童智力,防止老年人大脑衰老,对孕妇与婴幼儿具有健脑作用(优化胎儿大脑椎体细胞磷脂的组成成分,增进视网膜先感细胞的成熟),还可以降血压、调节血脂、减肥、抗抑郁、抗炎、增强免疫力等。杜仲籽油作为食用油,颜色浅、酸值低、无溶剂残留、品质好、贮藏时间长,一直受到广泛关注,国内外在对其药理功能等进行研究评价的同时,对杜仲籽油食品的安全毒理学也进行了评价,研究发现杜仲籽油安全无毒。

三、现有专利技术

(一)杜仲茶专利

通过查阅杜仲茶相关文献及万方数据库收集到了杜仲茶相关专利,表8-1统计了部分相关专利的信息,均涉及杜仲茶的加工工艺。

表8-1 杜仲茶代表性专利

申请公布时间	专利申请号	专利名称	申请人	发明人
2013-05-01	201310018145.x	一种杜仲茶的制备方法	贵州省安顺世贸杜仲茶叶产业有限公司	宋顺禄
2015-02-25	201410610063.9	一种杜仲茶的制作方法及产品	张家界绿春茶业有限公司	高红旺
2016-03-30	201410511463.4	用于治疗高血脂的杜仲茶	吴同忠	吴同忠
2016-12-21	201610863179.2	一种新型杜仲茶及其制备方法	郑文利 刘培民 蔚长飞	郑文利 刘培民 蔚长飞
2017-03-29	201510592198.1	半发酵杜仲茶及其生产工艺	杭州清心茶业有限公司	张永
2017-04-26	201611203628.7	一种袋泡杜仲茶颗粒及其制备方法	安顺御茶村茶业有限责任公司	邵亦俊
2017-05-24	201611198043.0	一种绿色杜仲保健茶的制备方法	安顺御茶村茶业有限责任公司	邵亦俊
2019-03-01	201811578029.2	一种超微杜仲茶及其制备方法	湖南梅山黑茶股份有限公司	向志文
2023-08-15	CN202310598776.7	杜仲四季茶	郑州轻工业大学 郑州辰霖生物科技有限公司	吴晓宗 袁晓梦 李佩霖 刘雨晴 王善凯

张永获得的专利《半发酵杜仲茶及其生产工艺》中公布了一种发酵杜仲茶及其生产工艺,其技术方案要点是以杜仲叶为原料,依次经过晒青、做青、杀青、揉捻、堆放、烘干和烘焙处理,通过使用半发酵式生产工艺做出的杜仲茶香气浓厚,醇厚好喝,且保存了杜仲叶中的天然有益成分,减肥效果更加优良,便于市场推广。

宋顺禄获得的专利《一种杜仲茶的制备方法》中公开了一种以杜仲叶为原料的杜仲茶

的制备方法,包括下述步骤:将采集来的杜仲叶进行筛选、清洗、干燥;然后将杜仲叶与茉莉花提取液混合,晾晒后进行揉捻、切碎、发酵、杀菌等处理,最后烘干制得。通过将杜仲叶在茉莉花提取液中进行浸泡,不但使得加工出来的杜仲茶有茉莉花的香气,改善口感,而且茉莉花自身也具有很强的保健功效,与杜仲茶搭配在一起可增强保健功效,从而拓宽了杜仲茶的市场。

向志文获得的专利《一种超微杜仲茶及其制备方法》涉及一种速溶杜仲茶及其制备工艺。超微杜仲茶的特殊之处在于该茶由经混合发酵发花后的物料超微粉成分所组成。由茶叶、杜仲叶等多种药食同源植物组合发酵,能产生降血压、降血脂、通便的协调增效作用,采用超微粉碎,即冲即饮,饮用方便,而且所有有效成分都能被食用,具有良好的保健效果。

吴同忠获得的专利《用于治疗高血脂的杜仲茶》中涉及一种用于治疗高脂血症的杜仲茶。该茶具有补肝肾、强筋骨、降血压的作用。主治中老年人高脂血症、高血压,或伴发冠心病,常有头晕、胸闷;或形体肥胖,头昏,全身乏力者。

郑文利等获得的专利《一种新型杜仲茶及其制备方法》中公开了一种新型杜仲茶及其制备方法,属于茶叶加工领域,该新型杜仲茶为杜仲黑茶,由杜仲叶经黑茶制作工艺制成。同时,该新型杜仲茶可以采用黑茶类中的茯苓制作工艺,将杜仲叶加工制成杜仲茯苓茶。其中,在杜仲茯苓的制作过程中可以加入一定量黑毛茶。该发明以杜仲叶为原料,有效结合黑茶制作工艺,不仅保留了杜仲叶内丰富的营养成分,而且实现了杜仲叶发酵、发花工艺,使生产出来的杜仲黑茶具有补肾、护肝、抗疲劳、抗衰老、降血压、降血脂、降血糖等作用,杜仲茯苓富含冠突散囊菌,还具有清热解毒、抗肿瘤、美容美颜、调节心血管等作用。

邵亦俊获得的专利《一种袋泡杜仲茶颗粒及其制备方法》中涉及了一种袋泡杜仲茶颗粒及其制备方法。采用本发明所述方法制备的袋泡杜仲茶颗粒,精选纯天然的植物资源,制备其活性成分的原料少、原料配伍合理而科学,针对不同原料采取浓缩或粉碎后进行混合制粒,生产工序简单方便,通过提取浓缩后活性成分含量高,功能性强,保健效果佳,饮用安全且无副作用。该颗粒能增强机体抵抗能力,提高机体免疫力,可有效调节血脂、调节血压、降低胆固醇,适用人群广。

邵亦俊获得的另一项专利《一种绿色杜仲保健茶的制备方法》涉及的制备方法操作方便,生产周期短,可提高加工效率,适用于批量制备和工业化生产。制备的绿色杜仲保健茶天然绿色,汤色亮绿,叶底嫩绿;不含茶碱和咖啡因;含有丰富的蛋白质、氨基酸,易于吸收,有益健康,可以满足不同人群饮用需求。

高红旺获得的专利《一种杜仲茶的制作方法及产品》中提供了一种杜仲茶的制作方法及其产品,采用杜仲嫩芽或嫩叶制作杜仲茶,独特的揉捻和炒制工艺可以使茶叶成条形,外观整齐完整,颜色为褐绿色,香气纯正悠长,在冲泡时有效成分容易溶于水中,更利于人体吸收。

目前,杜仲茶的相关专利较多,在制备方面也提出许多不同方法,为杜仲茶的发展提供了良好的基础。

(二) 杜仲雄花茶专利

通过查阅杜仲饲料相关文献及万方数据库收集到了杜仲雄花茶相关专利,如表8-2统计了部分相关专利的信息。所统计的专利均介绍了杜仲雄花茶的加工办法。

表8-2 杜仲雄花茶代表性专利

申请公布时间	专利申请号	专利名称	申请人	发明人	
2013-09-11	201310052640.2	一种杜仲雄花茶的制备方法	陕西理工学院	杨海涛 葛红光	刘军海
2014-12-10	201410448850.8	杜仲雄花茶及其加工方法	陕西百圣生物工程有限公司	胡红忠	杨慧
2015-05-13	201510011118.9	一种杜仲雄花茶及其制作方法	张家界绿春园茶业有限公司	赵建国	
2016-09-21	201610410722.3	一种加工浓香型杜仲雄花茶的方法	灵宝德汇生态科技有限公司	邵战坡 建赞滨 范月风 马娟	王昌华 姚欢欢 薛秋阳
2016-09-21	201610331487.0	一种杜仲雄花茶的机械加工方法	党森林	党森林	王斌
2017-08-18	201710398315.x	一种杜仲雄花茶的加工方法	河南芳捷农业发展有限公司	周军建	
2018-07-24	201710063928.8	一种烘青杜仲雄花茶的制作工艺	益阳神奇草养生茶业有限公司	夏盛	

邵战坡等获得的专利《一种加工浓香型杜仲雄花茶的方法》突出了香型。该发明提供了一种加工浓香型杜仲雄花茶的方法,该方法增加了将杜仲雄花花蕊经漂汤、低温烘干工序,可以使杜仲雄花茶实现工业化生产,成品汤色红亮透润,焦香浓郁,口感绵长,标志性成分黄酮的含量 ≥ 800mg/100g;有效成分提高近一倍。使用该发明加工的浓香型杜仲雄花茶具有显著的降血压、降血脂、护肝、抗肿瘤、补肾、增强免疫力、抗氧化、抗衰老、利胆、保胎等多种药理作用。

还有 6 个专利介绍了杜仲雄花茶加工方法。党森林等获得的专利《一种杜仲雄花茶的机械加工方法》公开了一种杜仲雄花茶的机械加工方法。其技术特点是当天采摘的杜仲雄花必须在当天杀青处理完毕。该发明保持了杜仲雄花茶原有的营养成分，生产出的杜仲雄花茶花型完整，成品率高，颜色呈暗绿色，沏茶后汤色为黄绿色，透亮速溶，滋味浓而爽口，香气独特持久，回味甜，风味独特。

夏盛获得的专利《一种烘青杜仲雄花茶的制作工艺》涉及一种烘青杜仲雄花茶的制作工艺，主要通过两次烘干工艺控制，结合前期合理的摊放及揉捻，得到高品质的烘青茶。通过该发明制作的杜仲雄花茶，在形、色、香、味上都有很大提升，具有纯针形、金黄墨绿相杂、花粉多、杂质少、浓香、茶汤甘甜等特点。

周军建获得的专利《一种杜仲雄花茶的加工方法》公开了一种杜仲雄花茶的加工方法，该方法适宜流水线作业；具有能够防止氧化变黑，制成的花茶花形饱满、颜色鲜艳、营养流失少的特点。

胡红忠等获得的专利《杜仲雄花茶及其加工方法》，公开了一种杜仲雄花茶的加工方法，该发明的有益之处在于：采用 0.03% Zn^{2+} 水溶液均匀喷洒杜仲雄花瓣，有效克服了杜仲雄花茶加工过程中褐变和品质变差的缺点，保留了杜仲雄花中的功能性成分和营养成分。

杨海涛等所获专利《一种杜仲雄花茶的制备方法》公布了一种杜仲雄花茶的制备方法：新鲜杜仲雄花除去杂质后，放在阴凉通风处阴干 4~6h；然后用 100℃ 水蒸气高温杀青 1.5min，结束后立即放在阴凉通风处 6~8h，以除去水分；将处理后的杜仲雄花在 60℃ 铁锅中翻炒、揉搓 2 分钟，继续放在阴凉通风处 12h，然后在 80℃ 铁锅中翻炒、揉搓 3min 后放在阴凉通风处晾干；取金银花、茉莉花于 50℃ 下烘干，然后将杜仲雄花、金银花、茉莉花分别粉碎，再按质量比 8∶1∶1 的比例混合，然后过 100 目筛，得到杜仲雄花茶。在该加工过程中，可以最大程度保留杜仲雄花及辅助原料有效成分，同时，所得产品还应具有很好的口感和外观色泽。该发明加工的杜仲雄花茶，用沸水冲泡，静置后溶液颜色黄绿，清香微甜。

赵建国获得的专利《一种杜仲雄花茶及其制作方法》公开了一种杜仲雄花茶的制作方法：选取杜仲雄花花蕊、凋萎、揉捻、筛选、杀青、干燥、炒香、包装。采用杜仲雄花花蕊，即杜仲雄树生殖器为原料，在保全杜仲雄花药用天然活性成分和营养成分的前提下按照传统茶叶制作方法制作而成，具有镇静、改善睡眠、减肥、调节雌激素、美容养颜的功效。其所含的活性物质具有安神、镇静、镇痛的作用，长期服用可以明显改善睡眠，而且口感纯正，香气自然，滋味醇厚鲜爽。

杜仲雄花茶目前也有较多专利，在制备的方法上也有着一定的创新和改良，推动了杜仲雄花茶的发展。

四、市场分析与展望

随着世界人口的增长，传统食品资源已逐渐不能满足需要，开发各种不同功能特性、能够促进人类健康的食品新资源，是世界各国都十分重视的课题。

中国是茶的故乡，也是茶文化的发祥地，中国茶文化以其历史源远流长和底蕴深厚著称于世。目前，我国的茶叶产业迅猛发展，伴随茶叶产业的发展，中国茶文化作为中国文化的重要组成部分，在繁荣祖国文化事业、丰富人民文化生活的同时，茶文化产业化渐成趋势，茶文化不仅成为茶产业发展的深层推动力，也成为我国茶经济增长新的亮点。今天，生活中的以茶待客、以茶会友、以茶为礼、以茶清政、以茶修德已成为国人最普遍的习俗，中国茶与茶文化已成为东方文明的象征。

目前市面上流通的杜仲初加工茶包括杜仲绿茶、红茶，杜仲雄花茶，树皮茶等。其中大部分杜仲茶都为绿茶工艺，宣传主打古树嫩叶，古方精制，以及降"三高"和减肥功效。杜仲雄花茶占杜仲茶比率较大，主打保健壮阳功效，品质参差不齐。杜仲复合袋泡茶包括具有保健功效的杜仲茶，如黄友谊研制的杜仲绞股蓝复合袋泡茶，崔明秀等研制的改善心脑血管功效的杜仲三七茶，毛克翁等研制的三尖杉杜仲茶。改良复合茶可改善杜仲茶特殊的苦涩气味，如杜仲茉莉花茶配合蜂蜜、山楂、柠檬汁等，又如樊英寿、何焕珍研制了香气醇厚的普洱杜仲茶，以及杨建新所申请专利的将金银花和杜仲混合制茶，其色香味均可与名茶一较高下。杜仲茶饮品类，曾有杜仲酸奶、果冻、杜仲醋、杜仲粉、杜仲晶等投入生产。杜仲粉可用于孕妇安胎、产妇补气去燥和改善肢体麻木等。杜仲晶主要为杜仲提取纯品，是前景广阔的健康饮料。

杜仲在 20 世纪就得到了广泛关注，其相关文献层出不穷，但关于杜仲茶与杜仲雄花茶的研究却相对较少。杜仲茶类的研究需深入，当前市场杜仲茶类的工艺传统，创新之处较少。商品以罐装大包、初级包装为主，价格较为低廉，市场方面缺乏统一协调指导。由于与杜仲类似功效商品种类繁多，质量难以甄别，加上杜仲茶本身的宣传不足，公众知晓率较低，也没有做到亮点突出。

早在 20 世纪 80 年代，日本就投入大量财力物力研制杜仲功效，政府对开发产品大力推广。美国等国家研究表明，杜仲是世界上"最高质量的降压药"。国外杜仲资源通过集约化种植，降低收购成本的同时，也保障茶叶品质。此外，以日本山本汉方、小林制药、ORIHIRO为代表的企业主推杜仲茶的减肥功效，或者搭配名贵中药制成复合茶饮，如脂流茶，确立宣传亮点，获得了较高的公众关注度和知名度。

杜仲茶作为新资源食品的发展前景十分广阔，目前杜仲茶的保健功效还未被充分宣传，中国杜仲茶只存在于少数人生活中的原因可见一斑。若想改变这一现状，首先，应该将杜仲药材与杜仲叶茶加工结合,以杜仲中药材加工及杜仲茶的产业基础为依托,从技术水平、规模和效益上进一步提升杜仲高值化制品产业的整体竞争力。其次,引进先进杜仲茶生产设备与相关方面人才,加快制备工艺及标准化关键技术研究等一批项目的实施。最后,价廉的初加工产品不应该成为新型杜仲茶的市场流通形式,杜仲茶更不应仅仅是小众养生之道,强化营销策略和加强市场宣传推广,由此才能使杜仲资源的经济价值、社会价值最大化。

第二节 杜仲化妆品

一、中药化妆品发展历史

随着社会的发展,生活水平的提高,人们对于化妆品的质量和性能要求也越来越高,人们希望出现对人体健康无害,又具有美容保健作用的天然护肤化妆品。使用中草药提取物作为美容护肤化妆品的添加剂,具有药效稳定持久、对皮肤作用温和、刺激性小、安全性高、疗效显著等特点。因此,中药已被广泛应用于美白、祛斑、防晒等美容护肤化妆品中。中药化妆品是指以中医药理为指导,由中药制成或是在化学合成物质中添加中药或中药有效成分而成,具备清洁身体、美化外表、改变外貌、增加吸引力作用的物质。中药化妆品是在中医药理论的基础上研制出来的,具有个性化的应用原则,符合化妆品的使用品质。

中药化妆品已有 2 000 多年的历史,文献中积累了许多有关这方面的资料。出自春秋战国时期的《山海经》,是我国历史上第一部记载中药美容的著作。秦汉时期,我国第一部药学专著《神农本草经》中记载了 20 多种具有美容功效的药物,并列为上、中品,该专著对这些中药在美容方面的作用也叙述得较为详尽。隋唐时期,《妆台方》作为第一部中药化妆品的专著出现了。在唐朝,中药化妆品的应用得到了极大的推广。东汉时期《三国志·魏志·华佗传》、唐代孙思邈编集的《华佗神医秘传》将中药化妆品的研究与记载带入了高潮。同是孙思邈编著的《备急千金要方》中仅是悦泽、白嫩皮肤和去皱纹的处方就有近 20 个,药用品种有 120 多种。王焘的《外台秘要》中有关中药化妆品的内容更加丰富,其中还有中医美容方面的论述。宋元时期,《太平圣惠方》《圣济总录》《御院药方》等医学著作中也都有中药化妆品的记录。到了明代,李时珍在《本草纲目》中归纳了历代本草中用于美容的中药共 168 味,并在每味药下说明了详细的主治和炮制、使用方法。《本草纲目》可以说是历代本草中收载中药化妆品最多、最详细的一部典籍。

以中医药理论为指导是中药化妆品最不同于其他化妆品的一个特点。中药化妆品具有明显的功能性,针对性强,以预防为主,有确切的美容养颜效果。并且中医讲究外病内治,以内养外。内服型美容中药从气、血、阴、阳等各方面调节机体的新陈代谢、各脏器功能,使美容效果持久、稳定。

中医药拥有几千年的人体临床应用经验,积累了许多作用独特、效果显著的单品和复方。并且中药来源于大自然,纯正温和,毒副作用小,相较于化学合成品更加安全可靠。因此,中药化妆品在崇尚自然的当代社会,越来越为全世界消费者所喜爱,成为许多化妆品研究开发机构的重点目标。我国拥有几千年的中医药历史和丰富的中药资源,在中药化妆品的研究开发方面有着不可比拟的优势。

二、杜仲化妆品的优势

杜仲是我国传统中药材,加入杜仲提取物的化妆品或护肤品有着良好的功效,推动了中药化妆品的发展,让越来越多的消费者使用到中药化妆品。杜仲提取物对酪氨酸酶有很好的活化作用,可明显增强黑色素细胞的活性,同时杜仲提取物对外毛根鞘细胞有增殖作用,对 5α- 还原酶有抑制作用,对因雄性激素偏高而引起的脱发有很好的防治作用,可在脱发防治、生发类产品中使用,以减少白发或灰发的生成;尚可作红血丝防治剂、皮肤调理剂和减肥剂。目前市场上的杜仲化妆品主要有杜仲面膜、杜仲眼霜等。

三、现有专利技术

通过查阅杜仲化妆品相关文献及万方数据库收集到的部分专利见表8-3。

表8-3 杜仲化妆品现有专利

申请公布时间	专利申请号	专利名称	申请人	发明人
2016-04-22	201610253114.6	基于杜仲雄花活性成分的护肤面膜及其制备方法	普正药业股份有限公司	肖军平　吴永忠 杜剑松　陈梁 刘立鼎　梁佳
2016-12-19	201611176136.3	茯苓杜仲面膜	刘杰	刘杰
2017-12-13	201711326076.3	一种杜仲中药水凝胶面膜贴及制备方法和应用	国家林业局泡桐研究开发中心	王璐　刘梦培 杜庆鑫　刘攀峰 杜红岩　杜兰英 朱景乐　孙志强 李铁柱
2018-09-06	201811038773.3	一种杜仲面膜及其制备方法	许发平	许发平

其中有4篇面膜专利,其中配方使用杜仲提取物的有2篇,另外2篇专利的配方使用了

杜仲鲜叶、杜仲和杜仲雄花花粉。使用杜仲提取物的有王璐等获得的专利《一种杜仲中药水凝胶面膜贴及制备方法和应用》，其所述杜仲中药水凝胶面膜贴配方至少包括：羟甲基纤维素钠、海藻酸和/或海藻酸钠、黄原胶、瓜尔豆胶、氯化钠、杜仲叶提取物、芦荟提取物、蚕丝蛋白水解液和丙二醇。该发明的杜仲中药水凝胶面膜贴含有多种天然物质，肤感佳，使用水凝胶和蚕丝薄膜制备而成的杜仲中药水凝胶面膜，具有抗衰老、抗菌消炎、美白保湿、润肤养颜等多重功效，使用完后还可将剩余面膜溶于热水中用于手浴和足浴。

肖军平等获得的专利《基于杜仲雄花活性成分的护肤面膜及其制备方法》属于化妆品技术领域。该面膜由下列质量配比份原辅料组成：杜仲雄花提取物 3.0~9.0 份，水溶性植物胶 5.0~15.0 份，增稠剂 2.0~6.0 份，水溶性胶原蛋白粉 2.0~6.0 份，甘油 3.0~9.0 份，天然精油 0.6~1.8 份，余量去离子水补足到 100 份。该面膜具有加速清除皮肤杂质、自由基，使表皮内胶原弹力纤维坚韧、膨胀力增加，又可以清洁毛囊和皮肤深层，让毛孔更细小，从而使皮肤更细腻、更平整滑润，起到改善和保护肌肤的良好功效。

许发平获得的专利《一种杜仲面膜及其制备方法》中的面膜制备方法为：将荨麻精油 0.1~0.2 份、夜明砂 1~2 份、火山泥 3~5 份、绿矿物泥 3~5 份、杜仲鲜叶 2.5~3.5 份、天麻胶囊 0.5~1.5 份和适量的水充分搅拌后，高压均质即得。本发明由于采用独特工艺制备的天麻胶囊质量稳定，吸收效果好，作为面膜敷上去后，不仅具有普通面膜的美白养颜功效，还由于天麻的有效成分被面部吸收，对面部偏瘫具有一定的辅助疗效。该发明制备方法简单，原材料易得，适于产业化、规模化生产。

刘杰获得的专利《茯苓杜仲面膜》中茯苓杜仲面膜包括以下质量份的原料：茯苓 100~160 份、杜仲叶或者杜仲翅果皮 60~80 份、杜仲 30~50 份、杜仲雄花花粉 10~20 份；白芷 40~60 份、白及 30~40 份、灵芝孢子粉 10~20 份、附子 5~12 份。制备时，先将杜仲叶或者杜仲翅果皮粉碎后离心分离，其固体废渣与茯苓、杜仲、白芷、白及以及附子一同加水煎煮，煎煮完成后自然冷却并加入杜仲雄花花粉及灵芝孢子粉，水浴并低速搅拌，搅拌完成后静置，取上清液与固液分离的液体部分混合均匀后减压浓缩成清膏，再将无纺布或者面膜纸放入清膏中进行浸渍即得成品。该面膜中的成分能迅速渗入肌肤细胞、舒缓神经，并清除黑头、污垢及残余油脂。

面膜已经成为女性常用的化妆护肤品之一，越来越多的人关注中药化妆品，中药化妆品有着很好的发展前景。

四、市场分析与展望

杜仲是中国特有的十大树种之一，属于国家二级重点保护野生药材物种，全身是宝，具有很高的经济价值。杜仲相关化妆品所加入的多为杜仲干燥树皮或叶的提取物，杜仲含有许多活性物质,目前未见杜仲提取物作为化妆品原料的不安全报道,其提取物可以明显增强黑色素细胞的活性以达到美白和调理皮肤的效果。杜仲的栽植面积也在逐年扩大,因此,杜仲的叶和皮资源比较丰富,采集方便,价格低廉,用作化妆品的添加剂有着广阔的前景。

中药化妆品是中药和化妆品的结合,在明确安全性、稳定性后,应该把功能性放在首位。中药化妆品的功能性是它赖以生存的前提条件,中药化妆品中有效成分是体现功能基础,所以应对内在质量、有效成分的存在和含量进行评价,保证中药化妆品的良好质量及功能。中药化妆品的开发还应该注意一些技术问题,如中药提取物的颜色、有效成分的浓度、原料及工艺条件的稳定性等因素可能会限制中药化妆品的发展,想要解决这些问题,应努力提高生产质量过程中的科技含量。中药化妆品产业存在标准规范不严格、产品质量不稳定的问题,因此在中药化妆品的研发过程中需要实行标准化。目前,用于化妆品的中药的研究、开发缺少技术支撑,中药化妆品产业发展后劲不足,未能形成开发速效、高效、长效和剂量小、毒性小、副作用小的新中药化妆品创制能力和技术优势,未能形成中药化妆品制备工业技术综合集成能力和加速采用新技术的机制,极大地限制了中药化妆品的规模化生产和进入化妆品主流市场的步伐。用高新技术改造传统中药,推行中药化妆品标准化、数字化是中药化妆品走向世界的必由之路。我国的中药化妆品与中医药学在2000年前已结缘,但我国中医药学因为各种历史原因忽视了中药化妆品的发展,中药化妆品产业与现代科学技术有机结合不够,导致中药化妆品产业发展滞后而落后于西方的现代化妆品产业。随着中医美容学的发展,促使现代化妆品学与中医药学理论相结合,中药化妆品在自身特点的基础上结合新技术、新的制备工艺,获得了较大的发展。未来中药化妆品产业将与现代高新技术、医学生物技术、现代化工制剂制备技术等紧密联系,取得更大的发展。

第三节　杜仲饲料添加剂

一、中草药饲料添加剂的发展现状

畜禽饲料中使用添加剂,旨在加速畜禽生长、促进畜禽代谢、增强畜禽体质、保护畜禽健康、预防畜禽疫病,以提高畜禽生产性能和经济效益。饲料添加剂在畜禽日粮中扮演着不可或缺的角色,有效地促进了畜牧业的健康发展。随着经济社会的不断发展,我国养殖业得到了快速发展,饲料生产量已居世界第二,总产量仍在逐年增加。然而,随着养殖业的不断发展,饲料安全问题已逐渐受到社会的广泛关注,尤其是饲料中添加剂的使用存在的问题更为突出。当前抗生素和激素类药物作为饲料添加剂的使用非常普遍,这些化学合成药物为现代化养殖业的发展做出了重大贡献,但是长期使用极易对畜禽养殖造成抗药性和耐药性,影响动物免疫功能,同时在肉、蛋、奶等产品造成药物残留,严重威胁人类身体健康,甚至导致人、畜发生中毒及死亡,从而引起广大科研人员及消费者的忧虑。近年来,欧美等发达国家已经用立法形式限制在饲料中添加抗生素,我国也非常重视食品安全问题,因此开发绿色、无公害、无残留的绿色添加剂已成为国际动物营养学研究领域的一大热点。现有的抗生素替代品主要有酶制剂、益生素、寡糖、酸化剂、中草药等,中草药不仅具有多种营养成分和生物活性物质,能全面调节机体的生理功能,而且具有无耐药性、毒副作用小等优点,作为一种纯天然的绿色添加剂可有效克服以上缺点。当前,中草药已作为饲料添加剂广泛应用到各种畜禽养殖中,并且取得了一定效果。

中草药饲料添加剂是指应用我国传统的中兽医理论和中草药的物性,在饲料中加入一些异味小、适口性好、消食开胃、补气养血、易于消化吸收的中草药。中草药饲料添加剂含有多种维生素、氨基酸等物质,能增加动物体能和机体新陈代谢、提高免疫力、防治疾病、提高饲料转化率和饲料报酬。

我国中草药资源十分丰富,据《中国中药资源志》记载,我国的中草药品种有 12 807 种,分布在全国各地,我国的中草药来源于植物、动物、矿物质及其产品,本身就是生物机体的组成部分,保持了纯天然特性,同时中草药又经过长期实践检验,对人和动物具有增强免疫力、杀菌、消食开胃、清热解毒等功效,并且经现代科学技术的处理后,仍保持各种成分结构的自然状态和生物活性,其成分与人及动物躯体配合非常和谐,容易被吸收、利用和排泄。中草药取之于大自然,资源丰富、成本低廉、作用广泛,而且加工时不需要复杂的设备和工艺,一般经过干燥后粉碎、混合后即可使用,非常符合我国现有畜牧业发展水平和饲养模式的需要。是药三分毒,中草药也不例外,但与西药相比,中草药的毒性非常低,相对安全。

赵显龙等报道,中草药防治疾病的作用原理是药物成分从核糖核酸、脱氧核酸、能量代谢过程等多个环节干扰和破坏病原微生物的代谢功能,从而产生了较强的抑制杀灭病原菌的作用。此外,中草药还能经过自然炮制去毒,用组方使其相配,通过相杀、相畏作用而去毒,因此不易在动物肉、蛋、奶等产品中产生有害残留,这也是中草药添加剂的独特之处。中草药中含有蛋白质、有机酸、多糖、苷类、生物碱、微量元素等成分,少则几种,多则上百种,经过辨证施治,复方综合,使有效物质相互协调,从而达到营养和预防疾病的双重功效。仲明等报道指出,中草药可改善饲料风味,增加动物肠道分泌,有利于消化吸收,从而提高饲料利用率;另外,中草药还可以增强机体抗病能力,改善组织沉积,促进生长,提高禽蛋黄色级。张建刚等报道,中草药含有多种营养成分,作为饲料添加剂应用时,根据传统医药理论进行合理配制,使物质作用相互协同,产生对机体的整体调动作用,同时在一定程度上也可以弥补日粮中营养成分的不足,从而提高畜禽的生产性能,促进生长发育,这是其他添加剂和化学合成药物所不具备的特性。长期使用各类化学合成药物的饲料添加剂会改变畜禽体内的酸碱度、渗透压,干扰非病变部位等,产生毒副作用。梁婧娴等报道,中草药所含的成分均为生物有机物,即使用一部分有毒中草药防治疾病时,通过合理的炮制和提取后,使其毒性减弱或消除,保留对人和动物体有益无害的天然物质精华,其代谢物或废弃物回归自然,被微生物或生物酶等分解,进一步参与生物圈的物质循环。因此长期使用中草药对动物一般不会产生毒副作用或引起环境污染等问题。杜仲叶片中含有丰富的绿原酸等天然活性成分,以其生产的功能性饲料,具有增强畜禽免疫力、抗菌消炎、改善肉质、提高畜禽整体健康水平等多种功能,其还含有粗蛋白、粗脂肪、维生素、氨基酸等营养物质,是十分理想的功能饲料。用此功能饲料喂养猪、牛、羊、鸡、鸭、鹅、鱼等,可以满足其生长发育所需要的大部分营养物质,并且能显著提高肉(蛋)品质,可使畜禽体内的胶原蛋白含量提高 50% 以上,而使其中性脂肪减少 20% 以上,还可使鸡蛋中的胆固醇含量降低 10%~20%;同时,能显著增强畜禽的免疫力,明显减少其疾病的发生和抗生素的使用。

二、杜仲饲料添加剂的主要形式

杜仲皮自古就是杜仲作为中药的药用部位,用杜仲皮做功能饲料的添加剂,多以杜仲皮或杜仲皮提取物的酊剂或水煎剂为主要利用形式。由于杜仲皮采割对树体影响较大,产量尚不能满足人类的需求,将其大规模使用在功能饲料方面具有很大的局限性。

大量研究证实,杜仲花、果和叶同杜仲皮一样含有丰富的生物活性物质。由于杜仲花受花期时间短、不易采摘且产量尚不能满足人类的需要的因素的制约,用杜仲花作为饲料添加剂的应用前景不大。同样,杜仲果实也存在采摘难、产量小等问题,但由于其果实内含胶量很高,在使用物理法提取杜仲橡胶后,其果皮剩余物还可以用来作为饲料添加剂,这也是杜仲综合利用产业体系的一部分,更好地发挥了杜仲的综合效益,促进杜仲产业健康持续稳定发展。

用杜仲叶做饲料添加剂,多以直接添加杜仲叶粉或采用杜仲叶的提取物(又名杜仲素)为主要利用形式。杜仲叶中除了绿原酸含量与杜仲皮不同外,其他化学成分和药理作用与杜仲皮基本相似,用杜仲叶作为功能饲料的添加剂,同杜仲皮一样都有促进畜禽健康生长和提高生产性能的作用,且杜仲叶资源非常丰富,适量采摘对树体并无太大的影响,为杜仲功能饲料的开发提供了可能。

三、杜仲饲料添加剂的优势

杜仲为杜仲科落叶乔木，是我国特有的经济树种。杜仲树皮、叶、果实含有许多对动物健康有益的药用和营养成分，其皮和嫩叶是重要的中药材料。20世纪90年代以来，随着人们对抗生素危害性认识的加深，以及对食品安全性要求的提高，人们越来越重视植物药和植物饲料添加剂的研究与应用，对杜仲作为动物饲料添加剂的研究和产品开发也随之加强。虽然我国是杜仲的原产地，但对利用杜仲叶做饲料添加剂的研究和生产起步很晚，用杜仲饲养畜禽的研究更是20年后才开始的。而大多数引种杜仲的国家，都对杜仲进行了大量种植、开发利用和研究，其中研究最为系统深入的是日本。目前国内外的研究表明，杜仲饲料添加剂有着非常好的饲养效果。其主要功能有：提高畜禽的免疫应答能力及抗病能力，促进胆固醇的代谢，促进动物脂质代谢和蛋白质合成，提高畜禽及鱼虾产品的产量和质量，使其味道更浓、更香，具有野味的口感，深受养殖户的欢迎。

（一）提高畜禽的免疫应答能力及抗病能力，降低病死率

杜仲中含有多种微量元素、不饱和脂肪酸、多糖等生物活性物质，对畜禽脾脏淋巴细胞的增殖有明显的促进作用，可以改善其免疫功能和抗病能力。1995年，冀献民的研究表明，用杜仲粉饲喂雏鸡后，其体内的抗体效价明显高于对照组；2007年，王正朝等用杜仲提取物饲喂肉仔鸡，发现肉仔鸡法氏囊、胸腺、脾等免疫器官与对照组相比均发生了显著的变化，从组织学角度进一步表明了杜仲能够促进免疫器官发育，增强机体的免疫力；2009年，陈绍红等发现添加了杜仲素的饲料能显著提高贵妃鸡醋酸萘酯酶阳性细胞数量百分率和外周血T淋巴细胞的含量，增强淋巴细胞的免疫应答，同时还能显著促进脾的发育；在马来西亚养鸡场内用杜仲饲养雏鸡，其病死率也显著下降。同样，用添加了杜仲叶粉的饲料喂养鲤鱼30天后，鲤鱼的血清抗体效价和白细胞的吞噬活性均得到了显著提高，活菌攻毒后存活率也明显提高，且试验组鲤鱼食欲要好于对照组，其生长速度快于对照组。

（二）促进胆固醇的代谢

杜仲可以有效促进胆固醇代谢，降低其含量。在人类的食物中，蛋黄内的胆固醇含量非常高。2005年，周岩等用杜仲叶粉饲喂蛋鸡，发现其血清胆固醇和蛋黄胆固醇含量分别降低了11.17%和8.5%。

（三）促进动物脂质代谢和蛋白质合成

近年来，随着畜禽饲养集约化程度的不断提高，畜禽产品的产量也得到了大幅提高，但由于活动空间狭窄，畜禽严重缺乏锻炼，体内脂肪含量过高。有研究者发现，将杜仲叶粉添加到鸡和鸭的饲料中，鸡和鸭肌肉中粗脂肪和粗蛋白质的含量明显提高，胸腿肌的比率显著增加，腹脂肪含量明显降低；在肉鹅的饲料中添加十分之一的杜仲嫩叶，其肉质与野生动物

相类似,肉的品质发生显著改善。

日本研究人员通过实验证明,杜仲作为饲料添加剂有着良好的饲养效果。在鳝鱼的饵料中添加 2.5% 的杜仲粉,能够显著提高鳝鱼的肌肉强度,降低肌纤维粗度和体脂肪的含量,提高胶原蛋白的含量,从而改善鳝鱼肉的烹调风味。在鲤鱼的饲料中添加 6% 的杜仲叶粉,饲喂 50 天后发现其脂肪含量下降,肌蛋白含量升高,氨基酸总量及人体必需氨基酸量均升高,对氨基酸进行分析发现鲤鱼肌肉内的鲜味氨基酸含量明显增加;对鲤鱼肌肉组织的肌纤维直径进行测量,发现其肌纤维变细;这些研究结果说明:杜仲叶粉饲料添加剂可提高鲤鱼肌肉的营养价值,使其更加鲜嫩。

(四) 提高畜禽及鱼虾产品的产量和质量

20 世纪 90 年代,王于东等人将杜仲叶添加到牛的饲料中,发现其日增质量率可提高 6.3%,饲料利用率提高 10.2%,经济效益提高 12.8%;用杜仲叶喂羊,日增质量率可提高 10%,饲料利用率提高 14%;在绵羊饲料中添加 10%~15% 的杜仲鲜叶,羊毛产率可提高 5%,并且羊毛的品质也大幅提高。将添加了杜仲的饲料饲喂母牛,其产犊率提高近 20%。2001 年,王介庆等将杜仲提取液喂养仔猪和獭兔,发现仔猪的日增质量率可提高约 30%,饲料消耗率则降低 17.3%;獭兔日增质量率可提高近 50%,且毛皮的品质也显著提高。用添加了杜仲素的饲料喂养肉猪,其日增质量率、料重比等指标与对照组相比差异并不显著,但都比对照组高,屠宰后对各项指标进行测定,发现添加了杜仲素后瘦肉率、后腿肌肉率等指标都有所提高,改善了肉类的品质。

用添加了 5% 杜仲叶的饲料喂养草鱼,日增质量率可提高近 10%,饲料利用率也可提高 10% 左右。据莫棣华等报道,用添加杜仲素的饲料喂养对虾,可提高成活率及日增质量率,降低饵料系数,并且对虾肉质结实,体色光亮,粪便呈棕黑色。

(五) 其他

杜仲在家庭宠物的功能饲料方面也有着广阔的应用前景。在国外,用杜仲叶喂养家里经常见不到阳光的宠物,如猫、狗等,发现可使其毛发发亮,排泄物中异味减少,更加充满活力,活泼逗人。

四、现有专利技术

通过查阅杜仲饲料相关文献收集到了杜仲饲料相关专利,表 8-4 统计了部分相关专利的信息。其中涉及杜仲饲料制备方法和杜仲饲料添加剂。

关于杜仲饲料制备方法的专利有胡江宇所获得的《杜仲饲料及其制备方法》《一种杜仲饲料的制备方法》。其中包括杜仲皮的浸泡、浓缩、接种、发酵和加入谷物等步骤。首先,通过控制特定的温度和时间,得到有利于微生物生长的发酵液;其次,加入微生物培养液,微

表8-4　杜仲饲料相关专利

申请公布时间	专利申请号	专利名称	申请人	发明人
2005-03-16	200410045040.4	杜仲饲料添加剂	张家界恒兴生物科技有限公司	陈丹
2010-07-28	201010103888.3	一种杜仲饲料添加剂及其制备方法和应用	西安沃森生物科技有限公司	曹声玉　甄振国　蔡文安
2017-07-04	201710043710.6	无抗杜仲饲料	浙江旭源杜仲生物科技有限公司	张学俊　张萌萌　吴辉翔　季春　张振　吴池姆
2018-07-24	201810424424.9	杜仲饲料及其制备方法	胡江宇	胡江宇
2018-09-07	201810424424.9	一种杜仲饲料的制备方法	胡江宇	胡江宇

生物培养液中为特定的微生物群落,尤其是对胶体耐受的微生物群落;最后,加入乳酸菌进一步刺激后,得到含有乳酸菌的特定微生物群落,对杜仲皮尤其是其中的胶体具有很好分解能力。通过对杜仲皮的发酵得到了一种口感佳、效果好的杜仲皮饲料。

张学俊等获得的专利《无抗杜仲饲料》中的无抗杜仲饲料,是由杜仲沉淀物和精饲料组成。该发明益处是:无抗杜仲饲料中含有杜仲沉淀物,具有抗菌杀菌的活性成分,能够作为无抗饲料保证牲畜的无抗生长,天然环保,并且杜仲沉淀物中含有的可溶性纤维素、淀粉、多糖、果胶等物质,以及酶解时加入的蛋白酶、果胶酶和纤维素酶等,能够促进牲畜的成长。此外,将杜仲天然药物成分提取过程中遗留下来的杜仲沉淀物充分利用,不浪费资源,可降低成本,使用效果好,利于推广。

关于杜仲饲料添加剂的专利有曹声玉等获得的专利《一种杜仲饲料添加剂及其制备方法和应用》,该杜仲饲料添加剂由杜仲叶细粉与山楂粉按质量比为8:1~8:2.5组成。该饲料添加剂原料来源广泛,制备方便简单,使用安全可靠,可用于绿色无公害的畜禽生产和喂养;具有动物吸收利用率高,促进生长的作用;能够提高畜禽的免疫力;能够提高畜禽产品的质量,适应性广泛。

陈丹等获得的专利《杜仲饲料添加剂》中提到的杜仲饲料添加剂为杜仲叶提取物,主要制备方法为:将杜仲鲜叶干燥粉碎,然后将粉碎后的杜仲叶加入到多功能动态提取罐中,在强制回流循环中浸提,浸提液快速降温至20~25℃,经沉淀,离心分离,真空浓缩,干燥而得。该杜仲提取物中至少含有3.5%~10%绿原酸、20%~30%杜仲黄酮、25%~45%杜仲多糖。该杜仲饲料可以较充分地被畜禽吸收,可明显提高畜禽的免疫力,不影响饲料的适应性,可与常用饲料添加剂及兽药联合使用,无耐药性和有害残留,对动物和人体无毒副作用,不污染环境。以上这些专利显示,杜仲饲料及杜仲饲料添加剂有着良好的发展前景,目前也越来越受到重视。

五、市场分析与展望

中草药饲料添加剂在畜禽养殖中被广泛应用,其使用价值日益突显,符合"生态畜牧业、绿色畜产品"的饲料添加标准,是现如今效果显著、使用方便、原料价格便宜的新一代饲料添加剂。"1996—2020年中国饲料工业发展战略研究"中提到,用中草药替代化学合成药物、抗生素类添加剂有着广泛的前景。2021年我国饲料产量为29 344.3万吨,中药饲料添加剂是绿色饲料研究开发的热点,具有广阔的前景。虽然我国目前有些企业的药物饲料添加剂已经使用了中草药,但抗生素和化学合成药物仍占饲料添加剂的大部分,这就为中草药(包括杜仲)的利用提供了很大的市场空间。

杜仲内含有粗蛋白质、粗脂肪、维生素、氨基酸等各种营养物质,能够满足动物生长发育所需的大部分营养物质。杜仲内所含的绿原酸、桃叶珊瑚苷、京尼平苷酸及黄酮类物质具有抗菌、消炎、抗病毒、抗氧化、升高白细胞数量等作用,且无毒、无不良反应。杜仲是我国传统中药材,资源丰富。中兽药界传统上把杜仲皮、叶作为畜禽促生长剂,促生殖、增蛋、催乳和增强动物免疫力。农民对杜仲饲养动物的好处已有所认识,感情上较易接受。近些年的实验已初步证实,杜仲皮、叶提取物,杜仲叶粉有提高畜、禽、鱼健康水平和生产性能的作用;对改善高日龄鸡健康,延缓产蛋力下降有一定效果,并具有改善动物肉、蛋品质的可能。已有实验初步证实,杜仲叶提取物作为饲料防霉剂具有与化学防霉剂相同的效果,并具有开发成为饲料新型抗氧化剂的潜力。农业、化学、医药、食品、饲料和养殖业的科研、生产单位已建立起一定的协作关系,为研发推广新的高效、低成本饲料添加剂打下了初步基础。杜仲广泛分布于我国长江、黄河中上游地区的二十余省(区、市),资源相对丰富。随着退耕还林的大量种植,目前我国约有近26.7万公顷杜仲树。若按1 500株/公顷,每株年产杜仲干叶1kg计算,我国年产杜仲干叶约40万吨。若按每吨杜仲干叶生产100~150kg杜仲粉计算,我国每年就能生产4万~6万吨杜仲叶浸膏粉饲料添加剂,是杜仲叶功能饲料发展的坚实基础。大量杜仲叶功能饲料的研究与开发,是我国种植业和养殖业双赢的需要。

针对我国杜仲种植与产业发展存在的突出问题,根据我国杜仲战略性新兴产业发展的趋势,目前,专家已提出了杜仲果园化栽培、杜仲雄花园栽培和杜仲叶用林栽培等新的优化栽培模式,这些新的栽培模式的推广应用,大幅度提高了种植杜仲的综合利用效益。在杜仲优化栽培模式中,除了叶用栽培模式外,果园化栽培模式和雄花园栽培模式在摘取果实和雄花后仍会留有大量的杜仲叶资源,为杜仲叶饲料添加剂的产业化发展奠定了坚实的基础。

在杜仲的研究开发方面,还需继续对杜仲皮、叶和种子进行有效成分鉴定和含量分析;

对杜仲所含不同成分单独和联合的药理作用、食品动物食后反应、最适剂量进行研究；对杜仲有效成分（包括药用、营养成分）的科学利用进行研究，包括杜仲或杜仲成分与其他药物的合理配伍，新型饲料药物添加剂、防霉剂、抗氧化剂和保健食品（直接或通过动物）的研制。加强以杜仲叶为原料的饲料添加剂研发，采取先进技术工艺和科学管理，生产出高效、低（适宜）成本和使用方便的饲料添加剂产品，依产品性质或使用对象对产品分类并定制标准。加强动物试验，试验动物应包括所有主要可食用动物，以及每种动物的不同生理生产阶段。测定指标应包括动物健康指标。有关部门应推动有关单位制定科学的杜仲饲料添加剂喂养可食用动物试验规范；建立全国性杜仲科研、生产、市场开发协作网，恢复和加强全国杜仲协会的工作；出版相关刊物或内部通讯。建议杜仲协会组织各有关单位，向国家和有关省市的政府部门、企业筹集必要的研发推广资金。

杜仲作为饲料添加剂具有良好的市场发展前景。杜仲能促进动物生长，增强动物的免疫力和抗病力，从而改善农畜产品的品质和风味，提高农畜产品的产量。其本身无残留、无公害，是国际上所倡导的天然植物功能性饲料添加剂。杜仲将成为今后功能饲料的新产品，有助于推动我国饲料工业的进步，促进我国绿色养殖业的发展。

第四节　杜仲特种养殖

一、特种养殖的发展现状

特种经济动物简称特种动物，泛指具有较高的经济价值和特殊用途及不同生物学特性的一类动物。大体包含毛皮动物、药用动物、观赏动物、实验动物、肉用动物等，既有驯养的、可开发利用的，也有受保护的濒危野生动物。简言之，除了一般的家畜家禽外，都可归纳入特种动物的范畴。繁殖、饲养、保护和开发利用特种动物的产业称为特种养殖业，其主要目标是依据市场需要发展驯养的特种动物，以求获得最大的经济效益；根据人民生活水平的提高，开发利用、扩大生产观赏动物的饲养，以拓展旅游业的内容；在《濒危野生动植物种国际贸易公约》的原则下，大力提倡饲养繁育野生动物，或回放自然或供科学研究或供人们观赏，以保护、扩展种群。

（一）国外特种养殖的发展现状

多数国家的生产经营方式，多是"家庭规模化生产 - 合作联营"的模式。规模化生产管理由家庭组成，成员中不乏有高学历的，懂饲养管理、防疫卫生和诊疗技术的人，在需要时雇工帮忙。因此，从建场到生产管理均按合理的科学技术方案实施，几乎不存在盲目性和投机性，突出了家庭成员的事业性和创业精神，一切以市场为导向。引种育种、技术咨询交流、产品营销拍卖和各项技术标准等则由具有合作联营形式的行业协会承担。协会以为会员服务、不图私利为宗旨,及时提供市场动向、技术信息、协助引进良种等,具有极高的信誉和权威。

正因为特种养殖实行的是私有制,所以充分显示出规模化生产、产量和质量、效益及国际市场竞争力等多方面的优势。例如,丹麦养貂户每户饲养多达 1 万~10 万只,均采用机械化、自动化和电脑化管理生产,全国年产貂皮 1 000 万张以上,成为世界貂皮生产强国;在麝鼠皮生产中,全世界年产 3 000 万张皮中,俄、美就各占 500 万~1 000 万张,优势十分明显。在特禽方面,火鸡肉世界年产 45 万吨,美国就占一半,以色列人年平均消费 10.03kg,美国为 8.2kg;法国年产珍珠鸡 8 000 万只,几乎人均 1 只;自 20 世纪 80 年代以来鹌鹑饲养发展迅猛,世界饲养量已达 10 亿只以上,已成为第二养禽业;肉鸽是美、加、法、德、韩等许多国家人民的优质肉主要来源,仅美国著名的白屋与棕榈鸽场就饲养种鸽 30 万只以上,向全世界供种。

国外由于体制明确,法规健全、执法严格等原因,特种动物疾病防治工作十分有效。基本上毛皮动物饲养场不设专职兽医和防疫人员,由地方兽医部门统一负责各场的卫生防疫工作(检疫、消毒、预防接种、混合驱虫等),故很少发生疫病流行。对毛皮动物的犬瘟热、细小病毒病、狐狸脑炎、水貂阿留申病等传染病均有成熟的防治办法,疫苗的质量、效果均经国家确认并监督生产。多数规模化特禽场则设有兽医负责全场疾病防治工作,按生产要求制定实施全场的检疫、卫生、消毒、防疫和预防接种等工作。故诸如新城疫、法氏囊病、马立克氏病、禽痘、禽流感、禽霍乱、禽支原体等都得到了控制,一旦暴发流行,国家也会及时依法采取果断措施加以扑灭,并给予适当的补偿,以利重建。

(二)国内特种养殖的发展现状

我国特种养殖业的地域分布比较明确,有的特种动物地域适应性强、分布广泛,如蚕、蜂;有的地域分布相对较窄,养殖区域较为集中,如鹿等毛皮动物。各特种养殖业主产区明确,产业特色鲜明。特种养殖具有"小动物、大市场""扎根一方、稳定一方、繁荣一片",经济价值高的特点,多作为工业原料。随着收入水平和消费水平的提高,市场需求不断扩大。而且特种动物养殖的周期短,资金周转快,价格相对稳定,供货渠道单一,后续加工产业链长。我国特种养殖业的国内地位相对不高,但国际地位普遍很高。我国是世界第一蚕丝生产国和出口国、世界第一毛皮动物饲养国和世界第二鹿饲养国。我国的特种养殖除少数如鹿、乌骨鸡等历史较悠久外,大多起始于 20 世纪 50 年代前后。饲养方式多以分散家庭为主,生产经营者知识技术缺乏、规模小、效率低、质量差、在国际市场上没有竞争力等一直是阻碍我国特种养殖迅速发展的重要因素。

据统计,在 20 世纪 80 年代末我国水貂饲养场近 3 000 多家,种貂达 300 万只以上,曾创汇约 1 亿美元。90 年代初后,毛皮兽饲养量呈波浪式发展。特禽养殖起自 80 年代,目前全国有 3 000 多家饲料场,规模不大,虽然多数摆脱了国营,但效率和效益都不太高;同样,全国个体饲养户也不少,多属小本经营,谈不上竞争。据调研数据,2020 年我国商品火鸡出栏约 8.67 万只,蛋鹌鹑存栏约 4 亿只,肉鹌鹑年出栏约 1 亿只,国内供需比较稳定;珍珠鸡商品鸡出栏约 38.52 万只;商品鸽出栏约 4.9 亿只。鸵鸟养殖始于 20 世纪 90 年代,2020 年商品鸵鸟出栏约 6.53 万只,但由于投资大、生产效率低、深加工滞后、肉价过高等原因,短期内不容易有所发展。

二、杜仲特种养殖的主要形式

(一) 直接饲喂

畜禽喜欢吃新鲜的杜仲叶,因为鲜叶鲜嫩多汁,适口性好,收割后直接饲喂,这是最简单、最实用且成本最低的方法,适用于散养户。但采集下来的鲜杜仲叶容易腐烂变质,晒干后用粉碎机粉碎与其他饲料混合使用,可大大提高利用率。

(二) 切碎利用

把收获的鲜杜仲叶用粉碎机粉碎后喂牲畜,或把刈割收获的杜仲叶放在阳光下晾晒,晾晒半干后放入普通的饲草切碎机切碎后让动物采食,可提高牲畜的采食量和消化率。

(三) 粉碎利用

用压缩机将晒干后的杜仲叶压缩成块状,使用时用秸秆揉搓机将杜仲叶揉搓拉成丝状,或用饲料粉碎机将杜仲叶打成粉末,再与其他饲料原料混合制成混合饲料,可使杜仲叶的利用率大大提高。

(四) 制粒利用

用颗粒饲料机把杜仲叶干燥粉与其他的饲料原料混合制成颗粒饲料,可以直接饲喂对营养需求不同的各阶段畜禽。杜仲叶经制粒后,其利用率最高可达 95% 以上。这种利用方式不但解决了畜牧业蛋白饲料原料价格昂贵的问题,而且使杜仲叶得到充分合理的利用。

(五) 青贮发酵

使杜仲叶常年青绿多汁的有效措施就是青贮。把收获后的新鲜杜仲叶先放在太阳下晾晒,待含水量降到 60%~70% 时用秸秆揉搓机或饲料粉碎机将其粉碎,用青贮饲料袋密封青贮或装窖至青贮(通过微生物进行厌氧发酵)。经青贮或发酵后的杜仲叶,适口性好,柔软多汁、气味芳香,一年四季都可饲喂畜禽,是动物喜食的饲料。杜仲叶经青贮发酵后可消化营养物质明显增加,适口性提高,利用时间延长,长期饲喂可大大提高畜禽的生产性能和抗病性能。发酵后产生的大量的益生菌,不仅能够调节家畜胃肠道的菌群环境,而且可明显提高家畜的免疫功能和抗病能力。

青贮后的杜仲叶须在喂前先进行质量鉴定。质量鉴定方法分为感官鉴定和实验室鉴定。感官鉴定是通过人的感觉器官对青贮的质量进行外观鉴定,根据经验对其色泽、气味、质感等质量指标进行初步评定,该方法比较简单易行,但准确性不够;实验室鉴定是利用实验室内专业仪器对青贮的酸碱度、水分、理化特性、各种营养成分等指标进行测定,该方法准确,但所需设备较多,费用较高。通常在没有特殊要求的情况下只进行感官鉴定。优质青贮料 pH 值在 4.2 以下,低劣青贮料 pH 值在 5~6,介于这两者之间的为中等质量的青贮料。

三、杜仲特种养殖的优势

(一) 有利于拓宽饲料来源,缓解饲料短缺现状

随着畜牧业的高速发展,人畜争粮问题日益突出,土地资源非常紧张,需要转变思想去开发新的饲料品种而不是单纯依靠种植粮食来解决这个问题;另一方面,开发利用现有的饲料资源,发展特色养殖,生产特色产品,也是促进畜牧业的健康和可持续发展的重要途径。杜仲叶饲料不仅解决了杜仲综合利用的问题,也是养殖业的特色饲料资源。杜仲区域适应性较强,来源广,营养价值高,不仅可作为青绿饲料,而且因为蛋白质等各项营养价值含量高,可以作为优质的饲料饲喂动物,改善生产性能,提升畜产品质量,具有非常好的利用前景。

(二) 有利于提高畜禽的抗病性能,降低养殖成本

杜仲叶以其诸多优点,在畜牧业中应用较广,它对畜禽有以下功能:①杜仲叶是天然植物,没有抗药性,机体抗病因子被激发,且不引发病菌变异;②杜仲叶喂食动物后可加快生长速度,提高生产性能,并可促进新陈代谢;③杜仲叶含有非特异性抗菌成分,对金黄色葡萄球菌、白喉杆菌等有较强抑制作用,有提高机体免疫能力的作用。因此,杜仲叶作为一种天然保健剂用于畜禽,可降低养殖成本,促进养殖业的发展。

(三) 有利于改善畜禽产品的品质和风味

畜禽饲喂添加杜仲叶的饲料后,畜禽产品中某些功能性营养成分的含量有所提高,改善了产品的质量,对肉品质等级有提高作用,使畜产品的风味更好。

(四) 促进动物生长,提高饲料利用率

喂牛:用杜仲叶喂牛,增重率提高 6.3%,饲料利用率提高 10.2%,经济效益提高 12.8%,用适当杜仲叶饲喂菜牛,牛增重率提高 7%~8%。

喂羊:用杜仲叶或皮喂羊,增重率可提高 8.5%~12.3%,饲料利用率提高 12.3%~15.7%。绵羊饲料中添加 10%~15% 新鲜杜仲叶,羊毛产率提高 4.5%~6.3%,毛的优质率提高 3.5%~4.2%,经济效益提高 8%~12.6%。

喂鹅:在肉鹅青饲料中添加 10% 嫩杜仲叶,增重率提高 8.3%,肉质品质得到改善。

喂蛋鸡:根据王介庆(1998)报道,在 AA 蛋鸡饲料中添加 5% 杜仲皮颗粒,经 122 天试验,试验组比对照组产蛋提早 10 天,产蛋率提高 6.0%。

喂鱼:欧阳庆福(1998)在草鱼的青饲料中加入 5% 碎杜仲叶,鱼的增重率可提高 8.5%~9.2%,饲料利用率提高 10.5%~13.4%,饵料系数降低 6.2%~7.3%,经济效益提高 12.7%~15.3%。罗庆华(2002)将杜仲叶粉以 4%~6% 比例添加到饲料中喂鲤鱼,4% 杜仲试验组同空白对照组的生长速率相比,差异显著,且生长速率比空白对照组高 49.48%。

大多数企业都是售卖杜仲养殖的猪、鸡、鸡蛋等产品,以杜仲养殖的动物肉质好、营养价值高为卖点,推广杜仲的特种养殖,让越来越多的人接触、了解到杜仲养殖动物。

四、现有专利技术

通过查阅杜仲饲料相关文献收集到了杜仲饲料养殖相关部分专利(表 8-5)。这三个专利均介绍了能让目前养殖较多的禽类生长更好的杜仲饲料的制备方法。

表 8-5　杜仲养殖专利

申请公布时间	专利申请号	专利名称	申请人	发明人
2000-03-01	98112605.7	一种家禽杜仲饲料的生产方法	张家界大众饲料有限责任公司	欧阳德润　吴宏义　莫胜利
2015-03-04	201410689484.5	一种可提高猪仔免疫力的杜仲饲料添加剂及其制备工艺	河南恒瑞源实业有限公司	李银环　苏印泉　张萌萌　苏晓兰　宋通通
2017-05-24	201611049916.1	一种改善龙虾肉品质的杜仲饲料及其制备方法	全椒县花溪湖特种水产专业合作社	郭成立　王俊凤　田寿荣

欧阳德润等获得的专利《一种家禽杜仲饲料的生产方法》中公布了一种家禽杜仲饲料的生产方法,涉及一种家禽混配饲料的配伍及生产工艺,其特征是用玉米粉、杜仲叶粉等多种原料粉充分搅拌均匀混合后造粒而成,实现了杜仲叶药物成分、营养成分在生物链循环过程时在禽内、禽蛋内的积蓄,使每千克禽肉内绿原酸含量 ≥5.6mg,杜仲生物碱含量 ≥8.2mg,杜仲苷含量 ≥10.3mg,蛋内胆固醇较常规降低 20% 以上,适于饲料厂推广技术。

郭成立等获得的专利《一种改善龙虾肉品质的杜仲饲料及其制备方法》中公布了一种改善龙虾肉品质的杜仲饲料,属于水产饲料领域。该饲料由下列物质制成:菜籽粕、南瓜粉、红薯粉、海带、鱼油、甜象草、蚯蚓、桑蚕、骨粉、牡蛎壳粉、复合维生素、复合矿物质、中药添加剂。本发明饲料营养成分配比合理，能有效改善龙虾的免疫力，提高其生长速度，育出的龙虾肉质鲜美、韧性高、嚼劲好、食用价值高。

李银环等获得的专利《一种可提高猪仔免疫力的杜仲饲料添加剂及其制备工艺》中涉及了一种可提高猪仔免疫力的杜仲饲料添加剂，该饲料添加剂采用中草药、微生态制剂以及其他营养物质有机组合，配伍科学，各组分互相配伍后取长补短，互相协同。将该发明制得的饲料添加剂添加在普通猪饲料中，可以使健康猪生长速度快，免疫力提高，患病率降低，并能预防猪流感；同时患流感的猪仔在使用该添加剂添加的饲料后，康复速度快，采食量增加，精神状态恢复良好，生长表现优异。这几篇专利为杜仲饲料在禽类养殖中的应用提供了科学依据，推动了杜仲饲料特种养殖的发展。

目前，在杜仲其他产品研发领域(图8-1)，如在杜仲叶、杜仲雄花新资源食品、杜仲化妆品以及杜仲饲料添加剂和养殖等领域形成了系列专利，获得了一系列工艺和制备技术专利，知识产权的不断完善，促进了杜仲相关产品产业的发展。

五、市场分析与展望

特种养殖是养殖业中的新兴产业，有着十分广阔的市场前景。近年来，特种养殖异军突起，既丰富了农产品市场，又繁荣了农村经济。要想搞好特种养殖，首先就需要了解特种养殖，研究特种养殖。

目前我国特种养殖，从产品结构看，市场上尤其是国际市场出口的多为原料性产品和半成品。今后应适应市场需求增长和需求多样化的特点，依托技术进步，提高产品质量和深加工程度，不断开发出新产品。从区域结构上看，特种养殖受自然条件、资源、传统习惯等因素的限制，往往具有鲜明的地域特色，我国蚕、蜂、鹿和毛皮动物都具有明确的主产区。今后可在拓展现有主产区域优势的基础上，根据产业转移的自然规律，开发新兴养殖区域，扩大养殖范围和养殖规模。我国特种养殖在基础和应用研究领域均处于国际领先地位，然而特种养殖的实用技术推广应用不够，且未有显著突破。技术创新和市场需求是实现我国特种养殖业可持续发展的两大关键因素。

关于供求关系。特种养殖业是人们收入水平上升和消费结构提升后，为提高生活品质所需要产品的基本原料，这就决定了特种养殖业具有不断扩大的市场需求和良好的产业发展前景。

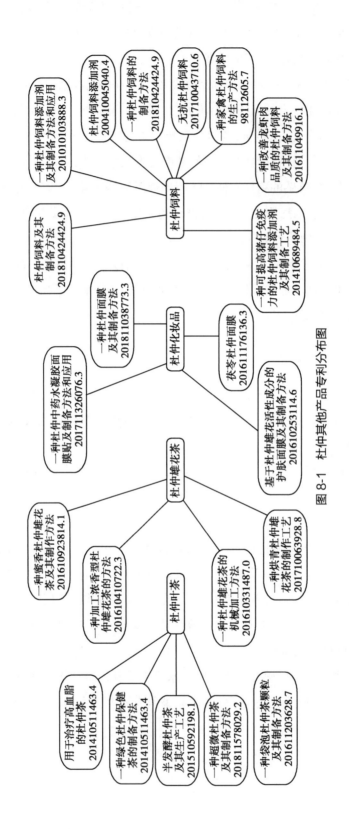

图 8-1 杜仲其他产品专利分布图

关于市场结构。特种养殖产品主要用于提高生活品质,这些产品的功能和性质决定了市场需求随着我国居民收入水平的提高而呈现"以国际市场为主,国际市场与国内市场并重"的趋势,我国将由蚕、蜂、鹿、毛皮产品的出口大国逐渐转变为消费大国。

关于发展模式。我国的特种养殖业必须坚持经济、社会、生态协调发展的原则,走规模化、专业化经营道路,充分发挥养殖业协会在产业发展、市场规范和出口竞争中的职能作用。

关于区域布局。按照"突出区域特色,发挥比较优势,促进产业集聚,提高竞争力"的原则,确立主导品种区域重点,因地制宜发展特种养殖业,实现"扎根一方、稳定一地、繁荣一片"。

关于产业化。特种养殖产品为工业原料,其后续加工产业链很长,产品附加值高。但目前我国特种养殖的产业链不够完善,出口产品多以附加值低的初级原料和半成品为主。应加强产品深加工和资源综合利用的研究和开发,走精深加工和多元化道路,提高产品附加值,使特种养殖走向产业化、国际化和品牌化。

关于科技进步。我国特种养殖的基础研究和应用基础研究大多居于国际领先水平,但是特种养殖实用技术的研发进展缓慢,技术应用与推广体系薄弱。应增加研究与推广投入,加强研究与推广人才队伍建设,强化实用技术研究、应用与推广,提高产业国际竞争力。

关于发展政策。我国应强化对生产的财政补贴力度,加大对科技研发与推广的扶持,在充分发挥市场机制作用的前提下,建立和完善相应的法律法规,合理地进行政府干预,减缓农产品蛛网模型的价格波动效应,促进产业的稳定发展。

特种养殖业可以成为农民增收的支柱产业,为了搞好"个体户"特种养殖应该还需要注意市场趋势、环境条件、引种、饲料、资金、管理和经营七个方面的问题。第一,了解市场趋势。特种养殖户应该充分了解所养殖项目的市场走势,并根据近年来该项目产品价格曲线找准规律,不可受高价回收诱惑而上当受骗。第二,考察环境条件。特种动物的养殖需要特定的饲养环境条件。适宜的环境条件将降低饲养成本,提高动物产出。反之,则会增加养殖成本。开展特种养殖项目时应充分考虑当地的自然环境条件是否符合所选特种动物的饲养条件。例如,我国南方养殖毛皮类动物远不及北方好,而且受高温、高湿等环境的影响,动物易发生皮炎等各种疾病。第三,慎重引种。特种养殖种畜的优劣直接影响养殖的成败。养殖户应充分了解所选项目在国内外的性能及疾病情况,必要时咨询养殖专家,慎重引进特种动物的种畜。要防止有些人利用养殖户急切致富心理,用假种坑农事件的发生。第四,考虑饲料来源。养殖户在选择饲养项目时,应考虑饲料来源。特别是在当地饲料不能满足该种动物的需要时,更应该注意是否提前准备,否则会在养殖时陷入被动,给生产造成损失。例如,养蛇或者蝎,主要饲料是小的活体动物,当地是否有充足来源是饲养该动物的前提。第五,资金准备。特种养殖种畜价格昂贵,饲料要求高,饲养成本大,而且动物的饲养有一定的周期性,中间不可能停顿生产。资金紧缺会造成生产过程中生产资料供应困难,提前处理幼畜或不达标的动物产品会致使生产效益低下,养殖失败。第六,科学管理。养殖者应选择自己能掌握饲养技术的养殖项目,并且在生产过程中不断学习,总结实践经验,必要时咨询专家或聘请专技人员给予指导。第七,多元化经营。特种养殖的动物都是具有多种价值趋向的。特种养殖户应根据所养动物的价值特点再开发或深加工,如运用肉鸽粪便加工成猪饲料,降低投入。

杜仲是我国特有的木本植物和经济林树种,亦是重要的中药材,随着人们生活水平的提高,保健与回归自然的意识不断增强,人们渴望无污染、无残留的绿色畜禽产品。怎样有效利用现有杜仲资源来造福饲养特种畜禽的农民是一项非常有意义的工作。杜仲饲料添加剂用于特种养殖饲料的开发是非常有意义的,这种饲料不仅含有许多营养物质,还能改善畜禽的品质,使特种养殖动物的价值更高。在养殖特种畜禽饲料中合理地使用杜仲饲料添加剂,强化杜仲饲料添加剂的实用技术研究、应用与推广,是解决我国特种养殖业规模经营和专业化生产,提高产业国际竞争力的重要途径。

参考文献

[1] 杜庆鑫, 刘攀峰, 魏艳秀, 等. 杜仲雄花氨基酸多样性及营养价值评价 [J]. 天然产物研究与开发, 2016, 28 (6): 889-897.

[2] 邱高翔, 董娟娥, 马希汉, 等. 杜仲雄花提取物的体外抗氧化活性评价 [J]. 林业科学, 2013, 49 (3): 63-69.

[3] 龚永新, 黄亮, 张耀武. 中国茶文化发展的历史回顾与思考 [J]. 农业考古, 2015 (2): 12-16.

[4] 王亚洁, 佟红娜. 杜仲叶茶市场现状探究 [J]. 科学大众 (科学教育), 2017 (7): 190.

[5] 赵岩峰, 郭书伸, 张琳, 等. 中药化妆品的发展现状 [J]. 河北化工, 2010, 33 (8): 43-44.

[6] 张萌, 陈士林. 中药化妆品的研发现况与发展前景 [J]. 中国中药杂志, 2007 (23): 2457-2460.

[7] 胡羽添, 汪学军, 陈孝银. 中药化妆品——古老而新兴的中药产业 [J]. 辽宁中医杂志, 2005 (2): 162-165.

[8] 边琳鹤, 潘发明. 中草药饲料添加剂在畜禽养殖中的应用及发展前景 [J]. 甘肃农业科技, 2019 (1): 72-76.

[9] 李玉娟. 中草药饲料添加剂的特性及在养殖业中的应用 [J]. 家畜生态学报, 2015, 36 (1): 76-79.

[10] 赵亮, 赵瑞萍, 李向阳, 等. 中草药饲料添加剂在畜禽上应用研究进展 [J]. 山西农业科学, 2014, 42 (2): 206-208.

[11] 王璐, 杜兰英, 杜红岩. 杜仲饲料添加剂的研究进展 [J]. 饲料研究, 2014 (19): 29-31, 73.

[12] 高振川. 杜仲用作饲料添加剂的研究进展 (下)[J]. 饲料广角, 2005 (20): 32-34.

［13］ 曹国文. 中药杜仲叶饲料添加剂的开发与应用 [J]. 畜禽业, 2004 (7): 26-27.

［14］ 张振兴. 特种养殖的现状与我国的出路 [J]. 畜牧兽医科技信息, 2002 (1): 9-11.

［15］ 石志勇. 杜仲叶对绵羊饲料利用率、生长及屠宰性能的影响 [D]. 郑州: 河南农业大学, 2016.

［16］ 姚红梅, 肖克宇, 钟蕾. 杜仲在养殖业中的应用 [J]. 养殖与饲料, 2005 (2): 17-19.

文末彩图

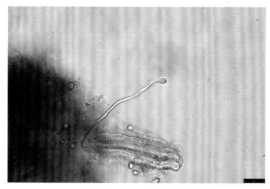

彩图 1　含胶细胞

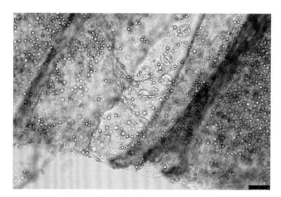

彩图 2　杜仲叶片含胶细胞分布

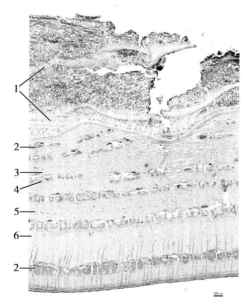

1.木栓层带；2.石细胞群；3.韧皮射线；4.纤维束；5.含胶细胞；6.韧皮薄壁组织。

彩图 3　杜仲皮横切面(示石细胞群)

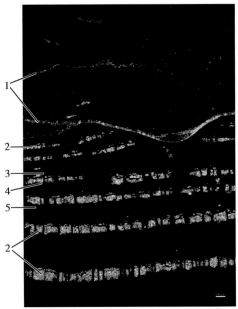

1. 木栓层带；2. 石细胞群；3. 韧皮射线；4. 纤维束；5. 韧皮薄壁组织。

彩图 4　杜仲皮横切面（偏光显微镜下示石细胞群）

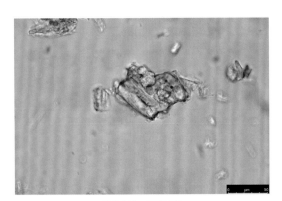

彩图 5　石细胞

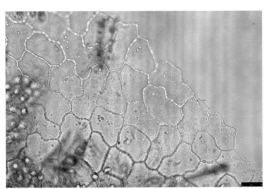

彩图 6　叶片上表皮

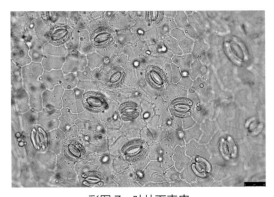

彩图 7　叶片下表皮

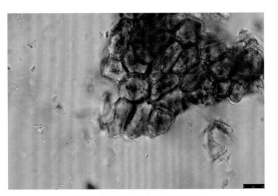

彩图 8　杜仲皮木栓细胞

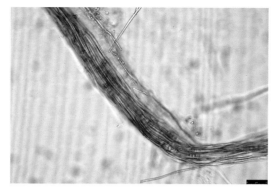

彩图 9　含胶细胞

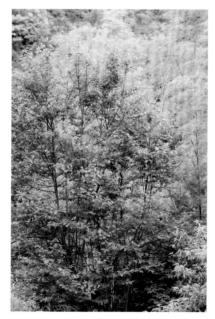

彩图 10　杜仲树

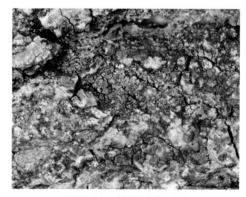

彩图 11　杜仲树皮正面

彩图 12　杜仲树皮反面

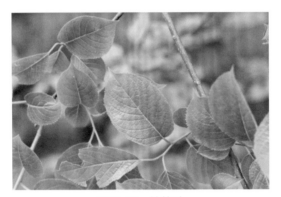

彩图 13　杜仲叶

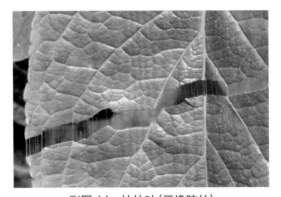

彩图 14　杜仲叶(示橡胶丝)

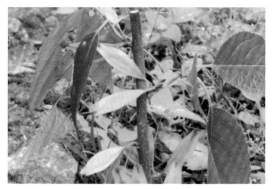

彩图 15　杜仲新鲜果实

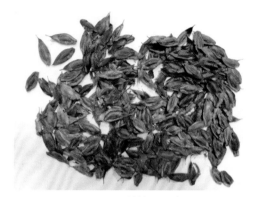

彩图 16　杜仲干果实

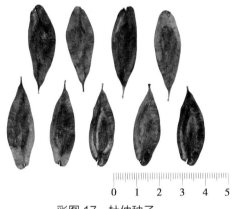

彩图 17　杜仲种子

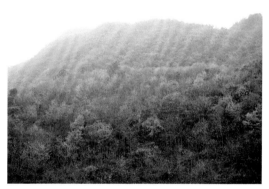

彩图 18　杜仲生境

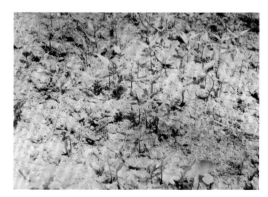

彩图 19　杜仲种子育苗

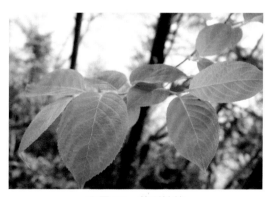

彩图 20　慈利杜仲

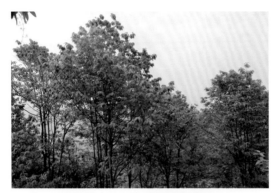

彩图21　杜仲规范化种植基地

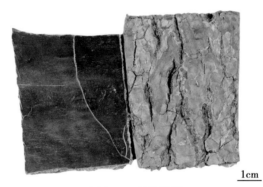

彩图22　杜仲饮片

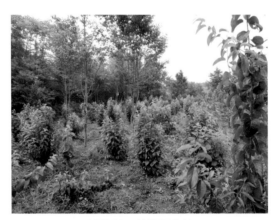

彩图23　杜仲矮化林

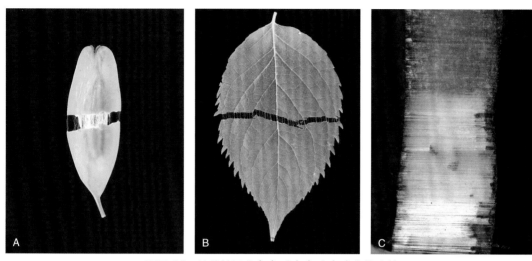

彩图 24　杜仲的果实（A）、叶（B）、皮（C）中的胶丝

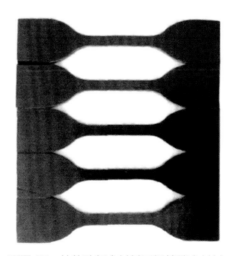

彩图 25　杜仲胶复合材料牙根管填充材料